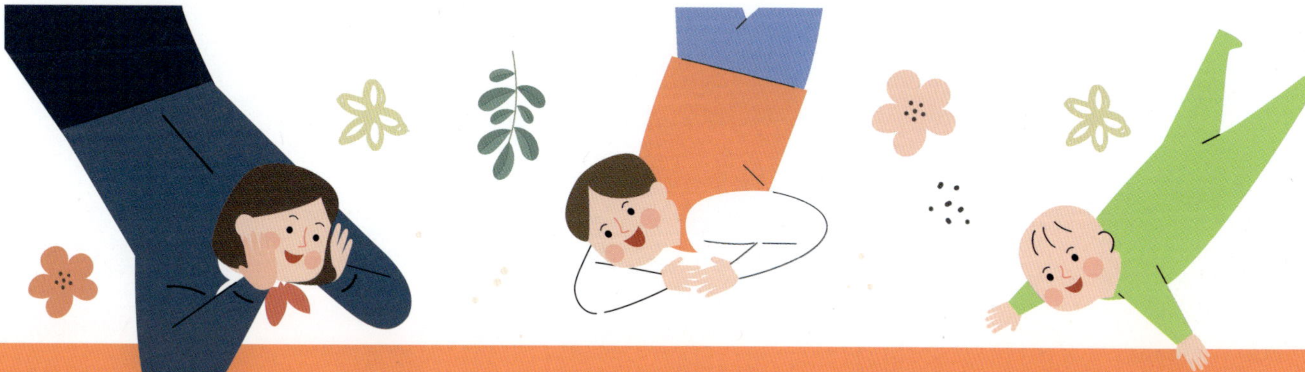

제4판

지역사회간호학

COMMUNITY HEALTH NURSING

I

최인희 차남현 박선욱 임미림 도은영 안지숙 문영희 김희걸 양숙자 심문숙 외 공저

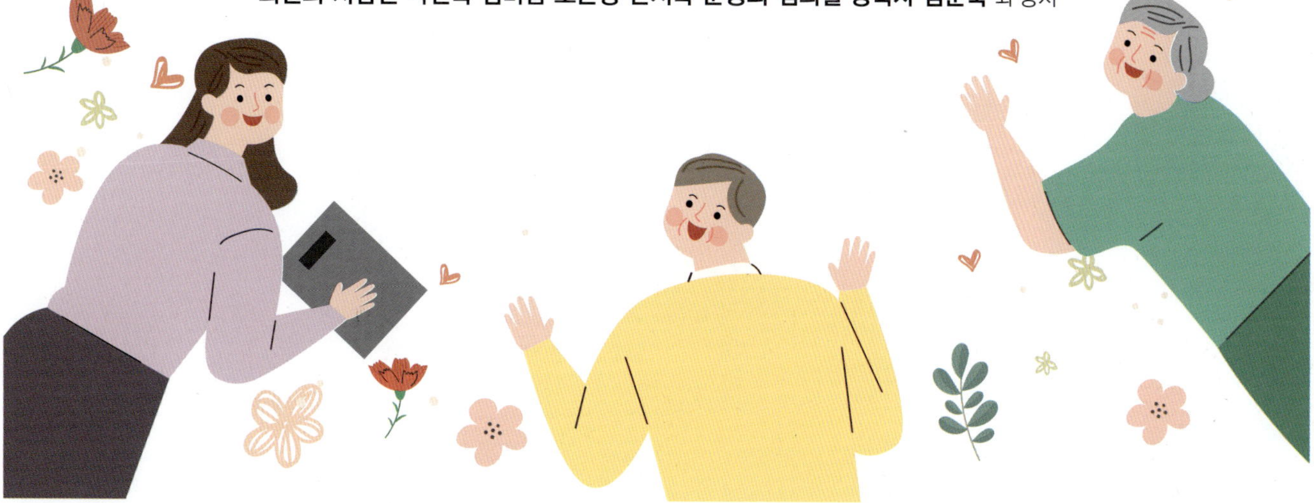

현문사

AUTHORS

집필진

대표 집필위원

최인희	광주보건대학교
차남현	국립안동대학교
박선욱	강릉영동대학교
임미림	백석대학교
도은영	광주여자대학교
안지숙	경남대학교
문영희	군산간호대학교
김희걸	가천대학교
양숙자	이화여자대학교
심문숙	건양대학교

편집 집필위원

강희순	순천대학교
고봉연	동남보건대학교
고 영	가천대학교
권문희	경동대학교
권미영	인천재능대학교
기미영	기독간호대학교
김경애	국제대학교
김미정	두원공과대학교
김소연	초당대학교
김영미	전남과학대학교
김윤경	전남대학교
김은아	동신대학교
김은하	부산가톨릭대학교
김정임	경동대학교
김지윤	가천대학교
김현지	대전과학기술대학교
김희량	전 대경대학교
류현숙	대진대학교
박금숙	원광보건대학교
박민희	원광대학교
박선일	광주여자대학교
박선희	경희대학교
박승미	충북대학교
박현정	광주대학교
반지현	예수대학교
배은정	안산대학교
백수미	중원대학교
변성원	안산대학교
서기순	대전과학기술대학교
서명희	전주비전대학교
송명경	경동대학교
송명희	전북과학대학교
송혜영	우석대학교
신승옥	광주보건대학교
안혜란	남부대학교
유장학	수원여자대학교
이보영	한림성심대학교
이연숙	화성의과학대학교
이유진	동남보건대학교
이정미	조선간호대학교
이해인	대구가톨릭대학교
이현주	우석대학교
이혜경	공주대학교
임선영	춘해보건대학교
임은선	혜전대학교
장정미	용인예술과학대학교
전인경	김해대학교
정경순	경남정보대학교
정혜영	경동대학교
정희영	부산여자대학교
조명선	강릉원주대학교
차효성	을지대학교
최혜영	강원대학교(도계)
하재현	마산대학교
한미라	울산과학대학교
허정이	세경대학교

(가나다순)

집필위원

강승자	목포과학대학교	안 나	우송정보대학교
강태화	경북보건대학교	안미향	강릉영동대학교
강향숙	경북전문대학교	안성아	진주보건대학교
권영숙	중부대학교	양영란	전북대학교
권영채	가야대학교	양혜진	건양대학교
근효근	초당대학교	엄미정	강동대학교
김경미	고신대학교	엄선옥	송곡대학교
김경숙	강서대학교	엄연주	동양대학교
김꽃누리	기독간호대학교	오수미	창신대학교
김나영	대구한의대학교	오수현	남부대학교
김미혜	신성대학교	오윤정	계명문화대학교
김선미	안동과학대학교	유미진	구미대학교
김소연	목포과학대학교	윤미진	가야대학교
김신희	원광보건대학교	윤채민	창신대학교
김연주	목포가톨릭대학교	윤현경	순천제일대학교
김연희	대원대학교	이고운	수원여자대학교
김예은	동신대학교	이미영	부산과학기술대학교
김옥선	경북전문대학교	이상주	동의과학대학교
김유미	청암대학교	이수미	호원대학교
김윤경	마산대학교	이수정	혜전대학교
김윤수	호남대학교	이숙희	창원문성대학교
김윤정	창신대학교	이승희	동의과학대학교
김자선	남부대학교	이신영	조선대학교
김창희	춘해보건대학교	이영옥	영진전문대학교
김현숙	군장대학교	이영희	충북보건과학대학교
김현정	신성대학교	이인숙	경민대학교
김형선	부천대학교	이지은	대경대학교
김혜진	가톨릭관동대학교	이지은	대구과학대학교
남지란	구미대학교	이진표	유원대학교
류화라	송원대학교	이하나	전 동양대학교
문정온	동아보건대학교	이현주	우송대학교
박경희	수원대학교	임승주	호서대학교
박민정	건양대학교	임재란	대전보건대학교
박보현	국립창원대학교	장광심	세한대학교
박수연	건양대학교	장아람	여주대학교
박은주	강원관광대학교	장영은	삼육보건대학교
박효은	수원여자대학교	장예린	제주관광대학교
배수진	경북과학대학교	장윤경	호남대학교
변혜선	영남이공대학교	장지혜	송호대학교
부선주	아주대학교	전경숙	국립목포대학교
부윤정	제주한라대학교	전혜정	부산여자대학교
소은선	전북대학교	정미라	한영대학교
손동민	안산대학교	정상희	강동대학교
손조욱	동원과학기술대학교	정영주	조선간호대학교

정은숙	평택대학교	천유진	여주대학교
정정미	군산간호대학교	최윤아	울산과학대학교
조명숙	동강대학교	최은진	서영대학교
조미림	김해대학교	최형심	한세대학교
조은실	한일장신대학교	하지선	부산과학기술대학교
조의영	배재대학교	한영란	동국대학교
조효정	경남정보대학교	현사생	나사렛대학교
진영란	청운대학교	형희경	예수대학교
차주애	전남과학대학교	홍시명	청암대학교
채덕희	전남대학교	황원주	경희대학교
채여주	광주대학교		

(가나다순)

고문

이광옥	전 이화여자대학교	조유향	전 초당대학교
정연강	전 중앙대학교	박인혜	전 전남대학교
우선혜	전 경상대학교	고정은	전 동남보건대학교
왕명자	전 경희대학교	최희정	전 목포가톨릭대학교
김명희	전 서울여자간호대학교	정의남	전 강릉영동대학교
김영숙	전 가천대학교	최혜정	전 가톨릭관동대학교
조순자	전 공주대학교	안옥희	전 우석대학교

PREFACE

4판 머리말

우리나라는 빠른 속도로 고령사회에 진입하면서 증가하는 평균수명만큼 건강수명 연장에 관심을 가지고 체계적인 접근을 진행하고 있다. 이를 위해 치료보다 예방 중심, 개별보다 공동체 중심의 활동이 필요하며, 건강권, 건강형평성, 웰니스, 웰빙, 다문화, 건강증진, 삶의 질의 개념이 중요하게 대두되고 있다.

WHO는 간호사 없이는 인간의 보편적 건강보장을 달성할 수 없다고 선언하였으며 우리나라는 저출산 고령화의 가속화 속에서 치매국가책임제, 커뮤니티 케어, 4차산업과 의료인공지능 등의 변화 속에서 미룰 수 없는 사회통합과 위기 대처를 위한 다양한 건강 보장, 건강형평성 확보 등을 강조하고 있어 지역사회간호의 중요성과 지역사회간호사의 역할 확대가 필요함을 설명하고 있다. 또한 급속한 보건의료서비스의 변화와 경제 변화, 정부의 정책 및 기술의 변화, 건강 수준과 건강관리체계의 변화 등 보건의료환경의 변화는 지역사회간호에 큰 영향을 미치고 있다.

최근에는 건강증진을 담보하고 건강불평등을 해결하기 위해서는 건강의 사회적 결정요인을 해결하는 것이 중요하다고 하였으며, 계층, 지역, 소득, 교육, 성 등 사회적 결정요인에 의한 건강불평등이 발생하지 않도록 미리 예방하고 관리하는 것이 지역사회간호의 주요 개념으로 병원 외 지역사회주민의 건강형평성을 보장하는 사업범위가 중요하게 대두되고 있다.

지역사회간호학은 간호학 중에서 인구집단을 대상으로 폭넓은 관점에서 간호를 제공하는 교과목이다. 또한, 지역사회의 인구구조, 질병양상, 사회경제적, 교육문화적 등의 지표가 반영된 간호학 중에서 사회현상 및 보건의료정책과 관련 있는 교과목으로서 최신의 사회 이슈 및 정책 방향이 제때에 반영되어 학습자의 욕구를 충족할 수 있도록 지역사회간호학 교재는 2년마다 정기적으로 개정하고 있다. 또한 지역사회간호학의 중요성을 알고 적용하고자 하는 간호학 전공자들이 지역사회간호의 범위를 이해하고 다양한 전략에 근거하여 간호중재를 계획할 수 있도록 지지할 수 있어야 할 것이다.

본 교재 I 권은 지역사회간호 개론, 보건의료체계와 보건정책, 건강형평성과 문화적 다양성, 역학과 간호실무 적용, 보건사업기획, 지역사회 간호과정, 건강증진과 보건교육 등으로 지역사회간호학의 본질을 학습하도록 구성하였다. II권은 가족간호, 생애주기별 보건사업, 만성질환 및 감염병관리, 학교보건, 산업간호, 환경관리, 재난관리로 구성하여 일차보건의료, 생애주기별, 인구집단별 보건사업을 학습하도록 구성하였다.

지역사회간호학회의 학습목표에 따라 매년 국가 보건의료정책과 법, 그리고 사회적 이슈 등을 반영하여 본문, 표와 그림을 최신 자료로 업데이트하고 있다. 특히 올해는 꼭 알아야 할 내용 중심으로 국가고시 경향에 맞게 사례를 수정 · 보완하고 컬러를 삽입함으로써 학습자가 보다 쉽게 이해하고 가독성을 높일 수 있도록 정리하였다.

각 대학 집필 교수님의 소중한 원고를 바탕으로 편집위원 회의를 여러 회차 거쳤으나 미흡한 부분이 있으리라 생각한다. 소중한 피드백으로 알찬 교재가 되도록 노력할 것이다. 2002년 지역사회간호학 전공 선배 교수님들의 지혜와 의기투합으로 첫 발간된 후, 20여 년 이상 함께해주셨던 선배 지역사회간호학 전공 교수님들께 마음 깊이 감사함을 전하고 싶다. 또한 교재가 발간되기까지 함께 해주신 집필위원, 편집위원 그리고 유해영 회장님과 임직원 여러분께도 감사드린다.

2024년 1월

편집위원 일동

CONTENTS IN BRIEF

전체 차례

CONTENTS

차 례

1 CHAPTER

지역사회간호 개론

학 습 목 표

1. 지역사회의 정의, 속성, 유형, 기능을 설명한다.
2. 건강한 지역사회의 특성을 설명한다.
3. 건강도시개념을 설명한다.
4. 공중보건의 정의, 기능, 필수 서비스를 설명한다.
5. 일차보건의료의 개념, 특성, 내용을 설명한다.
6. 지역사회보건의 개념과 보건간호를 정의한다.
7. 지역사회간호의 정의, 속성, 목표를 설명한다.
8. 지역사회간호사업의 구성요소와 실무현장을 이해한다.
9. 지역사회간호사의 역할을 설명한다.
10. 지역사회간호의 국내·외 역사적 발전과정을 설명한다.
11. 20세기 이후 보건의료환경의 변화가 지역사회간호의 발전에 미친 영향을 설명한다.

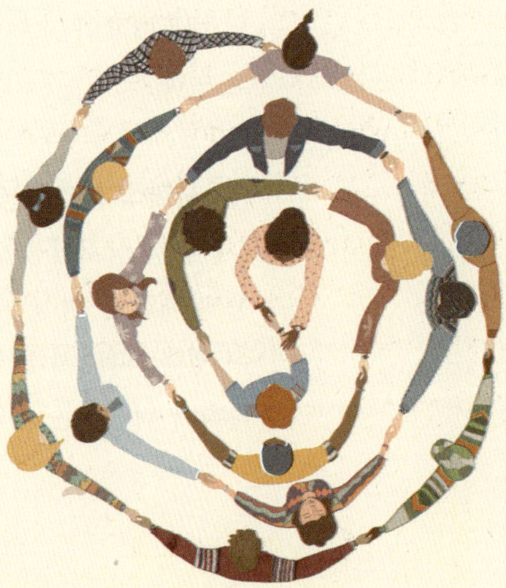

1절 지역사회의 이해

1. 지역사회의 개념

1) 지역사회의 정의

지역사회(community)의 어원은 'common'을 뜻하는 라틴어의 'communis'로, '공동', '공통'이라는 의미이다. 이는 어떤 것을 공유하는 공동체 집단을 뜻한다.

지역사회의 정의는 학자들마다 다양한데, Green & Anderson(1986)은 "일정한 단위를 형성하고 있는 사람들 가운데 공통적인 생활을 취하고 있는 하나의 사회적 단위"로, Kathryn & Gardner(1988)는 "지리, 직업, 인종, 주거 등 최소한 한 가지 이상의 공통된 특성을 공유한 집단 또는 사람의 모임"이라고 하였다. Shamansky & Pesznecker(1981)는 "공통적인 목표를 지닌 어느 특정한 시 · 공간에 있는 사람의 집단"이라고 지역사회를 조직적으로 정의하였다.

세계보건기구[World Health Organization(WHO), 1974]는 지역사회의 여러 측면을 포괄적으로 개념화하여 "지역사회란 지리적 경계 또는 공동의 가치와 관심에 따라 구분되는 사회집단이다. 지역사회는 특정한 사회구조 내에서 기능을 하며, 규범 · 가치 · 제도를 나타내기도 하며 창출하기도 한다"고 설명하였다.

2) 지역사회의 속성

지역사회가 성립하기 위해서는 일반적으로 '지리적 영역의 공유, 사회적 상호작용, 공동체 의식' 세 가지 요소를 갖추어야 한다고 본다.

(1) 지리적 영역

일반적으로 지역사회는 생활하는 삶의 영역을 지리적으로 공유(geographic area)하고 있다. 주민 간 상호교류가 가능하도록 생활터전이 근접성을 지니고 있는 것이다. 그 영역 내에 거주하고 있는 주민들 간 공동의 생활환경이 조성되면 상호교류가 가능한 지리적 영역이 된다. 최근에는 대중매체와 교통망의 발달로 공간단위가 확대되어 지역사회로서의 지리적 영역이 광역화되고 있다.

(2) 사회적 상호작용

인간은 상호작용을 통하여 사회화과정을 이룰 수 있다. 상호작용이 없다면 공동 관심사나 공동 유대감이 형성되지 않으므로 지역사회에 대한 공동체 운명이 약화되어 사회해체가 일어날 수 있다. 따라서 일정한 지리적 영역 내의 주민들이 공동 운명체 또는 지역사회로서의 기능을 다하기 위해서는 주민 간의 상호교류가 필수적이다.

(3) 공동체 의식

공동체 의식이란 혈연, 지연 등 선천적이고 원초적인 공동 의식보다 그 지역사회주민 간 상호 교류를 통하여 획득되는 공동 의식이다. 유사한 의미로 우리 의식(we-feeling), 소속감(identification) 및 공동 유대감(common ties) 등이 있다.

공동체 의식은 지역의 전통 및 각종 제도의 영향을 받는다. 지역사회의 주민은 공통적 경험을 하면서 공통적 가치체계를 형성하고 새로운 규범과 제도를 만들어 간다. 그러나 지나치게 강한 공동체 의식은 다른 지역사회를 배척하고 소속 지역사회의 발전을 저해하는 원인이 되기도 한다.

이외에도 지역사회가 갖는 고유한 특성을 살펴보면 다음과 같다.

- 분리성(separateness): 타 지역사회와 물리적 · 지역적으로 구분되는 지역적 경계가 있다.
- 독특성(uniqueness): 문화적 독특성은 주민의 정체감을 형성하며 주민의 가치, 태도, 행위 등을 창출한다.
- 동질성(homogeneity): 문화의 공유로 동질적인 지역사회를 이룬다.
- 합의성(consensus): 공동의 목표를 향하여 같은 뜻을 모은다.
- 자조(self-help): 궁극적으로 자조를 성취하려고 상호협력한다.
- 상호작용(interaction): 타 지역사회와의 지속적인 상호작용으로 지역사회의 특성을 강화한다.

3) 지역사회의 유형

지역사회에는 다양한 유형이 있고 그 유형의 특성에 맞게 접근한다면 지역사회에 더욱 유용한 서비스를 제공할 수 있을 것이다. 여기서는 지역사회를 구조적 지역사회, 기능적 지역사회, 감정적 지역사회로 구분하여 살펴보겠다.

(1) 구조적 지역사회

구조적 지역사회는 지역주민 간의 시 · 공간적 관계로 이루어진 공동체이다.

① 집합체 Aggregate

집합체란 모인 이유에 상관없이 단순하게 사람들이 모여 있는 집합 그 자체를 말한다. 큰 집단에서 소수의 집단에 이르기까지 다양하며, 경기장에 모여 있는 군중, 훈련장에 모인 예비군들을 예로 들 수 있다.

② 대면 공동체 Face to Face Community

지역사회의 기본적인 집단으로, 구성원 상호 간에 교류가 빈번하여 소식이 쉽게 전달되고 친밀성과 공동체 의식이 비교적 강한 집단이다. 가족 · 이웃 · 교민회 등이 있다.

③ 지정학적 공동체 Geopolitical Community

가장 친숙한 지역사회로, 지리적 · 법적 경계로 정의된 지역사회이다. 특별시 · 광역시, 시 · 구 · 군, 읍 · 면 · 동 등이 이에 속한다.

④ 생태학적 문제 공동체 Community of Ecology

기후, 환경과 같은 자연환경적 특성이 같아서 동일한 생태학적 문제를 내포하고 있는 집단을 말한다. 산림 파괴, 산성비, 대기오염, 수질오염, 토양오염 등의 문제가 발생한 공동체를 말한다.

⑤ 조직 Organization

일정한 환경하에서 특정 목표를 추구하는 일정한 구조를 가진 사회단위로, 목표지향적이고 합리성과 보편성을 지닌다. 특정 목표를 달성하기 위하여 환경과 끊임없이 상호작용하며, 보건소, 병원, 교회, 학교, 산업장 및 관료적인 공동체 등이 있다.

⑥ 문제해결 공동체 Community of Solution

문제해결 공동체는 "문제를 정의할 수 있고 문제를 공유하며 해결할 수 있는 범위 내에 있는 구역"을 말한다(National Commission on Community Health Service, 1967). 이 공동체는 문제를 해결하기 위하여 최대한의 지역을 확보하고자 할 때 지정학적 경계를 초월하며, 경우에 따라서는 생태학적 문제 공동체와 일치할 수도 있다.

후쿠시마 원전의 오염수를 바다로 방류하면 일본뿐 아니라 한국, 중국을 비롯한 전 세계에 영향을 미치게 되므로 문제해결을 위해서는 범지역적, 범국가적 차원의 협력과 지원이 필요하다. 이때 문제해결 공동체에는 오염 위험지역뿐 아니라 정부기관, 국제기구 등이 포함될 수 있다.

(2) 기능적 지역사회

기능적 지역사회는 단순한 지리적 경계보다는 지역사회의 공감을 기반으로 하고 목표성취라는 과업의 결과를 중심으로 형성된 공동체이다.

① 동일한 요구를 지닌 공동체 Community of Identifiable Need

주민들의 일반적인 공통의 문제와 요구에 기초를 두고 있는 공동체이다. 문제가 있는 영역과 이에 영향을 미치는 요인들이 있는 영역은 동일한 요구를 지닌 공동체로 볼 수 있으며, 생태학적 문제 공동체나 특수흥미 공동체와 같을 수 있다. 예를 들면 산업폐수가 직접적으로 유출된 지역과 그에 영향을 받은 인근 지역이 이에 해당된다.

② 자원 공동체 Critical Mass Community

자원 공동체는 지리적 경계를 벗어나 어떤 문제를 해결하기 위한 자원의 활용범위 내로 모인 공동체이다. 예를 들면, 수질오염을 해결하기 위해 재원, 인력, 기술, 물자 등의 자원을 동원할 수 있는 한계를 중심으로 형성된 공동체가 이에 해당된다.

(3) 감정적 지역사회

감정적 지역사회는 정서나 취미, 유대관계를 중심으로 형성된 공동체이다.

① 소속 공동체 Feeling Community

감정적인 지역사회로, 동지애와 같은 정서적인 감정으로 결속된 지역사회이다. 향우회, 동문회, 종친회 등이 이에 속한다.

② 특수흥미 공동체 Community of Interest Orientation

특수흥미 공동체는 특수 분야에 서로 같은 관심과 목적을 갖고 관계를 맺는 공동체이다. 예를 들어 낚시 동호회, 산악회 등이다.

4) 지역사회의 기능

지역사회는 총체적인 하나의 체계로서 기능하며, 지역사회의 기능에 대한 여러 학자들의 의견을 종합하면 다음과 같다.

(1) 사회화 기능

지역사회가 공유하는 일반적인 지식, 사회적 가치, 행동양상을 새롭게 창출하고 유지 · 전달하는 기능이다. 이 과정을 통하여 특정 지역사회구성원은 다른 지역사회구성원과 구별되는 생활양식을 터득하게 된다.

(2) 참여적 사회통합 기능

하나의 체계로서 지역사회구성원이나 단위조직 간의 관계와 관련된 기능이다. 지역사회를 유지하기 위하여 결속력과 사기를 높이고 주민 공동의 문제 해결을 위하여 함께 노력하는 활동이 포함된다.

(3) 사회통제 기능

지역사회가 그 구성원에게 사회 규범에 순응하게 하는 기능이다. 정부에서 행사하는 행정권 외에 지역사회 스스로 규칙이나 사회 규범을 형성하여 구성원의 행동을 통제하는 활동이다.

(4) 경제적 기능

지역주민이 일상생활을 영위하는 데 필요한 물자와 서비스를 생산 · 분배 · 소비하는 과정과 관련된 기능이다. 지역사회 차원의 특산품 개발이나 기업운영 등 자립을 위한 활동이 포함된다.

(5) 상부상조 기능

지역사회 내의 개업, 신축, 확장, 질병, 사망, 실업 등의 경조사나 도움이 필요한 상황에서 서로 지지해 주고 도와주는 기능이다.

2. 건강한 지역사회

1) 건강한 지역사회의 개념

건강한 지역사회란 다양한 건강요구를 효율적으로 충족시키는 사회이다. 건강한 지역사회 구축의 목적은 건강과 관련된 지역사회의 문제를 찾아내고 해결하여 지역사회주민이 건강하게 살도록 하는 것이다. 이를 위해서는 지역사회 내의 공적 · 사적 기능과 체계가 유기적으로 연대 · 협력하여 효율적으로 지역사회의 문제에 대응하여야 한다.

건강한 지역사회의 개념은 1974년 캐나다의 '라론드 보고서(Lalonde's report)'를 통해 처음 제시되었다. 이후 1986년 제1차 국제건강증진회의에서 선포한 '오타와헌장'에서는 건강한 공공정책의 수립, 지지적 환경의 창출, 지역사회활동의 강화, 개인의 건강관리 기술의 개발, 보건의료서비스에 대한 재조정 등을 지역사회 건강증진의 전략으로 제시하였다.

1986년 WHO 유럽사무국은 '오타와헌장'의 영향으로 건강도시 프로젝트를 제안하였으며 11개 도시가 이 프로젝트에 참가하였다. 1991년 WHO 총회에서는 도시의 건강문제를 해결하는 수단으로 건강도시사업을 주력사업으로 채택하였고, 2019년 기준 한국, 호주, 중국, 일본, 말레이시아, 캄보디아, 몽골, 필리핀, 베트남 등 전 세계 190개 이상의 도시가 건강도시사업에 참여하고 있다.

건강한 지역사회 조성에는 지역사회간호사가 중요한 역할을 수행한다. 지역사회주민과 관련된 보건의료사업을 직접 수행하면서 지역사회의 환경과 주민 특성을 세부적으로 파악하고 있기 때문이다. 지역사회간호사는 지역사회의 환경, 안전과 교통, 건강과 사회적 서비스 및 주민의 특성 등을 사정하고 건강요구의 우선순위를 정하며 지지적 네트워크를 통해 지역사회 건강사업을 개발하고 이를 성공적으로 수행함으로써 건강한 지역사회를 만드는 데 크게 기여하고 있다.

2) 건강한 지역사회의 특성

WHO는 건강도시를 '지역사회의 물리적, 사회적, 환경적 여건을 개선하면서 개인의 잠재능력을 최대한 발휘하고 시민이 상호협력하여 최상의 삶을 누리는 도시'라고 정의하였다. 도시와 농촌을 구분하지 않고 사회물리적 환경을 개선하고 유지하며 주민의 삶의 질 향상과 건강증진에 노력을 기울이면 건강도시의 과정이 시작된 것이다. 건강도시를 구축하기 위해서는 도시를 개발하고 설계하는 단계에서부터 건강개념이 도입되어야 한다.

WHO의 건강도시 네트워크 가입을 위한 필수조건 11가지는 다음과 같다.

- 깨끗하고 안전하며, 질 높은 도시의 물리적 환경
- 안정되고, 장기적으로 지속 가능한 생태계
- 다양하고 활기 넘치며, 혁신적인 도시 경제
- 계층 · 부문 간 강한 상호 지원체계와 착취하지 않는 지역사회
- 모든 시민을 위한 기본적 요구(음식, 물, 주거, 소득, 안전, 직장 등) 등의 충족
- 개개인의 삶, 건강 및 복지에 영향을 미치는 문제에 대한 시민의 높은 참여와 통제
- 시민들 간의 다양한 만남, 상호작용 및 의사소통을 가능하게 하는 기회와 자원에 대한 접근성
- 높은 수준의 건강과 낮은 수준의 질병 발생

- 모든 시민에 대한 적절한 공중보건 및 치료서비스의 최적화
- 도시의 역사적, 문화적, 생물학적 유산에 대한 인식을 증가시키고, 다른 민족에 대한 이해 증가
- 이상의 요건이 서로 양립할 뿐만 아니라 더불어 이 요소들을 증진시키는 도시 형태

또한 WHO가 제시한 건강도시지표 9가지는 다음과 같다. 건강도시지표에 사회경제적 지표를 포함한 이유는 사회경제적 상황이 개인의 신체적·정신적 건강에 심각한 영향을 미치기 때문이다.

WHO가 제시하는 건강도시지표 9가지

1. 인구
2. 건강 수준
3. 생활양식: 흡연, 음주, 운동, 체중조절 등
4. 공중보건정책 및 서비스
5. 주거환경
6. 사회경제적 여건: 교육, 취업, 수입, 범죄, 문화행사
7. 물리적 환경: 대기, 수질, 소음, 식품관리
8. 불평등
9. 물리적 및 사회적 하부구조: 교통, 도시계획 등

3) 우리나라의 건강도시

우리나라 역시 건강도시 개념을 도입하고 건강한 지역사회를 만들기 위해 노력하고 있다. 1996년 경기도 과천시가 건강도시 시범사업을 수행한 것을 시작으로, 2004년에는 서울시, 경남 창원시, 강원도 원주시, 부산시 부산진구가 서태평양지역 건강도시연맹에 가입하면서 건강도시에 대한 관심이 증가하였다. 이후 2021년 기준으로 95개 도시가 건강도시 프로젝트를 수행하고 있다.

우리나라 지자체는 해당 지역의 특성에 따라 건강도시 프로젝트를 진행하고 있다. 서울시의 경우, 건강도시 전담 조직을 만들고 건강도시 관련 위원회를 조직하여 건강도시 관련 사업을 결정하고 있다. 또한 '생활터 접근법'을 도입하여 산업장, 병원, 학교, 마을 등 생활터전이 되는 모든 영역에서 서울시민 누구나 건강한 삶을 영위할 수 있도록 하고, 건강도시 프로필을 통해 서울시의 건강과 환경에 대한 포괄적인 정보를 제공한다. 이러한 사업은 건강검진이나 질병치료 중심의 정책을 벗어나 도시환경과 개인의 생활양식을 개선하는 것을 목표로 한다.

건강도시 프로젝트는 학교, 직장, 가정, 보호시설, 운동시설, 병원, 식당 등 모든 곳을 시민건강 중심으로 생각하고 개선하고 있다. 식수와 공중위생, 환경오염 개선과 특정 질병관리, 생활습관 개선, 평생건강관리체계, 보건의료체계의 개혁 등도 건강도시사업의 일환이다. 이러한 사업이 실제로 효과를 발휘하는지 점검하기 위해 지속적인 평가와 정책적 피드백이 필요하다. 이에 서울시는 유럽의 건강도시지표와 동일한 지표를 사용하여 세계의 여러 도시와 건강지표자료를 공유하고 있다.

서울시와 유럽이 공유하는 건강도시지표

- 건강지표: 사망률, 사망원인, 저체중출생 등
- 보건의료서비스지표: 도시보건교육 프로그램 유무, 영유아 예방접종률, 의사 1인당 인구 수, 간호사 1인당 인구 수, 건강보험 가입 주민 비율, 시의회의 보건의료 관련 질의 수, 외국인을 위한 보건의료서비스 제공 여부 등
- 환경지표: 대기 및 수질오염, 총 하수에서 제거되는 수질오염물질의 비율, 가정쓰레기 수집지수, 가정쓰레기 처리지수, 도시녹지율, 녹지접근율, 유기산업지역, 스포츠와 여가활동, 보행거리, 자전거도로, 대중교통, 대중교통 네트워크, 거주지 등
- 사회경제지표: 평균 이하 주거지에서 사는 주민 비율, 노숙자 수, 실업률, 평균수입 이하 주민 비율, 학령 전 보육시설, 20세 이상 산모 출산 수, 30세 이상 산모 출산 수, 유산율, 장애인 취업률 등

3. 지역사회보건과 일차보건의료

1) 지역사회보건

(1) 공중보건의 개념

'지역사회간호'의 개념을 이해하기 위해서는 먼저, 지역사회간호의 근간이 되는 '공중보건'의 개념을 살펴보아야 한다. Winslow(1923)는 "공중보건이란 조직화된 지역사회의 노력으로 질병을 예방하고 수명을 연장하며 신체적 · 정신적 효율을 증진시키는 기술이며 과학이다"라고 정의하였다. Winslow는 공중보건을 다음의 네 가지 측면으로 설명하고 있다.

- 공중보건의 대상은 개인이 아닌 지역사회주민 전체이다.
- 공중보건의 목적은 질병 예방, 수명연장, 신체적 · 정신적 건강 및 효율의 증진이다.
- 위 목적을 달성하기 위한 접근방법은 개인이나 일부 전문가의 노력이 아닌 조직화된 지역사회의 노력이다.
- 단순한 위생관리가 아닌 포괄적 사업을 수행한다.

공중보건은 보건사업의 기본 철학인 '예방'과 '지역사회'라는 개념을 토대로 하며 '공공성'을 강조한다. 질병을 진단받은 환자를 치료하는 것만으로는 국민보건을 향상시키는 데에 한계가 있으므로 질병을 예방하는 공중보건학적 접근은 오늘날에도 중요하다.

과거에는 공중보건 분야를 주로 환경위생과 감염병 예방에 국한하였으나 개인의 건강보호와 건강증진을 위한 사회적 관심이 대두되어 공중보건사업이 더욱 확대, 발전하게 되었다. 질병양상이 과거의 감염병에서 만성퇴행성질환으로 바뀌면서 공중보건시대에서 신공중보건(new public health)시대로 진화하였으며, 특정 보건문제를 위한 세분화된 지역사회 보건사업으로 변화하고 발전하게 되었다.

공중보건학의 범위는 크게 환경 분야, 질병관리 분야 및 보건관리 분야로 나뉘며, 구체적인 내용은 다음과 같다.

- 환경 분야: 환경위생, 식품위생, 산업보건, 학교보건

- 질병관리 분야: 감염병관리, 비감염병관리, 역학, 기생충관리
- 보건관리 분야: 보건행정, 보건교육, 보건영양, 인구보건, 보건통계, 정신보건, 모성보건, 영 · 유아보건, 사고관리, 보건의료정보관리

(2) 공중보건의 기능과 필수 서비스

미국공중보건협회[American Public Health Association(APHA), 2012]에 의하면, 공중보건 활동은 20세기 이후 인간과 환경 사이의 모든 생태학적 상호작용으로 확대되어 생물학, 생활습관과 건강행태, 환경, 보건의료체계 및 보건의료사업을 포함하게 되었다. 이에 따른 공중보건의 기능과 필수 서비스는 다음과 같다.

① 공중보건의 기능

공중보건의 기능은 공중보건의 중심 목적인 인구집단의 건강 향상을 성취하기 위해 수행되어야 할 행동의 모음이다. 범미보건기구(Pan American Health Organization)는 미국질병통제예방센터(Centers for Disease Control and Prevention, CDC), WHO 등과 합동연구 결과 공중보건의 필수 기능을 다음과 같이 정하였다.

- 건강상태 모니터링 및 분석
- 공중보건의 위험요소와 위해인자에 대한 감독 및 연구
- 건강증진
- 사회적 참여와 역량 강화
- 공중보건 관계 분야 간의 협력과 국가적 차원에서의 보건정책의 기획, 계획, 관리능력 개발
- 공중보건 규칙 제정과 준수
- 보건의료서비스의 균등한 분배와 개선을 위한 평가
- 공중보건인력 개발과 교육
- 개인과 인구집단의 보건의료서비스의 질 관리
- 혁신적인 보건의료 문제해결 방안에 대한 연구, 개발 및 중재
- 응급 및 재난 상황에서 피해를 최소화하기 위한 대책 개발

② 공중보건의 필수 서비스

미국의 경우, 공중보건의 필수 서비스를 인구집단 사정, 정책 개발 및 질 보장 영역으로 구분하여 제시하였다.

- 인구집단 사정
  - 인구집단의 특성, 건강 수준, 환경상태, 건강에 위협을 주는 요인 등에 대한 체계적 정보 수집과 모니터링
  - 지역사회의 상태, 건강에 위협을 주는 요인 등에 관한 진단과 조사
- 정책 개발
  - 지역사회의 상태가 건강에 미치는 영향에 대한 정보 제공 및 교육, 인적자원의 역량 강화
  - 환경을 포함한 지역사회 보건문제를 규명하고 문제를 해결하기 위한 인력과 예산 배치

- 개인과 지역사회의 건강문제를 해결하기 위해 정확하고 신뢰할 만한 자료를 바탕으로 정책과 계획을 수립

• 질 보장
- 지역사회보건과 안전 보장에 대한 법과 규칙이 잘 수행되고 있는지 감시
- 지역사회지도자와 보건서비스를 필요로 하는 사람들을 연계하고, 이들의 협력관계가 유기적으로 지속되는지 감시
- 보건 관련 업무가 표준에 합당한지에 대한 질 관리
- 수립된 건강정책이 인구집단의 건강요구에 맞게 잘 수행되고 있는지 효율성, 접근성, 개인과 인구집단을 기반으로 한 지속적인 질 평가
- 지역사회 보건문제의 해결을 위한 새로운 통찰과 혁신적 해결방안 모색에 관한 연구

(3) 지역사회보건의 개념

감염병 예방과 환경위생관리가 중요하던 시대에는 개인의 노력보다는 공공기관 중심의 공중보건서비스 제공이 중요하였으나 만성질환이 주요 건강문제가 되면서 지역사회의 자발적 참여가 더욱 중요해졌다. 또한 변천하는 지역사회의 다양한 보건의료요구를 충족시키기 위해 지역사회와 대상자를 둘러싸고 있는 지리적, 사회경제적 환경을 총체적으로 파악하고 우선순위를 정하여 지역사회의 가용자원을 효율적으로 활용하고 포괄적 보건의료를 제공하는 새로운 형태의 접근법이 필요하게 되었다. 이에 따라 공중보건의 확대된 형태, 즉 지역사회보건의 필요성이 대두되었다.

Hanlon & Pickett(1984)은 지역사회보건을 "주어진 시 · 공간에서 이용 가능한 지식과 자원으로 높은 수준의 신체적 · 정신적 · 사회적 안녕상태에 이르는 것"으로 정의하였다. 결론적으로 지역사회보건은 지역사회의 필수적인 보건요구를 파악하고 가용자원을 활용하여 지역사회의 보건요구를 충족하는 것이며, 지역사회의 요구에 근거하여 지역주민의 자발적 참여를 기반으로 사업의 효율성과 삶의 질 향상을 도모한다. 또한 지역사회보건은 지역사회주민이 주체가 되어 건강을 지키려는 자율적 노력을 보건의료인들이 돕는 것으로, 보건의료인들이 지식과 기술을 계속적이면서 종합적으로 제공하고자 주민들과 조직적으로 상호작용하여 나가는 일련의 활동과정이다.

(4) 지역사회보건의 목표

지역사회보건의 목표는 지역사회 인구집단이 건강한 상태가 되도록 하는 것이다. 국민의 건강보장에 관해서 우리나라 「헌법」 제34조 및 제35조에서는 보건 · 환경 · 사회보장에 대한 국민의 권리를 밝히고 있으며, 국가의 목표는 국민이 "인간다운 생활을 할 권리"와 "쾌적한 환경에서 생활할 권리"라고 명시하고 있다. 질병의 예방과 치료, 재활 및 건강증진에 대한 요구가 있으면 누구나 적절한 시기에 만족스러운 결과를 얻도록 보건의료서비스가 제공되어야 한다.

개인의 건강에 대한 책임은 일차적으로는 개인의 자기관리영역에 속하나 지역사회주민의 건강에 대한 책임은 지역사회에 있다. 건강에 관한 권리는 생존권에 해당하며 국민이 건강생활을 침해받지 않고 나아가 건강을 유지 · 증진할 수 있도록 국가와 사회에 적극적으로 요구할 수 있

으며 국가와 사회는 그 의무를 다해야 할 것이다. 국가와 지방자치단체는 국민건강을 위한 방향으로 정치철학 및 이념, 제도 및 행정체계를 모색하고 지역사회가 가지는 문제를 해결해 나가야 할 것이다.

국민의 기본권으로서 건강을 지키기 위한 구체적인 노력은 지역사회보건의 구현으로 실현될 수 있다. 따라서 지역사회보건은 국민의 건강을 유지 · 증진하고 질병을 예방하는 적극적 측면이 강조된다.

(5) 지역사회보건의 기본요소

지역사회보건의 기본요소에는 인적 · 물적 · 구조적 요소가 있으며, 구체적인 내용은 다음과 같다.

- 인적 요소: 지역사회주민의 건강증진 및 건강 관련 요구에 필요한 서비스를 제공하는 보건의료전문가
- 물적 요소: 지역사회주민의 건강증진, 질병 예방, 질병 치료 및 일상생활 복귀를 위한 재활을 포괄하는 보건의료시설과 장비, 그리고 이를 뒷받침할 재원
- 구조적 요소: 인적 · 물적 요소가 원활히 쓰일 수 있는 지역사회조직(구조)

2) 일차보건의료

(1) 일차보건의료의 개념

1970년대에 들어서 의료의 불균형과 의료비 상승, 공급자 중심의 의료 제공 행태 등의 문제를 해결할 수 있는 새로운 보건의료 패러다임이 요구되었다. 1978년 WHO와 국제연합아동구호기금(United Nations Children's Fund, UNICEF)이 구 소련의 알마아타에서 공동주최한 회의에서 '알마아타 선언'을 채택하고 지역사회의 가장 기초적인 보건의료수단으로 일차보건의료전략을 제시하였다.

일차보건의료(primary health care, PHC)는 개인, 가족 및 지역사회를 위하여 건강증진, 예방, 치료 및 재활 등의 서비스가 통합된 기능이다. 제도적으로 주민이 보건의료체계에 처음 접하는 관문이고 기술적으로는 예방과 치료가 통합된 포괄적 보건의료를 의미하며 세계적인 보건의료전략의 핵심이라 할 수 있다. 기본적인 건강문제를 일차적으로 해결하기 위한 접근법으로서 일차보건의료의 출현은 지역사회보건을 발전시키는 데 크게 기여하였다.

(2) 일차보건의료의 특성

WHO는 일차보건의료의 특성을 다음 4A로 제시하였다.

① 접근성 Accessible

개개인이나 가족단위의 모든 주민이 쉽게 일차보건의료를 이용할 수 있어야 한다. 지역사회주민이 일차보건의료서비스를 이용하는 데에 지역적, 지리적, 경제적, 사회적인 이유로 차별이 있어서는 안 된다. 국가의 보건의료활동은 소외된 지역 없이 오지까지 전달될 수 있어야 하며 오지에서의 활동이 일차보건의료의 핵심이 되어야 한다.

② 수용성 Acceptable

지역사회가 쉽게 받아들이는 방법으로 일차보건의료사업을 제공하여야 한다. 일차보건의료사업은 건강문제해결을 위해 과학적이고 주민이 수용할 수 있는 접근을 해야 한다.

③ 주민참여 Available

일차보건의료는 국가 보건의료체계의 핵심으로서 지역사회 개발정책 중 하나이다. 지역의 보건의료 발전을 위한 지역주민의 적극적인 참여는 일차보건의료의 핵심전략이 되었다. 지방분권화된 보건의료체계에서 일차보건의료의 도입은 바람직하다.

④ 비용부담 Affordable

국가는 국민의 건강을 책임질 의무가 있으며 이를 위해 일차보건의료는 국가나 지역사회가 재정적으로 부담이 가능한 범위 내에서 제공되는 것이 바람직하다.

(3) 일차보건의료의 내용

인류가 가지는 건강문제의 80% 이상이 일차보건의료로 해결할 수 있는 문제이다. 일차보건의료는 건강 유지를 위한 기본적인 내용으로 구성되며 지역사회주민의 건강문제 발생을 예방하고 건강을 유지·증진하기 위한 것으로, 지역사회 개발에 직·간접적인 영향을 미칠 수 있어야 한다.

WHO가 제시하는 일차보건의료의 내용 9가지

1. 지역사회가 가지고 있는 건강문제와 이 문제를 규명하고 관리하는 방법을 교육
2. 식량 공급과 영양증진
3. 안전한 식수 공급과 환경위생
4. 가족계획을 포함한 모자보건
5. 주요 감염병에 대한 예방접종
6. 지역 풍토병 예방 및 관리
7. 통상질환과 상해의 적절한 치료
8. 정신보건증진
9. 필수의약품 제공

(4) 우리나라의 일차보건의료

1960년대 국가 경제개발계획에 따라 사회경제적으로 안정화되고 건강에 대한 가치 개념이 중요시되면서 전국 의과대학과 외국 의료원조기관 등이 지역사회 건강서비스사업을 시도하였다. 1969년 경남 거제군에서 기독교의료선교단(C.M.C)이 거제건강원사업과 지역사회간호사를 활용한 건강관리사업을 시작하였다. 1976년에는 한국보건개발연구원이 설립되어 무의촌을 일소하고 저소득층에 대한 의료시혜를 개선·확충한다는 방침으로 도시 영세민이나 농어촌 저소득층이 저렴한 비용으로 의료혜택을 받을 수 있도록 새로운 의료체계를 개발하기 시작했다.

1980년 농어촌 등 보건의료 취약지역 주민에게 보건의료를 효율적으로 제공함으로써 국민의

의료균형과 보건향상에 기여함을 목적으로 '농어촌 등 보건의료를 위한 특별조치법'이 제정되었다. 이에 따라 벽 · 오지에 보건진료소를 설치하여 간호사를 보건진료원 즉, 보건진료소장으로 배치함으로써 취약지역의 보건의료 수요를 충족하고 양질의 보건의료 공급체계를 만들 수 있었다. 이에 일차보건의료의 중심인력으로서 간호사의 역할이 부각되었다. 1980년 이래 보건진료원의 신분이 발전하여 2012년 지방공무원 직렬에 보건진료직이 신설되어 이후 '보건진료전담공무원'으로 임용되고 있다.

보건진료소는 지역 간 보건의료자원의 불균형문제를 해소하여 농어촌 지역의 보건의료서비스 여건 개선에 기여하였으며, 사회 변화에 따른 지역보건의료기관으로서의 기능과 체계 재정립을 위한 법적 · 제도적 검토가 필요한 시점이다.

2절 지역사회간호의 이해

1. 지역사회간호

1) 지역사회간호의 정의

지역사회간호는 "개인, 가족, 지역사회에서 대상자의 최고 수준의 안녕을 목적으로 수행하는 모든 활동"이라고 할 수 있다(Janice et al., 2003). 또는 병원 이외의 장소에서 수행되는 간호영역으로 "대상자의 건강을 유지 · 증진하는 데 적용되는 간호와 공중보건 이론의 종합"이라고도 한다(Hickman, 1990). 미국간호협회[American Nurses Association(ANA), 1986]의 정의에 따르면 "지역사회간호는 간호학과 보건학에 관련된 지식과 기술을 통합하여 전체 인구집단의 건강을 유지 · 증진하는 활동"이라고 하였다.

지역사회간호의 개념은 학자나 시대적 특성에 따라 다양하게 정의되고 있다. 지역사회간호(community nursing) 또는 지역사회보건간호(community health nursing)의 개념은 공중보건(public health)에서 출발하였으며, 오랜 기간 보건간호(public health nursing)로 정의되어 왔다. 이후 1980년대에 이르러 지역사회보건간호로 사용하다가 지역사회간호로 변경하여 사용하고 있다. 보건간호는 수동적 · 하향적이면서 질병관리사업에 중점을 두는 개념으로 정의되었다면, 지역사회간호는 능동적 · 수평적이면서 일차보건사업 및 건강증진에 역점을 두는 개념으로 보고 있다.

WHO가 발표한 보건간호의 주요 개념에는 간호, 공중보건의 기술, 사회복지 지원, 건강증진, 환경위생 개선, 재활, 질병 및 장애 예방 등이 포함된다. 미국보건협회는 지역사회간호를 가정, 학교, 직장 등 일반적 환경에 있는 개인, 가족, 지역사회의 건강요구를 충족하기 위해 적용하는 체계적이고 전문적인 간호업무의 분야라고 정의하였다. 이외에도 시대의 흐름에 따라 포괄적 간호, 독자적 간호, 적정 기능 수준 향상 등이 지역사회간호의 주요 개념으로 포함되었다.

우리나라는 지역사회간호를 "지역사회를 대상으로 간호 제공 및 보건교육을 통해서 지역사회의 적정 기능 수준의 향상에 기여하는 것을 궁극적인 목표로 하는 과학적인 실천"이라고 정의하였다(김화중, 2010)(그림 1-1). 이 개념틀에서 지역사회간호의 대상은 지역사회이다. 일반체계이론에 의하면 지역사회는 하나의 체계이며, 그 하위체계는 집단 · 가족 · 개인으로 구성되고, 지역사회를 사업의 대상이라고 보았다.

지역사회간호활동은 지역사회 스스로 건강문제를 해결하고 건강관리능력이 향상되도록 돕는 활동을 의미한다. 이는 지역사회간호사의 고유활동으로 전문적 간호 제공, 보건교육, 상담 및 보건관리활동 등을 통해 지역사회 간호목표와 지역사회 적정 기능 수준을 향상시킨다. 예를 들어 지역사회간호사가 어떤 지역사회의 영 · 유아 예방접종사업을 수행할 경우, 우선 해당 지역사회의 요구를 파악하고 이에 따른 백신 및 물품의 확보, 예방접종 시기 및 방법 결정, 필요한 인력 확보, 지역사회 자원과의 연계와 협의, 예방접종 실시, 실시 후 사업에 대한 평가 등을 할 수 있다.

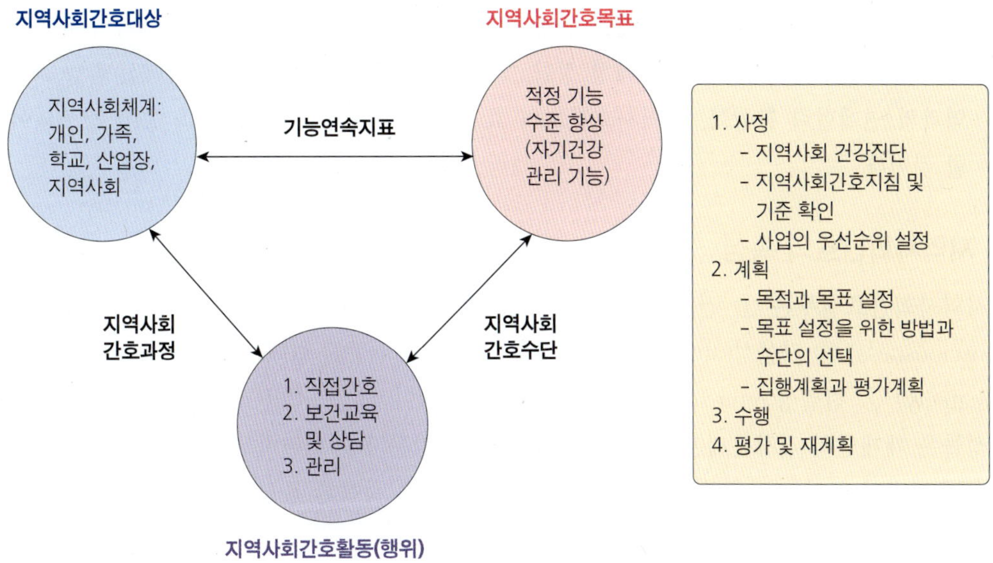

그림 1-1 김화중의 지역사회간호 개념틀

【출처】 김화중 외. 지역사회간호학. 수문사; 2010.

2) 지역사회간호에 영향을 주는 사회현상

지역사회간호는 다음과 같은 요인들에 영향을 받는다.

- 일반적인 사회 변화: 보건의료서비스 수요 변화, 대상 인구집단의 다양화, 노인인구의 증가, 건강을 추구하는 경향, 대기오염이나 중독행위의 증가 등
- 경제적인 변화: 보건의료서비스 재원, 잠재적 건강위험요인을 배제하고 경제적 측면을 강조한 보건의료서비스 정책, 보건의료서비스 마케팅, 경제적 이익을 추구하는 보건의료서비스의 확대 등
- 정부의 정책 변화: 예를 들어 정부가 보건의료 관련 재정을 삭감하면 보건의료서비스 혜택을 받지 못하는 대상자가 늘어나게 된다. 또한 정부가 정책결정과정에서 지역사회간호사의 참여를 확대시켜 공공보건 이슈나 문제를 해결하고자 한다면 지역사회간호에 보다 긍정적 영향을 미칠 수 있다.
- 기술적인 변화: 지역사회간호는 다양한 건강 관련 정보를 업무에 활용한다. 건강문제해결을 위해 2차 자료 등의 정보활용이 일반화되었고, 정책개발에서도 다양한 정보의 활용이 강조되고 있다.
- 건강 수준의 변화: 만성질환의 증가로 암, 심뇌혈관질환 및 대사성 질환의 예방과 관리의 중요성이 부각되었으며 이러한 변화는 지역사회간호사의 역할 확대에 영향을 미치고 있다.
- 건강관리체계의 변화: 인구집단의 다양화, 자원의 부족, 건강권 및 건강형평성 이슈가 부각되면서 건강관리체계에 변화가 이루어지고 있다. 이는 지역사회자원 간 연계와 협력, 정보제공, 대중의 요구에 부합하는 서비스 제공 등 지역사회 중심의 업무를 수행할 수 있도록 변화되어 왔다.
- 전문성의 변화: 지역사회간호의 전문성을 교육하고 독자적인 업무 수행을 강조하는 것은

매우 중요하다. 다양한 대상자의 요구에 맞춰 여러 분야의 보건복지 관련 인력이 유입되고 있으므로 지역사회간호사의 정체성 정립, 역할 수행에 대한 갈등 해결, 리더십 함양, 타 영역과의 연계협력 활성화, 지역사회간호의 효율과 효과 향상에 대한 성과 등이 강조되어야 할 것이다.

3) 지역사회간호의 속성

지역사회간호실무는 ① 건강지향성(orientation to health) ② 인구집단 중심(population consciousness) ③ 자율성(autonomy) ④ 지속성(continuity) ⑤ 협력(collaboration) ⑥ 창의성(creativity) ⑦ 친밀성(intimacy) ⑧ 다양성(variability)이라는 속성을 가진다(표 1-1). 이러한 속성들은 개개인의 건강문제뿐 아니라 인구집단의 건강문제를 해결하고 예방하기 위하여 간호와 공중보건의 원리를 적용하는 과정에서 지역사회간호의 독특한 특징으로 나타난다.

표 1-1 지역사회간호의 속성

건강지향성	질병 치료보다 건강 유지와 질병 예방 강조
인구집단 중심	인구집단과 지역사회의 건강 강조
자율성	대상자와 함께 건강관리 결정
지속성	포괄적, 지속적인 건강관리 제공
협력	대상자의 관계가 동등하며, 타 분야와 협력할 기회 많음
창의성	건강증진, 건강문제 해결과정에 혁신적 접근 활용
친밀성	대상자의 삶에 대해 더 밀접하게 관련됨
다양성	다양한 건강관리현장에서 다양한 대상자에 대한 이해 필요

【출처】 Clark, M. J. Population and Community Health Nursing. Pearson; 2015.

지역사회간호사는 간호지식과 기술을 바탕으로 간호표준에 따라 모든 간호업무를 수행한다. 미국간호협회(ANA, 2013)가 제시한 지역사회간호업무의 표준은 다음과 같다.

- 실무에서 이론적 근거에 따라 의사결정을 한다.
- 포괄적이고 정확하며 체계적으로 자료를 수집한다.
- 자료분석을 토대로 개인, 가족, 집단 및 지역사회 건강문제를 진단한다.
- 간호진단과 우선순위에 기초하여 간호목표를 설정한다.
- 예방단계별로 대상자의 요구에 맞는 간호계획을 수립한다.
- 간호계획을 수행하기 위한 프로그램, 서비스, 활동 등을 조정한다.
- 인구집단의 건강증진, 질병 예방 및 안전한 환경 제공을 위해 다양한 전략을 활용한다.
- 보건사업이나 프로그램의 수행을 촉진하기 위해 다양한 지역사회 기관이나 조직에 의뢰한다.
- 보건의료 법, 규제, 정책 관련 활동에 참여한다.
- 인구집단의 건강상태를 평가한다.

4) 지역사회간호의 목표

지역사회간호의 목표는 대상자의 적정 기능 수준의 향상, 즉 지역사회간호체계 내에서 '대상자가 스스로 건강문제를 해결하는 것'이다.

건강의 개념을 구조적 모형에 따라 해부 · 생리적 관점에서 보았던 시대에도 지역사회간호는 기능적 모형에 근거하여 목표를 설정하였다. 즉, 해부학적 결손과 생리적 기능에 문제가 있더라도 건강문제를 스스로 해결하며 살아간다면 건강하다고 보았다.

적정 기능 수준이란 '고려할 수 있는 모든 요인에 대하여 최대한으로 이룰 수 있는 기능'을 말한다. 이는 기능을 수행하는 데 영향을 미치는 모든 조건을 고려하여 최대한으로 할 수 있는 기능을 의미한다. 우리가 살고 있는 세계는 기능 성취에 긍정적 영향을 주는 요인 못지않게 제한하는 요인도 많으므로 적정 기능 수준에 도달하기 어려울 수 있다. 그러므로 장애가 있는 이들을 포함하여 어느 누구든 개인의 기능이 적정 수준에 도달하도록 하고 나아가 지역사회 전체의 기능이 적정 수준에 도달하도록 노력하여야 한다.

적정 기능 수준에 영향을 미치는 요인은 다음과 같다.

- 정치적 요인: 정치적 요인은 보건 관련 정책개발에 영향을 주며 지역사회에 대한 권한과 권력으로 작용할 수 있다. 또한 사회의 안전 혹은 범죄 위험 정도에 따라 대상자의 적정 기능 수준도 달라진다. 정치적으로 억압받는 소수집단 혹은 차별받는 인구집단들은 정치적 요인에 의해 적정 기능 수준에 도달하지 못하게 된다.
- 사회경제적 요인: 특정 지역사회의 건강수명이나 흡연율 등의 건강지표는 그 지역사회의 사회경제적 요인 등 다양한 요인에 따라 격차가 존재한다. 지역사회의 건강문제를 파악하고 해결하기 위해서는 사회경제적 측면에 대한 정보가 필요하다.
- 습관요인: 개인의 습관은 건강행위 실천, 태도 개선 등에 영향을 미친다.
- 유전적 요인: 유전적 요인은 변화나 개선이 어렵다. 최근 생명과학의 발달로 유전적 영향을 최소화하기 위해 노력하고 있다.
- 환경적 요인: 환경은 건강에 영향을 미치는 주요한 요인이다. 호흡기질환과 관련 있는 대기오염과 식생활을 위협하는 수질오염은 특정 지역사회에 집단적인 건강문제를 발생하게 한다. 이러한 환경적인 영향은 적정 기능 수준 성취에 방해요소로 작용하는 중요한 요인이 되고 있다.
- 보건의료전달체계: 만약 보건의료전달체계가 질병 중심적 체계라면 지역사회 보건사업 중심의 경우보다 적정 기능 수준 도달이 어려울 수 있다. 지역사회 중심의 건강증진조직이나 건강보험체계 등은 지역사회의 적정 기능 수준 향상에 도움을 주는 보건의료체계이다.

5) 지역사회간호사업

지역사회간호사업은 지역사회의 건강요구에 근거하여 다양한 형태로 개발되고 제공될 수 있다. 보건서비스의 종류에 따라 사업의 형태가 달라지므로 다양하고 창의적인 대상자 맞춤형 보건사업의 개발이 가능하다. 예를 들면 건강증진사업, 예방접종사업, 학교보건사업, 산업보건활동 등이 있다.

(1) 지역사회간호사업 구성요소

- 건강생활증진(promotion of health living)
- 건강문제 예방(prevention of health problems)
- 건강문제관리(management of health problems)
- 재활(rehabilitation)
- 평가(evaluation)
- 연구(research)

(2) 지역사회간호사업 실무현장

지역사회간호사업은 의료기관 중심의 간호사업과는 달리 다양한 지역사회에서 이루어진다. 지역사회간호실무는 전통적으로 가정을 단위로 하여 제공되거나 학교나 산업장과 등의 기능적 지역사회를 중심으로 이루어졌다. 아울러 보건소, 보건지소 및 보건진료소는 국가와 지방의 보건의료목표 달성을 위한 공공부문의 지역사회간호 실무현장이다. 또한 사회복지기관, 장기요양기관, 보험 관련 기관, 소방서, 방문간호센터, 가정간호사업소 등이 지역사회간호사업 실무현장이다.

(3) 지역사회간호사업의 접근단계

지역사회간호사업은 접근단계에 따라 일차 예방, 이차 예방, 삼차 예방으로 분류할 수 있다.

- 일차 예방(primary prevention)은 지역사회의 질병이나 건강문제에 대한 일차적 접근이다. 질병이나 건강문제가 발생하기 전에 개인, 가족, 집단, 지역사회의 건강을 유지 · 증진하기 위한 활동 그리고 질병이나 건강문제가 일어나지 않도록 예방하기 위해 제공되는 간호활동이다. 예를 들면 지역사회의 심뇌혈관질환으로 인한 사망률을 감소시키기 위해 생애주기별 금연, 절주, 신체활동, 비만 예방사업을 실시하는 것은 일차 예방에 해당된다.
- 이차 예방(secondary prevention)은 질병이나 건강문제의 초기 단계에서 이로 인해 발생할 수 있는 장애나 조기사망을 예방하기 위한 활동을 말한다. 개인, 가족, 집단, 지역사회의 특정 질병에 대한 조기진단과 조기치료를 통해 합병증이나 후유증 없이 치유되도록 하는 활동이다. 예를 들면 건강검진을 통해 유방암을 조기에 발견하여 치료하도록 하는 활동이 이차 예방에 해당된다.
- 삼차 예방(tertiary prevention)은 질병이나 건강문제에 기인한 신체적 · 정신적 손상의 후유증을 최소화하고 신체적 · 정신적 · 사회적 기능을 복구시키는 활동을 말한다. 예를 들면 뇌졸중 후 후유증으로 인한 인지 기능의 저하, 언어장애, 보행장애, 영양불량 등의 문제가 발생하지 않도록 하는 재활간호가 삼차 예방에 해당된다.

6) 지역사회간호사의 역할

인구의 고령화, 만성질환 중심의 건강문제, 보건의료서비스요구의 변화에 따라 지역사회간호사의 역할이 확대되고 있다. 지역사회간호사는 개인, 가족, 집단, 조직 그리고 지역사회가 최적의 건강 수준으로 유지되도록 질병관리와 간호, 질병과 상해(사고) 예방, 건강증진에 관한 광범위한 역할을 수행한다(표 1-2).

표 1-2 지역사회간호사의 역할

역할	활동	
직접간호제공자	• 대상자 건강사정 • 간호진단 도출 • 간호 수행계획	• 간호 수행 • 간호 수행 결과평가
교육자	• 대상자 교육요구 사정 • 보건교육 계획	• 보건교육 수행 • 보건교육 결과평가
상담자	• 해결할 문제 확인 및 이해 • 선택된 해결방법의 확인과 대상자 도움 • 해결할 범위의 결정과 대상자 조력	• 선정된 해결방법의 평가나 대상자 도움 • 대상자와 문제해결과정 공유
자원의뢰자	• 지역사회자원에 대한 정보수집 • 의뢰의 요구와 적합성 결정	• 의뢰 수행 • 의뢰에 대한 추후관리
옹호자	• 옹호에 대한 요구 결정 • 적합한 방법의 진상 규명	• 결정자에게 대상자의 사례 제시 • 대상자가 홀로서기 할 수 있도록 준비
일차간호제공자	• 대상자 건강사정과 문제 확인 • 문제에 대한 치료계획과 수행 • 대상자 중심 건강서비스 연계 • 교육과 감독	• 필요시 간호계획 수정 • 대상자 자가간호 교육 • 대상자 중심 복지서비스 연계
사례관리자	• 사례관리의 대상자 선정 • 대상자 건강요구의 사정과 확인	• 요구에 부합되는 간호계획 • 다른 사람이 수행한 간호의 감독
조정자	• 대상자의 상태와 요구에 대해 다른 요원과 의사소통 • 사례관리 집담회	
협력자	• 타 건강팀과의 의사소통 • 공동 의사결정 참여	• 대상자의 문제해결을 위한 공동활동 참여
관리자	• 감독 • 업무관리	• 건강관리실 운영
지도자	• 활동에 대한 요구 확인 • 적합한 지도력의 유형 결정과 추종자 사정 • 팀원의 활동 촉진을 위한 동기부여 • 활동계획과 팀원의 활동 조정	• 활동에 대한 효과평가 • 팀원의 적응 촉진 • 협력 팀 간의 역할조정
변화촉진자	• 변화에 작용하는 방해 및 촉진요인 확인 • 변화를 위한 동기부여와 조력	• 변화의 수행을 도움 • 자기 것으로 굳히도록 집단을 도움
연구자	• 연구결과의 검토 및 실무 적용 • 연구문제 확인 및 간호연구의 계획 · 수행	• 자료수집 • 연구결과의 보급

【출처】 Clark M. J. Nursing in the community. Appleton & Lange; 1999.

(1) 직접간호제공자 Direct Care Provider

직접간호제공자는 지역사회간호사의 역할 중 가장 오래된 역할로서 간호대상자의 건강문제를 직접적으로 해결할 뿐 아니라, 가족 및 집단을 하나의 체계로 보고 상호작용이나 전체성의 맥락에서 접근하여 건강문제를 해결한다.

예를 들면, 10대 임부를 대상으로 산전관리와 분만 등 신체적 간호 제공뿐 아니라 부모와의 관계, 아버지가 될 남자와의 관계, 10대 임부의 발달단계별 요구, 임신과 출산, 자녀양육에 대한 지식과 태도 등을 체계적이고 통합적으로 분석하여 간호를 제공할 수 있다. 지역사회간호는 일시적이고 치료적인 문제해결에 국한한 간호 제공이 아니라 가족 또는 지역사회의 질병 예방과 최적의 건강 수준을 성취하는 데 주안점을 둔다. 즉 적절한 영양, 올바른 식습관 형성, 금연, 금주, 신체활동 등 안전, 안녕과 복지를 지향하는 건강증진 측면의 서비스 제공에 중점을 둔다.

따라서 직접간호제공자로서의 역할 수행을 위해 기본간호술부터 신체사정 및 전문적 간호술까지 필요하며 상담, 의사소통, 관찰과 경청기법, 교육기법 등의 기술이 필요하다.

(2) 교육자 Educator

교육은 지역사회간호사의 핵심 기능 중 하나이다. 다수의 지역사회주민이 만성질환을 가지고 있고 이들의 건강은 자기건강관리능력에 의해 결정되므로 교육자로서의 역할은 중요하다. 지역사회간호사는 대상자에게 건강문제나 건강결정요인에 대한 정보를 제공하고 건강행위와 관련된 태도나 기술을 개발하도록 한다.

만약 지역사회주민들이 심뇌혈관질환 예방에 대한 정보를 얻고자 한다면 이들의 학습요구를 토대로 지역사회간호사는 심뇌혈관질환에 대한 지식, 태도, 행위의 변화를 이끌어낼 수 있는 교육을 기획하고 실시할 수 있다.

(3) 상담자 Counselor

상담은 대상자 스스로 건강문제 해결을 위해 실행 가능한 방법을 선택하는 과정에서 도움을 준다. 상담은 건강에 대한 새로운 인식과 동기를 부여하는 중요한 과정으로 1:1의 관계에서 대상자의 문제상황과 요구를 명확히 규정하고 해결의 실마리를 찾도록 돕는다.

예를 들어 근로자가 직장 내 인간관계로 스트레스를 호소할 때 근로자가 적절한 행동을 결정하도록 돕는 일련의 활동이 상담자의 역할이 될 수 있다. 지역사회간호사는 의료기관 및 관련기관과 연계(협력)하여 상담을 진행할 수도 있다. 상담자의 역할을 수행하기 위해 면접기술, 자료분석기술, 효과적 의사소통기술 등을 학습하고 적절히 활용해야 한다.

(4) 자원의뢰자 Resource Referrer

자원의뢰자는 대상자가 지역사회자원을 적절히 활용할 수 있게 하는 역할이다. 지역사회간호사는 건강문제 해결과정에서 간호사로서의 기술이나 업무 범위를 넘어서거나 특별한 조치가 필요한 경우 다양한 자원을 적합하게 연계하는 역할을 한다. 자원의뢰자 역할은 자원관리부터 자원개발까지 포함한다.

예를 들면, 장애인의 재활을 위해 재활 관련 의료기관, 전문가 집단, 자원봉사단체 등 다양한 자원을 활용할 수 있다. 지역사회간호사는 활용 가능한 자원목록을 가지고 있어야 하며, 자원의 위치, 주소, 연락처와 자원이 제공하는 사업의 목적 및 업무 내용, 접촉방법, 이용 조건 등을 파악하고 있으면 좀 더 용이하게 의뢰할 수 있다.

(5) 옹호자 Advocator

옹호는 '두둔하고 지지하여 이롭게 하는 것'이다. 옹호자의 역할은 개인, 가족, 지역사회 수준에서 모두 이루어질 수 있다. 개인 수준에서는 대상자의 요구를 가족이나 다른 전문가에게 전달할 수 있다. 또한 가족 수준에서는 건강관리체계 이용 시 어려움이 있을 때 간호사가 이를 해결해 줄 수 있다.

예를 들어, 저소득가족이 기초생활수급자의 혜택을 받을 수 있도록 사회사업가 혹은 관련 기관에 연계할 수 있다. 지역사회 수준에서 특정 집단이 불평등을 겪고 있다면, 관련 조직에 의견을 제시하거나 지역사회 조직화를 돕는 방식으로 옹호자의 역할을 할 수 있다.

(6) 일차간호제공자 Primary Health Caregiver

일차간호는 지역사회 내에서 개인이나 가족이 보편적으로 접근하는 필수적이고 기본적인 보건의료서비스이다. 보건간호사, 보건진료전담공무원, 보건교사, 산업보건관리자 등은 지역사회 각 실무영역에서 일차간호제공자로서의 역할을 수행하고 있다. 지역사회간호사는 자신이 속한 기관에서 주어진 업무와 권한에 따라 일차간호제공자로서의 역할을 수행한다.

예를 들면 보건진료전담공무원은 경미한 질환에 대해 진료권을 가지고 해당 지역주민의 건강문제를 해결하고 있다.

(7) 사례관리자 Case Manager

사례관리는 다양한 문제를 가지고 사회적으로 기능 수행에 어려움을 겪는 대상자에게 포괄적, 체계적, 지속적인 지역사회서비스를 제공하는 통합적 문제해결과정이다. 지역사회간호사는 사례관리자로서 대상자 삶의 현장에 개입하여, 치료보다는 관리의 개념으로 만성적이며 복합적인 문제가 있는 대상자를 지속적으로 관리한다. 또한 사례관리자는 개인과 가족에게 적합한 서비스를 연결하고 연결된 서비스를 적절히 활용하도록 조정한다.

예를 들면, 의료급여 수급권자 중에서 심리적, 사회적, 환경적 차원의 복합적 요구가 있는 대상자를 사정하고 상담과 정보 제공 등의 서비스를 제공하며 대상자요구에 맞는 자원을 연계하여 지속적인 관리가 이루어지도록 하는 것이 사례관리자로서의 역할이다.

(8) 조정자 Coordinator

조정이란 대상자의 요구를 효율적으로 충족시킬 수 있도록 최선의 서비스를 조직하고 통합하는 과정이다. 지역사회간호사는 조정자로서 간호 제공이나 서비스에 중복이나 결핍이 있는지 사정하여 대상자에게 적합한 간호가 제공되도록 구성한다. 개인적 차원에서 조정자는 대상자의 요구에 적합한 자원과 서비스를 안내할 수 있으며, 지역사회 차원에서는 유사한 서비스를 제공하는 기관들의 서비스 내용과 대상을 파악하여 중복이나 결핍이 없도록 확인한다.

예를 들면, 학생의 행동문제에 대해서 보건교사, 학생, 정신과 의사 등이 함께 회의를 진행하여 학생의 상태와 요구에 대한 정보를 교환하고 학생에게 제공되는 건강관리서비스 간의 중복이나 결핍을 확인하여 재분배하는 활동이 조정자로서의 역할이다.

(9) 협력자 Collaborator

협력이란 둘 이상이 모여 의사결정을 하는 과정으로, 권력을 분배하고 공유하는 역동적인 과정이다. 협력자로서 지역사회간호사는 대상자의 건강문제해결을 위한 과정에 참여하여 건강관리팀과 공동으로 의사결정하고 협력하게 된다. 협력은 조정자의 역할과 자주 혼동된다. 조정은 서비스 제공 결과가 일관성이 있도록 서비스의 중복이나 누락이 있는지를 파악하고 관리하는 기능이다. 반면 협력은 공동의 의사결정과정이다.

예를 들어, 지역사회간호사는 보건사업을 기획하고 수행하는 과정에서 의사, 사회복지사, 영양사 등의 보건 관련 인력들과 상호 유기적인 협력관계를 유지하며 업무를 수행하게 된다.

(10) 관리자 Manager

지역사회간호사는 관리자로서의 역할도 중요하다. 즉, 가족간호를 비롯하여 지역사회 내에서 제공되는 모든 간호활동을 관리하여야 한다.

예를 들면 가족간호에서 가족이 계획대로 간호를 수행하는지 확인하여 관리하는 것, 혹은 건강관리실이나 보건실을 운영하고 보건사업을 기획, 수립하는 것은 관리자의 역할에 해당한다.

(11) 지도자 Leader

지도자의 역할은 개인, 가족, 집단, 지역사회에서 다른 사람의 행동에 영향을 주는 능력이다. 지역사회간호사는 대상자, 다른 건강관리인력, 타 부서의 구성원, 공무원 및 일반 대중을 포함한 다양한 사람들에게 지도자로서의 역할을 수행하게 된다. 지역사회간호사는 지도력에 대한 요구를 사정, 확인하고, 지지자와 그 상황에 적합한 지도력의 유형을 선정하고 수행한다.

(12) 변화촉진자 Facilitator

변화촉진자는 대상자의 의사결정과정에서 대상자의 행동이 바람직한 방향으로 변화하도록 유도하고 솔선해서 변화를 시도하는 역할이다. 지역사회간호사는 변화촉진자로서 개인, 가족, 집단을 대상으로 혹은 보건의료전달체계 내에서 변화에 대한 필요성을 인식하고 다른 사람에게 변화에 대한 필요성을 알게 하며, 변화하도록 동기화하고 바람직한 방향으로 변화하도록 이끈다. 대상자의 건강 관련 교육요구에 부응하고 건강증진행위 실천에 동기를 부여하는 것도 포함된다.

예를 들면, 지역사회의 흡연율을 감소시키기 위해 지역사회가 금연행위를 실천하고 자기관리능력을 갖도록 보건사업을 주도해 지역사회의 변화를 유도하는 것은 변화촉진자 역할을 수행하는 것이다.

(13) 연구자 Researcher

지역사회간호사의 업무는 다양하고 광범위하며 많은 자료를 접하기에 업무의 지속 가능한 발전을 위해 연구를 수행해야 한다. 연구를 통해 지역사회 건강문제의 해결방안을 찾고 새롭고 향상된 간호방법을 개발할 수 있으며 기준이 되는 간호 결과를 평가할 수 있다. 연구하는 자세는 지속적 탐구심과 주의 깊은 관찰력을 갖도록 도와 간호실무의 질 향상을 도모할 수 있다. 특히 보건소는 지역보건의료계획 수립이 필수 업무가 되면서 지역주민의 요구도분석, 전략계획, 평가 등 연구에 버금가는 활동이 큰 비중을 차지하고 있다.

이상의 역할은 지역사회의 다양한 간호실무환경에 따라 지속적으로 그 비중과 가중치가 달라지고 있다. 지역사회간호현장에서는 직접간호제공자보다는 교육자, 상담자, 옹호자 및 관리자 등의 역할 비중이 크며, 앞으로는 간호정책개발자, 정치활동가, 사회적 마케터 등의 역할이 더 요구될 것이라 전망된다.

7) 지역사회간호사의 역할 변화

(1) 보건의료직의 다양한 현장

건강에 대한 사회적 요구가 높아짐에 따라 이를 충족하기 위한 다양한 방안들이 정책적으로 혹은 자생적으로 나타나고 구체화되고 있다. 따라서 의료체계 내의 여러 전문직종 간의 역할과 상호관계에도 변화가 일어나고 있다. 간호영역은 이러한 변화의 중심에서 기존의 역할이 점차 확대되거나 다양하게 발전해가고 있다.

빠르게 증가하는 건강 관련 요구에 공급의 측면, 즉 적절한 의료 제공이 따라가지 못하고 있는데, 여기에는 보건의료의 핵심 직종인 의사 공급의 제약을 극복해야 하는 문제와, 이용 가능한 인적·물적 자원을 망라하여 의료 제공을 극대화하는 효율적인 의료전달체계 확립 등의 문제가 있다. 특히 행위별수가제(fee-for-service system)를 실시하는 국가에서는 대부분 의사수가 부족하고, 의료자원이 도시에 집중되어 있으며 의료수가가 높아 문제가 되고 있다. 이러한 문제 해결을 위한 예로 미국의 physician assistants program과 전문간호사(nurse practitioner program) 제도 즉, physician extender 제도가 있다. 미국에서는 각 주나 기관이 갖는 특성에 따라 서로 다른 명칭과 교육 내용으로 각자의 역할을 부여함으로써 간호사가 치료영역의 일부분을 담당하고 있다.

또한 보건 분야를 의료와 비의료 영역으로 구분한다면, 비의료적 보건의 영역은 그 내용과 사업 대상자 및 사업의 종류가 다양하여 여러 직종이 함께 사업을 수행하고 있다. 이러한 다양성은 사회의 발전과 건강요구가 다양화됨에 따라서 더욱 커지고 있다. 이 밖에도 최근 의료급여관리, 사례관리, 교정 및 법의학간호 등 다양한 분야에서 간호사의 역할이 커지고 있다.

(2) 지역사회간호사의 역할확대

지역사회간호사는 보건의료환경의 변화 속에서 전문의료인의 역할을 수행하고 있으며, 지역사회 건강요구를 반영한 보건사업 수행의 주체로서 다양한 영역으로 역할을 확대하고 있다.

지역사회간호사의 역할확대 배경은 다음과 같다.

- 의료적 측면: 의학지식과 기술의 발전으로 의료시설과 장비가 현대화되고 의료비 상승이 초래되고 있다. 의료가 전문화되어 진료영역은 더욱 세분화되고, 지역 간 의료 불균형이 나타나고 있다.
- 건강소비자 측면: 국민의 교육 및 소득 수준이 향상되면서 건강을 기본권으로 인식하게 되었고 이에 따라 의료수요가 계속 증가하면서 보건의료에 대한 기대가 커지고 있다.

- 국가적 측면: 국가는 복지사회를 구현하기 위한 의료보장과 의료형평성 제고의 의무를 지니고 있으나 제한된 자원에 의료비는 상승하여 형평성 있는 의료 제공이 쉽지 않다.

지역사회간호사는 간호사의 고유 역할을 기반으로 지역사회주민의 건강요구를 충족시키는 데 보다 더 적극적으로 접근해야 할 것이다. 간호사의 역할 변화는 개선된 건강관리를 위한 사회적인 요구와 수요에 더 잘 부응하려는 시도이다.

(3) 지역사회간호사의 역할개발

현행 의료법상 의료인은 의사, 치과의사, 한의사, 조산사, 간호사이다. 의료인은 국가시험으로 면허를 얻어 각 직종의 역할범위 내에서 지역사회보건의료요구에 부응하고 있다. 그러나 사회 변화 속도에 비추어볼 때, 국민의 보건요구와 이를 충족하는 수단으로 보건의료전달체계에 대한 종합적인 분석과 대책이 시급하며, 이와 관련하여 보건의료전문가의 양성과 개발에 대한 검토가 요청된다. 이는 국민의 건강을 유지 · 증진하여 우리 사회가 발전할 수 있는 양질의 인적 자원을 확보하는 문제이며, 보다 적극적으로는 건강에 대한 인간의 기본권을 실현하는 복지사회와 관련된다.

우리는 기존 보건의료전달체계를 운영해 오면서 이에 필요한 인력을 양성해 왔고, 이를 뒷받침하는 교육제도가 있다. 이를 염두에 두면서 국민의 보건의료요구를 최대로 충족하기 위한 최소비용의 방안을 선택해야 할 것이다. 최소의 비용으로 최대의 효과를 얻을 수 있는 방안이라면 새로운 전문직을 두거나 기존 전문직의 역할을 확대해서라도 그동안 방치되었던 보건의료 수요를 충족시켜 나가야 할 것이다.

보건의료전문가들은 각자의 역할을 재확인하여 이양해야 할 역할과 받아들여야 할 역할을 적극적으로 고민하고 우리나라에 맞는 보건의료전문가의 역할모형이 개발되도록 함께 노력해야 할 것이다.

2. 외국의 지역사회간호의 역사

1) 방문간호시대

■ 고대시대

공중보건 및 지역사회간호의 기원은 고대 문명시대의 역사적 기록에서 찾아볼 수 있다. B.C. 2000년경 바빌로니아의 함무라비 법전에는 보건 관련 업무들이 상세히 기술되어 있다. 고대 이집트에서는 오수처리체계나 개인위생방법이 발달하였고, 유대인의 모세율법은 나병환자의 격리, 모자보건, 감염성 질환관리, 소독법, 음식물 보존, 상수 공급, 하수처리 등에 대해 기술하였다. 그리스에서는 지역사회보건보다는 개인의 건강에 중점을 두어 건강증진행위, 건강식이, 운동, 위생 등을 강조하였다.

한편, 고대 로마에서는 지역사회보건과 관련된 여러 규정이나 법칙을 만들었고 복지를 강조하였다. 로마인들은 공중위생에 관심을 기울여 도로포장, 쓰레기처리, 상수와 하수체계 등을 체계적으로 구축하였고 건축, 환기, 난방에 대한 규정을 만들기도 하였다. B.C. 494년 보건에 관한 감독기관으로 공공조직인 Roman Office of Aedile이 창설되었는데 이는 현재의 시 보건과의 전신이라 할 수 있다. 고대시대에 아픈 사람을 간호하는 것은 주로 여성의 역할로 가족구성원의 건강요구가 발생했을 때 돌봄을 제공하였다.

■ 초기 기독교시대

초기 기독교시대에는 신체적 · 영적 안녕에 대한 개인의 책임이 강조되었다. 병자를 돌보는 것은 기독교적 책임감을 이행하는 것으로, 초기 기독교인은 병자에게 위로나 물질적인 도움을 제공하였으며 이는 지금의 지역사회간호와 유사한 면이 있다. A.D. 60년경 여집사 푀베(Pheobe)가 여러 신도들의 가정을 방문하여 돌봄을 제공한 것이 방문간호의 시작으로 여겨지고 있다.

■ 중세

중세(A.D. 500~1500)로 접어들면서 종교적 신비성이 강조되어 지역사회와 개인의 건강 수준은 하향되었다. 영혼의 순수성을 강조하기 위해 신체를 혹사하면서 많은 건강문제가 발생하였고 건강증진활동은 쇠퇴하였다.

중세에는 수녀들이 헌신적인 간호로 병자들을 돌보았다. 십자군전쟁으로 부상당한 군인들을 돌보기 위한 군간호단체가 만들어져 군간호뿐 아니라 상병자에 대한 돌봄도 제공하였다. 가톨릭의 수사와 수녀는 환자를 돌보는 병원을 세웠으며, 특정 단체가 특정 질병이나 집단을 돌보는 데 역점을 두는 경우가 많았다. 또한 중세시대에는 감염병 예방을 위한 격리의 개념이 발전하였다. 1348년 베니스에서는 감염된 배의 입항을 금지하였고, 1383년 프랑스의 마르세이유에서는 격리를 위한 법을 제정하였다.

■ 유럽의 문예부흥 및 종교개혁기

유럽의 문예부흥(1500~1700년)은 인간의 건강과 복지에 대한 사회적 책임을 인식하는 계기가 되었다. 영국에서는 1601년에 빈민법을 제정하여 가족이 노령자와 장애인을 재정적으로 돌보고 책임지게 하였으며, 가족이 없는 사람을 위해 공공기금을 마련하였다. 간호는 보편적으로 가족의 책임이었으나, 1610년 프랑스의 성 프란세스 세일즈(St. Frances De Sales)는 찬탈(Madame de Chantal)의 지원을 받아 가정에서 병자를 간호하기 위해 여성들로 이루어진 자선단체인 우정의 방문자회(Friendly Visitor Volunteers)를 조직하였다. 또한 1617년 성 빈센트 드 폴(St. Vincent De Paul)은 가난한 사람을 간호하기 위한 자선수녀단(Sister of Charity)을 조직하여 방문간호활동을 하였다. 이러한 활동은 현대 가정방문 간호사업과 비슷하나 종교적 형태의 사업이었다.

그러나, 종교개혁을 통한 사회 변화로 인해 가톨릭교회의 세력이 약화되어 교회가 경영하던 병원의료와 구호사업이 중단되었으며 간호사업기관이 해체되면서 수준 높은 간호를 수행했던 수녀간호단이 해체되었다.

■ 산업혁명기

산업혁명을 거치면서 농업경제가 산업경제로 변화하고, 광산 · 공장 · 제조업 등의 대규모 산업장이 신설되어 많은 노동력이 요구되었다. 도시로 인구가 이동하면서 질병 발생 가능성이 커졌고, 빈곤, 영양부족, 결핵, 아동의 노동, 열악한 주거 및 근로환경 등은 질병 및 사망의 원인이 되었다.

19세기에 접어들며 사회경제적인 상태가 건강에 영향을 미친다는 인식으로 공중보건에 대한 사회적 책임이 뿌리내리기 시작하였다. 1842년에 채드윅(Edwin Chadwick)은 영국 노동자의 위생상태에 대한 조사에서 위생개혁, 지역 공중보건활동의 중요성, 보건행정기구의 필요성 등을 강조하였다. 또한 이 시기에 역학이 발전하였는데, 1856년 스노우(John Snow)는 런던의 콜레라의 역학적인 원인이 음용수의 어떤 물질이라고 하였고, 1877년 파스퇴르(Louis Pasteur)와 코흐(Robert Koch)가 원인균을 발견하였다. 이러한 역학적 연구를 통해 감염성 질병을 통제하는 과학적인 방법이 제시되었다.

■ 영국의 구역간호

나이팅게일(Florence Nightingale)은 1859년 윌리엄 라스본(William Rathbone)이 영국의 리버풀에서 처음으로 구역공중보건간호협회(District Public Health Nursing Association)를 조직하는 데 도움을 주었다. 이 조직은 비종교적 형태의 방문간호사업을 전개하였다. 라스본은 박애주의자들의 재정적 후원을 받아 리버풀을 8개 구역으로 나누고, 각 구역에 훈련된 간호사를 배치하였다. 구역간호사들은 담당 지역의 주민들에게 돌봄을 제공하고 사회개혁자, 옹호자로서의 역할도 수행하였다. 구역간호협회는 설립 초기부터 표준화된 지역사회 간호사업의 필요성을 인식하였다. 1875년 전국 규모의 간호협회가 설립되었고, 간호의 전문화를 위해 공중보건간호에 교육받은 간호사를 채용하도록 하였다. 구역간호협회는 근대 지역사회간호의 3가지 원리를 구현하였다.

- 첫 번째, 지역사회간호활동을 위한 특별교육의 필요성이다. 이러한 교육요구를 반영하여 1889년에 빅토리아여왕 희년기념관(Queen Victoria's Jubilee Institute for Nursing)이 설립되었고, 영국 전 지역으로 구역간호를 확산시켰다. 이 프로그램은 3년제 간호교육을 받은 간호사에게 6개월간의 지역사회간호교육을 제공하였다.
- 두 번째, 물질적인 제공을 간호와 분리하는 것이다. 구역간호는 간호사의 역할에서 음식과 의복을 나누어 주는 자선활동을 제외시키고, 개개인에게 순수한 간호를 제공하는 데 역점을 두었다. 이는 처음으로 구역간호사와 박애주의 방문자 간의 차이를 구별한 것이었다.
- 세 번째, 간호사에 의한 종교적 선교활동의 금지이다. 이전에는 종교적 차원에서 대상자의 질병을 죄로 인한 것으로 규정하고 질병의 치료를 위해 대상자를 기독교로 개종시키려 하였다.

■ 미국의 방문간호

미국에서는 1877년 뉴욕 여성선교회에서 졸업간호사 루트(Frances Root)를 채용하여 가난한 사람에게 선교와 함께 질병 예방 및 방문간호를 실시하였다. 1878년 뉴욕의 Ethical Culture Society에서는 4명의 간호사를 고용하여 현장방문간호활동을 실시하였다.

릴리안 왈드(Lillian Wald, 1867~1940)는 가난한 이민자에게 건강관리를 제공하는 가장 효과적인 방법은 간호사가 그들과 함께 살고 일하는 것이라 믿고 1893년 메리 부르스터(Mary Brewster)와 함께 구역간호와 방문간호의 개념을 더 확장한 통합된 보건간호를 시작하였다. 이들은 뉴욕시에 헨리가 빈민구호소(Henry Street Settlement)를 설립하였고, 가난한 환자들을 대상으로 가정방문을 실시하여 질병을 간호하고 위생문제, 경제적 문제, 직장문제 등에 도움을 주었다. 이들의 방문간호활동은 대상자들의 간호 접근성을 높이고 감염성 질환으로 인한 사망률을 감소시켰다. 간호에 대한 비용은 자선비용으로 충당하거나 지불능력이 있는 경우 지불하도록 하였으며, 체계적이며 비종교적인 전문교육을 받은 간호사가 사업을 실시하였다. 이는 현재 뉴욕방문간호사회의 모체가 되었으며, 간호비용 지불체계를 확립하고 심각한 공중보건의 문제가 된 감염성 질환의 사망률을 감소시키는 등 지역사회간호 발전에 기여하였다.

2) 보건간호시대

▪ 보건사업의 확대

빈곤층의 질병과 사망 예방에 중점을 두었던 간호활동은 1900년대 이후 다양한 대상에 대한 보건사업 형태로 발전하게 된다. 이전까지 지역사회간호활동은 빈곤한 가정의 방문활동이 중심이었으나 차츰 건강증진과 질병 예방의 개념을 포함하여 여러 다른 인구집단 즉, 모성, 아동, 학생, 노동자, 농촌인구에까지 확대되었다.

학교간호는 1892년 런던에서 시작되었으며 릴리안 왈드가 미국에 소개하였다. 당시 학교간호에서 시급한 문제는 질병으로 인해 아동의 결석률이 높은 것이었다. 1902년 뉴욕시는 처음으로 학교간호사를 배치하였고, 미국에는 1912년 아동국이 설립되어 아동의 건강증진 프로그램을 개발하였다. 초기의 학교간호는 감염성 질환 예방과 학교생활과 관련된 질병 치료에 역점을 두었다. 이후 1930년대에 이르러 사례 발견을 포함한 질병 예방과 건강증진 활동으로 바뀌었고 학교 교과과정에 건강개념을 통합하였으며 건강한 학교환경을 유지하는 방향으로 변화되었다.

▪ 농촌간호사업

농촌간호사업은 1896년 우드(Ellen Moris Wood)가 뉴욕의 웨스트체스터에서 처음으로 설립하였다. 릴리안 왈드는 농촌지역사회 간호사업 발전에도 참여하였다. 1881년에 설립된 미국적십자사는 미국 농촌간호사업을 확대하였다.

▪ 산업간호활동

산업장에서도 지역사회간호사의 활동이 시작되었다. 1895년 버먼트 대리석 회사(Vermont Marble Company)에서 근로자들이 살고 있는 마을의 건강요구를 파악하기 위해 간호사를 채용한 것이 시초였다. 1897년 뉴욕시의 존 워너메이커 백화점(John Wanamaker's Department Store)의 노동조합에서 근로자의 가정방문을 위해 간호사를 채용하였다. 이후 산업장에서 간호사의 역할은 점차 응급처치, 질병 및 작업장의 상해 예방활동으로 확대되었고, 1910년에 66명이던 산업장 간호사가 1919년에 871명으로 빠르게 증가하였다. 같은 시기에 시먼스대학(Simmons University)에서는 산업간호에 대한 자격인준 프로그램을 개설하였다.

■ 업무의 표준화

1911년 업무의 표준화를 논의하기 위해 미국간호협회와 간호교육기관협회의 연합위원회가 구성되었다. 1912년 회의에 69개 관계기관이 참여하여 미국보건간호사회(National Organization for Public Health Nursing, NOPHN)를 구성하였다. 미국보건간호사회는 제1차 세계대전 기간에 가정간호사업을 유지하는 데 영향을 미쳤고, 1944년 공중보건조직 내의 보건간호과 조직뿐 아니라 대학졸업 후 교육과정에 대해서도 자문 역할을 하였다. 1952년에는 미국간호교육연맹(National League for Nursing, NLN)으로 연합되어 전문적 간호조직으로 재구성되었다.

■ 간호교육의 발전

1923년 〈미국의 간호와 간호교육〉이라는 Goldmark 보고서가 출판되었는데, 여기에서 간호교육의 내용과 지역사회간호를 위한 상급교육의 필요성을 지적하고, 간호교육은 고등교육기관이 실시하도록 제언하였다. 동시에 미국의학협회의 간호훈련위원회는 특수 분야에서 관리와 교육의 기능을 수행하기 위해서 간호사는 대학에서 교육받아야 한다고 제언하였다. 그 결과 1923년 예일간호대학과 웨스턴 리저브대학교의 Frances Payne Bolton 간호대학이 문을 열었다. 1949년 미국보건간호사회는 공중보건간호과정을 평가하는 기준을 개발하였다. 1964년 미국간호협회는 보건간호사의 자격을 학사학위 소지자로 규정하였다.

3) 지역사회간호시대

■ 일차보건의료활동

1978년 소련의 일차건강관리 국제회의에서는 전 세계인이 일차보건의료에 접근할 수 있도록 알마아타 선언을 선포하였다. 이 개념은 1981년 〈Health for All by the Year 2000〉이라는 WHO의 전략으로 발전하였다. 제1회 건강증진 국제회의(1986)에서 건강증진에 대한 오타와헌장이 채택되었고 각 나라의 보건에 영향을 미쳤으며, 일차보건의료영역에서 지역사회간호사의 활동이 확대되는 계기가 되었다.

■ 지역사회 중심의 건강관리

미국은 1982년 의료비 지출을 줄이기 위해 포괄수가제(diagnosis-related group, DRG)를 개발하였다. 이로 인해 환자는 조기퇴원하게 되었고, 가정간호와 지역사회간호 서비스에 대한 요구도가 높아졌다. 병원은 병원 중심의 가정간호 프로그램을 만들어 오늘날의 가정간호사업으로 발전하였다. 수가억제정책이 강화되어 병원 건강관리에서 가정과 지역사회 중심의 건강관리로 변화되었고, 가정간호서비스를 제공하기 위해 지역사회간호사에 대한 요구도가 높아지는 등 간호사의 역할이 확대되었다.

■ 건강증진과 질병 예방

1980년대 이후 병원과 의료 시술의 비용을 감소시키기 위해 건강증진 및 질병 예방에 대한 관심이 높아졌다. 보건교육이 강조되었고, 건강증진과 관련된 각종 규제가 입법되었으며, 국민이 의료서비스를 받을 권리를 강화하기 위한 재원과 제도가 지속적으로 마련되고 있다.

■ 재난 예방 및 관리

2001년 미국 뉴욕의 9.11 테러사건 이후 재난관리에 대한 요구가 높아졌다. 또한 2005년 멕시코만 일대를 강타한 허리케인 카트리나가 1,250억 달러 규모의 경제적 피해와 1,800여 명의 사망자를 내면서 미국 역사상 최대 인명 및 재산피해를 낸 재난으로 기록되었다. 이 외에도 2000년부터 2010년까지 8번 이상의 대규모 허리케인으로 피해가 속출한 미국에서는 재난관리에 대한 요구가 높아졌고 재난 예방 및 관리자로서의 역할이 지역사회간호사에게 중요한 업무로 대두되었다.

2020년 전 세계적으로 대유행한 코로나19 바이러스는 전 세계 보건정책에 큰 변화를 불러일으켰고, 이러한 감염병의 위협은 지역사회간호사 역할의 중요성을 더욱 실감하게 하였다.

3. 우리나라 지역사회간호의 역사

1) 방문간호시대(1945년 이전)

■ 대한제국시대

조선 말기인 1801~1910년에는 구의학시대와 신의학시대가 점차 구분되기 시작하였다. 1894년(고종 31년)에 관제가 개혁되어 위생국이 설치되었다. 주된 활동영역은 감염병의 예방과 관리, 약무사업, 종두접종사업 및 면역사업 등이었다. 1899년에는 서울시내 오물청소를 목적으로 민간 위생사업기관이 설립되었다.

1884~1910년에는 의사, 간호사, 약사 및 조산사를 위한 교육시설과 현대병원이 개설되어 의학과 간호학 분야에서 신기원을 이루었다. 1903년 최초의 간호사양성소인 보구녀관(현 이화여대 간호대학 전신)이, 1906년에는 세브란스 간호학교 등이 서양선교사의 노력으로 설치되었다.

■ 일제강점기

우리나라에 지역사회간호사업이 소개된 것은 일제강점기 외국인 선교사에 의한 것으로, 1923년 로젠버거(Elma T. Rosenberg, 한국명 로선복)가 태화여자관에 보건사업부를 설치한 것이 시초이다. 태화여자관에서는 간호사나 의사를 초빙하여 환경위생과 질병 예방에 대한 계몽을 시작하였다. 이때 시행한 사업에는 임부위생과 산후위생지도, 학생의 위생교육, 가정방문과 육아법 지도, 가정간호 및 무료 아동목욕, 자모회, 위생전시회, 우량아 심사와 표창, 보건간호 강습지도 등이 있었다. 이금전은 1929년 자격증을 취득한 최초의 지역사회보건간호사였다(그림 1-2~4).

1910~1945년에는 조선총독부 규정에 의하여 경무총감부 경무국에 위생과를 두고 위생사무 전반을 관장하게 함으로써 실질적인 식민지 보건정책이 실시되었다. 1912~1931년에는 예방위생시험소에서 종두약을 생산하였고, 선교단체에 의해 나병수용소와 결핵요양소가 설립되어 감염병환자에 대한 치료를 시작하였다.

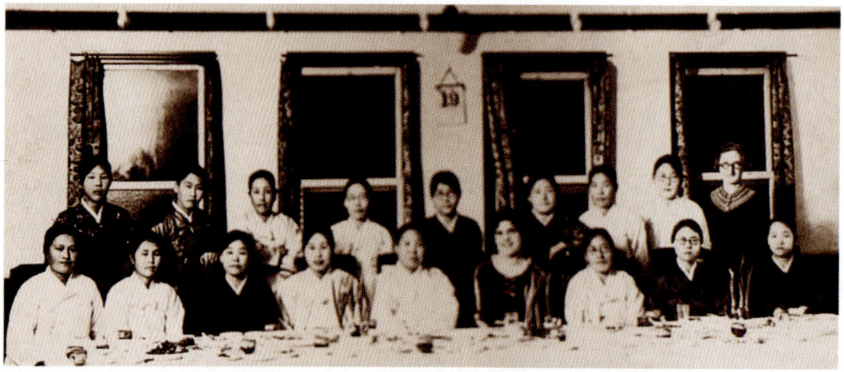

그림 1-2 영유아 보건진료소 자모회, 1930년(뒷줄 중앙에 이금전, 앞줄 오른쪽 네 번째에 로젠버거)
【출처】 대한간호협회 소장

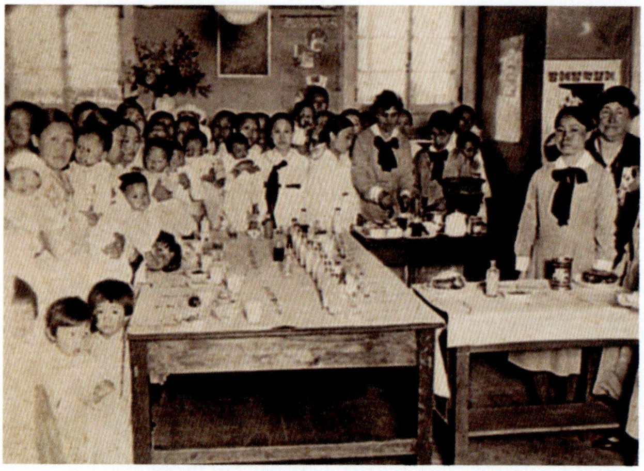

그림 1-3 영유아 보건진료소, 1932년
【출처】 대한간호협회 소장

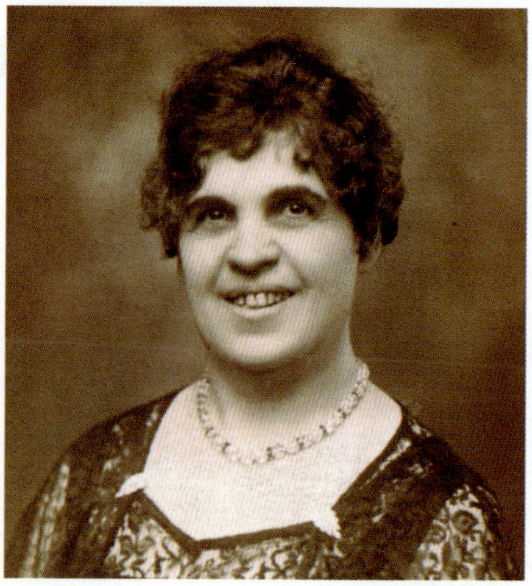

그림 1-4 로젠버거 간호부, 1932년경
【출처】 대한간호협회 소장

2) 보건간호시대(1945~1980년)

■ 미군정시대

1945년에는 보건후생국이, 1946년에는 보건후생부가 신설되어 규모 · 인원 · 예산이 막대하였고, 간호사업국이 개설되고 보건간호사업과가 설치되어 보건간호사업을 관장하였다. 3년간의 미군정시대에는 미국식 보건행정제도가 공중보건사업에 도입되었다.

1948년 대한민국 정부수립 후 보건후생부가 사회부 보건후생국으로 축소됨에 따라 보건행정은 미군정 때보다 위축되었다. 간호사업국도 간호사업과로 축소되었다. 1955년 2월에 보건부와 사회부가 재통합되어 보건사회부에서 오늘날의 보건복지부에 이르렀다.

■ 정부주도의 보건사업과 보건간호

1956년 보건소법 제정 이후 보건소 조직망을 통해 감염병 예방, 모자보건, 가족계획, 결핵관리 등의 예방사업이 중점적으로 수행되었다. 부분적이고 지역적인 수준에서의 보건간호사업이 지속되던 중 1962년 보건소법이 전면개정됨에 따라 보건간호사업은 보건소를 중심으로 전국적인 차원에서 이루어지게 되었다. 이때의 보건간호사업은 세분화된 간호사업 위주로 당시 가장 문제가 된 결핵관리, 모자보건 및 가족계획사업 등이 주된 내용이었다.

1970년 보건사회부 기구 개편에 따라 간호담당관실이 되었다가, 1973년 간호담당관실이 폐지되고 간호사업계로 축소되었으며, 1981년에는 간호사업계가 폐지됨으로써 보건간호사업뿐 아니라 전반적 간호사업 관련 정책결정에 일관성 결여를 초래하였다. 1970년대에 이르러 국민의 의료에 대한 요구가 늘어나고, 1977년 의료보험법이 개정 · 실시되면서 보건소에 일차의료기관으로서의 치료 기능이 부가됨에 따라 질병 예방사업과 치료사업이 통합된 포괄적인 보건의료사업을 제공하게 되었다.

이 시기 경제개발 5개년계획과 공중보건사업의 연관은 다음과 같다.

- 제1차 경제개발계획(1962~1966)은 가족계획 장려와 방역약품의 국내 생산이 장려되었고, 600개의 무의면을 해소하기 위한 노력을 기울였다.
- 제2차 경제개발계획(1967~1971)은 모자보건과 결핵관리가 강화되었다.
- 제3차 경제개발계획(1972~1976)은 보건지소의 의사 확보에 주력하였다.
- 제4차 경제개발계획(1977~1981)기간인 1977년에는 의료보험제도를 시작하였고, 공적 부조 형태의 의료보호법이 제정 · 실시되었다.
- 제5차(1982~1986), 제6차(1987~1991) 경제개발계획에는 일차보건의료가 더욱 강화되었으며 1989년 보건의료전달체계의 확립과 전 국민으로 의료보험이 확대되는 발전을 가져왔다.

정부의 보건사업은 보건소와 보건지소를 중심으로 이루어졌으나 지역사회의 건강요구보다는 정부의 사업 내용과 사업목표량을 달성하는 하향식 보건계획에 의한 보건간호실무가 수행되었다. 1967년 학교보건법이 제정되고 교육법에 명시된 보건교사의 직무가 구체화되었으나 독립적인 기능보다는 학교의사와 체육교사에게 의존하는 기능으로 규정되었다. 또한 1973년 의료법 시행규칙에 분야별 간호사의 하나로 보건간호사제도가 마련되어 보건간호사의 자격기준을 강화하였다.

3) 지역사회간호시대(1980년 이후)

■ 지역사회간호의 실무영역 확대

1980년대는 지역사회간호의 여러 실무영역이 확대 · 발전하는 시기였다. 특히 1980년 12월에 '농어촌 등 보건의료를 위한 특별조치법'이 공포되면서 읍 · 면 단위의 무의촌지역에 보건진료소가 설치되었다. 보건진료전담공무원은 지역사회의 일차보건의료요구에 부응하는 포괄적인 지역사회간호사업을 수행하고 있으며 2018년부터 보건진료직 시험에 합격 후 24주 이상의 직무교육을 받고 배치되고 있다.

1981년에는 산업안전보건법의 제정으로 상시근로자 300명 이상인 제조업 사업장에 간호사를 배치하도록 하였으며 직무 내용은 대부분 보건관리자인 의사에게 의존하는 활동이었다. 1990년 12월에 산업안전보건법이 개정되면서 산업장의 간호사는 의사, 위생기사와 함께 보건관리자로 개칭된 것은 물론, 직무 내용도 산업장의 일차보건의료 제공자 · 관리자로서의 역할이 강조되었고 독자적인 역할을 수행하도록 하였다.

1991년 학교보건법도 개정되었는데, 보건교사의 직무 내용은 학교에서의 일차보건의료제공자로서의 역할과 독자적인 역할이 강조되었으며 보건교육 및 보건지도와 환경위생관리의 직무가 강화되었다. 또한 1994년에는 가정간호 시범사업이 시작되었다. 가정간호제도는 의료기관 퇴원 후에도 지속적으로 전문적인 간호와 의료서비스를 연계하여 질병양상의 변화와 고령화 등의 변화에 대응하기 위해 도입되었다. 이는 임상간호영역과 지역사회간호영역의 통합이기도 하다.

■ 국민건강증진법과 지역사회간호

1995년 국민건강증진법의 제정으로 지역사회간호사는 질병 예방에서 나아가 건강생활 실천을 돕는 건강증진전문가로서의 역할이 요구되었다. 또한 1995년 보건소법이 지역보건법으로 개정됨에 따라 중앙정부 중심의 상의하달의 보건의료사업이 지역사회 중심의 하의상달사업으로 전환되는 계기가 되었다. 주민의 건강요구를 포함한 다양한 지역사회 건강사정에 기초하여 지역보건의료계획을 수립하여 지역사회에 실질적이고 포괄적인 보건의료사업을 수행해오고 있다. 지역사회간호사는 지역보건의료계획을 위한 사정, 계획, 수행, 평가의 과정 전반에 걸쳐 전문가로서 독보적인 역할을 수행해오고 있다.

■ 2000년 이후의 지역사회간호

2001년에는 방문보건사업을 전국의 보건소에서 전면적으로 실시하게 되었다. 또한 2002년 양호교사가 보건교사로 개칭되었으며, 국민건강증진종합계획(Health Plan 2010)을 정부 기본시책으로 국가보건목표를 설정하였다.

2003년 의료법 개정에 따라 보건 · 마취 · 정신 · 가정 · 감염관리 · 산업 · 응급 · 노인 · 중환자 · 호스피스 등을 포함한 10개 분야 전문간호사영역이 신설되어 가정 · 보건 · 노인 · 산업 등의 지역사회실무가 강화되었다. 2006년에는 개정된 '전문간호사 자격인정 등에 관한 규칙'에 따라 전문간호사 자격에 종양 · 임상 및 아동 분야 등이 추가되어 13개 분야로 확대되었다.

고령화사회에 대비하기 위하여 2007년 4월 노인장기요양보험법이 제정되었고, 2008년 7월부터 노인장기요양보험제도가 본격 시행되었다. 2007년에는 이전의 방문간호사업을 재정비하여 맞춤형 방문건강관리사업을 시작하게 되었다. 이후 2013년 정부는 획일적으로 실시해오던 국가주도형 방문건강관리사업을 국가 건강증진 정책방향과 일치하는 지역사회 통합건강증진사업으로 변환하여 포괄적인 운영을 시작하였다.

2009년 신종플루, 2015년 중동호흡기증후군(MERS), 2015~2016년 지카바이러스의 유행은 우리나라 감염병관리시스템의 변화를 가져왔고, 2018년 법정감염병을 전면 개편하기에 이르렀다.

2015년에는 의료법 개정을 통해 간호사의 역할이 구체화되었고, 2018년 지역보건법 개정으로 보건소에 방문건강관리 전문인력을 둘 수 있게 되었다. 또한, 정부의 지역사회통합돌봄 기본계획에 따라 시행된 지역사회통합돌봄사업으로 방문간호사업과 사례관리사업이 활발해졌다.

■ 최근의 지역사회간호

2020년 전 세계적으로 유행한 코로나19 바이러스로 인해 보건소가 코로나19 선별검사소로 이용되었고, 감염병 대응을 위한 지역사회 간호사의 역할이 중요시 되고 있다.

2021년 5월에는 '보건복지부와 그 소속기관 직제 시행규칙' 개정령이 공포되면서 보건복지부 내에 간호정책과가 신설되었다. 정부조직 내 간호전담부서인 간호정책과에서는 간호정책 및 관련 법령, 간호인력 양성 및 수급관리, 근무환경 및 처우 개선, 보수교육 및 면허신고 등을 총괄한다.

2021년 제5차 국민건강증진종합계획 HP 2030이 시행되어 건강수명 연장과 소득 및 지역 간 건강형평성 제고를 위한 건강증진정책을 강화하였다. 아울러 4차 산업혁명시대를 맞이하여 급변하는 보건의료현장에서 지역간호사의 역할과 직무에 대한 변화가 기대되고 있다.

4. 보건의료관련법과 지역사회간호실무

1) 보건의료관련법

지역사회간호사가 간호활동을 기획하고 수행함에 있어 간호기준 및 업무지침으로 활용되는 것이 관련 법령, 규정, 기준, 지침, 업무분장표 등이다. 즉, 지역사회간호사는 지역사회간호관련법에 근거하여 지역사회간호문제의 우선순위를 설정하고 간호활동을 계획한다. 지역사회간호사는 다양한 환경에서 대상자의 요구와 권리를 충족시키고 여러 변화에 효율적으로 대응해 나갈 역량을 개발하기 위해 국가보건의료정책을 이해하고 보건의료관련법을 알고 있어야 한다.

지역사회간호실무에 필요한 보건의료관련법은 표 1-3과 같다.

2) 지역사회간호실무

최근의 건강관리는 질병 치료보다 질병 예방과 건강의 유지 · 증진을 강조하고 있다. 이에 다양한 분야에서 지역사회간호사의 영역이 마련되고 확대되고 있으며 지역사회에서 활동하는 전문화된 간호인력은 다음과 같다.

(1) 보건간호사

① 근거법

의료법 제78조의 '전문간호사' 조항과 '전문간호사 자격인정 등에 관한 규칙'과 지역보건법 제16조, 지역보건법 시행령 제16조와 지역보건법 시행규칙 제4조에 의한 전문인력에 해당된다.

② 자격기준

보건소, 보건지소 등에 보건의료에 관한 업무를 전담할 전문인력으로 의료법에 의거하여 간호사 면허를 받은 자를 배치한다.

(2) 보건교사

① 근거법

초 · 중등교육법 제21조 '교원의 자격' 조항에 의한다.

표 1-3 지역사회간호관련법

법령	목적
보건의료기본법	보건의료에 관한 국민의 권리 · 의무와 국가 및 지방자치단체의 책임을 정하고 보건의료의 수요와 공급에 관한 기본적인 사항을 규정함으로써 보건의료의 발전과 국민의 보건 및 복지의 증진에 이바지한다.
지역보건법	지역보건의료기관의 설치 · 운영 및 지역보건의료사업의 연계성 확보에 필요한 사항을 규정함으로써 보건행정을 합리적으로 조직 · 운영하고, 보건시책을 효율적으로 추진하여 국민보건의 향상에 이바지한다.
국민건강증진법	국민에게 건강에 대한 가치와 책임의식을 함양하도록 건강에 관한 바른 지식을 보급하고 스스로 건강생활을 실천할 수 있는 여건을 조성함으로써 국민의 건강을 증진한다.
감염병의 예방 및 관리에 관한 법률	국민건강에 위해가 되는 감염병의 발생과 유행을 방지하고, 그 예방 및 관리를 위하여 필요한 사항을 규정함으로써 국민건강의 증진 및 유지에 이바지한다.
후천면역결핍증후군 예방법	후천면역결핍증후군의 예방 · 관리와 그 감염병의 보호 · 지원에 필요한 사항을 정함으로써 국민건강의 보호에 이바지한다.
검역법	우리나라로 들어오거나 외국으로 나가는 운송수단, 사람 및 화물을 검역하는 절차와 감염병을 예방하기 위한 조치에 관한 사항을 규정하여 국내외로 감염병이 번지는 것을 방지함으로써 국민의 건강을 유지 · 보호하는 것이다.
의료법	모든 국민이 수준 높은 의료혜택을 받을 수 있도록 국민의료에 필요한 사항을 규정함으로써 국민의 건강을 보호하고 증진한다.
응급의료에 관한 법률	국민들이 응급상황에서 신속하고 적절한 응급의료를 받을 수 있도록 응급의료에 관한 국민의 권리와 의무, 국가 · 지방자치단체의 책임, 응급의료제공자의 책임과 권리를 정하고 응급의료자원의 효율적 관리에 필요한 사항을 규정함으로써 응급환자의 생명과 건강을 보호하고 국민의료를 적정하게 한다.
혈액관리법	혈액관리업무에 관하여 필요한 사항을 규정함으로써 수혈자와 헌혈자를 보호하고 혈액관리를 적절하게 하여 국민보건의 향상에 이바지한다.
마약류 관리에 관한 법률	마약 · 향정신성의약품 · 대마 및 원료물질의 취급 · 관리를 적정하게 함으로써 그 오용 또는 남용으로 인한 보건상의 위해를 방지하여 국민보건 향상에 이바지한다.
국민건강보험법	국민의 질병 · 부상에 대한 예방 · 진단 · 치료 · 재활과 출산 · 사망 및 건강증진에 대하여 보험급여를 실시함으로써 국민보건 향상과 사회보장증진에 이바지한다.
호스피스 · 완화의료 및 임종과정에 있는 환자의 연명의료결정에 관한 법률	호스피스 · 완화의료와 임종과정에 있는 환자의 연명의료와 연명의료 중단 등 결정 및 그 이행에 필요한 사항을 규정함으로써 환자의 최선의 이익을 보장하고 자기결정을 존중하여 인간으로서의 존엄과 가치를 보호한다.
모자보건법	모성 및 영유아의 생명과 건강을 보호하고 건전한 자녀의 출산과 양육을 도모함으로써 국민보건 향상에 이바지한다.
학교보건법	학교의 보건관리에 필요한 사항을 규정하여 학생과 교직원의 건강을 보호 · 증진한다.
농어촌 등 보건의료를 위한 특별조치법	보건의료 취약지역의 주민 등에게 보건의료를 효율적으로 제공함으로써 국민이 고르게 의료혜택을 받고 국민의 보건을 향상시킨다.
산업안전보건법	산업안전 · 보건에 관한 기준을 확립하고 그 책임의 소재를 명확하게 하여 산업재해를 예방하고 쾌적한 작업환경을 조성함으로써 근로자의 안전과 보건을 유지 · 증진한다.

② 자격기준

보건교사는 아래와 같은 자격기준에 해당하는 자로서 대통령령으로 정하는 바에 의하여 교육부장관이 수여하는 자격증을 받은 자로, 1, 2급 보건교사로 나뉜다. 1급 보건교사는 보건교사 2급 자격증을 가진 자로서 3년 이상의 보건교사 경력을 가지고 자격연수를 받은 자이다. 보건교사의 자격기준은 다음과 같다.

- 대학의 간호학과 졸업자로서 재학 중 소정의 교직학점을 취득하고 간호사 면허증을 소지한 자
- 전문대학의 간호과 졸업자로서 재학 중 소정의 교직학점을 취득하고 간호사 면허증을 소지한 자

(3) 보건관리자

① 근거법

산업안전보건법 제18조의 '보건관리자' 조항에 의한다.

② 자격기준

보건관리자의 자격기준에는 의료법에 근거하여 간호사 면허를 받은 자가 포함된다.

(4) 보건진료전담공무원

① 근거법

농어촌 등 보건의료를 위한 특별조치법(1980. 12)의 제16조 '보건진료전담공무원의 자격' 조항에 의한다.

② 자격기준

보건진료전담공무원의 자격은 간호사 · 조산사 면허를 가진 사람으로서 보건복지부장관이 실시하는 24주 이상의 직무교육을 받은 사람이어야 한다. 직무교육에 관하여 필요한 사항은 보건복지부령으로 정하였다.

(5) 조산사

① 근거법

의료법 제6조의 '조산사 면허'에 의한다.

② 자격기준

조산사가 되고자 하는 자는 다음의 자격에 해당하고 조산사 국가시험에 합격한 후 보건복지부장관의 면허를 받아야 한다.

- 간호사 면허를 가지고 보건복지부장관이 인정하는 의료기관에서 1년간 조산 수습과정을 마친 자
- 보건복지부장관이 인정하는 외국의 조산사 면허를 받은 자

(6) 전문간호사

① 근거법

의료법 제78조의 '전문간호사' 조항과 '전문간호사 자격인정 등에 관한 규칙'에 의한다.

② 자격기준

전문간호사가 되고자 하는 자는 다음 각 호의 1에 해당하는 자격을 가진 자로서 전문간호사 국가자격시험에 합격한 후 보건복지부장관의 자격인정을 받아야 한다.

- 최근 10년 이내에 3년 이상 해당 분야의 실무경력자로서 보건복지부장관이 지정하는 기관에서 해당 전문간호과정을 이수한 자
- 보건복지부장관이 인정하는 외국의 해당 전문간호사 자격을 가진 자
- 전문간호사의 영역은 전문간호사 자격인정 등에 관한 규칙 제2조 '자격구분'에 의한 보건, 마취, 정신, 가정, 감염관리, 산업, 응급, 노인, 중환자, 호스피스, 종양, 임상 및 아동 전문간호사 등이 있다.

이와 같이 지역사회간호사는 다양한 지역사회실무영역에서 전문직 간호사로서 역할을 수행하며, 개인, 가족, 집단 및 조직, 그리고 지역사회단위의 모든 수준에서의 질환관리 및 간호, 질병예방과 건강증진의 광범위한 책임을 수행한다.

참고문헌

김춘미 외. 지역사회보건간호학(제2판). 수문사; 2019.
김춘미 외. 지역사회보건간호학. 수문사; 2017.
김화중 외. 지역사회간호학(제8판 개정증보). 수문사; 2010.
박윤형. 제2기 새천년 개발계획과 국제보건역량강화. 보건행정학회지. 2015; 25(30):149-151.
보건간호정책연구회. 건강형평성 보장을 위한 보건의료정책과 간호. 에듀팩토리; 2016.
보건복지부. 2019 보건복지백서; 2020.
소애영 외. 지역사회간호학 I. 수문사; 2020.
안양희 외. 지역사회보건간호학(제2판). 현문사; 2017.
안옥희 외. 보건교육학. 메디컬사이언스; 2018.
오미성 외. 성과기반 지역사회간호학. 퍼시픽북스; 2020.
유광수 외. 지역사회보건간호학 I. 정담미디어; 2016.
이영란 외. 원론 지역사회간호학(개정 7판). 신광출판사; 2018.
이정렬 외. 지역사회간호학 이론과 실제(제3판). 현문사; 2017.
정면숙 외. 간호학 개론(제5판). 현문사; 2022.
정운숙 외. 지역사회보건간호학 I. 학지사메디컬; 2019.
차경미 외. 지역사회보건간호학 I. JMK; 2017.
최선하 외. 21C 지역사회보건간호학(개정6판). 신광출판사; 2021.
최연희 외. 지역사회보건간호학 I. 수문사; 2014.
American Nurses Association. Public Health Nursing: Scope and Standards of Practice. Silver Springs; 2013.
Clark, M. J. Nursing in the community. Appleton & Lange; 1999.
Clark, M. J. Population and Community Health Nursing. Pearson; 2015.

참고사이트

국가법령정보센터 https://www.law.go.kr
미국질병통제예방센터 https://www.cdc.gov
법제처 http://www.moleg.go.kr
보건복지부 http://www.mohw.go.kr
세계보건기구 https://www.who.int
세계간호사협회 http://www.icn.ch
한국지역사회간호학회 http://www.kchn.or.kr

2 CHAPTER

보건의료체계와 보건정책

학습목표

1. 보건의료체계의 개념과 주요 구성요소를 설명한다.
2. 국가보건의료체계의 유형별 주요 특성을 설명한다.
3. 우리나라 사회보장과 의료보장제도를 설명한다.
4. 우리나라 보건의료조직의 현황 및 특성을 설명한다.
5. 우리나라 보건의료자원의 현황 및 특성을 설명한다.
6. 우리나라 보건의료재정의 현황 및 특성을 설명한다.
7. 보건정책 결정과정을 설명한다.
8. 최근 보건복지정책의 방향을 파악한다.
9. 건강증진종합계획의 목표를 설명한다.
10. 건강증진종합계획의 중점분야별 추진전략을 열거한다.

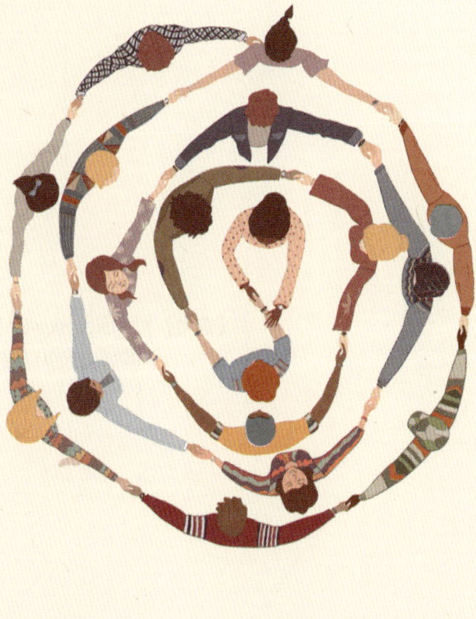

1절 보건의료체계

1. 보건의료체계의 개요

보건의료체계란 한 국가가 국민의 보건의료요구를 충족하고 건강 수준을 향상하기 위한 보건의료 관련 제반 법률과 제도를 의미한다. 즉, 모든 국민이 인간으로서의 존엄과 가치를 가지며 건강한 삶을 누릴 수 있도록 질적 · 양적으로 적정한 보건의료를 효과적으로 제공하기 위한 사회제도의 하나이다.

1) 보건의료체계의 구성요소

보건의료체계를 구체적으로 배우기 전에 이러한 체계가 어떻게 구성되는가를 살펴보는 것이 먼저이다. 이를 위해 간단한 개념적 모형을 제시하면 그림 2-1과 같다.

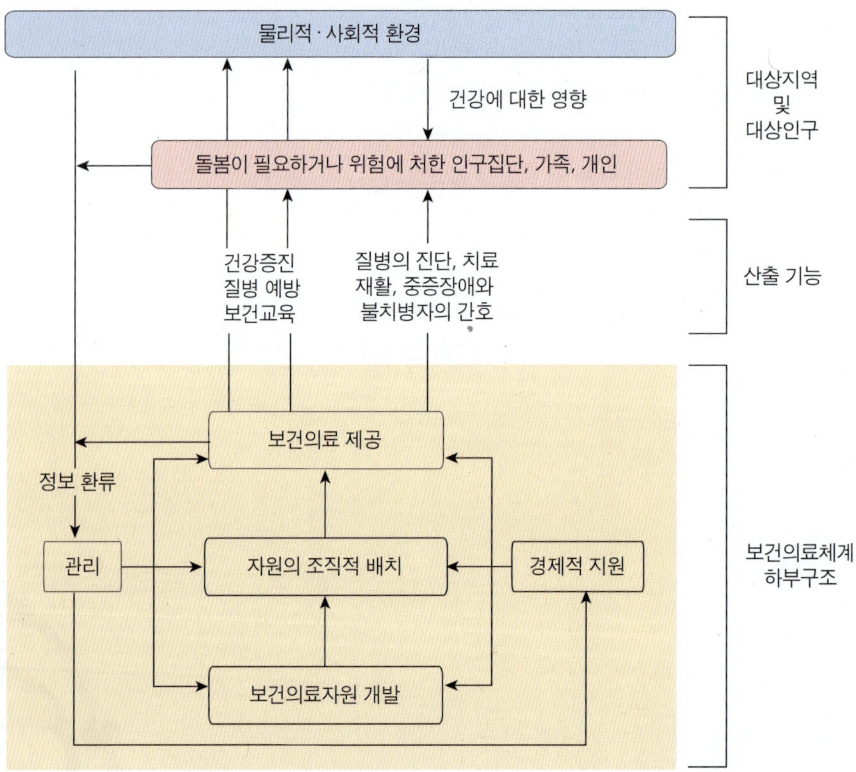

그림 2-1 보건의료체계의 구조 및 기능적 상호관계

【출처】 Kleczkowski, B. M., et al. National health system and their reorientation towards health for all. Geneva: WHO. Public health papers; 1984. No.77.

이 모형에 따르면 보건의료체계의 하부구조는 다음의 다섯 분야로 이루어지며, 각 분야는 서로 영향을 미친다. 각각의 세부 내용은 2장 2절 보건의료체계의 구성요소를 참고한다.

- 보건의료자원
- 보건의료조직
- 보건의료서비스
- 보건의료재정
- 보건의료관리

국가보건의료체계의 기본적인 목표는 다섯 분야의 하부구조가 종합적인 활동을 통하여 보건의료가 필요한 대상지역 주민들에게 건강증진을 위한 예방, 치료, 재활 등 일련의 서비스를 제공하여 주민의 건강을 확보하는 것이다. 또한 이러한 하부구조의 활동을 통하여 지역주민의 건강에 영향을 미치는 물리적 · 사회적 환경이 주민건강에 긍정적인 영향을 미치도록 노력한다.

보건의료체계의 하부구조를 이루는 다섯 분야는 다시 다양한 세부요소로 구성된다(그림 2-2).

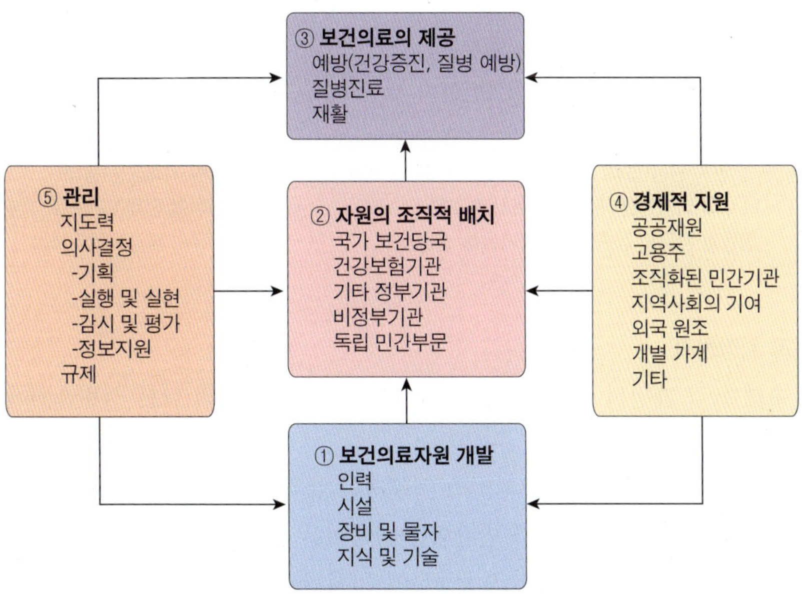

그림 2-2 보건의료체계 하부구조의 구성요소

【출처】 Kleczkowski, B. M., et al. National health system and their reorientation towards health for all. Geneva: WHO. Public health papers; 1984. No.77.

2) 국가보건의료체계의 유형

각국의 보건의료체계는 그 국가의 역사적 배경, 사회구조적 차이 및 보건의료정책의 우선순위에 따라 다양한 형태를 갖는다.

(1) 기본 시각에 따른 분류

① 자율성과 형평성

보건의료 배분에 관한 가치체계는 자율성과 형평성으로 구분할 수 있다(표 2-1). 자율성에서는 개인의 성취와 정치적 압력으로부터의 자유를 중요시하며, 형평성에서는 기회의 균등을 중시하고 자유를 선택의 자유로 해석한다. 따라서 후자의 경우 조건의 동일성을 전제로 한다. 형평성은 같은 상황에 있는 사람에게 유사한 수준의 사회보험료를 부담시키거나 비슷한 수준의 세금을 납부하도록 하는 사례가 해당된다.

표 2-1 보건의료 배분의 자율성과 형평성

구분	자율성	형평성
개인적 책임	• 개인의 성취원리 강조(사회적 다원주의–약육강식) • 개인의 노력과 도덕성 비례 • 의료도 개인의 노력에 대한 보상으로 체계 유지	• 동등한 기회(집단주의) • 경제적 빈곤과 부도덕성을 동일하게 취급하지 않음
사회적 관심과 책임	• 제한된 사회적 관심을 강조 • 임의적 자선의 형태로 사회적 관심을 표명	• 의료는 개인의 책임에 맡길 수 없음 • 자선은 사회적 배려의 비적절한 수단 • 사회적 기전을 통해 자선은 최소화
자유	• 최대한의 자유 보장 • 정부 기능의 최소화(개인의 자율성 보장) • 시장 기능에 의한 자연 적응을 강조	• 자유와 권리의 박탈은 정치뿐만 아니라 경제적 빈곤에 의해서도 발생 • 정부는 국민의 의사를 대변해주는 존재 • 사회 전체 편익 증가를 위한 정부 개입 선호
평등	• 법 앞의 평등(협의) • 소수의 비공정한 대우에 대해서는 소홀 • 평등과 자유의 상충(양자 중 자유를 선호)	• 성취에 대한 기회균등(광의) • 의료는 성취의 전제조건으로 기본 관리 • 평등을 자유의 파급으로 인식

② 기본권과 시장원리

보건의료 수혜를 각 개인의 기본권으로 보느냐 아니면 경제 내의 다른 서비스와 동일하게 보느냐에 따른 분류이다(표 2-2).

보건의료를 기본권으로 보는 경우 개인의 경제적인 능력에 관계없이 필요에 따라 의료를 이용할 수 있다. 의료기관은 소유상태가 민간이든 공공이든 공익성이 커지고, 재원조달과 보건의료자원의 지역 간 분포는 중앙정부나 지방정부에 의해 계획되고 통제된다. 장점은 보건의료서비스가 국민 개개인이 갖는 보건의료에 대한 요구에 따라 배분되어 모든 사회계층에 동일하게 보건의료서비스의 이용기회가 주어진다는 것이다.

보건의료를 경제 내 다른 서비스와 동일하게 보는 경우, 시장 기능에 따라 보건의료자원이 배분되며 소비하는 보건의료의 양과 질이 경제적인 능력에 따라 달라진다. 단점은 의료기관의 대부분은 민간이 소유하며, 시장 기능에 의하여 자원이 배분되므로 보건의료시설 및 인력의 불균형 분포로 지역 간 불공평한 이용을 초래하게 된다. 또한 이윤을 추구하는 공급자는 양질의 서비스를 제공한다는 명목으로 고가의 의료장비나 값비싼 신기술을 선호하여 고급 의료기술이 빠른 속도로 도입되므로 국민의료비의 상승현상이 나타나 저소득층의 보건의료 이용이 더욱 어려워져 형평성문제가 발생한다.

표 2-2 기본시각에 따른 보건의료제도의 분류

구분	기본권	시장원리
의료보장 형태	전국민 의료보험(공공) 또는 국가제도	민간의료보험
재원조달	보험료(준조세), 조세	본인부담, 보험료
소외계층	부유계층	빈곤계층
소외계층을 위한 보완장치	민간의료보험	의료급여제도
의료기관의 소유 형태	병원: 국 · 공립 또는 비영리민간 의원: 국 · 공립 또는 영리민간	병원과 의원: 다수의 영리추구형 민간기관
지불보상제도	선불제(인두제 · 총액계약제 등)	후불제(행위별수가제 혹은 상대수가가치제)
국민의료비	의료비 통제 가능	의료비 억제 어려움
인력 및 시설 분포	균등	편재
의료비부담	거의 무상, 서비스 이용기회 균등	본인부담, 소외계층의 이용 제한
국민건강 수준	의료비에 비해 양호함	의료비에 비해 좋지 않음
의료기술의 도입 및 사용	도입이 신속하지 못함	빠른 도입, 신속한 이용
공급자와 수요자의 관계	협상에 의한 계획된 의료	공급자의 독점력 강함
공급자의 윤리의식	높음	공급자의 과잉진료와 허위청구
낭비 요소	소비자의 도덕적 해이	낮음

(2) Fry의 분류

Fry(1970)는 환자가 의료기관을 선택하는 방식과 의료서비스 제공체계의 특징에 따라 보건의료체계를 자유방임형, 사회보장형, 사회주의형의 3가지로 분류하였다(표 2-3).

표 2-3 Fry의 분류에 따른 보건의료체계 유형

구분	자유방임형	사회보장형	사회주의형
의료의 원칙	• 의료의 자유 선택과 책임 강조 • 기획, 조정이 어려움 • 행위별수가제 채택 • 의료의 개인 책임 • 지리, 사회적 여건, 경제성 등에 따라 의료서비스 수준의 차등 • 전문화 추구	• 국민보건서비스형 • 무료 의료서비스 • 초진은 일반의, 병원치료는 전문의 • 예방의학 강조 • 환자의 가정, 병원 외래치료	• 의료는 사회경제정책의 일부 • 무료 의료서비스 • 예방의학 강조
의료의 기본구조	• 가족단위의 개념 없음 • 환자 스스로 의료서비스, 의료기관 선택 • 전문의 진료 • 다양한 의료기관	• 가정의사제도 • 일반의에게 등록되어 진료를 받음 • 의사를 선택하여 등록할 수 있는 권리 부여	• 초진의사 방문 진료 • 병원은 주로 입원환자 취급 • 농촌에서는 중급의료인력 활용 • 의사의 선택 제한

① 자유방임형

자유기업형이라고도 하며 자유시장경제 논리에 따라 국민 개개인의 자유와 능력을 최대한 존중하며 민간의 주도하에 보건의료가 이루어진다. 대표적인 나라는 미국, 일본, 한국 등이다.

이 제도의 특징은 국민이 의료인이나 의료기관을 선택할 자유를 최대로 보장받는 동시에 의료의 책임 또한 개개인에게 있다는 점이다. 또한 의료인에게 의료의 내용, 범위, 수준의 결정에 대한 재량권을 충분히 부여하며 의료기관이 자유경쟁 원칙하에 효율적으로 운영되기 때문에 의료서비스의 질적 수준이 높다. 그러나 진료의 지속성과 포괄성 측면에서 문제가 발생할 수 있다. 또한 의료자원의 지역 간, 사회계층 간 불균형으로 형평성에 어긋나며 의료자원의 비효율적 활용으로 의료비 상승이 초래되는 단점이 있다.

② 사회보장형

정치적으로는 자유민주주의를 채택하고 사회적으로는 사회보장을 중요시하는 국가에서 주로 채택한다. 대표적인 국가는 영국, 덴마크, 노르웨이, 스웨덴, 뉴질랜드 등이다.

이 제도의 특징은 주로 정부에 의해 의료서비스가 포괄적으로 제공되고, 보건기획 및 보건의료자원의 효율적인 활용을 통해 의료서비스가 공평하게 무상으로 제공된다는 점이다. 단점은 대규모 의료조직으로 인한 행정체계의 복잡성, 관료주의의 팽배, 의료인에 대한 인센티브 부족으로 인한 의료인의 사기와 의욕 저하 및 의료서비스의 질적 저하 등이다.

③ 사회주의형

이 체계의 목표는 의료자원과 의료서비스의 균등한 분포와 균등한 기회 제공이다. 국민의 의료서비스 선택권은 없으며 거주지역별로 국가가 의사를 지정하여 해당 지역주민의 보건의료를 담당하게 하되 의료서비스가 무료이다. 구소련이나 북한 등의 공산주의 국가에서 이용되는 제도이다.

장점은 언제, 어디서나 의료서비스를 이용할 수 있고 국가가 보건의료 공급을 기획하기 때문에 의료자원의 중복을 피할 수 있어 효율적이라는 점이다. 관료조직체계가 갖는 경직성이나 의료인에 대한 인센티브 결여로 의료서비스의 생산성이나 질이 떨어지고 의료인의 사기가 저하되는 것이 단점이다.

(3) Roemer의 Matrix형 분류

Roemer(1991)의 Matrix형 분류는 보건의료체계를 구성하는 차원으로 경제적 요소와 정치적 요소를 고려하여 만들어졌다(표 2-4). 경제적 차원은 연간 국민 1인당 국민총생산(gross National product, GNP)으로 계측하였고, 정치적 차원은 정부가 보건의료시장에 개입하는 정도를 반영하였다.

① 자유기업형

공공의료보다는 민간의료시장이 강력하고 크다. 정부 개입이 미미하며, 보건의료비 지출의 상당 부분이 환자 본인부담이다. 정부의 보건의료 프로그램이 취약하여 보장성이 낮고, 보건의

표 2-4 Roemer의 matrix형 분류에 따른 보건의료체계 유형

경제 수준 (국민 1인당 GNP)	보건의료체계(시장 개입)			
	자유기업형	복지지향형	포괄적 보장형	사회주의 계획형
선진산업국	• 미국	• 독일, 한국, 캐나다, 일본	• 영국, 뉴질랜드, 스웨덴, 노르웨이	• 러시아, 동유럽
개발도상국	• 태국, 필리핀, 남아프리카공화국	• 브라질, 이집트, 말레이시아	• 코스타리카, 니카라과	• 쿠바, 북한
저개발국	• 가나, 방글라데시, 네팔, 케냐	• 인도, 미얀마	• 스리랑카, 탄자니아	• 베트남
자원풍요국		• 리비아, 가봉	• 쿠웨이트, 사우디아라비아	

료는 개인의 책임이 된다. 미국이 대표적이다.

② 복지지향형

정부나 보험자들이 다양한 방법으로 민간보건의료시장에 개입한다. 주로 공공 주도의 의료보험제도를 가진 독일, 일본, 한국 등이 해당한다.

③ 포괄적 보장형

복지지향형보다 정부의 개입 정도가 심하다. 전 국민에게 공평하게 의료자원을 배분하고자 하는 정부의 의지가 강하며 무상의료를 제공한다. 국민건강권 보장을 위해 대체로 보건의료사업에 높은 우선순위를 두고 있으며, 대표적인 국가는 영국, 뉴질랜드 등이다.

④ 사회주의 계획형

정부의 개입이 가장 강력한 유형이다. 민간의료시장을 제거하고 정부가 중앙에서 보건의료재정 및 자원 등 보건의료 전반을 통제하며, 약품도 정부가 직접 생산한다.

2. 주요 국가의 보건의료체계

1) 미국의 보건의료체계

(1) 개요

미국은 자유경쟁시장의 원칙하에 민간의료보험이 주도하는 방식으로 의료제도가 발전하였다. 대다수의 국민은 다양한 형태의 민간의료보험에 직장을 중심으로 하는 그룹건강보험 형태로 가입하거나 개인적으로 가입한다. 공적 의료보장제도로는 65세 이상 노인 및 장애인 등이 주 대상인 메디케어(Medicare)와 저소득층을 대상으로 하는 메디케이드(Medicaid) 및 아동건강보험 프로그램(Children's Health Insurance Program, CHIP)이 있다.

(2) 민간의료보험

미국의 민간의료보험은 비영리보험, 관리의료, 일반보험으로 구분된다. 대부분의 국민이 관리의료(managed care)에 등록되어 있는데, 이는 보험자 주도 아래 의료기관, 의사, 보험자 간 진료의 내용, 방법, 지불방법 등에 대해 기준을 설정하여 그에 따라 의료를 이용하도록 만든 시스템이다. 관리의료를 담당하는 보험단체로는 HMO(Health Managed Organization), PPO(Preferred Provider Organization), POS(Point of Service) 등이 있다.

(3) 공적 의료보장제도

① 메디케어 Medicare

메디케어는 1965년 사회보장관련법이 개정되면서 시작되었다. 주 대상자는 65세 이상 노인이나 65세 미만 인구 중 특수한 장애를 가진 사람과 말기신장질환자이다. 사회보험의 일종으로 급여 형태는 병원 및 의료서비스이다. 재원은 세금을 기반으로 개인이 내는 보험료와 연방정부의 지원으로 마련된다.

② 메디케이드 Medicaid / 아동건강보험 프로그램 Children's Health Insurance Program, CHIP

메디케이드는 1965년 메디케어와 함께 도입된 공적 의료부조제도이다. 재원은 연방정부 및 주 정부의 일반 조세로 조달된다. 급여 형태는 모든 의료서비스이다. CHIP은 메디케이드의 자격을 충족하지 못하는 차상위 가구의 아동을 대상으로 하며, 주에 따라 메디케이드와 같이 또는 따로 운영하고 있다.

③ 특정 계층을 대상으로 한 건강보험 프로그램

현역 군인 및 가족을 대상으로 국방부에서 운영하는 트라이케어(Tricare)와 보훈처에서 퇴역 군인을 대상으로 운영하는 베테랑 어페어즈(Veterans Affairs), 원주민을 대상으로 하는 건강보험 등이 있다.

(4) 서비스 제공 및 의료비 지불방식

미국의 보건의료시스템 내에서는 병원 선택의 자유가 보장된다. 의료시스템의 어떤 단계로든 바로 진입할 수 있으며, 대부분의 미국인은 직접 선택한 전문의에게 바로 상담받을 수 있다. 미국의 의료시스템은 1차, 2차, 3차 의료전달체계상의 피라미드식 구조가 아니라 다이아몬드 형태를 띤다. 아래층에는 덜 전문화된 적은 수의 병원이 있고, 중간층에는 2차, 3차 진료서비스를 제공하는 많은 수의 병원이 존재하며, 상위층에는 고도로 전문화된 의료서비스를 제공하는 대학병원이 존재한다.

의사서비스에는 행위별수가제와 인두제가 주로 사용되며 외래병원서비스에는 행위별수가제와 외래환자 전향적 지불방식(outpatient prospective payment system, OPPS)이 사용된다. 입원병원서비스에는 주로 포괄수가제가 사용되는데 일부 지역에서는 메디케이드 및 CHIP의 경우 일당 정액제를 사용하기도 한다.

미국 의료정책의 주요 과제는 빠른 의료비 증가와 대다수 국민이 적절한 의료보험에 가입되어 있지 않아 의료 접근성을 보장받지 못한다는 것이다. 미국의 의료비 지출은 GDP 대비 1980년 9.2%에서 2020년 18.8%로 증가하였고(OECD 평균 9.7%)(OECD health statistics 2021), 약 3,200만 명의 저소득 무보험자는 의료 사각지대에 놓여져 있었다. 이에 대한 대책으로 2010년 환자보호 및 부담적정보험법(Patient Protection and Affordable Care Act, PPACA), 이른바 '오바마케어'가 시행도입되면서 민간의료보험에 대한 규제를 강화시켜 보험가입의 접근성을 향상시켰고, 주마다 건강보험거래소(Health Insurance Exchanges, HIX)가 설치되어 온라인을 통한 보험가입이 가능해졌다. 이에 개인과 중소기업들도 스스로 보험을 선택하여 가입할 수 있게 되어, 일정 수의 인력이 고용된 업체이나 보험에 가입하지 않은 경우에는 범칙금이 부과되고, 기존 병력 등의 사유로 보험가입을 거부하는 등의 차별은 금지되었다. 메디케이드는 가입 자격범위 및 복잡한 절차로 인해 가입과 갱신절차가 어려웠다. 그러나 최근 미국 바이든 정부 및 주 정부가 코로나19 확산 이후 미국 저소득층의 의료비부담이 증가된 것을 고려하여 자격기준 완화와 가입절차를 개선하여 건강보험 혜택을 받는 저소득층의 증가를 도모하고 있다.

2) 영국의 보건의료체계

(1) 개요

영국은 1942년 국민보건서비스법 제정 이후 1948년에 국가보건서비스(national health service, NHS)를 도입하였다. NHS는 의료서비스의 무상 제공과 서비스의 보편성과 포괄성 보장을 핵심원칙으로 하고 있다. 재원은 일반조세로 대부분 조달되며, 이 외 연금, 상병수당 등 국민보험기여금(national insurance contributions, NIC)의 보조금으로 조달된다. 국민들은 필요한 서비스의 대부분을 무상으로 제공받고, 특정 서비스(처방의약품, 치과서비스 등)에 대해서만 본인부담금을 지불한다. 다만, 15세 미만 아동, 16~18세 전일제 학생, 저소득층, 60세 이상 노인, 임산부, 특정 장애가 있는 사람 등은 본인부담금 없이 무상으로 제공된다. 영국은 NHS 외에 보충적인 성격의 민간의료보험 가입 또한 허용하고 있다.

(2) 서비스 제공 및 의료비 지불방식

의료서비스 전달체계에 따라 일차의료와 이차의료인 병원서비스로 구분된다. 일차의료는 기본 진단과 가벼운 상병 치료, 예방접종, 보건교육 등의 건강증진활동을 담당한다. 모든 국민은 거주지역 내의 일반의를 주치의로 선택하고 일차 의료서비스를 제공받는다. 주치의는 보다 전문적인 진단 및 치료가 필요하다고 판단되는 경우 병원으로 의뢰한다. 이차의료에서는 정부소유의 이차의료기관에서 응급진료, 외래진료 및 입원서비스를 제공한다.

일차의료에 대한 의료비는 인두제, 행위별수가제 및 성과보상지불제(quality and outcome framework, QOF)를 통해 지불된다. 인두제가 주 지불제도이며, 행위별수가제는 인두제가 적용되지 않는 추가적인 서비스에 적용된다. QOF는 2004년 인두제의 단점을 보완하여 일차의료의 질을 향상시키고자 도입된 제도로, 주치의는 성과(의료서비스의 질과 환자의 만족도 등)를 평가받게 되고 성과에 따라 인센티브 총액을 지불받게 된다. 병원서비스에 대한 의료비는 총액계약제와 포괄수가제로 지불되는데, 총액계약제가 차지하는 비율이 높아 의료공급자에게 지불되는 금액에 대한 투명성 및 책임성 부족의 우려가 존재한다. 이를 보완하고자 포괄수가제 중

활동기반지불제도(payment by results, PbR)를 취하고 있다. PbR은 환자분류체계 항목별로 국가에서 고시한 단일수가를 적용하여 진료실적에 따라 비용을 지불하는 제도로 효율성 향상, 비용 대비 질 향상 및 대기시간 감소 등의 효과가 있다.

영국 의료제도의 장점은 의료 이용의 형평성, 낮은 의료비부담, 과잉진료 감소, 환자의 지속적인 건강증진 및 질병 예방이 가능하다는 점이다. 이에 비해 일차의료에서 병원의료서비스로 의뢰하는 데 장시간이 소요되며 병원진료를 기다리다 사망하는 사례도 발생한다. 또한 의료서비스의 질적향상을 위한 많은 노력에도 불구하고 의료서비스의 질적 저하 및 의료인에 대한 인센티브 부족이 여전히 존재한다. 2019년 영국은 NHS 10개년 계획(NHS Long Term Plan)을 발표하고 일차의료 강화를 목표로 하고 있다. 특히 코로나19 확산으로 일차의료서비스에 대한 요구도가 폭증하여 이를 해결하고자 디지털 방식을 적극적으로 도입하고, 디지털 방식이 일차의료와 외래환자 치료에 주류가 될 수 있도록 추진하고 있다. 또한 진료비 지불방식을 전통적인 지불방식에서 벗어나, 고정된(fixed) 지불요소와 다른 지불요소가 결합된 혼합지불제도(blended payment)를 도입하는 변화를 보이고 있다.

3) 일본의 보건의료체계

(1) 개요

일본은 사회보험방식에 기초한 의료보장제도를 운영하고 있다. 1922년 (직장)건강보험법, 1938년 (지역)국민건강보험법을 제정하였고 1961년부터 전국민 건강보험을 실시하였다. 또한 급격한 고령화에 따라 2000년부터 개호보험제도를 제정하였다. 일본의 건강보험은 사회보험방식이라는 점에서 우리나라의 국민건강보험과 유사하지만 복수의 제도와 복수의 보험자에 의한 다원적 체계를 가지고 있다는 점에서 다른 방식을 가지고 있다. 일본의 보건의료전달체계는 1차, 2차, 3차 의료기관으로 구성되며, 또한 의료법상 의료시설을 진료소(의원급)와 병원으로 구분하고 있다.

(2) 사회보험 방식의 건강보험

일본의 건강보험은 피고용인보험(직장보험), 국민건강보험(지역보험) 그리고 후기고령자의료제도로 나뉜다. 피고용인보험은 직장근로자를 대상으로 운영되며, 국민건강보험은 자영업자, 퇴직자 등이 대상이다. 후기고령자의료제도는 노인의료비 급증에 따라 2008년부터 시행 중이다. 75세 이상 후기고령자 및 65세 이상 75세 미만의 노인 중 일정 수준 이상의 장애 판정을 받은 자를 분리시켜 후기고령자의료제도에 가입시킨다. 건강보험의 재원은 보험료와 국고보조금으로 조달된다.

개호보험제도는 장애가 있는 성인 및 노인에게 가정간병, 사례관리 및 기관의 서비스를 포함하는 종합적인 혜택을 제공하는 것으로, 가입 대상은 40세 이상 전체 국민이다. 노인인구 증가로 인한 노인의료비 증가로 건강보험재정의 악화가 초래되어 2022년부터는 75세 이상 후기고령자라도 부담능력이 있는 경우 본인부담금을 20~30% 인상하여 지불하도록 법을 개정하였다.

(3) 서비스 제공 및 의료비 지불방식

1차 의료기관인 진료소는 20병상 미만을 갖춘 기관으로, 초기진료, 외래진료, 예방접종, 건강진단 및 상담 등을 제공한다. 2차 의료기관인 병원은 20병상 이상의 시설을 갖춘 기관으로, 1차 의료기관 의뢰한 대상자에게 검사나 입원 등의 서비스를 제공한다. 3차 의료기관은 특수한 기능을 가진 병원으로 지역의료지원병원, 특정기능병원 및 임상연구 중핵병원이 이에 속한다. 지역의료지원병원은 의뢰환자에게 의료서비스 제공, 응급의료서비스 제공, 지역의료종사자에 대한 연수 실시 및 지역의사들로 하여금 건물,시설,장비 등을 활용 가능하도록 하는 곳이다. 특정기능병원과 임상연구 중핵병원은 400병상 이상으로, 특정 기능병원은 고난이도 의료 제공 및 기술의 개발, 평가, 연수 및 안전관리체계 확립 등의 역할을 하는 곳이며 대부분의 대학병원이 이에 속한다. 임상연구 중핵병원은 임상연구 수행을 중점으로 하는 곳이다.

일본의 의사와 병원은 행위별수가제와 포괄수가제를 기반으로 의료비를 지불받으며, 정부는 의사의 진료비와 입원료 및 약제비를 수가체계에 의해 엄격히 규제하여 낮은 의료가격을 유지하며 의료비 증가를 제한하고 있다.

3. 사회보장제도와 의료보장제도

1) 사회보장제도

(1) 사회보장의 정의

사회보장이란 용어는 1935년 미국에서 사회보장법(Social Security Act)이 제정되어 처음 사용한 이후 전 세계적으로 통용되기 시작하였다. 사회보장을 뜻하는 'social security'는 'security'의 'se(=without, 해방)+cura(=care, 근심 또는 괴로워하는 것)'에서 비롯된 것으로 '불안을 없게 한다'는 의미이다. 그러므로 social security는 사회적 불안을 제거한다는 의미와 평온한 삶을 사회가 보장한다는 뜻이다.

우리나라는 1963년 '사회보장에 관한 법률'을 제정한 후 1980년 개정된 헌법에서 '사회보장'이라는 용어를 최초로 사용하였다. 사회보장기본법 제3조제1호에 의하면, "사회보장이란 출산, 양육, 실업, 노령, 장애, 질병, 빈곤 및 사망 등의 사회적 위험에서 모든 국민을 보호하고 국민 삶의 질을 향상시키는 데 필요한 소득 · 서비스를 보장하는 5대 사회보험(건강보험 · 노인장기요양보험 · 국민연금 · 고용보험 · 산재보험)과 공공부조"를 말한다(그림 2-3).

1942년 '사회보장의 아버지'로 불리는 W. Beveridge가 영국정부에 제출한 보고서 〈사회보험과 관련 서비스(social insurance and allied service)〉에 의하면, 사회보장의 정의는 실업 · 질병 혹은 재해로 인하여 수입이 중단된 경우의 대처, 노령에 의한 퇴직이나 본인 이외의 사망에 의한 부양상실의 대비, 그리고 출생 · 사망 · 결혼 등과 관련된 특별한 지출을 감당하기 위한 소득보장을 의미하는 것으로, 빈곤과 결부시켜 사회보장은 '궁핍의 퇴치'라고 말하며 이는 국민소득의 재분배로 실현될 수 있고, 이를 통한 일정소득의 보장은 결국 국민생활의 최저보장을 의미하는 것이라 하였다.

국제노동기구(ILO, 1942)의 보고서 〈사회보장에의 접근〉에 의하면 "사회보장은 사회구성원이

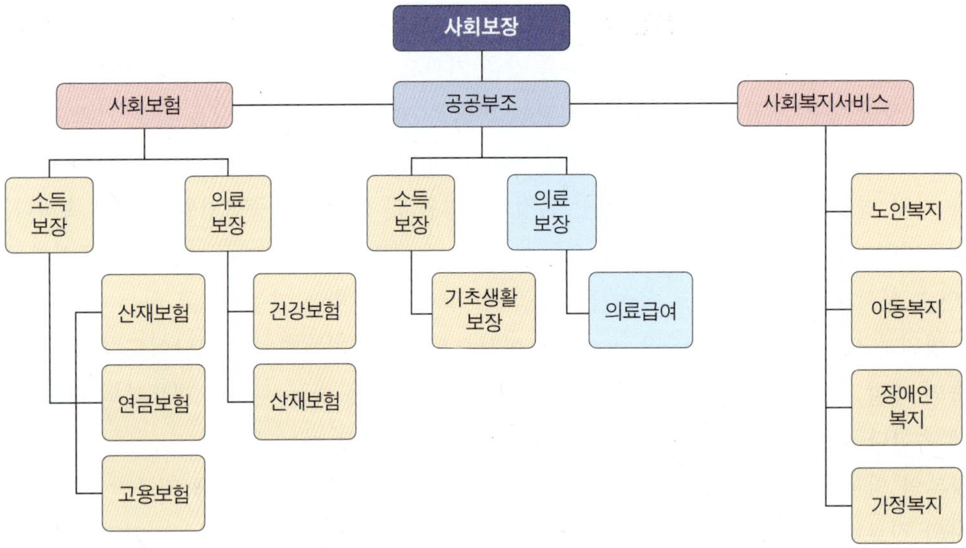

그림 2-3 사회보장체계와 의료급여사업
【출처】 보건복지부. 2019 보건복지백서; 2020.

부딪치는 일정한 위험에 대해서 사회가 적절한 조직을 통해 부여하는 보장"이라고 하였다. 첫째는 전 국민을 대상으로 하며, 둘째는 최저생활이 보장되어야 하고, 셋째는 모든 위험과 요소를 포함하여야 한다고 하였다.

사회보장제도의 기능은 다음과 같다.

- 최저생활 보장: 사회보장이 보장하는 생활 수준은 최저생활이며, 이는 생리적 한계에서 최저생활을 의미한다.
- 소득재분배 기능: 개인의 소득이 시기에 따라 변동을 가져오는 시간적 소득분배와 소득이 많은 계층에서 적은 계층으로 이전하는 사회적 소득분배로 분류한다.
- 경제적 기능: 정책을 통하여 국민경제의 성장과 경제변동을 완화하는 기능을 하기도 한다.
- 사회적 기능: 국민생활을 안정시키는 정책목적을 수행하며 동시에 국민생활에 대한 각종 요구나 이해대립을 조정하는 기능도 있다.

(2) 사회보장의 형태

① 사회보험

사회보험은 국가가 사회정책을 수행하기 위해 보험의 원리와 방식을 도입하여 만든 사회경제제도이다. 사회보장기본법에 의하면 "사회보험이란 국민에게 발생하는 사회적 위험을 보험의 방식으로 대처함으로써 국민의 건강과 소득을 보장하는 제도"를 말한다. 즉, 사회보험은 국민을 대상으로 질병 · 사망 · 노령 · 실업 · 기타 신체장애 등으로 인하여 활동능력의 상실과 소득의 감소가 발생하였을 때 보험방식에 의하여 보장하는 제도이다. 이와 같이 사회보험은 공공부조와 다르게 운영과 방법론에서 보험기술과 보험원리를 따르고 있다.

사회보험은 사회의 연대성과 가입의 강제성이 적용되며, 민간보험과 다른 주요한 특성이 있다(표 2-5). 사회보험에서 다루는 보험사고로는 업무상의 재해, 질병, 분만, 장애, 사망, 유족,

표 2-5 사회보험과 민간보험의 특성 비교

구분	사회보험	민간보험
제도의 목적	최저생계 또는 의료보장	개인적 필요에 따른 보험
가입방법	강제가입	임의가입
보호 대상	질병, 분만, 부상, 사망, 산재, 노령, 장애, 실업, 유족 등	발생위험을 알 수 없는 모든 위험
독점/경쟁	정부 및 공공기관의 독점	자유경쟁
공동부담 여부	공동부담의 원칙	본인부담 위주
재원부담	소득비례부담	개인의 선택
보험급여 수준	균등급여	차등급여(기여비례)
보험사고 대상	인보험	인 · 물 보험

【출처】 이규식. 의료보장과 의료체계(제3판 수정본). 계축문화사; 2013.

표 2-6 우리나라 사회보험제도의 종류 및 관리운영

구분	산재보험	건강보험	국민연금	고용보험	노인장기요양보험
관장부처	고용노동부	보건복지부	보건복지부	고용노동부	보건복지부
운영주체	근로복지공단	국민건강보험공단	국민연금공단	고용보험공단	국민건강보험공단
근거법	산업재해보상보험법	국민건강보험법	국민연금법	고용보험법	노인장기요양보험법
보장 내용	산업재해보상/재활	의료보장/건강증진	소득보장	실업급여/고용안정 및 직업능력개발	노인요양
도입시기	1964. 7. 1	1977. 7. 1	1988. 1. 1	1995. 7. 1	2008. 7. 1

노령 및 실업 등이 있다. 즉, 업무상 재해에 대해서는 산업재해보상보험, 질병과 부상에 대해서는 건강보험, 장애 · 사망 · 노령 등에 대해서는 연금보험, 실업에 대해서는 고용보험, 그리고 노인장기요양보험이 있으며, 이를 5대 사회보험이라 한다(표 2-6).

② 공공부조

공공부조는 나라마다 다르게 표현한다. 우리나라, 일본, 미국에서는 법률상 공공부조 또는 공적부조(public assistance)로, 영국에서는 국가부조(national assistance)로, 프랑스에서는 사회부조(social assistance)라고 한다.

사회보장기본법 제3조제3호에 따르면 "공공부조란 국가와 지방자치단체의 책임하에 생활유지능력이 없거나 생활이 어려운 국민의 최저생활을 보장하고 자립을 지원하는 제도"를 말한다. 1995년 사회보장기본법 개정으로 공적부조가 '공공부조'로 변경되었다.

공공부조의 협의적 개념은 자본주의사회의 모순이 심화됨에 따라 빈곤이 발생되었다는 역사적 인과관계를 인정하여 국가의 책임 아래 일정한 법령에 따라 일반 조세로 재원조달하여 경제적 보호를 요구하는 자들에게 제공되는 최저 한도의 사회보장이다. 이처럼 공공부조는 취약계층의 생활보호 기능에 의의가 있으며, 생활보호는 최저한의 수준을 보장하는 것을 말하며 이를 국가최저(national minimum) 또는 사회최저(social minimum) 원칙이라고 한다.

우리나라에서는 공공부조와 관련해서 의료급여법과 국민기초생활보장법이 적용되고 있다.

③ 사회서비스

사회보장기본법 제3조제4호에 따르면 "사회서비스란 국가 · 지방자치단체 및 민간부문의 도움이 필요한 모든 국민에게 복지, 보건의료, 교육, 고용, 주거, 문화, 환경 등의 분야에서 인간다운 생활을 보장하고 상담, 재활, 돌봄, 정보의 제공, 관련 시설의 이용, 역량 개발, 사회참여 지원 등을 통하여 국민의 삶의 질이 향상되도록 지원하는 제도"를 말한다.

종래의 사회보장체계에서 일반적으로 사회복지라고 하던 것이 사회서비스로 명칭이 변경되었다.

2) 의료보장제도

(1) 의료보장의 유형

의료보장은 국민의 건강권을 보호하기 위하여 필요한 보건의료서비스를 국가나 사회가 제도적으로 제공하는 것으로, 개인의 능력으로 해결할 수 없는 건강문제를 사회적 연대책임으로 해결하여 사회구성원 누구나 건강한 삶을 향유할 수 있도록 하는 데 궁극적인 목표가 있다.

의료보장제도는 각국의 고유한 문화와 전통이 반영되는 것으로 단순하게 분류하는 데 어려움이 있다. 그러나 일반적으로 OECD는 사회보험 방식, 국가보건서비스 방식, 민간보험 방식 등 3가지로 분류하고 있다. 여기에서는 사회정책적 차원의 제도인 사회보험 방식과 국가보건서비스 방식에 대해 설명하고자 한다(표 2-7).

① 사회보험 방식

사회보험 방식(national health insurance, NHI)은 의료비를 정부기관이 아닌 보험자의 보험료로 재원을 마련하여 의료를 보장하는 방식으로, 이는 보험원리에 의해 1차적으로 국민의 보험료로 재원을 조달하고, 국가는 2차적 지원과 지도 기능을 수행하는 제도이다. 관리체계는 민간자율기구(조합) 중심의 자치적 운영을 원칙으로 하며, 의료의 사유화를 전제로 의료공급자가 국민과 보험자 간 보험급여를 대행하는 방식이다.

장점으로 이 방식을 취하고 있는 나라에서는 조합원이 대표의결기구를 통해 국민건강보험 운영에 관한 의사결정에 참여함으로써 제도 운영의 효율화를 기할 수 있고, 상대적으로 양질의 의료를 제공할 수 있다. 단점으로 소득유형 등이 서로 다른 구성원에 대한 단일보험료 부과기준 적용의 어려움, 의료비 증가에 대한 억제 기능이 취약하여 보험재정 안정을 위한 노력이 필요하다는 것이다. 사회보험 방식을 적용하는 대표 국가에는 독일, 일본, 프랑스, 한국 등이 있다.

② 국가보건서비스 방식

국가보건서비스 방식(national health service, NHS)은 국민의 의료문제는 국가가 책임져야 한다는 관점에서 정부가 일반 조세로 재원을 마련하여 모든 국민에게 무상으로 의료를 제공하는 국가의 직접적인 의료관장 방식으로, 의료기관의 상당 부분이 사회화 내지 국유화되어 있다.

표 2-7 사회보험 방식과 국가보건서비스 방식의 의료보장 비교

구분	사회보험 방식	국가보건서비스 방식
적용 대상관리	• 국민을 임금소득자, 공무원, 자영업자 등으로 구분관리	• 전 국민을 일괄 적용(집단 구분 없음)
재원조달	• 보험료, 일부 국고 지원	• 정부 일반조세
의료기관	• 일반 의료기관 중심 • 의료의 사유화 전제	• 공공 의료기관 중심 • 의료의 사회화 내지 국유화
급여 내용	• 치료 중심적	• 예방 중심적
의료보수	• 의료기관과의 계약에 의한 행위별수가제	• 일반 개원의는 인두제 • 병원급 의사는 봉급제
관리기구	• 보험자(조합 또는 금고)	• 정부기관(사회보험청 등)
국가	• 독일, 프랑스, 네덜란드, 일본, 한국 등	• 영국, 스웨덴, 이탈리아, 캐나다 등
장 · 단점		
• 기본철학	• 의료비에 대한 국민의 일차적 책임의식 견지(국민의 정부의존 최소화)	• 국민의료비에 대한 국가 책임 견지, 전국민 보편 적용(국민의 정부의존 심화)
• 국민의료비	• 의료비 억제 기능 취약	• 의료비 통제효과 강함
• 보험료 형평성	• 보험자 간 보험료 부과의 형평성 부족 • 보험자 간 재정 불균형 파생	• 조세에 의한 재원조달로 소득재분배효과(선진국) • 조세체계가 선진화되지 않은 경우 소득역전 초래
• 의료서비스	• 상대적으로 양질의 의료 제공 • 첨단 의료기술 발전에 긍정적 영향	• 의료의 질 저하, 입원 대기환자 급증(대기시간 장기화, 개원의의 입원의뢰 남발)
• 관리운영	• 조합 중심 자율운영 • 상대적으로 관리운영비 많이 소요(보험료 징수 등)	• 민간 사회보험의 가입 증가로 국민의 이중부담 초래 • 정부기관 직접 관리(가입자의 운영참여 배제) • 관리운영비 절감(보험료 징수 인력 불필요)

장점으로 이 방식을 채택한 나라에서는 소득 수준에 관계없이 모든 국민에게 포괄적으로 균등한 의료를 보장하며, 정부가 관리주체로서 의료 공급이 공공화되어 의료비 증가에 대한 효율적인 통제가 가능하고 조세제도를 통한 재원조달은 비교적 소득재분배효과가 있다. 단점으로 의료의 사회화는 상대적으로 의료의 질을 저하시키며, 조세에 의한 의료비 재원조달에 큰 어려움이 있어 정부의 과다한 복지비용부담의 문제, 의료수용자 측의 비용의식 부족과 민간보험의 확대, 그리고 장기간 진료대기문제 등 부작용이 나타나서 이에 대한 제도적 개혁이 필요하다는 것이다. 국가보건서비스 방식을 적용하는 대표적 국가에는 영국, 스웨덴, 이탈리아 등이 있다.

(2) 우리나라 의료보장제도

우리나라의 의료보장제도는 사회보험의 일종인 국민건강보험과 공공부조인 의료급여로 구성된다.

① 국민건강보험제도

a. 연혁

1963년 11월 사회보장에 관한 법률에 근거하여 동년 12월 의료보험법을 제정하였으나 임의적용 방식으로 사회 여건에 맞지 않아 유명무실하였다. 1977년 7월부터 500인 이상 사업장 근로자와 공업단지 근로자에게 강제 적용(486개 조합 설립)하였고, 1979년 7월에 300인 이상 사업장 근로자까지 적용범위를 확대(29개 지구공동조합 설립)하였다. 공무원, 교직원 건강보험을 제공하여 1979년 1월부터 공무원 및 교직원 건강보험을 실시하였으며, 1989년에는 전국민 의료보험이 실현되었다. 또한 2019년 7월부터 간호간병통합서비스에 보험급여가 적용되었으며, 외국인 및 재외국민 건강보험 지역가입 당연적용이 실시되었다. 2021년 3월부터는 외국인 유학생 건강보험 당연적용이 실시되었다(표 2-8).

표 2-8 국민건강보험제도 연혁

연도	주요 내용
2021. 03	외국인 유학생 건강보험 당연적용 실시
2019. 07	간호 · 간병통합서비스 보험급여 적용 외국인 지역가입자 당연적용 실시
2015. 12	의료법 개정으로 기존 포괄간호서비스에서 간호 · 간병통합서비스로 명칭 변경
2014. 04	건보공단, 담배회사 상대로 손해배상청구소송 제기
2013. 08	중증질환 재난적 의료비 지원사업 실시
2012. 07	포괄수가제 병 · 의원급 의료기관 당연 적용(7개 질병군 입원환자)
2011. 01	사회보험 징수통합(건강보험, 국민연금, 고용보험, 산재보험)
2003. 07	직장재정과 지역재정 통합(실질적인 건강보험 통합)
2002. 01	국민건강보험재정건전화특별법 제정
2001. 07	5인 미만 사업장 근로자 직장가입자 편입
2000. 07	국민의료보험관리공단과 직장의료보험조합(139개) 통합 국민건강보험공단 출범(의료보험 완전 통합)
1999. 02	국민건강보험법 제정
1998. 10	지역의료보험조합(227개 조합)과 공 · 교 의료보험관리공단 통합 국민의료보험관리공단 출범
1997. 12	국민의료보험법 제정
1989. 07	도시지역 의료보험 실시 → 전국민 의료보험 실현
1988. 07	5인 이상 사업장 의료보험 적용 확대
1988. 01	농어촌지역 의료보험 확대 실시
1981. 01	100인 이상 사업장 의료보험 적용 확대
1979. 07	300인 이상 사업장 의료보험 적용 확대
1979. 01	공무원 및 사립학교교직원 의료보험 실시
1977. 07	500인 이상 사업장 근로자 의료보험 실시(486개 조합 설립)
1963. 12	의료보험법 제정

b. 주요 기능

■ 의료보장 기능

건강보험은 피보험 대상자 모두에게 필요한 기본적 의료를 적정한 수준까지 보장함으로써 그들의 의료문제를 해결하고 누구에게나 균등하게 적정 수준의 급여를 제공한다.

■ 사회연대 기능

건강보험은 사회보험으로서 건강에 대한 사회공동의 책임을 강조하여 비용(보험료)부담은 소득과 능력에 따라 부담하고 가입자 모두에게 균등한 급여를 제공함으로써 사회적 연대를 강화하고 사회통합을 이루는 기능이 있다.

■ 소득재분배 기능

질병은 개인의 경제생활에 지장을 주어 소득을 떨어뜨리고 다시 건강을 악화시키는 악순환을 초래한다. 따라서 각 개인의 경제적 능력에 따른 일정한 부담으로 재원을 조성하고 개별부담과 관계없이 필요에 따라 균등한 급여를 제공하여 질병의 치료부담을 경감시키는 건강보험은 소득재분배 기능을 수행한다.

c. 국민건강보험제도의 내용

우리나라의 건강보험제도는 국민의 질병 · 부상에 대한 예방 · 진단 · 치료 · 재활과 출산 · 사망 및 건강증진에 대하여 보험급여를 실시한다. 그럼으로써 국민건강을 향상시키고 사회보장 증진을 목적으로 국민건강보험법에 따라 생활 유지능력이 있는 국민을 대상으로 건강보험제도를 실시하고 있다.

■ 적용 대상

국내에 거주하며 의료급여 대상자를 제외한 국민이 건강보험 대상자가 된다. 가입자는 직장가입자와 지역가입자로 구분되며, 직장가입자의 피부양자는 배우자, 직계존속(배우자의 직계존속 포함), 직계비속(배우자의 직계비속 포함) 및 그 배우자, 형제 및 자매 중 직장가입자에 의해 주로 생계를 유지하는 자로서 보수 또는 소득이 없는 자가 그 대상이다.

■ 보험급여

건강보험이 적용되는 요양급여는 진찰 · 검사, 약제 · 치료재료의 지급, 처치 · 수술, 기타의 치료, 예방 · 재활, 입원, 간호, 이송 등이 포함된다. 또한 가입자 및 피부양자가 보건복지부령이 정하는 긴급, 기타 부득이한 사유로 인하여 요양기관과 유사한 기능을 수행하는 기관으로서 보건복지부령이 정하는 기관에서 질병 · 부상 · 출산 등에 대하여 요양을 받거나 요양기관 외 장소에서 출산을 한 때는 요양급여에 상당하는 금액을 가입자 또는 피부양자에게 요양비로 지급한다.

건강보험급여 형태는 의료 그 자체를 보장하는 현물급여와 의료비의 상환제도인 현금급여 두 가지 형태가 있으며, 우리나라는 현물급여를 원칙으로 하되 현금급여를 병행하고 있다. 현물급여에는 가입자 및 피부양자의 질병 · 부상 · 출산 등에 대한 요양급여 및 건강검진이 있고, 현금 급여에는 요양비, 장애인보장구 급여비 등이 있다. 가입자 또는 피부양자가 요양급여를 받는 때에는 그 진료비용의 일부를 본인이 부담하여야 하며, 그 내용은 입원의 경우 진료비 총액의 20%를, 외래의 경우에는 요양기관 종별에 따라 30~60%를 차등 적용하고 있다.

■ 요양기관

요양급여(간호 및 이송을 제외한다)는 다음의 요양기관에서 행한다.

- 의료법에 의하여 개설된 의료기관
- 약사법에 의하여 등록된 약국
- 약사법에 따라 설립된 한국희귀 · 필수의약품센터
- 지역보건법에 의한 보건소 · 보건의료원 및 보건지소
- 농어촌 등 보건의료를 위한 특별조치법에 의하여 설치된 보건진료소

■ 보험료

사회보험 방식으로 운영되는 우리나라 건강보험은 가입자 및 사용자로부터 징수한 보험료와 국고 및 건강증진기금 등 정부 지원금을 그 재원으로 하고 있다.

직장가입자의 경우 근로자가 일정 기간 동안 지급받은 보수를 기준으로 산정한 보수월액에 보험료율을 적용하여 산정한 금액을 가입자와 사용자 또는 국가 및 지방자치단체가 각각 보험금액의 100분의 50씩 부담한다. 사립학교에 근무하는 교원이면 보험료액은 그 직장가입자가 100분의 50, 사용자가 100분의 30, 국가가 100분의 20을 각각 부담한다.

지역가입자의 경우에는 소득, 재산, 생활 수준 등 부과요소별 점수를 합산하여 산출한 보험료 부과점수에 점수당 단가를 곱하여 건강보험료를 산정, 세대별로 부과하고 있다(표 2-9).

표 2-9 건강보험 재원조달체계(2022년도 기준)

구분		직장근로자	농 · 어민, 도시자영업자
재원조달	보험료	• 보수월액의 6.99% • 사용자, 근로자가 각 50%씩 부담 • 사용자가 원천징수하여 공단에 납부 • 공무원은 본인, 정부가 각 50%씩 부담 • 사립학교 교원은 본인, 학교경영자, 정부가 각 50%, 30%, 20%씩 부담	• 소득 · 재산 · 자동차 점수를 합산하여 산출한 보험료 부과점수에 점수당 단가(205.3원)를 곱한 금액 • 세대의 지역가입자가 연대하여 납부
	국고	해당 연도 보험료 예상 수입액의 14%	
	건강증진기금	해당 연도 보험료 예상 수입액의 6%(단, 담배부담금 예상 수입액의 65% 이내)	

【주】 2023년 보험료는 보수월액의 7.09% 및 부과 점수당 단가 208.4원

【출처】 보건복지부. 2022 보건복지백서; 2023.

② 의료급여

a. 개념

의료급여제도는 생활 유지능력이 없거나 생활이 어려운 국민의 의료문제를 국가가 보장하는 공공부조제도로서, 건강보험과 더불어 국민의료보장의 중요한 수단이 되는 사회보장제도이다.

의료급여법 제1조에 의하면 생활이 어려운 사람에게 의료급여를 함으로써 국민보건의 향상과 사회복지의 증진에 이바지함을 목적으로 한다.

b. 발전과정

의료급여는 1961년에 제정된 생활보호법을 근거로 저소득자, 무능력자 및 무의 · 무탁자 등과 같은 취약계층에 대해 무료진료 형태의 진료사업을 실시하였다. 실질적으로는 1977년에 전 국민의 5~10%를 대상으로 의료급여사업을 시작하였다. 1980년대는 보다 충실해졌고 예산 규모도 커졌다.

지속적으로 제도가 개선되었으며, 2012년에는 의료급여법 및 의료급여법 시행규칙을 개정하고 의료급여사례관리사 자격배치기준 등 조치를 마련하여 의료급여 대상자의 사례관리가 실시되었고, 2014년에는 75세 이상 노인의 치과임플란트를 포함하였고, 2015년에는 70세 이상 노인의 틀니 및 치과임플란트 급여를 확대 적용하였으며, 2016년에는 65세로 확대 적용하였다. 2017년에는 정신질환에 대한 적용 확대가 전반적으로 이루어졌다. 2019년에는 2종 수급권자 중 1세 미만 아동 외래진료 및 CT, MRI, PET 등의 검사에 대한 본인부담을 완화하고, 추나요법에 대한 급여가 적용되었다. 2022년에는 잠복결핵 치료에 대한 본인부담금이 면제되었다.

c. 의료급여체계

■ 의료급여 대상자

의료급여 수급권자 유형 및 대상자는 표 2-10과 같다.

표 2-10 의료급여 수급권자 유형 및 대상자

구분	법령	수급권자
1종	• 국민기초생활보장법 • 재해구호법 • 의사상자 등 예우 및 지원에 관한 법률 • 입양특례법 • 독립유공자 예우에 관한 법률 • 무형문화재 보전 및 진흥에 관한 법률 • 북한이탈주민의 보호 및 정착 지원에 관한 법률 • 5 · 18 민주화운동관련자 보상 등에 관한 법률 • 노숙인 등의 복지 및 자립 지원에 관한 법률	• 국민기초생활보장법에 의한 수급자(근로무능력가구, 희귀질환자, 중증난치질환자, 시설수급자) • 이재민 • 의상자 및 의사자 유족 • 국내 입양된 18세 미만 아동 • 독립국가유공자, 보훈보상대상자 및 그 유족 · 가족 • 지정된 국가무형유산의 보유자(명예보유자를 포함)와 그 가족 • 북한이탈주민과 그 가족 • 5 · 18 민주화운동 관련자, 그 유족 · 가족 등 • 노숙인
2종		• 국민기초생활보장법에 의한 수급자 및 타법 적용자 중 의료급여 1종 수급권자 기준에 해당되지 않는 자

【출처】 법제처. 의료급여법; 2023.

■ 의료급여기관과 의료급여범위

의료급여환자는 의료급여법 시행규칙 제3조의 규정에 의한 1차 의료급여기관 → 2차 의료급여기관 → 3차 의료급여기관에서 단계적으로 진료를 받을 수 있다.

1차 의료급여기관은 의료법에 따라 시장 · 군수 · 구청장에게 개설 신고한 의료기관(의원, 치과의원, 한의원 및 조산원), 보건소 · 보건의료원 및 보건지소, 보건진료소, 약국이 포함되며, 2차 의료급여기관은 의료법에 따라 시 · 도지사가 개설을 허가한 병원, 종합병원, 요양병원, 치과병원, 한방병원 등이다. 3차 의료급여기관은 2차 의료급여기관 중에서 보건복지부장관이 지정한 상급종합병원 또는 종합병원이다.

2절 보건의료체계의 구성요소

세계보건기구는 보건의료체계를 "건강을 증진, 회복, 유지하는 것이 일차적인 목적인 모든 활동"이라고 정의하였다(World Health Report 2000). 보건의료체계의 구성요소 중 보건의료서비스, 보건의료조직, 보건의료자원, 보건의료재정을 중심으로 살펴보고 향후 우리나라 보건의료체계의 과제를 제시하고자 한다.

1. 보건의료서비스

보건의료서비스는 양질의 보건의료를 언제, 어디서든지, 누구에게나 필요할 때 제공하는 것이다.

보건의료서비스의 구성요소는 다음과 같이 정리할 수 있다(표 2-11).

- 접근 용이성(accessibility): 의료요구자의 이용이 쉽도록 접근방법과 가격(medical care cost)이 적절해야 한다.
- 질(quality): 전문적인 능력을 가진 의료공급자가 양질의 의료를 제공해야 한다.
- 지속성(continuity): 전인적 보건의료서비스를 목표로 보건의료서비스의 상호조정을 통해 의료의 지속성이 유지되어야 한다.
- 효율성(efficiency): 재정 지원, 보상, 관리 등에서 효율성이 보장되어야 한다.

표 2-11 보건의료서비스의 구성요소

구성요소	주요 내용
접근 용이성	• 개인적 접근성, 포괄적 서비스, 양적 적합성
질	• 전문자격, 개인적 수용성, 질적 적합성
지속성	• 개인 중심의 진료, 중점적 의료 제공, 서비스 조정
효율성	• 평등한 재정, 적정한 보상, 효율적 관리

2. 보건의료조직

조직(organization)은 한 집단의 공동목표를 수행하기 위하여 각종 자원을 할당 배분하는 협동체계 또는 내부구조이다. 보건의료조직(health care organization)은 보건의료 공동목표를 수행하기 위하여 보건의료자원을 할당 배분하는 내부구조라고 할 수 있다. 보건의료조직은 국민의 건강을 유지하고 나아가 수명을 연장하기 위하여 다양한 보건의료자원들이 효율적으로 기능하게 하는 일련의 행정체계로 정리할 수 있다. 보건의료조직을 공공보건의료조직, 민간보건의료조직으로 나눠 살펴보자.

1) 공공보건의료조직

(1) 중앙행정조직

① 보건복지부

보건복지부(Ministry of Health and Welfare)는 중앙행정기관의 하나로서 보건위생 · 방역 · 의정 · 약정 · 생활보호 · 자활 지원 및 사회보장, 아동(영 · 유아보육포함) · 청소년 · 노인 및 장애인에 관한 사무를 관장한다(그림 2-4). 그러나 공무원의 인사에 관한 사항과 지방자치단체의 재정에 관한 사무는 행정안전부에서 관장하고 있으므로 중앙의 보건행정조직인 보건복지부는 지역보건의료조직에 대한 인사권, 예산집행권 없이 보건정책결정기관으로서 기술 지원만을 담당하고 있다. 따라서 시 · 도의 보건행정조직과 시 · 군 · 구 보건소, 읍 · 면 보건지소, 벽 · 오지 보건진료소는 일반행정의 한 부분으로 행정안전부의 직접적인 통제를 받고, 보건복지부의 기술 지원을 받는 이원적 행정구조를 가지고 있다.

보건복지부 외 국민건강과 관련이 있는 중앙조직으로는 산업장 안전보건관리와 근로자 건강보호, 산재근로자의 보상업무를 담당하는 고용노동부가 있으며, 고용노동부 산하에 산업재해 예방 기능을 수행하기 위한 안전보건공단과 근로자의 업무상 재해보상을 위한 근로복지공단을 두고 있다. 학교보건과 관련된 사항은 교육부 책임교육정책실의 학생건강정책과에서 담당하고 있으며, 환경부에서는 환경의 보존과 환경오염 방지에 관한 사무를 관장한다(그림 2-5).

② 보건복지부 소속기관 및 관련 기관

보건복지부 소속기관으로는 국립정신건강센터(서울), 국립정신병원(나주, 부곡, 춘천, 공주), 국립소록도병원, 국립재활원, 국립장기조직혈액관리원, 건강보험분쟁조정위원회사무국 등이 있다.

보건복지부 산하 공공기관으로 국민건강보험공단, 국민연금공단, 건강보험심사평가원, 한국보건산업진흥원, 한국노인인력개발원, 한국사회보장정보원, 한국보건복지인력개발원, 국립암센터, 대한적십자사, 한국보건의료인국가시험원, 한국국제보건의료재단, 국립중앙의료원, 한국건강증진개발원, 한국보건의료연구원, 한국장기조직기증원, 한국한의약진흥원, 의료기관평가인증원, 국가생명윤리정책원, 한국공공조직은행 등이 있다.

③ 질병관리청

보건복지부 외청으로 질병관리청(Korea Disease Control and Prevention Agency, KDCA)이 있다. 국민보건위생 향상 등을 위한 감염병, 만성질환, 희귀난치성질환 및 손상질환에 관한 방역 · 조사 · 검역 · 시험 · 연구업무 및 장기이식관리에 관한 업무를 관장한다. 2003년 질병관리본부라는 이름으로 발족하였으며 2020년 질병관리청으로 승격하였다.

질병관리청에는 국내외 감염병 유입 및 확산을 방지하기 위한 국립검역소(인천공항, 부산, 인천, 평택, 군산, 목포, 여수, 마산, 김해공항, 울산, 포항, 동해, 제주)가 있다.

질병관리청 소속기관으로 국립보건연구원, 국립감염병연구소, 권역별 질병대응센터, 국립마

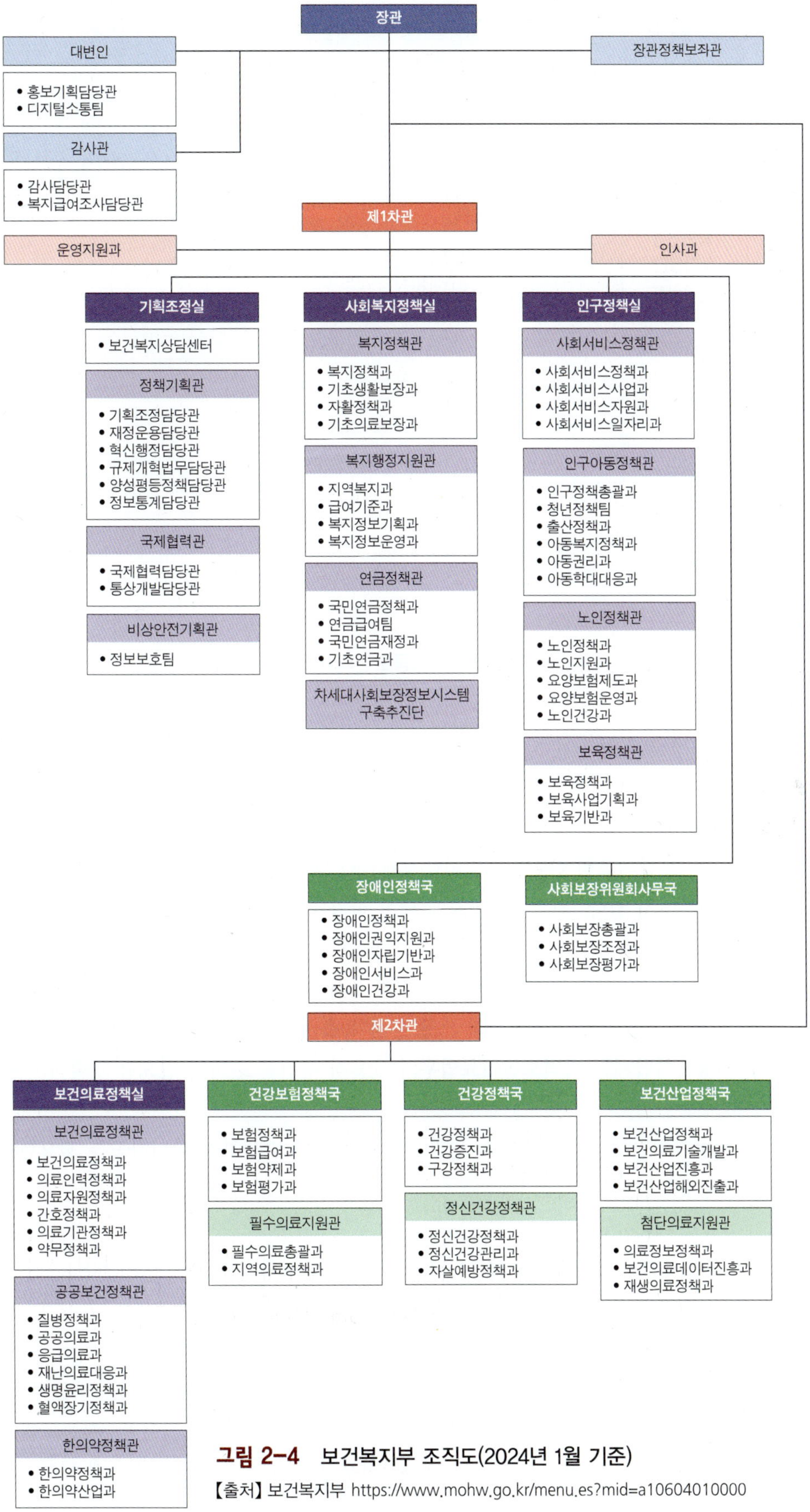

그림 2-4 보건복지부 조직도(2024년 1월 기준)

【출처】 보건복지부 https://www.mohw.go.kr/menu.es?mid=a10604010000

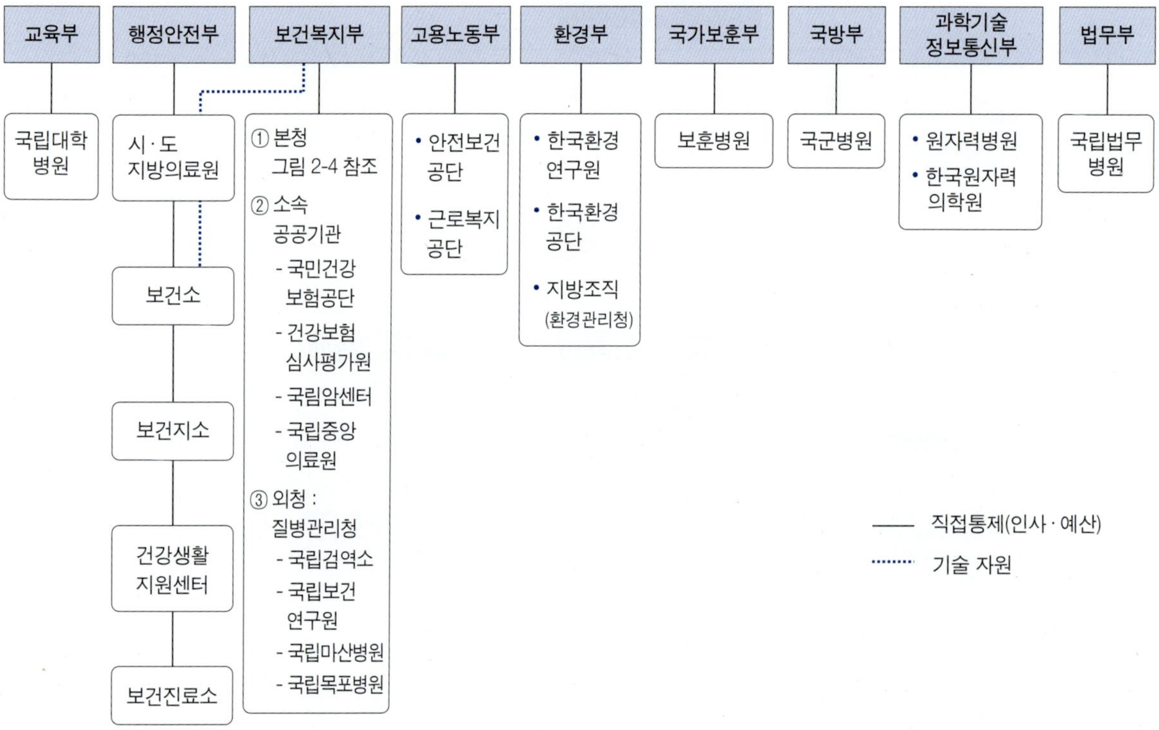

그림 2-5 공공보건의료조직

산병원, 국립목포병원이 있다.

(2) 지방행정조직

우리나라의 지방보건의료행정체계는 일반행정체계와 맥락을 같이 하여 시·도와 시·군·구 행정구역별로 이루어져 있다. 지역보건의료에 대한 국가와 지방자치단체의 책무는 다음과 같다(지역보건법 제3조).

- 국가 및 지방자치단체는 지역보건의료에 관한 조사·연구, 정보의 수집·관리·활용·보호, 인력의 양성·확보 및 고용안정과 자질 향상 등을 위하여 노력하여야 한다.
- 국가 및 지방자치단체는 지역보건의료업무의 효율적 추진을 위하여 필요한 기술적·재정적 지원을 하여야 한다.
- 국가 및 지방자치단체는 지역주민의 건강상태에 격차가 발생하지 아니하도록 필요한 방안을 마련하여야 한다.

우리나라의 공공보건의료조직의 설치근거와 설치기준 및 현황은 표 2-12와 같다.

① 시·도 보건행정조직

시·도 보건행정조직은 정책결정기관으로서의 중앙행정조직인 보건복지부와 보건의료사업 수행단위기관인 시·군·구 보건소를 연결하는 중간단계의 보건행정조직이다. 시·도의 보건행정조직은 각 지방자치단체의 규정에 따라 행정안전부장관의 승인을 얻어 정하게 되어 있으므

표 2-12 보건소 등의 설치기준 및 근거

구분	설치근거	설치기준
보건소	• 지역보건법 제10조, 동법 시행령 제8조	• 시 · 군 · 구별 1개소(필요할 경우 추가 설치 가능)
보건지소	• 지역보건법 제13조, 동법 시행령 제10조	• 읍 · 면별 1개소 (필요할 경우 추가 또는 통합 설치 · 운영 가능)
건강생활지원센터	• 지역보건법 제14조, 동법 시행령 제11조	• 읍 · 면 · 동별 1개소
보건진료소	• 농어촌 등 보건의료를 위한 특별조치법 제15조	• 의료취약지역에 설치

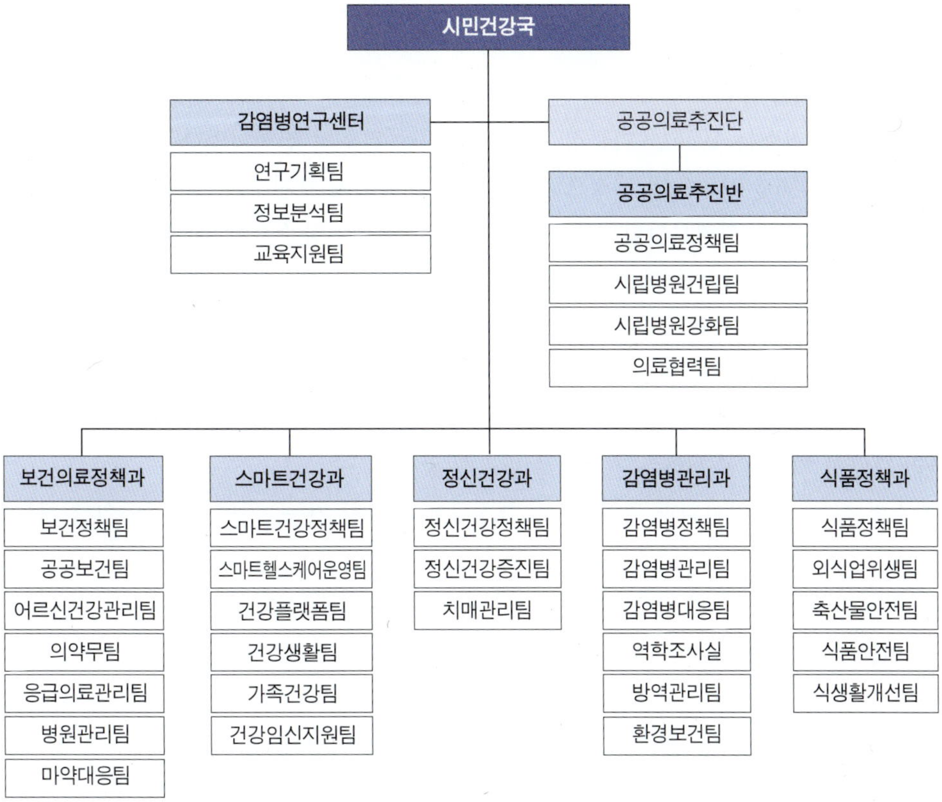

그림 2-6 서울특별시 보건행정조직도(2024년 1월 기준)

【출처】 서울특별시 https://org.seoul.go.kr/org/orgChartView.do

로 보건의료행정조직의 크기와 업무분장 등에서 서로 다른 다양한 형태를 이루고 있다. 대표적으로 서울특별시 보건행정조직의 예는 그림 2-6과 같다.

② 시 · 군 · 구 보건행정조직(보건소)

1988년부터 각 시 · 군 · 구는 시 · 도의 하부 행정기관에서 벗어나 자치권을 갖는 지방자치단체로서 시 · 도에서 위임된 사무와 자치사무를 동시에 처리하고 있다. 각 시 · 군 · 구 행정조직에는 보건소, 보건지소, 보건진료소, 건강생활지원센터가 있으며, 보건소와 보건지소, 건강생활지원센터는 지역보건법, 보건진료소는 농어촌 등 보건의료를 위한 특별조치법에 근거하여 설치 · 운영되고 있다.

a. 보건소의 설치기준

각 시 · 군 · 구에는 국 · 실 · 과 등과 별도로 보건소를 두고 있는데, 보건소는 우리나라 지역보건의료사업 수행의 핵심조직이라 할 수 있다.

우리나라 보건소는 지역보건법 제10조의 규정에 의하여 시 · 군 · 구별로 1개소씩 설치한다. 다만 당해 시장 · 군수 · 구청장이 지역주민의 보건의료를 위하여 특히 필요하다고 인정하는 경우에는 추가로 설치 · 운영할 수 있다. 2021년 12월 기준 전국 시 · 군 · 구에 256개 보건소가 설치되었다(보건복지부, 2023).

b. 보건소의 조직과 업무

우리나라의 보건소는 1946년 미군정 당시 현 중구보건소의 전신이었던 모범보건소가 그 효시이다. 그 후 1956년 보건소법 제정으로 시 · 군 · 구 단위에 보건소가 설치되기 시작하였으며, 1995년에 보건소법이 지역보건법으로 전면개정되고, 국민건강증진법 제정으로 지역주민의 질병 예방과 건강증진서비스를 포괄적으로 시행할 수 있게 되었다. 전국민 의료보험제도의 시행으로 1991년부터 병원급 의료기관이 없는 지역에 진료 기능을 강화한 병원의 요건을 갖춘 보건의료원을 설치하게 되었다. 보건소는 이 외에도 모자보건 기능을 강화한 모자보건선도보건소, 건강증진거점보건소, 지역사회재활거점보건소, 지역정신보건센터의 설치 등 지역주민의 요구에 따라 다양한 기능을 수행하는 기관으로 변모해 왔다.

보건소의 기능은 보건기획과 평가 기능, 행정규제와 지원 기능, 지역보건사업의 전개로 나눌 수 있다.

- 보건기획과 평가 기능으로 보건소는 해당 지역의 보건의료실태를 파악하고 문제를 진단하여 이를 해결하기 위한 지역보건의료계획을 수립 · 시행 · 평가하고 있다. 보건소는 제1기 지역보건의료계획(1996~1998), 제2기 지역보건의료계획(1999~2002), 제3기 지역보건의료계획(2003~2006), 제4기 지역보건의료계획(2007~2010), 제5기 지역보건의료계획(2011~2014), 제6기 지역보건의료계획(2015~2018), 제7기 지역보건의료계획(2019~2022), 그리고 제8기 지역보건의료계획(2023~2026)을 수립하였다.
- 행정규제와 지원 기능으로 병 · 의원, 약국 등 관련 업소와 단체의 지도 · 감독과 지원 기능을 맡고 있다.
- 지역보건사업의 전개로 건강증진, 질병 예방, 치료, 재활서비스 등 포괄적인 보건의료서비스를 제공하고 있다.

보건소의 조직과 업무는 각 지방자치단체의 자치법규에 의하여 분장되기 때문에 각 보건소마다 서로 다른 형태의 조직을 가지고 있다. 크게 특별시형 보건소(서울특별시 송파구 보건소 등), 광역시형 보건소(대전광역시 서구보건소 등), 일반 시 · 군형(경기도 부천시 보건소 등), 도농 통합 시 · 군형 보건소(경상남도 김천시 보건소 등), 보건의료원형(전라남도 구례군 보건의료원 등) 등 5개 형태로 구분된다(그림 2-7~11).

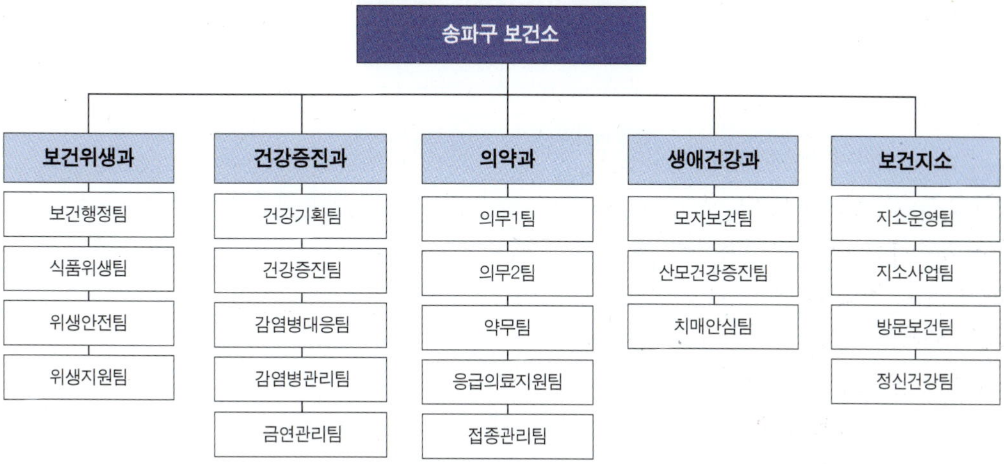

그림 2-7 특별시형 보건소 조직도(2024년 1월 기준)

【출처】 서울특별시 송파구 보건소 https://www.songpa.go.kr/ehealth/contents.do?key=4717

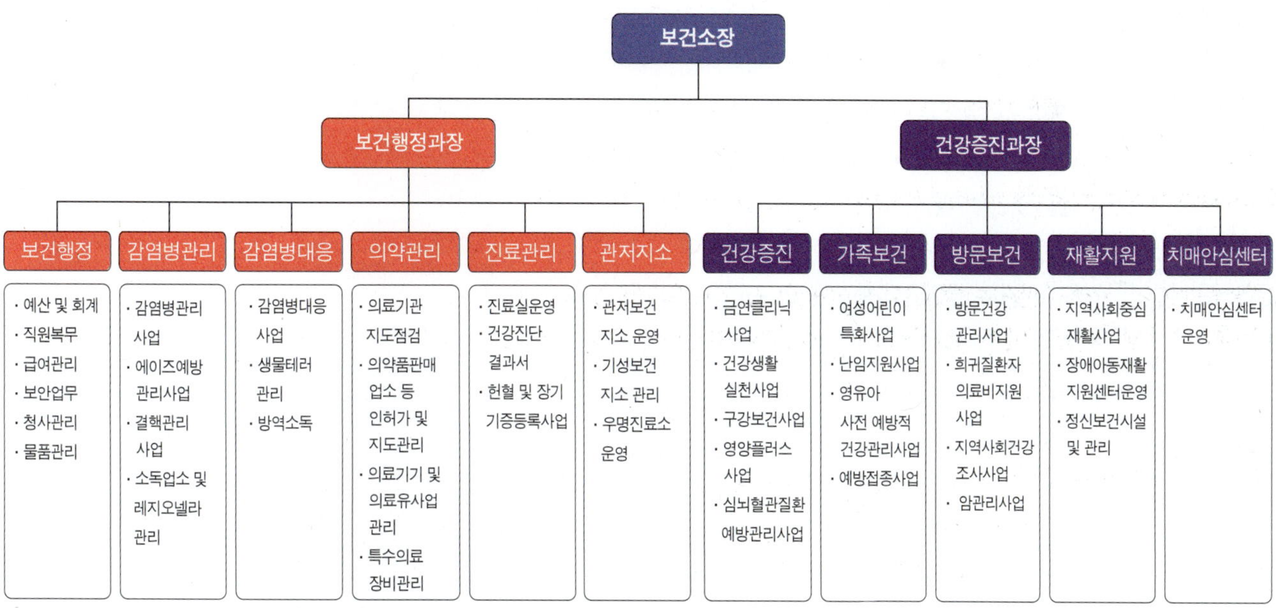

그림 2-8 광역시형 보건소 조직도(2024년 1월 기준)

【출처】 대전광역시 서구보건소 https://www.seogu.go.kr/health/sub01_03.do

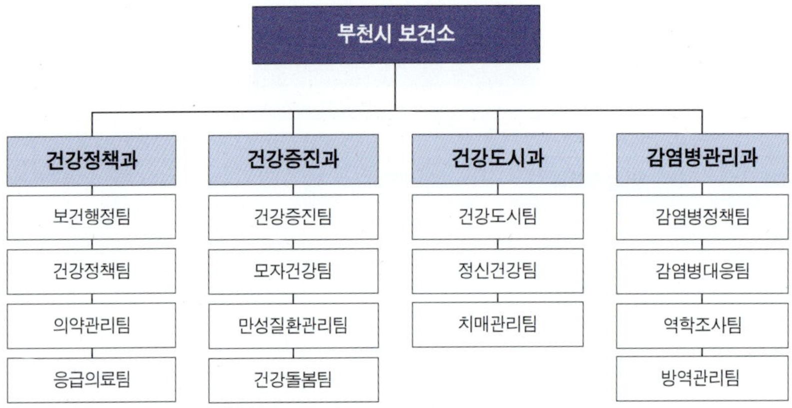

그림 2-9 일반 시·군형 보건소 조직도(2024년 1월 기준)

【출처】 경기도 부천시 보건소 https://www.bucheon.go.kr/site/homepage/menu/viewMenu?menuid=161001003001

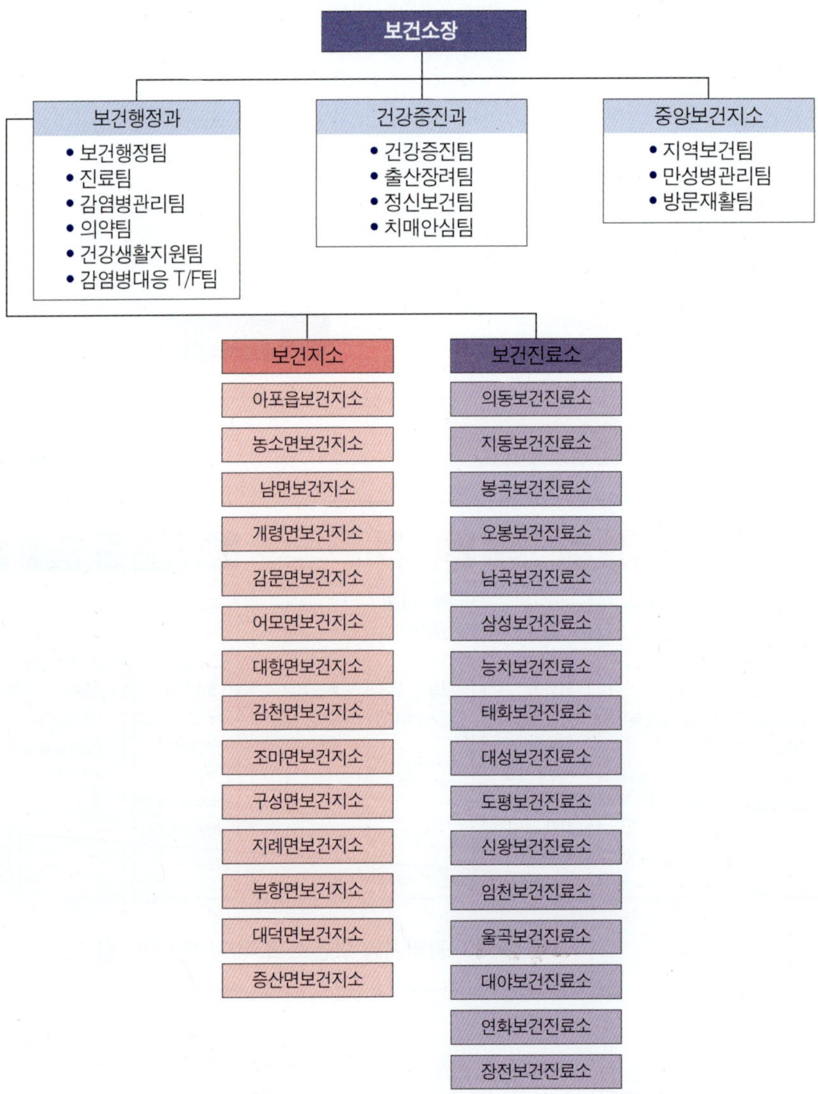

그림 2-10 도농 통합 시·군형 보건소 조직도(2024년 1월 기준)

【출처】 경상남도 김천시 보건소 https://www.gc.go.kr/health/contents.do?mId=0104000000

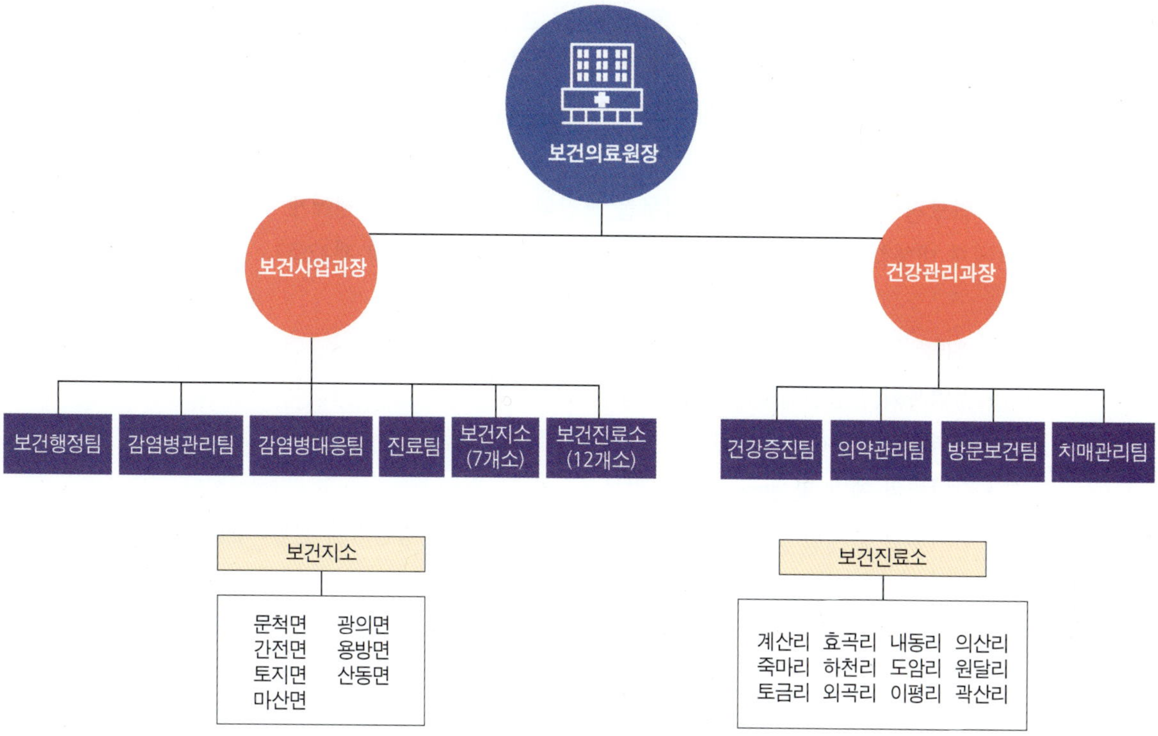

그림 2-11 보건의료원형 보건소 조직도(2024년 1월 기준)

【출처】 전라남도 구례군 보건의료원 https://www.gurye.go.kr/health/subPage.do?menuNo=130003000000

지역보건법 개정에 따라 보건소에서 관장하는 업무의 내용도 더욱 광범위하게 강화되었다.

보건소 업무 내용(지역보건법 제11조)

1. 건강 친화적인 지역사회 여건의 조성
2. 지역보건의료정책의 기획, 조사 · 연구 및 평가
3. 보건의료인 및 「보건의료기본법」 제3조제4호에 따른 보건의료기관 등에 대한 지도 · 관리 · 육성과 국민보건 향상을 위한 지도 · 관리
4. 보건의료 관련기관 · 단체, 학교, 직장 등과의 협력체계 구축
5. 지역주민의 건강증진 및 질병 예방 · 관리를 위한 다음 각 목의 지역보건의료서비스의 제공
   가. 국민건강증진 · 구강건강 · 영양관리사업 및 보건교육
   나. 감염병의 예방 및 관리
   다. 모성과 영유아의 건강 유지 · 증진
   라. 여성 · 노인 · 장애인 등 보건의료 취약계층의 건강 유지 · 증진
   마. 정신건강증진 및 생명존중에 관한 사항
   바. 지역주민에 대한 진료, 건강검진 및 만성질환 등의 질병관리에 관한 사항
   사. 가정 및 사회복지시설 등을 방문하여 행하는 보건의료 및 건강관리사업
   아. 난임의 예방 및 관리

한편, 보건소는 전문인력의 수가 증가하고 조직이 커질수록, 지역사회주민의 양적 및 질적 서비스에 대한 요구가 늘어날수록, 지역사회 건강과 보건의료 수요를 충족시키기 위해서 지역사회 보건의료자원, 즉 민간의료기관과 의료인, 관련 단체 등과의 협조체제를 통해 보건소 업무의 효율적 추진을 도모한다.

지역보건법은 다음의 보건소 업무를 보건의료 관련기관 · 단체에게 위탁, 의료법에 따른 의료인에게 대행할 수 있다(지역보건법 제30조제2항, 동법 시행령 제22조).

■ 위탁업무

- 지역사회 건강실태조사에 관한 업무
- 지역보건의료계획의 시행에 관한 업무
- 감염병의 예방 및 관리에 관한 업무
- 지역주민에 대한 진료, 건강검진 및 만성질환 등 질병관리에 관한 사항 중 전문지식 및 기술이 필요한 진료, 실험 또는 검사업무
- 가정 및 사회복지시설 등을 방문하여 행하는 보건의료사업에 관한 업무

■ 대행업무

- 지역주민에 대한 진료, 건강검진 및 만성질환 등 질병관리에 관한 사항 중 전문지식 및 기술이 필요한 진료에 관한 업무

c. 보건소의 인력

보건소는 지역보건법 시행령 제16조에 의하여 의무 · 치무 · 약무 · 보건 · 간호 · 의료기술 · 식품위생 · 영양 · 보건통계 및 전산 등 보건의료에 관한 업무를 전담할 인력을 두고 있다. 보건소의 전문인력은 의료법이 정하고 있는 인력(의사 · 한의사 · 치과의사 · 간호사 등), 의료기사법이 정하는 인력 외에 영양사, 위생사, 통계 및 전산기사, 사회복지사, 간호조무사 등을 투입하고 있다. 현재의 배치기준은 최소 기준이며, 보건소의 대부분은 간호사 인력의 확보 면에서 이 기준보다 미흡한 실정이다. 보건소에서는 더 많은 간호전문인력을 확보하여 지역주민의 보건의료 요구를 충족하고, 지역사회의 건강증진 중심조직으로서의 역할을 다할 수 있도록 하여야 할 것이다. 지역보건법 시행규칙 제4조제1항 관련 전문인력 등의 면허 또는 자격의 종별에 따른 최소 배치기준은 표 2-13과 같다.

■ 보건소장

보건소장은 의사의 면허를 가진 자나 최근 5년 이상 보건 등의 업무와 관련한 근무 경험이 있는 보건 등(보건, 식품위생, 의료기술, 의무, 약무, 간호) 직렬의 공무원으로 임용할 수 있다(지역보건법 시행령 제13조). 보건소장은 시장 · 군수 · 구청장의 지휘와 감독을 받아 보건소 업무를 관장하고, 소속 공무원을 지휘 · 감독하며, 보건지소, 건강생활지원센터와 보건진료소의 직원과 업무에 대하여 지도와 감독을 한다.

표 2-13 전문인력의 면허 또는 자격의 종별에 따른 최소 배치기준(보건소) (단위: 명)

직종별 \ 구분	특별시의 구	광역시의 구, 인구 50만 명 이상인 시의 구 및 인구 30만 명 이상인 시	인구 30만 명 미만인 시	도농복합 형태의 시	군	보건의료원이 설치된 군
의사	3	3	2	2	1	6
치과의사	1	1	1	1	1	1
한의사	1	1	1	1	1	1
조산사	(1)	(1)	(1)	(1)	(1)	(1)
간호사	18	14	10	14	10	23
약사	3	2	1	1	1	2
임상병리사	4	4	3	4	2	4
방사선사	2	2	2	2	2	3
물리치료사	1	1	1	1	1	2
작업치료사	1	1	1	1	1	2
치과위생사	1	1	1	1	1	1
영양사	1	1	1	1	1	2
간호조무사	(2)	(2)	(2)	(2)	(2)	(6)
보건의료정보관리사	–	–	–	–	–	1
위생사	(3)	(3)	(2)	(2)	(2)	(2)
보건교육사	1	1	1	1	1	1
정신건강전문요원	1	1	1	1	1	1
정보처리기사 및 정보처리기능사	(1)	(1)	(1)	(1)	(1)	(1)
응급구조사	–	–	–	–	(1)	1

【주】 1. 이 기준은 보건소장을 제외한 기준이며, 해당 지방자치단체의 실정에 따라 이 기준을 초과하여 필요한 전문인력을 배치할 수 있다.
2. 의사, 치과의사, 한의사는 공중보건의사를 포함한다.
3. 조산사 및 간호조무사는 간호사 전체 인력의 범위에서 간호사에 갈음하여 배치할 수 있다.
4. 위생사의 기준은 보건소에서 위생 업무를 관장하는 경우에 한정하여 적용한다.
5. 정보처리기사 · 정보처리기능사 및 응급구조사의 기준 중 ( )로 표시된 기준은 해당 시 · 군 · 구의 여건에 따라 조정할 수 있다.
6. 영양사는 인구 5만 명 미만의 군(보건의료원이 설치된 군은 제외한다)의 경우에는 해당 군의 여건에 따라 이 기준을 조정하여 배치할 수 있다.

【출처】 법제처. 지역보건법 시행규칙[별표 2]; 2023.

■ 보건간호사

보건간호사의 직무는 지역보건의 기획 및 평가, 모성보건사업, 영 · 유아보건사업, 보건교육사업, 구강보건사업, 학교보건사업, 영양상담과 영양조사, 일차진료사업, 약사감시, 의료감시, 감염병관리, 예방접종사업, 방역사업, 방문간호사업, 정신보건사업, 노인보건사업, 재활사업 등 매우 다양하고 광범위하여 보건소 업무의 상당부분을 간호사가 수행한다고 할 수 있다. 간호사는 보건소 전문인력 중 2013년 26.2%에서 2022년 12월 41.8%를 차지하였으나 보건소 업무 특성상 더 많은 인원이 필요하다(표 2-14).

표 2-14 보건소의 전문인력현황

구분		2018년	2020년	2022년
합계		15,220	18,153	20,351
간호사		4,965	7,085	8,503
의사		834	792	695
치과의사		292	303	302
한의사		304	300	247
약사		148	149	120
영양사		405	462	553
의료기사	방사선사	640	675	737
	임상병리사	929	919	1,052
	치과위생사	945	1,009	1,082
	물리치료사	567	681	807
간호조무사		663	480	375
행정직		1,159	1,305	1,299
보건직		1,438	1,532	1,528
기능직		1,776	2,097	2,346

【출처】 보건복지부. 2022 보건복지통계연보; 2023.

▪ 보건전문간호사

보건전문간호사는 전문간호사 자격인정 등에 관한 규칙 제3조에 따라 처치 · 주사 등 보건진료에 필요한 업무 중 의사, 치과의사 또는 한의사의 지도하에 수행하는 업무, 보건전문간호 제공을 위한 협력과 조정, 보건전문간호 분야의 교육 · 상담 · 관리 및 연구 등 전문성 향상, 그 밖에 지역사회 질병 예방 · 보건교육 · 건강증진을 위한 활동 등 보건전문간호에 필요한 업무를 수행한다.

d. 보건소 지역보건사업의 변천

보건소 지역보건사업의 변천과정은 다음과 같다.

- 제1단계(1945~1950년대): 우리나라에 근대적인 공중보건사업이 도입되고 보건소가 설립되기 시작한 때이다. 이 시기의 주된 보건사업은 급성감염병관리와 빈곤층을 위한 의료구호사업이었다.
- 제2단계(1960~1970년대): 가족계획사업에 주력한 때였다. 적극적인 가족계획사업의 추진으로 인구 증가율은 급격히 둔화되어 우리나라는 세계적으로 인정받는 가족계획 성공 국가

가 되었다.

- 제3단계(1970~1980년대): 급성감염성질환에서 만성퇴행성질환으로 변화하는 시기였다. 그러나 보건소사업은 여전히 기존의 감염성질환 예방, 가족계획, 취약계층에 대한 진료에 치중하여 보건사업의 침체기라고 할 수 있다.
- 제4단계(1990년 이후): 새로운 보건사업을 추진할 수 있는 기반이 형성되어, 많은 변화가 있었다. 1995년 본격적인 지방자치제가 실시되면서 지역의 특성과 자율성을 무시한 획일적이며 중앙집권적 사업 추진으로 인한 부작용이 커지자 보건복지부는 이를 극복하기 위하여 당시의 보건소법을 지역보건법으로 바꾸고 그 내용을 전면개정하였다. 개정된 내용 중 크게 달라진 것은 먼저 보건소에 지역의 특성을 반영한 지역보건의료계획 수립 기능을 부여하였으며, 다음으로 건강증진, 만성퇴행성질환관리, 재활, 정신보건사업 등 질병양상 변화에 대처하기 위한 새로운 사업을 추가하였다.

1995년에는 국민건강증진법과 정신보건법이 제정되어 건강증진사업과 정신보건사업을 추진할 수 있는 법적 기반이 마련되었다. 국민건강증진법을 근거로 보건소를 중심으로 한 건강증진시범사업이 시작되었으며 이후 시대적 요구에 맞춰 더욱 확대되었다. 지방자치단체가 지역의 특성과 지역사회 주민의 수요에 맞게 건강생활실천 및 만성질환 예방, 취약계층 건강관리를 목적으로 하는 지역사회 통합건강증진사업을 추진하고 있다. 구체적인 사업으로 음주폐해 예방(절주), 신체활동, 영양, 비만 예방관리, 구강보건, 심뇌혈관질환 예방관리, 한의약건강증진, 아토피 · 천식 예방관리, 여성 · 어린이특화, 지역사회중심재활, 금연, 방문건강관리, 치매관리 등이 있다.

또한, 정신보건법을 근거로 지역사회에 정신건강복지센터와 정신건강 상담전화를 운영하고 있다. 이를 중심으로 정신질환자의 등록관리, 사례관리, 주간재활(day care), 교육 · 훈련, 타 기관 연계 등 정신질환자관리, 재활사업 추진 및 지역주민의 정신건강, 자살 예방 등 지역사회 정신건강증진사업을 수행하고 있다.

e. 지역보건의료사업

지역사회에서 수행되는 지역보건의료사업은 보건소와 그 하부기관을 중심으로 이루어지고 있다.

지역보건법에 의하면 시장 · 군수 · 구청장은 지역주민, 보건의료 관련 기관, 단체 및 전문가의 의견을 들어 시 · 군 · 구 지역보건의료계획을 수립한 후 의회의 의결을 거쳐 시 · 도지사에게 제출해야 하며, 시 · 도지사는 시 · 도 지역보건의료계획을 수립하여 의회 의결을 거쳐 보건복지부장관에게 제출하도록 규정되어 있다. 이러한 지역보건의료계획의 목적은 기초 및 광역자치단체 수준에서 지역 실정에 맞는 보건의료사업계획을 수립하여 지역주민의 건강요구에 부응하는 지역보건의료사업을 개발함으로써 서비스의 질을 향상시키고 지역주민의 건강 향상을 도모하기 위한 것이다.

이는 종전의 상의하달 방식(top-down)에서 탈피하여, 지방자치단체가 주도적으로 계획을 작성한 후 중앙정부의 조정을 거쳐 지방자치단체에서 시행하는 하의상달 방식(bottom-up)을 채택한 것이다. 이로 인해 지역보건기관의 기획능력을 향상시키고 사업의 추진목표를 명확히 할 수 있게 되었으며, 지역사회주민의 보건의료에 대한 인식을 높이고 주민이 건강증진과 건강한 사회 만들기에 동참할 수 있도록 동기를 부여할 수 있게 되었다.

f. 보건소의 문제점

■ 행정단위별 보건소의 설치

보건소는 관할지역 내 사회적 · 경제적 · 지리적 요인과 의료자원의 분포 등을 고려하여 다양한 유형화가 이루어져야 하지만, 현행 행정구역단위로 구분되어 있어 효율적인 보건사업을 수행하기 위해 개선이 필요하다.

■ 보건소조직의 이원화

보건소는 인사, 감사, 예산 등은 행정안전부의 지도와 감독을 받고 있으나 보건인력이 수행해야 할 업무는 보건복지부의 기술 지원을 받고 있다. 상위체계인 중앙정부에서 지방행정단위에 이르기까지 명령계통이 이원화되어 있어 업무 수행에 혼란을 초래하고 양질의 보건의료서비스 제공에 어려움이 있다.

■ 국민건강요구 변화에 따른 대응력 미흡

생활환경이 급격히 변화하고 사회구조가 복잡하고 다양해짐에 따른 질병양상의 변화로 신종질환이 발생하고 감염병이 만성퇴행성질병으로 바뀌었으나 보건소사업은 건강요구 변화에 능동적으로 대처하는 보건사업 개발능력이 미흡한 실정이다.

■ 환경위생문제에 따른 대응력 미흡

환경위생문제가 급증하고 있는데도 환경위생업무는 행정안전부로 이관되어 감시행정업무를 하고 있다. 지역사회의 환경위생업무는 보건소의 중요한 사업으로서 환경위생문제 가능성을 진단하고 사전에 조치하여 예방하는 근본적인 교육 중심의 환경관리행정으로 체계화되어야 한다.

■ 보건의료서비스 기능의 포괄성 미흡

우리나라 보건소의 대부분은 진료서비스 기능이 취약하며, 예방서비스도 실적 위주의 규제업무에 치중해 포괄적인 업무를 적절히 수행하지 못하고 있다.

■ 주민의 보건소 이용 저조

보건소 진료 수준이 병 · 의원보다 못하다고 생각하는 비율이 높아 보건의료사업 제공기관으로서 신뢰도가 낮아 보건소 이용률이 저조한 실정이다.

■ 전문인력 확보 미흡

보건소의 전문인력 부족 현상과 전문인력의 역할과 책임의 한계가 불분명하며, 그 범위가 매우 제한되어 있다. 지역사회요구의 변화에 신속히 대응하며 보건요원의 업무능률 향상에 기여할 전문인력의 적절한 배치와 요원훈련 기능이 강화될 수 있도록 제도적 장치를 마련하여야 한다.

③ 읍 · 면 보건행정조직(보건지소)

보건지소는 지역보건법 시행령에 따라 각 읍 · 면마다 1개소씩 설치하도록 되어 있으며, 시장 · 군수 · 구청장이 필요하다고 인정하는 경우 추가로 설치하거나 여러 개의 보건지소를 통합하여 통합보건지소를 운영할 수 있다. 보건지소는 1981년부터 농어촌 등 보건의료를 위한 특별조치법에 의해 공중보건의사를 보건지소장으로 배치하도록 되어 있으며, 보건지소장은 관할 보건소장의 지휘 · 감독을 받아 보건지소의 업무를 관장하고 소속 직원을 지휘 · 감독하며, 관내 보건진료전담공무원의 업무를 지도 · 감독한다.

보건지소에는 의사, 치과의사, 한의사, 간호사 또는 간호조무사, 치과위생사 등의 전문인력이 배치되어 진료 및 행정업무와 예방사업 등을 수행하고 있으며, 2021년 12월 기준 전국 읍 · 면 단위에 1,337개의 보건지소가 설치되었다(보건복지부, 2023).

보건지소의 업무는 크게 진료업무, 예방업무, 행정업무로 구분된다. 최근에는 만성질환자 및 노인건강사업 등을 포함한 통합보건사업을 수행하고 있는데, 농촌 노인인구가 증가함에 따라 노인보건복지연계사업 구축의 필요성이 대두되고 있다.

또한 도시지역 저소득층, 거동불편노인, 장애인 등 보건의료 취약계층의 접근성 제고 및 통합적 보건의료서비스 제공을 위하여 2007년부터 도시보건지소 확충사업을 실시하였다. 도시보건지소에서는 건강생활실천통합서비스 및 고혈압 · 당뇨 등 만성질환관리, 방문건강관리 및 재활보건서비스를 핵심사업으로 수행하도록 하고, 지역특성에 따라 구강보건, 모자보건, 정신보건서비스 등을 선택적으로 제공하도록 하였다. 2013년부터는 도시보건지소 확충 대신, 지역 민간의료기관과의 갈등 소지가 있는 진료 기능을 없애는 한편, 시설 및 인력 규모도 효율화한 건강생활지원센터 확충사업을 추진하여 2021년 12월 기준 전국에 83개가 설치되었다. 건강생활지원센터는 진료사업을 하지 않기 때문에 지역 민간의료자원과의 연계, 협력체계 구축이 용이하고, 지역사회 통합건강증진사업 중 금연, 절주, 영양, 신체활동과 만성질환 예방 · 관리사업을 필수사업으로 수행하며, 그 외 사업은 지역특성을 반영하여 선택적으로 제공하도록 하고 있다.

④ 의료취약지역 보건행정조직(보건진료소)

도서 · 벽지 등의 보건진료소는 1981년 농어촌 등 보건의료를 위한 특별조치법에 의해 의사가 배치되어 있지 아니하고 계속하여 의사의 배치가 곤란할 것으로 예상되는 의료취약지역 안에서 보건진료원(보건진료전담공무원)으로 하여금 의료행위를 하게 하기 위하여 군수가 설치 · 운영하는 보건의료시설이다.

보건진료소 설치는 의료취약지역을 인구 500명 이상(도서지역은 300명 이상) 5천 명 미만을 기준으로 구분한 리 · 동을 관할구역으로 하여 주민이 편리하게 이용할 수 있는 장소에 설치한다. 다만, 군수(도 · 농 복합 형태의 시의 시장, 도서지역에 보건진료소를 설치 · 운영하는 시장 · 구청장 포함)는 인구 500명 미만(도서지역은 300명 미만)의 의료취약지역 중 보건진료소가 필요하다고 인정되는 지역이 있는 경우에는 보건복지부장관의 승인을 받아 그 지역에 보건진료소를 설치할 수 있다. 2021년 12월 기준 우리나라 보건진료소의 수는 1,904개소이다(보건복지부, 2023).

보건진료소의 지도 · 감독은 시장 · 군수 또는 구청장이 하며, 시장 · 군수 또는 구청장은 당해

보건소장 또는 보건지소장으로 하여금 지도 · 감독할 수 있도록 하였다.

보건진료소를 운영하기 위하여 일차보건의료를 담당하는 전문인인 보건진료전담공무원의 자격은 간호사, 조산사, 면허를 가진 자로서 보건복지부장관이 실시하는 24주 이상의 직무교육을 받은 자여야 한다. 보건진료전담공무원은 보건소장의 추천을 받아 특별자치시장 · 특별자치도지사 · 시장 · 군수 또는 구청장이 근무지역을 지정하여 보건진료소의 보건진료소장으로 임용된다.

보건진료전담공무원의 신분은 1981년 당시 군수의 위촉만을 받는 신분이었으나 1991년 농어촌 등 보건의료를 위한 특별조치법의 개정 이후 지방공무원(별정 6급, 7급)으로 변경되었으며, 2011년 지방공무원임용령 개정에 따라 일반직(보건진료직렬 신설)으로 전환되었다. 2012년 명칭이 기존의 보건진료원에서 보건진료전담공무원으로 변경되었다.

보건진료전담공무원은 대상지역 및 대상자의 질병 예방, 건강증진 및 지역사회 개발을 목표로 포괄적인 일차의료사업 제공을 기본으로 한다. 보건진료전담공무원은 체계적이고 과학적인 방법을 적용하여 직무를 수행하며, 주민을 적극적으로 건강관리사업에 참여시킴으로써 지역사회의 요구에 부응할 수 있는 적합한 양질의 보건사업을 제공해야 한다.

보건진료전담공무원의 직무(농어촌 등 보건의료를 위한 특별조치법 시행령)

제14조(보건진료전담공무원의 업무)

① 법 제19조에 따른 보건진료전담공무원의 의료행위의 범위는 다음 각 호와 같다. <개정 2019. 7. 2.>

1. 질병 · 부상상태를 판별하기 위한 진찰 · 검사
2. 환자의 이송
3. 외상 등 흔히 볼 수 있는 환자의 치료 및 응급조치가 필요한 환자에 대한 응급처치
4. 질병 · 부상의 악화 방지를 위한 처치
5. 만성병 환자의 요양지도 및 관리
6. 정상분만 시의 분만 도움
7. 예방접종
8. 제1호부터 제7호까지의 의료행위에 따르는 의약품의 투여

② 보건진료전담공무원은 제1항 각 호의 의료행위 외에 다음 각 호의 업무를 수행한다.

1. 환경위생 및 영양 개선에 관한 업무
2. 질병 예방에 관한 업무
3. 모자보건에 관한 업무
4. 주민의 건강에 관한 업무를 담당하는 사람에 대한 교육 및 지도에 관한 업무
5. 그 밖에 주민의 건강증진에 관한 업무

③ 보건진료전담공무원은 제1항에 따른 의료행위를 할 때에는 보건복지부장관이 정하는 환자 진료지침에 따라야 한다.

곽찬영 등(2016)은 '보건진료소 기능 재정립 및 건강증진사업 강화 연구'에서 보건진료소는 향후 건강증진사업으로 기능을 전환하고 관할 인구특성을 고려하여 노인 건강관리 역할을 강화하고, 관할지역의 건강 수준 향상을 위해 20세에서 64세의 건강관리를 강화해야 할 필요가 있

으며, 이를 위해 법과 제도적으로 보건진료소의 기능에 건강증진업무를 구체적으로 포함할 것을 제안하였다. 또한 동일한 농어촌지역이라 하더라도 대도시로부터의 거리, 지역의 의료기관 접근 여건과 사회·문화적 특성 등 보다 세분화하여 일차보건의료 및 건강증진사업 정책을 수립·추진하고, 보건진료소 관할지역 인구 규모 및 의료기관 접근성을 고려한 다양한 운영방안을 마련할 것을 제안하였다.

2) 민간보건의료조직

민간보건의료조직이란 보건의료에 관한 특정 목적을 달성하기 위하여 민간인으로 구성된 조직을 말한다. 우리나라에서 민간보건의료조직은 지역사회 보건의료사업을 수행하는 데 공공보건의료조직 못지않게 중요한 역할을 담당하고 있다. 또한 대부분의 보건의료시설이 민간부문에서 운영되고 있는데, 순수한 민간의료기관과 비정부조직(non-governmental organization, NGO)과 비영리조직(non-profit organization, NPO)이 포함된다.

비정부조직과 비영리조직 모두 정부와는 독립되어 있고, 외부조직에 의해 통제받지 않으며, 일반적으로 자원봉사자로 구성되고, 비영리를 목적으로 공공의 이익을 위해 설립되고 운영되는 시민사회단체로서 정책결정에 관여하여 공익적 압력단체라고도 한다.

사회복지사업과 관련된 단체로는 대한적십자사, 한국사회복지협의회, 한국장애인복지시설협회, 한국아동복지협회와 대한노인회가 있다.

보건의료 전문직단체로는 대한간호협회, 대한조산협회, 대한의사협회, 대한치과의사협회, 대한한의사협회, 대한약사회, 대한병원협회, 한국직업건강간호협회 등이 있다.

이밖에 인구보건복지협회, 대한결핵협회, 한국건강관리협회, 한국한센복지협회, 한국식품산업협회, 한국사회복지협의회, 사회복지공동모금회, 건강사회를 위한 약사회, 건강사회를 위한 치과의사회, 한국성폭력상담소 등 다양한 기관과 단체가 있다.

3. 보건의료자원

보건의료자원(health care resource)은 보건의료체계의 하부구조를 이루는 가장 중요한 요소이다. 이는 어떠한 보건의료체계라도 서비스를 제공하고 지원 기능을 수행하기 위해 인적·물적 보건의료자원을 지속적으로 개발하여야 하기 때문이다. 보건의료자원은 크게 인력·시설·정보·기술자원의 4개 범주로 분류할 수 있으며, 보건의료자원의 적절한 개발과 평가를 위한 주요 요소는 다음과 같다.

- 양적(quantity) 공급: 필요한 보건의료서비스를 제공하기 위한 보건의료자원의 양적 공급에 대한 과제로서 흔히 인구당 자원의 양으로 표시한다.
- 질적(quality) 수준: 보건의료인력의 주요 기능 수행능력과 기술 수준, 그리고 시설의 규모와 적정 시설의 구비 정도를 말한다.
- 분포성(distribution, coverage): 시설, 직종, 전문과목별 자원의 지리적 분포가 주민의 필요성에 상응하게 분포되어 있는가를 의미한다.

- 효율성(efficiency): 개발된 보건의료자원으로 얼마의 보건의료서비스를 산출할 수 있느냐의 과제이다. 혹은 보건의료자원을 개발하는 데 얼마나 많은 자원이 소요되었는지를 나타내는 것이다.
- 적합성(adequacy, relevance): 여러 보건의료자원의 집합체로서 공급된 보건의료서비스의 내용이 대상주민의 보건의료 필요에 얼마나 적합한가를 나타내는 것이다.
- 계획성(planning): 장래에 필요한 보건의료자원의 종류와 양을 얼마나 체계적이고 정확하게 계획하는가 하는 문제이다.
- 통합성(integration): 보건의료자원 개발의 주요 요소인 계획 · 실행 · 관리 등이 보건의료서비스 개발과 얼마나 통합적으로 이루어지는가의 문제이다.

1) 보건의료인력

보건의료인력은 생산하는 데 비용과 시간이 상대적으로 많이 소요될 뿐 아니라 필요할 때 즉각적으로 공급할 수 없어 공급의 탄력성이 매우 적다. 따라서 보건의료인력 자원을 어떻게 관리하느냐가 보건의료사업의 성패를 좌우한다고 할 수 있다. 또 인력을 생산, 공급하는 교육부와 이를 활용하는 보건복지부의 부서 간 협력체계가 잘 이루어지지 않아서 전반적인 인력수급과 활용 측면의 관리는 아직 만족할 만한 수준에 이르지 못한다.

우리나라에서 법으로 정하고 있는 보건의료관계인력은 '의료법' 제2조에 의하여 의료인으로 규정된 의사, 치과의사, 한의사, 조산사 및 간호사를 비롯하여 '약사법' 제2조의2에서 규정하고 있는 약사 및 한약사, '의료기사 등에 관한 법률' 제2조에서 규정하고 있는 의료기사(임상병리사, 방사선사, 물리치료사, 작업치료사, 치과기공사, 치과위생사)와 의무기록사 및 안경사, '응급의료에 관한 법률' 제2조의 응급구조사가 있으며, 그 외 '의료법' 제80조의 간호조무사 등이 있다(표 2-15).

표 2-15 우리나라 보건의료인력의 종류

구분	보건의료인력	관련 법규
의료인	의사, 치과의사, 한의사, 조산사, 간호사	의료법 제2조
전문의	• 전문과목: 내과, 신경과, 정신건강의학과, 외과, 정형외과, 신경외과, 흉부외과, 성형외과, 마취통증의학과, 산부인과, 소아청소년과, 안과, 이비인후과, 피부과, 비뇨의학과, 영상의학과, 방사선종양학과, 병리과, 진단검사의학과, 결핵과, 재활의학과, 예방의학과, 가정의학과, 응급의학과, 핵의학과 및 직업환경의학과 등 26개 분야	의료법 제77조 전문의의 수련 및 자격인정 등에 관한 규정 제3조
	• 치과 전문과목: 구강악안면외과, 치과보철과, 치과교정과, 소아치과, 치주과, 치과보존과, 구강내과, 영상치의학과, 구강병리과, 예방치과 및 통합치의학과 등 11개 분야	치과의사 전문의의 수련 및 자격인정 등에 관한 규정 제3조
전문간호사	보건, 마취, 정신, 가정, 감염관리, 산업, 응급, 노인, 중환자, 호스피스, 종양, 임상, 아동 등 13개 분야	의료법 제78조 전문간호사 자격인정 등에 관한 규칙 제2조
한지의료인	한지(限地)의사, 한지치과의사, 한지한의사	의료법 제79조

(계속)

표 2-15 우리나라 보건의료인력의 종류 (계속)

구분	보건의료인력	관련 법규
의료유사업자	접골사(接骨士), 침사(鍼士), 구사(灸士)	의료법 제81조
간호조무사	간호조무사	의료법 제80조
의료기사	임상병리사, 방사선사, 물리치료사, 작업치료사, 치과기공사, 치과위생사	의료기사 등에 관한 법률 제2조
보건의료 정보관리사	보건의료정보관리사	의료기사 등에 관한 법률 제1조의2
안경사	안경사	의료기사 등에 관한 법률 제1조의2
안마사	안마사	의료법 제82조
구급인력	응급구조사(1 · 2급)	응급의료에 관한 법률 제36조
약사인력	약사, 한약사	약사법 제2조

【출처】 법제처. 의료법; 2023.

연도별 의료관계인력 면허등록상황은 표 2-16과 같다.

표 2-16 연도별 의료관계인력 면허등록상황 (단위: 명)

연도	의사	한의사	치과 의사	약사	조산사	간호사	간호 조무사	의료 기사	보건의료 정보 관리사	안경사	응급 1급	응급 2급
1990년	42,554	5,792	9,619	37,118	7,643	89,032	143,760	44,841	2,123	10,260	–	–
2000년	71,045	11,481	17,748	49,538	8,733	160,301	242,262	94,432	7,645	20,168	3,032	2,429
2010년	101,569	19,097	25,425	61,114	8,614	270,393	470,954	187,417	15,390	33,334	8,720	7,690
2015년	115,976	23,178	28,942	65,510	8,387	338,629	637,513	255,364	21,679	39,914	13,955	12,747
2019년	126,724	25,524	31,629	70,905	8,247	414,983	752,920	316,602	25,590	44,736	19,731	19,029
2021년	132,065	26,807	33,036	73,948	8,194	457,849	823,392	348,599	29,034	46,999	22,122	21,072

【출처】 보건복지부. 2022 보건복지통계연보; 2023.
보건복지부. 2021년 보건의료인력실태조사 결과보고서; 2022.

우리나라의 보건의료인력은 지난 10여 년간 양적으로 증가하였을 뿐 아니라 기술 수준도 많이 향상되었다. 그러나, 인구 1,000명당 활동 의료인 수는 OECD 국가 평균에 비하면 미흡한 수준이다.

국가에 따라 의료인 종별에 대한 정의와 자격인정방법 및 업무 내용 등에 차이가 있으므로 정확한 비교는 할 수 없으나 보건의료인력의 국제비교는 일반적인 경향의 파악에 도움이 된다(표 2-17).

표 2-17 보건의료인력 국제비교 (단위: 명)

지표	연도별	인구 1,000명당 활동 의료인 수	
		의사	간호사
한국[1)]	2005년	1.6	3.9
	2010년	2.0	4.7
	2015년	2.2	5.9
	2020년	2.5	8.4
일본	2020년	2.6	12.1
스웨덴	2019년	4.3	10.9
독일	2020년	4.5	12.1
영국	2020년	3.0	8.5
핀란드	2018년	3.5	13.6
덴마크	2019년	4.3	10.1
OECD 평균	2022년	3.7	9.7

【주】 1) 한국은 의사의 경우 한의사 포함, 간호사의 경우 간호조무사 포함
【출처】 OECD. OECD Health Data 2022; 2022.

(1) 간호인력

간호인력은 간호사와 전문간호사, 그리고 기타 간호관련인력으로 구분된다.

① 간호사

간호사는 환자의 간호요구에 대한 관찰, 자료수집, 간호진단 및 요양을 위한 간호, 또는 진료의 지원 및 대통령령으로 정하는 보건활동에 종사하고 있으며, 2020년 기준으로 우리나라 인구 1,000명당 활동 간호사(간호조무사 포함)는 8.4명으로 OECD 국가 평균 9.7명에 비하면 부족한 실정이다(OECD Health Statistics 2022).

간호사는 의료기관의 수요에 따라 활동자 수가 결정된다. 의료기관에서 근무하는 활동 간호사는 225,462명(2020년)이며 이에 대비 유휴 간호사 수는 활동 간호사 수의 절반(47.2%)에 가깝다. OECD 국가 간 비교를 위해 산출된 우리나라 인구 1,000명당 활동 간호사 수 8.4명에서 간호조무사 수를 제외하면 인구 1,000명당 간호사 수는 4.4명으로 OECD 평균(9.7명)의 절반에 불과하다. OECD 국가들의 경우 간호보조인력이 간호인력에서 차지하는 비중이 20%를 넘지 않으나 우리나라의 경우 절반가량을 차지하고 있다. 이는 의료기관들이 경영난 등의 이유로 상대적으로 임금이 적은 간호보조인력을 선호하기 때문이다.

간호인력이 부족한 상황에서 유휴 간호사가 매년 증가하고 있는 원인에는 현행 의료체계와 건강보험 수가체계, 의료정책 등 여러 문제가 맞물려 있어 이를 개선할 제도적 장치가 시급한 실정이다.

한편, 간호교육기관은 2010년에는 대학교 100개교, 대학 74개교, 총 174개교에서 2013년에는 대학교 154개교, 대학 46개교, 총 200개교로 증가하였으며 2023년에는 220개교, 입학정원 22,787명으로 증가하였다. 전국의 간호교육기관은 한국간호교육평가원의 간호교육인증평가를 거쳐 인증을 받아야 하며, 인증을 받은 간호교육기관의 학생들에게 간호사국가시험 응시자격이

주어진다.

2000년부터 대학원과정에 전문간호사 자격제도를 운영하고 있다. 전문간호사제도는 국민의 의료서비스 기대 수준의 상승에 부응하면서, 해당 분야에 보다 비용효과적이고 전문적인 간호 서비스 제공을 목적으로 노인, 응급, 산업 등 13개 분야로 확대되었고 실무경력 및 자격시험 시행 등 자격기준이 강화되었다.

② 조산사

조산사는 간호사 면허 소지자가 보건복지부장관이 인정하는 의료기관에서 1년간 조산의 수습과정을 마치거나 또는 보건복지부장관이 인정하는 외국 조산사의 면허를 받은 자로서 조산사 국가시험에 합격한 후 보건복지부장관의 면허를 받아야 한다. 조산사 면허 취득자는 2021년 기준 8,194명이다.

③ 보건진료전담공무원

간호사로서 보건복지부장관이 지정한 교육기관에서 24주간 직무교육을 이수하면 보건진료전담공무원이 될 수 있으며, 이들은 의료취약지역에 설치된 보건진료소에 배치되어 관련 법에서 정한 범위의 의료행위를 할 수 있다.

④ 기타 간호관련인력

기타 간호관련인력으로 요양보호사와 간호조무사가 있다.

요양보호사는 노인장기요양보험제도(2008.7.1. 시행)의 도입으로 요양이 필요한 노인 등에게 간병서비스를 제공하기 위하여 배출된 인력이다. 연령 제한 없이 지정된 기관에서 일정 기간 교육을 받은 후 자격시험에 합격하면 자격증을 취득할 수 있다.

간호조무사는 특성화고등학교, 간호조무사양성소(국 · 공립병원 내 설치), 간호학원, 평생교육시설에서 양성이 가능한 간호보조인력이다. 간호사를 보조하여 간호 및 진료 보조에 관한 업무를 수행하는 것을 그 임무로 하고 있다. 의료기관, 특히 의원급 의료기관 및 만성기병상(요양병원, 정신병원)에서도 간호사 대신 간호조무사를 충당할 수 있어 향후 의료현장에서 간호조무사 인력 수요는 증가할 것으로 보인다. 2021년 기준 간호조무사 자격 취득자 수는 823,392명이다.

의료법 개정(2015.12.29.)으로 간호인력의 체계적 업무 수행을 위해 간호사와 간호조무사의 업무를 구체화하였다. 또한 간호조무사의 질 관리를 위해 자격인정을 시 · 도지사에서 보건복지부장관으로 변경하고 간호조무사 훈련교육기관에 대한 지정평가제도, 보수교육, 자격신고제도(2017년부터 시행) 등 제도 개선의 근거를 마련하여 양질의 보편적인 보건의료서비스를 제공할 수 있도록 하였다.

(2) 의사인력

우리나라의 의료인력 수급정책은 1970년대 중반까지 의료시장의 자율 기능에 의존하여 왔으나 1970년대 후반부터는 국가전략의 방향을 경제성장 위주의 개발전략정책과 사회복지를 병행하는 정책으로 전환함에 따라, 지난 1977년 제4차 경제개발 5개년계획부터 의료인력 수급문제를 정책과제로 다루게 되었다.

① 의사

1977년에는 의과대학 입학정원이 14개교 1,380명이었으나, 1978년 의료보험 실시에 따른 의료수요 증가에 대처하기 위하여 의사인력 공급을 확대하였으며 2018년 이후로는 40개교에 3,058명 수준을 유지하고 있다. 한편 이공계 활성화 등을 위한 제도로 2005년부터 의학전문대학원제도를 도입하여 당시 40개 의과대학 중 일부 대학이 의학전문대학원을 신설하였다. 그러나, 공중보건의 공급 감소 및 이공계 인재의 의학계 이동 등으로 2013년부터 다시 의과대학으로 전환하였으며 2023년 기준으로 차의과학대학교가 국내 의학 교육기관 중 유일한 의학전문대학원이다.

2021년 기준 의사면허자 수는 132,065명이다. 한의사 포함하여 인구 1,000명당 활동 의사 수는 2020년 기준 2.5명으로 같은 해 OECD 평균 3.3명에 비해 의사 수가 부족하다.

전문의는 의사면허를 가진 자로서 '의료법' 제77조 및 '전문의의 수련 및 자격 인정 등에 관한 규정'에 따라 보건복지부장관이 지정하는 수련병원(기관)에서 인턴 1년(가정의학과 제외)과 레지던트 4년(가정의학과, 결핵과, 예방의학과 3년)의 수련과정을 이수한 자로서 대한의사협회에서 시행하는 해당 전문의 자격시험에 합격한 후 보건복지부장관으로부터 전문의 자격을 인정받은 자이다.

1996년도에 응급의학과, 핵의학과 및 산업의학과(현 직업환경의학과)의 전문과목이 신설되어 응급의학전문의 등 신설과목 전문의 배출 및 전공의 수련을 실시하게 되면서 전문의 수련과목은 26개 과로 증가하였으며, 2018년도 말 전문의 자격 등록자는 26개 전문과목에 97,348명으로 전체 의사의 79.1%에 이르고 있다. 의료기술의 발전과 의료 수요자의 고급 및 전문진료의 선호도가 높아짐에 따라 전문의는 앞으로 계속 증가할 전망이다.

전문의 수요가 증가하는 데 반해 흉부외과 등 필수 과목의 전문인력 충원율이 저하되는 문제가 발생하고 있다. 이를 해결하기 위하여 정부는 전공의 적정수급을 위한 과목별 정원 적정화를 추진하고 전공의 총 정원을 신규 의사 면허자 수와 일치하여 충원율을 높이는 한편, 권역외상센터의 확대를 위한 적정한 흉부외과 전문의 양성 등 적절한 전문인력수급을 위해 노력하고 있다.

② 치과의사

2021년 기준 치과의사 수는 33,036명이다. 인구 대비 치과의사 숫자도 OECD 국가 평균인 인구 천 명당 0.69명에 미치지 못하는 0.51명인 것으로 나타났다. 치과의사도 지역적인 불균형의 문제가 발생하고 있어 중·장기적인 인력 추계 및 수급계획이 필요하다.

③ 한의사

한의사 수는 2021년 기준 26,807명이다. 의사·치과의사와 마찬가지로 대학교육을 통해서 배출되고 있는 우리나라 고유의 의사인력이다. 한의과대학은 1979년도에 3개 대학에서 2023년 기준 전국 11개 대학과 1개의 한의학 전문대학원에 설치되어 있다. 2007년 당시 대통령 공약사항으로 한·양방 협진과 한의학의 과학화·세계화를 위해 국립부산대학교에 한의학전문대학원을 설립하였다. 한의사인력은 의사인력과의 관계 등 그 특성상 적정 인력 수준을 정하기가 어려울 뿐 아니라 건강보험 적용범위가 제한되고 수급체계를 위한 기초자료가 미흡하여 의료 이용량의 변화를 예측하기가 어렵다.

(3) 약사인력

약사 수는 2021년 기준 73,948명이다. 2023년 기준 전국 총 37개 대학에 설치되어 있다. 의약분업의 시행으로 임상약학의 중요성이 제기되면서 2011년도부터 약학대학 교육기간이 6년으로 연장되었다.

한편 한약분쟁 이후 양방과 마찬가지 형태의 한방 의약분업을 전제로 약사법을 개정하였고, 그에 따라 한의과대학과 약학대학이 모두 설치된 종합대학의 약학대학 내에 한약학과를 설치하였다. 총 3개 대학에서 매년 120명의 한약사를 배출하고 있다.

(4) 의료기사와 관련 인력

의료기사는 의사 · 치과의사의 지도하에 진료 또는 이화학적 검사에 종사하는 의료보조인력이다. 의무에 관한 기록을 주된 업무로 하는 자를 의무기록사로, 시력보정용 안경의 조제 및 판매를 주된 업무로 하는 자를 안경사로 규정하고 있다. 그 외에 임상병리사, 방사선사, 물리치료사, 작업치료사, 치과기공사, 치과위생사 등이 있다.

2) 보건의료시설 및 기기

보건의료시설은 보건의료서비스를 제공하는 장소를 말하며, 이 장소는 다양한 의료기기와 장비가 필요하다.

(1) 보건의료시설의 종류와 역할

보건의료시설은 국가보건의료체계를 구성하는 하부구조의 하나로서 광의의 개념은 공공위생시설 등 보건의료와 관련된 전반적인 시설을 포함한다. 그러나 일반적으로는 협의의 개념으로 의료법에 명시된 의료기관과 지역보건법에 규정된 보건소, 보건지소와 농어촌 등 보건의료를 위한 특별조치법에 의한 보건진료소, 그리고 약사법에 의한 약국 등이 해당된다.

의료법 제2조에 명시된 의료기관의 정의는 '의료인이 공중 또는 특정 다수인을 위하여 의료 · 조산의 업을 행하는 곳'으로 되어 있다. 의료기관의 종별은 종합병원 · 병원 · 치과병원 · 한방병원 · 요양병원 · 의원 · 치과의원 · 한의원 · 조산원으로 구분한다.

공공보건의료기관에는 보건소 · 보건지소가 있다. 이들 중 병원의 요건을 갖춘 보건소를 보건의료원이라 하고 의료취약지역에 보건진료소를 설치하고 있다. 의료법 제3조에 의료기관의 시설과 요건이 명시되어 있으며, 구체적 내용은 표 2-18과 같다.

보건의료시설은 제공되는 서비스 수준에 따라 1 · 2 · 3차 진료기관으로 분류되는데, 1차 진료기관은 외래환자에 대한 기본적인 진료, 질병상담, 2 · 3차 진료기관 안내 등 지역사회 내에서 기초적이고 포괄적인 의료서비스를 제공하는 기능을 수행한다. 병원 · 종합병원과 같은 2차 진료기관은 각 시 · 군 · 구 지역단위의 중추적인 진료기관으로 입원, 수술, 분만, 방사선과 임상병

표 2-18 의료기관의 종류와 요건

<table>
<tr><td>의원급 의료기관</td><td colspan="2">의사, 치과의사 또는 한의사가 주로 외래환자를 대상으로 각각 그 의료행위를 하는 의료기관
① 의원 ② 치과의원 ③ 한의원</td></tr>
<tr><td>조산원</td><td colspan="2">조산사가 조산과 임산부 및 신생아를 대상으로 보건활동과 교육 · 상담을 하는 의료기관</td></tr>
<tr><td rowspan="3">병원급 의료기관</td><td colspan="2">의사, 치과의사 또는 한의사가 주로 입원환자를 대상으로 의료행위를 하는 의료기관</td></tr>
<tr><td>① 병원
② 치과병원
③ 한방병원
④ 요양병원
⑤ 정신병원</td><td>• 30개 이상의 병상을 갖출 것(병원 · 한방병원만 해당)
• 30개 이상의 요양병상을 갖출 것(요양병원만 해당, 장기입원이 필요한 환자를 대상으로 의료행위를 하기 위하여 설치한 병상)</td></tr>
<tr><td>⑥ 종합병원</td><td>• 100개 이상의 병상을 갖출 것
• 100병상 이상 300병상 이하인 경우: 내과 · 외과 · 소아청소년과 · 산부인과 중 3개 진료과목, 영상의학과, 마취통증의학과와 진단검사의학과 또는 병리과를 포함한 7개 이상의 진료과목을 갖추고 각 진료과목마다 전속하는 전문의를 둘 것
• 300병상을 초과하는 경우: 내과, 외과, 소아청소년과, 산부인과, 영상의학과, 마취통증의학과, 진단검사의학과 또는 병리과, 정신건강의학과 및 치과를 포함한 9개 이상의 진료과목을 갖추고 각 진료과목마다 전속하는 전문의를 둘 것</td></tr>
</table>

【출처】 법제처. 의료법; 2023.

리진단 등의 진료를 책임지고, 이 중 고난도 진료가 필요한 환자를 선별하여 3차 진료기관으로 의뢰하는 역할을 적절하게 수행하도록 하고 있다. 한편, 정부는 2차 진료기관의 형태를 1차 진료기관에서 의뢰한 환자를 진료하는 종합병원 형태와 급성기 이후 아급성기 및 만성환자를 주로 돌보는 요양형 병원, 특정 질병 분야를 진료하는 전문병원 등으로 다양화하도록 유도하고 있다. 그리고 대학병원과 같은 3차 진료기관은 고난도 진료기관으로서 교육과 연구를 주축으로 하고, 최종단계 환자의 진료 기능에 집중하도록 하기 위하여 3차 진료기관의 외래진료를 단계적으로 축소하며, 교육과 연구 기능을 위해 정부가 재정 지원을 하는 방안을 검토하고 있다.

또한 의료법 제3조의4에 의하면, 보건복지부장관은 다음의 요건을 갖춘 종합병원 중에서 중증질환에 대하여 난이도가 높은 의료행위를 전문적으로 하는 종합병원을 상급종합병원으로 지정할 수 있다. ① 보건복지부령으로 정하는 20개 이상의 진료과목을 갖추고 각 진료과목마다 전속하는 전문의를 둔 경우 ② 전문의가 되려는 자를 수련시키는 기관인 경우 ③ 보건복지부령으로 정하는 인력 · 시설 · 장비 등을 갖춘 경우 ④ 질병군별 환자 구성 비율이 보건복지부령으로 정하는 기준에 해당하는 경우이다.

(2) 보건의료시설의 현황과 문제점

우리나라는 1977년 의료보험의 도입으로 급격한 의료수요 증가를 경험하였으며, 이러한 수요에 부응하기 위해 보건의료시설이 대폭 증가하였다. 1995년부터 보건의료시설의 양적 성장은 꾸준히 이루어지고 있으며, 의료기관의 증가 추이는 표 2-19와 같다.

2021년 기준 종합병원과 병원이 3,480개소이며, 의원 및 조산원이 34,091개소, 치과병 · 의원이 18,816개소, 한방병 · 의원이 15,036개소로 과거에 비해 월등히 증가되었다. 2021년 보건소

표 2-19 의료기관 종류별 병원 및 의원 수

(단위: 개소)

연도	합계	종합병원 · 병원	의원 · 조산원	치과병 · 의원	한방병 · 의원
1990년	21,701	588	11,527	5,292	4,294
2000년	38,665	949	29,552	10,527	7,412
2021년	71,422	3,480	34,091	18,816	15,036

【주】 병원: 종합병원, 요양병원, 일반병원과 결핵 · 한센 · 정신 등 특수병원 포함. 의원: 산업체 부속의원 포함
【출처】 보건복지부. 2022 보건복지통계연보; 2022.

표 2-20 보건소, 보건지소, 보건진료소 및 건강생활지원센터 현황

(단위: 개소)

연도	보건소	보건지소	보건진료소	건강생활지원센터
1990년	260	1,318	2,038	–
2000년	242	1,269	1,906	–
2010년	253	1,294	1,912	–
2021년	258	1,342	1,904	83

【출처】 보건복지부. 2022 보건복지통계연보; 2022.

는 258개소, 보건지소는 1,342개소, 보건진료소는 1,904개소, 건강생활지원센터 83개소 등의 지역보건의료기관을 설치 · 운영하고 있다(표 2-20).

이러한 의료시설 변화 추이의 특징을 살펴보면 다음과 같다.

- 첫째, 의료환경의 변화와 국민의 대형의료기관 선호 추세에 따라 대규모 종합병원급 의료기관이 큰 폭으로 증가하였다. 이렇게 3차 의료기관에 몰리는 환자 때문에 병상이 부족하여 3차 의료기관의 진료가 꼭 필요한 환자가 제때 치료받지 못하는 현상이 발생하고 있다. 또한 입원환자는 대형종합병원으로, 외래환자는 의원급 의료기관으로 집중하여, 병원급 의료기관을 이용하는 환자 수가 점차 감소하고 있다. 이에 따라 중소병원은 많은 환자를 확보하기 위해 고가장비를 경쟁적으로 도입함으로써 의료자원의 중복 투자는 물론 경영을 더욱 악화시키고 있는 실정이다.
- 둘째, 공공의료기관보다 민간의료기관의 증가가 압도적인 우위를 차지하고 있다. 의료기관의 공급 측면에서 2021년 12월 기준 공공의료기관(2021년 기준 전체 공공의료기관 229개소 중 병원급 이상 의료기관)은 221개소로, 전체 의료기관의 5.3%, 병상 수는 전체의 9.6%에 불과하여, 민간이 의료시설의 절대 다수를 차지하고 있다(표 2-21).
- 셋째, 이와 같이 의료서비스 공급이 민간부문에 의존하면서 의료자원이 도시에 편중되어 도시지역은 의료자원이 남는 반면, 농촌지역은 병상 부족 지역이 일부 남아 있다. 정부에서는 전 국민의료보험 실시와 더불어 의료시설의 확충을 위한 공공차관자금 지원, 재정융자알선 등을 통하여 의료취약지역의 부족한 의료시설을 크게 확충하였다. 그러나 일부 농어촌지역은 병상이 부족한 실정이고, 의료서비스 수준도 도시지역보다 상대적으로 낮다.

표 2-21 부문별 의료기관현황(2021년 기준) (단위: 개소, 병상)

구분	전체 의료기관[1]	공공의료기관[2]	공공의료기관 비중
기관 수	4,188	221	5.3%
병상 수	660,606	63,547	9.6%

주: 1) 전체 의료기관: 2021년 기준 건강보험심사평가원에 신고된 병원급 이상 의료기관 4,188개소 대상
(상급종합병원, 종합병원, 병원, 보건의료원, 치과병원, 한방병원, 요양병원)
2) 공공의료기관: 2021년 기준 전체 공공의료기관 229개소 중 병원급 이상 의료기관 221개소 대상
(상급종합병원, 종합병원, 병원, 치과병원, 한방병원, 요양병원)
【출처】 보건복지부. 2022 보건복지통계연보; 2022.

(3) 보건의료기기

의료기기법 제2조의 정의에 따르면, '의료기기'는 사람 또는 동물에게 단독 또는 조합하여 사용하는 기구 · 기계 · 장치 · 재료 또는 이와 유사한 제품으로서 다음 제품이 해당된다.

- 질병을 진단 · 치료 · 경감 · 처치 또는 예방할 목적으로 사용되는 제품
- 상해(傷害) 또는 장애를 진단 · 치료 · 경감 또는 보정할 목적으로 사용되는 제품
- 구조 또는 기능을 검사 · 대체 또는 변형할 목적으로 사용되는 제품
- 임신을 조절할 목적으로 사용되는 제품 등

인구고령화와 웰빙 트렌드 확산, 소득 증가에 따른 생활양식의 변화, 삶의 질 향상 및 IT(information technology) · BT(bio-technology) · NT(nano technology)와 같은 신기술 발달로 인하여 세계 의료기기시장이 급성장하고 있다.

한편, 무분별한 고가장비의 과다한 사용은 의료비 상승을 초래하는 원인이 되고 있다. 특히 일부 의료기기는 건강보험의 적용을 받지 않아 저소득층은 진료 제약을 받게 되었다. 2020년 기준으로 우리나라의 컴퓨터단층촬영(CT) 스캐너 보유 대수는 인구 100만 명당 40.6대로 OECD 평균 29.1대보다 많고, 자기공명영상(MRI) 장비 또한 인구 100만 명당 23.5대로 OECD 평균 18.3대보다 의료기기 보유량이 많은 것으로 나타나 과다 사용을 간접적으로 예측할 수 있다(OECD Health Data 2022). 이에 우리나라는 의료장비를 포함한 의료자원의 효율적 활용을 위해 의료기관 상호 간의 시설, 기기와 장비 등을 공동활용하는 개방병원제도와 개원의가 고가의 의료장비를 구비하지 않고도 진료를 할 수 있도록 지원하는 지역별 검진센터를 활성화하는 방안을 추진하고 있다.

3) 보건의료지식 · 정보

보건의료 정보화는 지역주민에 대한 건강정보와 주요 질병에 대한 정보를 보건의료기관의 전산화를 통해 체계적으로 관리하여 보건사업 수행에 활용하고자 한다.

지역보건의료정보시스템은 전국의 보건소, 보건지소, 보건진료소의 업무를 통합하여 운영하도록 구축한 정보시스템이다. 정보화를 통해 보건기관의 업무를 효율화하고 유관기관과의 전자정보교류를 지원하여 보건의료서비스의 질적 향상을 도모하고 있다.

공공의료정보화사업은 공공의료 분야 정보시스템 구축을 통한 공공의료정책 수립 · 집행 · 관

리의 소통 강화를 목적으로 한다.

또한, 보건의료 분야에서 생성되는 빅데이터는 지리정보시스템(geographic information system, GIS) 및 공간정보와의 융합이 진행되어 이를 통한 데이터의 처리, 분석, 해석에 있어서 새로운 시각과 활용 가능성을 제시하고 있다.

한편, 유헬스(u-health)는 '유비쿼터스(ubiquitous)'와 '의료(health)'의 융합 개념이다. 유비쿼터스 헬스는 '보이지 않는 끈으로 항상 의료서비스를 받는다'는 의미로서 무선통신기술과 스마트폰의 성장으로 이런 보이지 않는 끈을 통해 의료서비스를 주고 받는 것이 가능하게 되었다. 세계보건기구나 미국 정부 등은 스마트폰을 활용해 보건의료서비스를 제공할 것을 적극적으로 권하고 있다.

4. 보건의료재정

1) 경상의료비

(1) 개념과 범위

국민의료비(health care expenditure)에 대한 정의는 보건의료부문과 관련된 재화와 서비스에 대한 개괄적인 지출구조를 파악하기 위해 기본영역을 정하는 것으로서 그 개념과 범위를 명확하게 정하는 것은 쉽지 않다. 질병과 상해로 인해 상실한 건강을 회복하기 위해 지출되는 비용은 의미가 명백한 것에 비해 건강의 유지 및 증진을 위해 지출되는 비용은 매우 애매하기 때문에 그 범위가 문제될 수밖에 없다. 일상생활의 모든 활동이 건강의 유지 및 증진에 직·간접적으로 영향을 미치기 때문이다. 따라서 비록 건강 유지나 건강증진에 목적이 있다고 하더라도 간접적으로 영향을 끼치는 교육, 환경 및 위생 등과 관련된 지출은 국민의료비에서 대체로 제외하고 있다.

국민보건계정체계 2011이 확산되기 전까지는 한 나라의 의료비 총계치를 지칭하는 용어로 '국민의료비'라는 용어가 사용되었으나 근래에는 '경상의료비'로 사용되고 있다. 국민보건계정(national health accounts)이란 의료비의 재원, 기능, 공급자별 흐름을 일목요연하게 보여주는 국가단위 의료비 지출의 종합표를 말한다(보건복지부, 2015). 이는 OECD, Eurostat 및 WHO가 제시하고 있는 보건계정체계 매뉴얼에 따라 작성된다.

경상의료비는 보건의료재화 및 서비스의 소비를 위하여 국민 전체가 1년간 지출한 총액을 말한다(보건복지부, 2017). 이 중 정부·의무가입제도는 중앙·지방정부 및 사회보험에서 지출된 보건의료비이며, 민간부문은 가계직접부담, 민간보험 등에 의해 지출된 보건의료비를 말한다. 보건의료비 지출 추이를 분석함으로써 보건의료정책 수립을 위한 기초자료뿐 아니라 성과평가 등을 위한 자료로 활용할 수 있으며, 국내총생산(GDP)에 대한 경상의료비 지출 수준을 보기 위한 지표이다. OECD는 Health Statistics 2015부터 국민의료비(경상의료비+자본투자) 대신 경상의료비를 대표지표로 발표해오고 있다.

경상의료비는 개인의료비와 집합보건의료비로 구성된다. 개인의료비는 개인에게 직접 주어지는 서비스 내지 재화에 대한 지출을 의미한다. 흔히 병·의원 등의 의료기관이나 약국에서 발생된 지출이다. 집합보건의료비는 예방 및 공중보건사업이나 보건행정관리를 위한 지출로 공중을 대상으로 발생된 것을 말한다.

• GDP 대비 경상의료비 비중(%) = 경상의료비 / 경상 GDP×100

(2) 경상의료비현황

우리나라의 경상의료비는 2021년 기준 GDP 대비 8.8%인 181조 원으로 OECD 평균(9.7%)보다 낮지만, 빠르게 증가하고 있다. 1인당 경상의료비는 지난 10년간 연평균 6.9%씩 증가하여 OECD(3.3%)보다 높은 증가율을 보였다.

가계가 부담하는 의료비(가계직접부담) 비중은 2010년 34.0%, 2015년 33.7%, 2020년 27.8%로 점차 감소 추세를 보이고 있다.

(3) 경상의료비 증가요인

경상의료비의 증가요인은 건강보험을 포함한 사회보장의 양적 · 질적 확대, 소득 수준의 향상, 의료수요에 대한 다양한 요구, 고령화사회의 진전, 만성질환의 증가 등 수요측 요인과 의료기술의 변화 등의 공급측 요인으로 나눌 수 있으며, 이들 요인은 의료비지불보상제, 보건의료전달체계, 의료의 공공성이라는 3가지의 제도적 기전을 통하여 경상의료비 증가로 이어진다. 급속한 고령화는 계속적인 의료비 증가의 주요인이며, 간병의 사회화에 따른 비용의 증가는 향후 의료비 증가의 잠재요인이 되고 있다.

(4) 경상의료비 억제 대책

① 지불보상제도의 개편

의료비 지불방식 중 사후결정방식은 과잉진료 등으로 인한 의료비 및 급여 증가를 가속화하는 가장 큰 원인이다. 따라서 의료서비스 공급자에 대한 지불 수준이 미리 결정되는 사전결정방식의 형태로 개편할 필요가 있다.

② 의료전달체계의 확립

많은 나라에서 일차의료를 강화하여 전체 보건의료부문의 효율을 증대하고, 경상의료비 상승을 억제하려 노력하고 있다. 의료제도가 일차의료 중심으로 개편되는 것은 의학적 · 보건학적 관점뿐만 아니라 경제적 관점에서도 매우 바람직하다. 또한 의료의 사회화와 공공성 확대는 의료가 시장경제에 흔들리지 않고 효율적인 국가개입으로 안정적인 의료수가 수준을 유지하는 데 용이하다.

③ 다양한 의료대체서비스, 인력개발 및 활용

가정간호(home health care), 호스피스(hospice), 낮병동(day care center), 너싱홈(nursing home), 재활센터(community based rehabilitation center), 지역사회간호센터(community based nursing center), 정신보건센터 등의 대체의료기관 및 서비스 개발과 활용은 저렴한 비용으로 이용 가능하여 총 의료비 억제효과를 얻을 수 있다. 또한 보건진료전담공무원, 전문간호사제도, 정신보건전문요원 등 다양한 보건의료전문가의 활용을 통하여 최소의 비용으로 국민의 보건의료요구를 최대로 충족시킬 수 있는 효율적인 인력관리가 필요하다.

2) 재원조달

국민건강보험제도가 성공적으로 정착되기 위해서는 무엇보다 재원조달이 중요하다. 우리나라의 경우 국민건강보험은 사회보험방식에 의하여 재원을 조달하고 있는데, 그 주요 재원은 가입자 및 사용자로부터 징수한 보험료와 국고 및 건강증진기금, 정부 지원금 등으로 이루어지고 있다.

보험료 책정에 있어서 직장가입자(임금근로자)의 경우에는 소득비례정률제가 적용되고 있으나 지역가입자(농 · 어민과 도시자영업자)의 경우 대상범위가 너무 넓고 소득 형태도 다양할 뿐만 아니라 소득 파악도 쉽지 않아 소득, 재산, 생활 수준 등을 기준으로 하는 등급별 정액제를 실시하고 있다.

3) 지불보상제도

의료비 지불제도는 국가마다 매우 다양하여 동일한 특성의 지불제를 가진 나라는 없다고 보아도 무방하다. 이러한 지불제도는 의료제도의 골격을 이루는 주요한 요소로서 전체 의료부문의 성과를 가늠한다고 볼 수 있다.

의료비 지불제도는 진료비가 결정되는 시기를 기준으로 분류할 수 있는데, 사후결정방식(retrospective system)은 진료를 받은 후 받은 서비스에 대한 합산된 진료비를 지불하는 제도이며, 사전결정방식(prospective system)은 진료를 받기 전에 병원이나 의료인에게 지불될 총액이나 그 비율이 미리 정해져 있어 실제로 받은 서비스와 무관하게 진료비를 지불하는 방식이다.

따라서 사전결정방식은 공급자의 수입이 진료를 행하기 전에 미리 결정되므로 주어진 서비스의 양과 수입은 무관하여 의료비 상승 억제와 과잉진료 억제효과가 있다. 사전결정방식에는 인두제, 봉급제, 포괄수가제 등이 있으며 사후결정방식에는 행위별수가제(상대가치수가제)가 있다(표 2-22).

(1) 행위별수가제

행위별수가제(fee-for-service)는 진료에 소요되는 약제 또는 재료비를 별도로 산정하고, 의료인이 제공한 진료행위마다 항목별로 가격을 책정하여 진료비를 지급하도록 하는 제도이다. 가장 보편적이고 시장접근적인 방법으로서 대부분의 자본주의 경제체제를 가진 국가에서 많이 채택하고 있다. 의료인이 제공한 시술 내용에 따라 값을 정하여 의료비를 지급하는 것으로서 전문의의 치료방식에 적합한 방식이다. 즉, 위중하거나 진료에 시간이 오래 걸리며 특별한 기술을 요하는 질병이나 진료재료가 많이 소요되는 질병에 대하여는 정확히 그만큼 많은 진료비를 의료인에게 지급하게 되므로 의료인이 선호하는 방식이다.

행위별수가제의 종류는 시장 기능에 의해 수가가 결정되는 관행수가제와 정부와 보험조합의 생산원가를 기준으로 계산한 후 의료수가를 공권력에 의해 강제집행하는 제도수가제가 있다.

표 2-22 진료비 지불제도별 장 · 단점

지불방식	장점	단점
행위별수가제 (fee-for-service)	• 양질의 의료서비스 제공 • 신의료기술 및 신약개발 등에 기여 • 의료의 다양성이 반영될 수 있어 의사 · 의료기관의 제도 수용성이 높음	• 과잉진료, 과잉검사 등 초래 우려 • 국민의료비 증가 우려 • 수가 구조의 복잡성으로 청구오류, 허위 · 부당청구 우려
포괄수가제 (bundled-payment)	• 경영과 진료의 효율화 • 과잉진료, 의료서비스 오남용 억제 • 의료인과 심사기구 · 보험자 간의 마찰 감소 • 진료비 청구방법의 간소화 • 진료비 계산의 투명성 제고	• 서비스 제공의 최소화로 의료의 질적 수준 저하 • 환자와의 마찰 우려 · 조기 퇴원 • DRG코드 조작으로 의료기관의 허위 · 부당청구 우려 • 의료기관의 불만이 크고 제도 수용성이 낮음
봉급제 (salary)	• 의사의 직장 보장과 수입 안정 • 불필요한 경쟁심 억제	• 진료의 질을 높이거나 효율성 제고 등 열의가 낮음 • 관료화, 형식주의화, 경직화 등 우려 • 진료의 질적 수준 저하
인두제 (capitation)	• 진료비 지불의 관리 운영이 편리 • 지출비용의 사전 예측 가능 • 예방의료, 공중보건, 개인위생 등에 노력 • 국민의료비 억제 가능	• 과소진료 우려 • 신의료기술의 적용 지연 • 중증 질병 환자의 등록기피 발생 우려
총액계약제 (global budget)	• 과잉 진료 · 청구의 시비가 줄어듦 • 진료비 심사 · 조정과 관련된 공급자 불만 감소 • 의료비 지출의 사전 예측이 가능하여 보험재정의 안정적 운영 가능 • 의료 공급자의 자율적 규제 가능	• 보험자 및 의사 단체 간 계약 체결의 어려움 • 전문과목별, 요양기관별로 진료비를 많이 배분 받기 위한 갈등 유발 소지 • 신기술 개발 및 도입, 의료의 질 향상 동기 저하 • 의료의 질 관리 어려움(과소진료의 가능성)

진료비는 수가표에 기초하여 산출되는데, 수가표는 보험자와 국가보건국의 협의하에 결정되거나 보험자와 의료서비스 공급자 간의 협상에 의해 결정된다. 이 제도는 진료의 내역에 따라 의료비가 결정되므로 현실적으로 시행이 쉽고 합리적인 방법으로 자유경제체제하에서 폭넓게 수용되고 있다.

우리나라는 관행수가제에 근거하여 책정된 행위별수가제를 기본으로 하고 있으며, 비합리적 수가를 개선하기 위하여 2001년부터 상대가치를 고려하여 수가를 책정하는 상대가치수가제를 적용하고 있다. 상대가치수가제는 의료인의 진료행위 난이도에 대한 상대가치와 자원의 투입량을 고려하여 수가를 책정하는 방법으로, 상대가치 산출에는 의료인의 노력과 숙련도, 판단력, 스트레스, 의료장비 및 재료비, 보조인력의 인건비 등의 요소들이 반영된다. 수가는 상대가치점수에서 서비스의 단위당 가격인 환산지수를 곱한 값으로 결정된다. 환산지수는 매년 건강보험공단과 의약계 대표 간의 계약에 의해 결정되며 계약이 체결되지 아니할 경우 보건복지부장관이 건강보험정책심의위원회의 의결을 거쳐 결정하는 금액으로 정한다.

(2) 포괄수가제

포괄수가제(bundled-payment)는 치료행위가 기준이 아니고, 환자가 어떤 질병의 진료를 위하여 입원했는가에 따라 질병군(또는 환자군)별로 미리 책정된 일정액의 진료비를 지급하는 제도이다. 미국에서 의료비의 급격한 상승을 억제하기 위하여 1983년부터 DRG(diagnosis related groups)에 기초를 둔 선불상환제도로 개발되었고 연방정부가 운영하는 메디케어환자의 진료비 지급방식으로 사용되고 있다. 이 제도는 의료비용의 사전예측이 가능하기 때문에 장기입원에 대한 인센티브를 제거할 수 있다. 포괄수가제는 진단명이나 질환의 심각성, 자원소요에 관계없이 건당 정액을 부과하는 방식과 환자가 속한 DRG 진단명에 따라 정액을 부과하는 질병군별 포괄수가제도 방식이 있다.

우리나라는 1997년부터 2001년까지 5년 동안 포괄수가제를 시범사업 형태로 시행하였으며, 2002년부터 요양기관이 임의로 선택하는 방식으로 진행하였다. 우리나라에서 채택한 것은 질병군별 포괄수가제도로, 안과의 수정체수술, 이비인후과의 편도 및 아데노이드수술, 일반외과의 항문 및 항문주위수술, 서혜 및 대퇴부탈장수술, 충수절제술, 산부인과의 자궁 및 자궁부속기수술, 제왕절개분만 등 7개 질병군을 선택 · 적용하였다. 그러나 7개 질병군 포괄수가제가 비교적 단순한 수술에 적합한 모형으로 개발되어 암이나 중증질환 등 복잡한 수술을 포함하는 전체 질병군으로 확대하기 어렵다.

이러한 한계를 극복하기 위해 2009년 4월부터 국민건강보험공단 일산병원에 입원한 환자를 대상으로 일당정액형 신 포괄수가 시범사업을 하였고 2012년 7월 1일부터는 안과, 이비인후과, 외과 및 산부인과 등 4개과 7개 질병군이 전국의 모든 병원과 의원으로 확대 시행되었으며, 이후에 진료 형태 및 비용을 조사 반영하여 2020년 1월 비용기반 포괄수가제로 개편하였다. 이 제도의 시행으로 의료기관 스스로의 질 관리(QA)활동 및 의료기관 경영의 효율화 계기를 제공하고, 행정비용 절감효과 등으로 국민의료비의 급격한 상승을 억제하는 효과를 기대하고 있다.

(3) 봉급제

봉급제(salary)는 사회주의 국가나 영국과 같은 국영의료체계의 병원급 의료기관의 근무의에게 주로 적용되는 방식이다. 이러한 경우 농 · 어촌 등 벽 · 오지에 거주하는 국민이라도 쉽게 필요한 때 의료서비스를 제공받을 수 있으나 그 진료 수준은 낮은 편이다. 법 · 제도상으로 공공의료의 혜택을 모든 국민이 받을 수 있게 되어 있으나, 제한된 의료시설 및 인력 때문에 의사의 윤리적 기준이 낮은 나라의 경우 개인적인 친밀관계나 뇌물수수관계에 따라 의료혜택의 기회가 부여될 여지가 있다.

(4) 일당지불제

일당진료비 방식(daily charge or per diem fee)은 주로 병원의 입원진료에 적용되는 방식으로 투입자원이나 서비스 강도의 차이를 두지 않고 진료 1일당 수가를 책정하여 진료기간에 따라 진료비 총액이 결정되는 제도이다. 따라서, 일당진료비 방식도 일종의 포괄수가제로 보는 경우도 있다. 공급자가 특정기간 동안 지출한 총 비용을 같은 기간 동안의 내원일수로 나누어 일당을 계산하므로 의료기관은 이윤 극대화를 위해 서비스 제공비용을 줄이고 내원일수를 증가시키려는 유인을 갖게 된다. 그러나 환자의 건강상태와 서비스요구도 및 자원소모량에 근거한 분류군에 따른 일당비용 조정을 가능하게 한다면 의료기관이 유발하는 모든 비용은 곧 지불보상이 될 것이므로 비용을 줄이고자 하는 유인을 예방할 수 있으며, 입원내원일수 증대행위는 총액예산을 적용하여 방지할 수 있다.

(5) 인두제

인두제(capitation)는 의사가 맡고 있는 환자 수, 즉 자기의 환자가 될 가능성이 있는 일정 지역의 주민 수에 일정 금액을 곱하여 이에 상응하는 보수를 지급받는 방식이다. 주민이 의사를 선택하고 등록을 마치면, 등록된 주민이 해당 의사에게 의료서비스를 받든지 안 받든지 상관없이 등록된 주민 수에 따라 보험자 또는 국가로부터 일정 수입을 지급받는다. 인두제는 기본적이고 비교적 단순한 1차 진료에 적용되며, 주치의 또는 가정의의 1차 진료 후 후송의뢰가 필요한 경우에만 전문의의 진료를 받을 수 있다.

(6) 총액계약제

총액계약제(global budget)는 보험자 측과 의사단체(보험의협회) 간에 국민에게 제공되는 의료서비스에 대한 진료비 총액을 추계하고 협의한 후, 사전에 결정된 진료비 총액을 지급하는 방식이다(의사단체는 행위별 수가기준 등에 의하여 각 의사에게 진료비를 배분함).

의료비 지불보상제도는 각각의 특성과 장·단점이 있어 하나를 선택하는 것은 쉽지 않은 일이지만 서로 조합할 수 있어 여러 다양한 방법을 선택할 수 있다. 한 나라에서 가장 효율적인 체계는 그 나라의 사정에 따라 달라질 수 있으므로 여러 방법 중 실정에 맞는 방법을 도입하여 제도화하는 것이 필요하다.

5. 우리나라 보건의료체계의 과제

우리나라 보건의료체계는 사회보험형 전국민 건강보험제도와 민간 위주의 의료공급체계가 상호작용하며 발전하고 있으나 다음과 같은 과제도 안고 있다.

1) 경상의료비의 지속적인 증가

경상의료비는 소득 수준 향상, 건강에 대한 욕구 증대, 국민건강보험의 보장성 강화에 따른 의료 이용 증대 등으로 지속적으로 증가하고 있다. 경상의료비 추이를 보면 지난 10년간 GDP 대비 경상의료비 비율이 6~7%대에서 8%대로 증가하였다. 의료비 증가의 원인은 의료공급자에 의한 과잉진료 및 수요창출행위와 비효율적인 소비 형태 등이다(표 2-23).

2) 공공보건의료의 취약

우리나라 의료기관의 90% 이상은 민간부문의 소유로 공공보건의료가 차지하는 비중은 매우

표 2-23 국가별 GDP 대비 경상의료비 추이 (단위: %)

연도	한국	미국	독일	일본	영국	OECD 평균
2017년	7.6	17.1	11.2	10.9	9.6	8.8
2019년	8.2	17.0	11.7	11.0	10.2	8.8
2021년	8.8	17.8	12.8	–	11.9	–

【출처】 OECD. OECD Health Statistics 2022; 2022.

낮다. 민간부문이 보건의료시장을 주도하면 다음과 같은 문제가 발생한다.

- 보건의료서비스의 공공재적 성격이 약화되어 의료비 지불수단이 없거나 빈약한 저소득층에게 보건의료 이용과 관련한 형평성문제가 제기된다.
- 민간의료기관 간의 과도한 경쟁으로 합리적인 기능 분담이 이루어지지 못하며 필요 이상의 보건의료서비스 제공으로 자원의 낭비와 지속적인 의료비용 상승을 통제할 적절한 수단이 마련되어 있지 않다.
- 대민진료에서 민간과 공공부문 간 상호협조 또는 보완이 쉽지 않다. 민간부문 간 상호관계는 의료전달체계를 통한 의뢰나 자문보다는 상호 경쟁적인 관계가 지배적이며, 공공부문 간 상호관계는 공공보건의료시설, 기관 등 자원의 양적 · 질적 미흡으로 독립적인 전달체계로 운영하기 어렵다.

따라서 보건의료 분야는 공공성이라는 특수성 때문에 민간에만 맡겨서는 곤란하며 민간과 공공부문의 균형적인 발전이 필요하다.

3) 1차 의료의 위축

우리나라 의료체계의 문제점 중 하나는 1차 의료의 위축을 들 수 있다. 환자가 일반의와 전문의를 선택하는 과정에서 문지기(gatekeeper) 역할이 없고 대형병원 및 전문의료 위주의 의료정책으로 믿고 찾을 수 있는 주치의가 없다. 이에 간단한 질환으로도 종합병원을 찾게 되어 여러 의사를 전전하는 의료인 고르기 현상(doctor shopping)이 성행하고 있다. 따라서 1차 의료가 적정 수준을 유지하기 위해 인력을 확보하고 제도 개선이 이루어져야 한다.

4) 보건의료공급자의 문제점

현대의학과 전통 한의학체계가 서로 독립적으로 존재하며 의약분업 전에는 약국이 1차 의료의 상당 부문을 수행하였다. 또한 일반의와 전문의의 역할 및 기능이 분명하지 않고 의원과 병원의 기능이 분화되지 않아 의원에 입원병상이 있고 병원에 대규모의 외래파트가 있다. 이러한 의료제공자 간의 기능 미분화와 무질서한 경쟁은 보건의료 이용 선택 시 혼란만 가중시켜 보건의료서비스의 중복과 낭비를 초래한다.

5) 포괄적 보건의료서비스의 부재

우리나라 건강보험제도는 치료 위주의 의료서비스에 대한 급여를 제공하고 있어 예방과 보건

분야에 대한 지출은 전체 경상의료비의 1.7%에 불과하다. 경상의료비의 대부분을 민간의료기관이 차지하여 수익성 높은 의료서비스에 치중함에 따라 정신건강, 재활, 가정간호, 산업보건 등은 무시되거나 과소평가되었다. 또한 예방, 치료, 재활 등을 아우르는 포괄적인 서비스를 제공하기보다는 부분적이고 단절된 의료서비스를 제공하고 있다. 이에 보건의료정책의 패러다임을 의료서비스 중심에서 예방 · 보건에 대한 중요성을 강조하는 방안으로 적극 추진해야 할 것이다.

6) 의료기관 및 인력의 지역 간 불균형 분포

병원과 의료인력의 도시집중현상이 개선되지 않고 있다. 의료기관의 80% 이상이 도시에 집중되어 있으며 의사, 한의사, 치과의사, 간호사 등도 도시집중현상이 심각하여 농어촌지역 주민은 의료 이용이 어렵고 경제적 부담도 가중되고 있다.

7) 공공보건의료의 책임과 권한 분산

우리나라의 공공보건의료는 관장부처가 다원화되어 보건복지부는 물론 교육부, 행정안전부, 고용노동부, 환경부, 국방부, 과학기술정보통신부, 법무무 등에 보건의료의 기획과 집행, 책임과 권한이 분산되어 있다.

3절 지역사회간호와 보건정책

1. 보건정책

1) 보건정책의 개념

현대사회에서는 우리가 인지하는 모든 생활이 정책의 영향을 받고 정책에 의해 형성되고 있다. 즉, 우리가 할 수 있거나 할 수 없는 상당 부분의 실행 가능성과 정도가 정책에 의해 결정된다. 우리는 통제범위 밖에 있는 문제로 어려움을 겪으면서 그 정책의 해결책으로 공공정책에 대한 관심이 커지고 올바른 정책 제시가 얼마나 중요한 사항인지 알게 된다.

정책은 어떤 목표를 달성하기 위해 계획적이고 의도적으로 채택되거나 제안된 행동 방침이나 지침을 말하며, 특정한 문제를 해결하거나 원하는 결과를 이루기 위해 정부, 단체, 기업 또는 단체들이 채택하게 되는 규칙이나 방안이다.

학자들의 정책에 대한 정의는 다양한데, Dye는 "정부가 하기로 선택하였거나 하지 않기로 선택한 모든 것"이라고 정의하였다. Jenkins는 "특정한 상황에서 어떤 목적을 달성할 만한 권한이 있는 행위자가 목적을 실현할 수 있는 수단을 선택하는 일련의 의사결정"이라고 정의하였다. Anderson은 "한 행위자나 행위자집단이 어떤 한 문제나 관심사를 해결하기 위해 추진하는 목적지향적인 행동노선"이라고 정의하였다.

즉, 정책이란 어떤 사회 분야에서 사회적 시스템, 구조, 문화, 가치, 규범, 행태, 물리적 환경 등을 바꾸며, 또 다른 방법으로 바꾸고자 하는 정부관여의 수단을 결정해 놓은 것이다. 따라서 정책은 공공이익과 공공사항을 내포한 개념으로, 공공정책인 경우가 많다.

공공정책은 정부가 사회의 문제를 해결하고 공공의 이익을 증진시키기 위해 채택하는 방침과 계획이다. 이는 주로 정부의 법률, 규제, 프로그램, 예산 배정 등과 관련되며 사회적 문제를 다루고 해결하는 데 초점을 맞춘다. 예를 들면, 교육정책은 교육시스템의 개선과 학생들의 학습 성취도 향상을 목표로 하고, 정부는 학교교육의 질 향상을 위해 교사교육을 강화하거나 학교 인프라를 개선하는 정책을 시행할 수 있다. 또한 저소득층 학생들의 교육 기회를 높이기 위해 장학금과 교육 지원 프로그램을 운영할 수 있다.

공공정책은 정부나 공공기관이 수립하고 실행하는 정책이므로, 국가와 사회 전체의 이익을 추구하기 위한 목적을 갖고 있다. 이러한 공공정책은 다음과 같은 특징을 가지고 있다.

① 정치적 권력과 연관성: 공공정책은 주로 정치적 권력을 가진 공공기관이 수립하고 시행한다. 이러한 정치적 권력은 정부의 의사결정에 영향을 미치며, 정책의 방향과 목표를 결정하는 데 중요한 역할을 한다.

② 목표지향성: 공공정책은 특정한 목표를 달성하기 위해 수립되며, 미래적 결과물과 방향성을 가진다. 이러한 목표는 사회의 발전, 경제 성장, 사회적 평등 등 다양한 측면에서 설정될 수 있다.

③ 목표달성을 위한 수단 중심: 공공정책은 특정한 목표를 달성하기 위해 어떠한 수단과 방법

을 활용할 것인지에 초점을 맞춘다. 이러한 수단은 예산 배분, 정부 정책 시행, 법률 제정 등 다양하게 이용된다.

④ 의도와 무의사결정 포함: 공공정책은 목표를 달성하기 위해 의도적으로 설정되기도 하지만, 때로는 의도하지 않은 결과나 무의사결정에 의해 형성되기도 한다. 이는 정책 수립 및 실행 과정에서 다양한 변수와 상호작용에 의해 발생할 수 있는 결과이다.

⑤ 비용과 이익의 배분: 공공정책은 국민의 이익을 추구하는데, 이를 위해 자원의 배분과 비용효율성을 고려한다. 정부 예산을 효과적으로 사용하여 국민의 복지와 발전을 증진시키는 것이 목표이다.

⑥ 연속적인 선택과정: 공공정책은 일회성이 아닌 연속적인 선택과정을 거쳐 결정되며, 사회의 변화와 요구에 따라 정책을 수정하고 발전시키는 것이 필요하다.

⑦ 공익 추구: 공공정책은 사회 전체의 이익과 공익을 추구하는 것을 목표로 한다. 개인적인 이익보다는 국민 전체의 복지와 발전을 증진시키는 것이 중요하며, 이를 위해 사회적 가치와 공공의 이익을 고려하여 정책을 수립한다. 예를 들어, 국가의 경제적 발전, 사회적 평등 확보, 보건의료시스템 강화 등의 사회적 목표를 달성하기 위해 공공정책이 수립되고 시행된다.

⑧ 일반적 의사결정과의 구별: 일반적 의사결정은 개인이나 특정 집단의 이익을 우선시하고, 제한된 범위의 영향을 미치는 결정을 의미하는 반면, 공공정책은 국가나 지역 전체의 이익과 공익을 추구하는 것이므로, 많은 사람들에게 영향을 미치고 사회적인 목표를 달성하는 데 초점을 맞춘다.

⑨ 영향요인과 상호작용: 공공정책의 의사결정과정에는 다양한 요인이 영향을 미치며, 이들 요인은 상호작용하여 정책의 최종 결정에 영향을 미친다. 정치적, 사회적, 경제적, 문화적, 환경적 등의 다양한 변수가 고려되며, 이러한 요인들이 상호작용함으로써 정책의 성격과 방향이 형성된다.

⑩ 다양한 이해관계와 협력: 공공정책은 다양한 이해관계자들과의 협력과 상의를 필요로 한다. 이해관계자들은 정부기관, 시민단체, 민간기업, 학계 등 다양한 집단으로 구성되며, 이들과의 상호작용을 통해 정책이 보다 실질적이고 효과적인 방향으로 발전할 수 있다.

보건정책은 국가 또는 지역사회가 인구의 건강과 웰빙을 촉진하기 위해 수립하고 실행하는 정책으로, 이러한 정책은 질병 예방, 의료서비스 제공, 보건시설 강화, 건강교육 등으로 구성된다. 예를 들면, 금연정책은 흡연에 대한 제한과 규제를 통해 인구 건강을 증진시키는 것을 목표로 한다. 정부는 공공장소와 실내 공간에서의 흡연을 금지하거나 제한하는 법률을 시행할 수 있고, 또한 세금 혜택과 같은 인센티브를 통해 금연을 장려하는 프로그램을 운영할 수 있다.

보건정책은 다음 3가지로 설명할 수 있다.

• 보건의료정책: 이는 진단 · 치료 · 간호 · 진료 등을 관리하는 것으로 넓은 의미로 이미 건강문제가 있는 사람을 대상으로 하는 정책활동이다.
• 예방정책: 건강문제를 예방하기 위한 활동이다. 이는 특정 질병을 예방하기 위한 종합적인 활동(백신과 검진 프로그램 등), 건강증진활동(보건정보와 교육 등) 및 안전 향상을 위한 활

동(식사, 음식에 대한 규제를 통한 건강보호 등)을 포함한다.

- 범부처 간 보건정책: 이는 공식적인 공중보건업무의 범위는 아니나 건강에 손상을 주는 것을 방지하는 건강 관련 정책이다. 교통안전정책, 건축규제정책, 고용정책, 농업정책 등이다.

2) 정책과정

선진사회로 갈수록 정책의 중요성이 강조된다. 국내외 많은 학자는 정책과정을 ① 정책의제 형성과정 ② 정책 결정과정 ③ 정책 집행과정 ④ 정책 평가과정으로 구분한다. 각 정책과정을 간략히 설명하면 다음과 같다.

① 정책의제 형성과정

정책의제 형성(채택 · 설정)과정이란 많은 사회문제 중 일정한 문제에 정책적 해결이 필요하여 정부 정책 결정기구의 관심 대상으로 부각시키고 정책 결정체제의 정책 결정 대상 안건 또는 주제로 선정하는 과정이다. 이 정책의제 형성과정은 정책의 시발단계이며 정부의 정책 결정체제가 정치와 만나는 연결점이 된다.

특히 정책의제 형성과정은 사회문제의 정책화를 요구하는 과정에서 그 문제를 주도해가는 주체가 달라지면서 차별화과정을 거친다. 정책적 문제의 주도집단별로 살펴보면 민간인 시민주도형의 정책의제 형성과정은 문제의 제기, 사회문제화, 사회논제화, 공중의제화, 공식의제(정책의제)화로 분류된다. 문제의 주도집단이 관료인 정부주도형 의제 형성과정은 정책제안, 공식의제 채택, 의제의 확산, 공중의제 형성, 의제 확정 등으로 분류된다. 즉, 정책의제 형성과정은 다양한 사회문제가 정부의 정책적 조치로 처리 해결되기 위하여 정책 결정체제로 들어가는 과정을 의미한다.

② 정책 결정과정

정책 결정과정이란 정책의제 형성과정에서 채택된 정책의제에 대한 해결책을 정책으로 변화시켜 나가는 정책의 작성이나 정책 수립과정이다. 이 과정은 공식 · 비공식의 참여자와 다양한 압력 주체가 상호영향을 주고받는 동태적 과정이며, 정치권력의 영향력이 함께 작용하는 정치적 과정이기도 하다. 다른 한편 이해관계를 달리하는 많은 개인과 집단이 자기에게 유리한 정책 방향으로 결정되도록 다양한 전략과 수단을 활용하는 경쟁과정의 속성도 지니고 있다. 그리고 이 정책 결정과정은 다시 문제의 파악과 정의, 정책목표의 설정, 정책대안의 탐색과 개발, 정책대안의 미래 예측, 대안의 비교 · 평가, 최적 대안의 선택이라는 소과정으로 구분할 수 있다.

③ 정책 집행과정

정책 집행과정이란 정책 결정체제가 작성, 산출한 정책을 정책 집행기관이 다양한 환경에 적용하면서 실현해가는 과정이다. 이 과정은 다시 정책 집행 준비단계와 실행단계로 나뉘며, 집행의 준비단계는 집행계획의 수립, 집행 담당 조직구성, 인사 · 예산 배정, 기타 관련 자원 지원 등의 단계로 구성된다. 실행단계는 집행계획과 주어진 자원을 활용하면서 이를 행정활동으로 옮겨 나가는 활동이다. 한편 정책 집행과정을 정규화 또는 비정규화 정책 집행과정으로 분류하며 이 과정에서 정규화된 과정은 행정관리적 집행과정으로, 비정규화된 과정은 일종의 정치과정으로 설명하기도 한다. 이 과정 역시 집행담당자와 다양한 이해관계자 그리고 수혜집단과 피해집단 간의 경쟁과 대립이 활발히 전개되는 동태적 과정이다.

④ 정책 평가과정

정책 평가과정이란 정책평가를 담당한 개인, 집단 및 정부가 대상정책의 내용 및 정책의 형성과정과 집행과정, 그리고 집행 결과 나타난 정책의 성과 등을 일정한 평가기준에 따라 심사 · 평가하며, 시정조치를 공지하는 과정이다.

정책 평가과정은 평가체제의 위치에 따라 내부 및 외부평가로 구분하나 이는 평가기준의 차이이며 세부과정은 크게 다르지 않다. 정책 평가과정은 정보자료의 수집과정, 평가기준 설정과정, 평가 및 시정조치과정, 환류과정 등으로 이루어진다.

2. 보건의료시스템의 복원력 구축을 위한 정책 권고

코로나 종식이 가시화됨에 따라 경제협력개발기구(Organisation for Economic Co-operation and Development, OECD)는 각국의 코로나19 극복 경험을 바탕으로 향후 보건시스템의 복원력(resilience)을 효과적으로 구축하기 위해 다음과 같은 정책을 권고하였다.

2020~2021년 전 세계적으로 약 680만 명이 사망했고, OECD 회원국에서는 약 310만 명의 사망자가 집계되어 백만 명당 평균 1,634명이 사망해서 코로나19로 인한 초과사망률은 13.6%였다. 이로 인해 전체 OECD 회원국의 75% 국가에서 기대여명이 평균 0.5년 감소하였고 전체 성인의 22.2%가 우울감을 경험했다. 2020년에는 봉쇄정책의 영향으로 터키, 아일랜드를 제외한 모든 회원국의 GDP가 감소하였으나 2021년은 경제 성장세를 회복했다.

1) 보건의료시스템의 복원력을 약화시킨 요소

보건의료시스템의 복원력을 위해 연간 OECD GDP의 1.4%를 투자지출목표로 설정 필요

① 준비태세 부족(underprepared): 팬데믹 이전에는 질병 예방 및 공중보건에 투자하는 비율이 낮았다. 2019년 기준으로, 전체 의료 지출 중 질병 예방에 할당된 예산은 약 2.7%에 불과하며, 인구의 16~35% 사이의 비율로 분배되었다. 또한, 만성질환자나 저소득층과 같은 취약계층의 경우에는 질병 예방에 투자되는 비율이 더욱 낮아진다. 이로 인해 예방적인 접근방식이 부족하여 질병의 초기단계에서 대응하는 데 어려움을 겪으며, 팬데믹과 같은 긴박한 상황에서 복원력이 크게 약화될 수 있다.

② 보건인력의 부족(understaffed): 보건시스템에서 중요한 역할을 하는 의사, 간호사 등의 보건인력 비중은 회원국마다 인구 천 명당 5~20명까지 큰 편차를 보인다. 특히 롱코비드(long covid)는 보건시스템에 큰 부담으로 작용하여, 이러한 보건인력의 부족으로 인해 긴급상황에서 적기에 적절한 치료와 예방 조치를 시행하는 것이 어려워지며, 특히 팬데믹과 같은 대규모 사태에서는 응급 대응능력에 심각한 영향을 미친다.

③ 투자 부족(underinvestment): 보건시스템의 복원력을 강화하기 위해서는 현명한 투자가 필수적이다. 하지만 일부 국가에서는 공중보건, 의약품 공급, 중환자 침상 공급 등에 투자가 부족하여 시스템의 적응력이나 대응능력이 제한될 수 있다. 데이터 활용과 효과적인 의사결정을 위한 인프라에도 부족한 투자로 인해 보건의료시스템의 기능이 제한될 수 있다.

2) 보건의료시스템의 복원력 구축을 위한 정책적 권고

다음은 보건의료시스템 복원력을 개선하기 위한 6가지 정책 권장사항이다. 이러한 권장사항은 의료시스템뿐만 아니라 사회와 경제에 대한 미래 충격의 영향을 줄이는 것을 목표로 한다.

① 전 인구의 건강상태 개선

보건위기가 발생하기 이전에 국민들의 건강상태를 극대화하는 정책을 강화해야 한다. 예방적인 접근방식을 촉진하고, 건강한 라이프스타일을 장려하는 데 주력해야 한다. 또한 빈곤과 실업 등 건강에 영향을 미치는 다양한 결정요인들을 대상으로 대응해야 한다. 이러한 정책들은 미래의 위기상황에서 인구 피해를 최소화하고, 의료시스템에 미치는 영향을 완화하는 데 중요한 역할을 한다.

② 보건의료인력 유지 및 채용 촉진

보건의료인력이 시스템 복원성에 가장 중요한 역할을 하므로, 인력 부족문제를 해결하기 위해 적극적으로 유지 및 채용을 촉진해야 한다. 코로나19 경험에 비추어 볼 때 보건인력, 특히 간호사와 요양인력 등 최일선 인력이 많은 국가일수록 사망자 수 등에서 더 나은 결과를 도출했다. 따라서 최전선에서 활동하는 간호사, 간병인 등의 보건의료인력을 보호하고 인센티브를 제공하여 최적의 인력 유지를 도모하고 이를 통해 의료시스템의 복원력을 향상시킬 수 있다. OECD 국가는 3천만 명 이상의 보건의료인력이 추가로 필요할 것으로 추산하였다.

③ 데이터 수집 및 활용 제고

적절하고 신속한 데이터 수집과 활용은 의사결정에 필수적이다. 따라서 데이터 인프라에 대한 투자를 강화하고 보건 데이터와 다른 부문의 데이터를 효과적으로 연계하고, 실시간으로 정보를 제공할 수 있는 시스템을 구축하는 것이 중요하다. 또한 보건 데이터와 관련한 사이버 보안 위협에 대응하는 대책을 마련하여 데이터의 안전성과 정확성을 확보해야 한다. 이러한 데이터 관련 정책은 의료시스템의 회복력을 강화하는 데 기여할 것이다.

④ 보건부문에서 국제 협력 강화

대응은 혼자서만 하는 것보다 국제적 협력이 더 바람직하다. 팬데믹에 기민하게 대처할 효과적인 글로벌 감시체제(surveillance system)의 부재는 초기 코로나19 확산을 초래하였다. 전염병과 같은 글로벌 위기상황에서는 국제적 의사결정과 정보 교류가 중요하다. 강력한 국제 감시시스템을 구축하여 지속적인 정보 수집과 위험평가를 실시하고 대응방안을 신속하게 조정할 수 있도록 해야 한다. 또한 세계보건기구(WHO)는 팬데믹 예방, 대처 및 대응을 위한 조약 협상을 진행중이고, 세계은행 주도로 팬데믹의 예방 대응역량을 강화하기 위한 펀드인 팬데믹 기금(Pandemic Fund)을 설치하여, 중 · 저소득 국가의 장기 보건 인프라 확충에 주력할 수 있다.

⑤ 공급망 강화

의료 관련 제품 공급 부족은 팬데믹 대응에 치명적 장애로 작용하여, 거의 모든 회원국이 개인보호장구(PPE)(92%), 테스트기(83%), 산소호흡기(68%)의 부족을 경험하였다. 따라서 의료 제품의 공급망을 강화하여 필요한 제품과 서비스를 필요한 때와 장소에서 제공할 수 있도록 해야 하고, 이를 위해 무역 장벽을 해소하고 국제적으로 의료 제품과 장비의 유통을 원활하게 하는 것이 중요하다. 글로벌 무역을 지원하고 국가 간 협력을 강화하여 의료 제품의 가용성을 향상시키는 것이 필요하다.

⑥ 거버넌스 및 신뢰 구축

정부 내에서 조정능력은 코로나19 대응의 효과성에 결정적 영향요인이었다. 전사회적(whole-of-society) 대응의 필요조건인 정부 신뢰 제고를 위해 행정의 투명성 확보, 이해관계자의 정책결정과정 참여 보장이 필요하다. 또한 코로나19 유행상황에서 허위 조작정보(mis-and disinformation) 확산이 정부 신뢰도 잠식으로 이어지는 경우가 다수 발생된 바 증거에 기반한 대응, 정부 커뮤니케이션의 정직성 보장 및 투명성 제고 노력이 필요하다. 미디어를 통한 정보공유를 강화하여 사회적 반응을 강화시키고 건강한 의사결정환경을 조성하는 것이 중요하다.

3. 우리나라 보건복지정책

1) 정책환경

우리나라에서는 2020년 2월 18일부터 코로나19의 1차 대유행이 시작된 이후 2023년 7월 3일까지 확진자는 32,256,154명, 사망자는 35,071명이지만 치명률은 0.11%로 전 세계에서 가장 낮은 수준이다.

코로나19 방역조치 완화로 민간소비가 개선될 거라는 기대도 있지만, 금리 인상으로 인한 가계의 원리금 상환부담과 고물가현상 등으로 가계의 소비 여력이 축소될 것이라고 전망되고 있다. 또한 2022~2026년 국가재정운용계획을 통해 재정건전성관리와 초고강도 지출구조조정을 예고했다. 저출산과 인구 고령화를 수반하는 인구구조의 변화가 보건의료체계는 물론 지속가능한 사회 발전을 위협하고 있는 상황에서 국민의 건강성과가 훼손되지 않고 지출도 절감할 수 있는 보건의료정책의 수립과 집행이 필요하다.

한국의 GDP 대비 경상의료비 지출은 2000년에 3.9%로 OECD 평균인 7.1%의 절반 수준이었지만 2021년에는 8.8%로 그 규모가 2배 이상 확대되었다. 이는 연평균 3.9% 증가한 것으로 같은 기간 OECD 평균의 연평균 증가율 1.4%보다 2배 이상 빠른 속도였고 OECD 국가 중 가장 빠른 증가였다. 정부는 2021년 기준 GDP 대비 경상의료비의 비율인 8.8%를 유지하는 적정 수준에서 매년 경제성장률에 맞추어 목표 증가율을 설정함으로써 우리 사회가 부담할 수 있는 범위

내에서 의료비 증가를 통제하면서 국민의 건강성과를 훼손하지 않도록 관리해야 한다.

최근 우리나라는 크게 ① 고물가, 고금리, 고용악화로 인한 저성장 ② 필수의료인력, 인프라 등 기반 약화 ③ 저출산 및 초고령사회 지속의 세 가지 주요 도전에 직면하고 있다. 이러한 요인들은 우리나라의 성장 잠재력을 둔화시킬 가능성이 있을 뿐만 아니라, 사회의 지속 가능성을 약화시키는 위험도 내포하고 있다.

그렇지만 이러한 도전요인을 잘 분석하여 약자복지 및 필수의료를 확대하고, 미래 대비 개혁과제를 중점 추진하는 목표를 달성할 수 있다(그림 2-12).

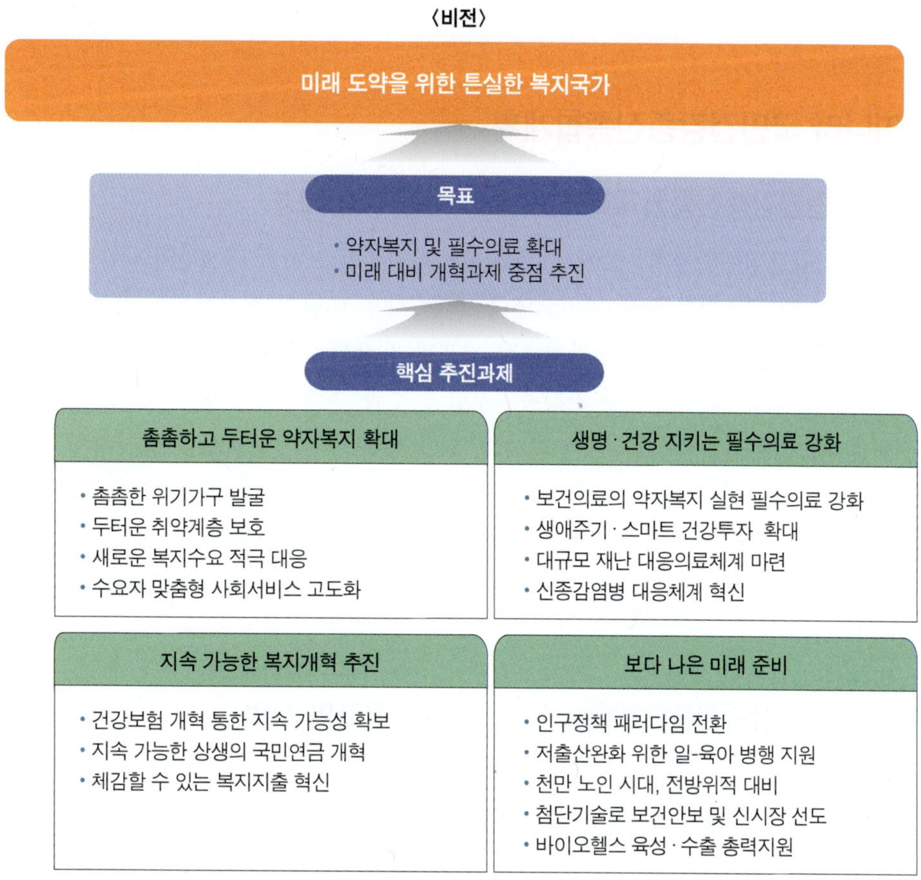

그림 2-12 2023년 보건복지부 주요 업무 추진계획
【출처】 보건복지부. 2023년 주요 업무 추진계획: 미래 도약을 위한 튼실한 복지국가; 2023.

2) 보건복지정책 추진 방향

보건복지정책의 핵심 추진 방향은 다음과 같다.

- 촘촘하고 두터운 약자복지 확대: 사회적 약자는 경제적, 신체적, 정신적 등 다양한 이유로 어려움을 겪고 있는 취약계층이며, 이들을 위한 복지서비스를 개선하고 보완하여 더 많은 도움을 제공하는 것이 목표이다. 예를 들어, 노인, 장애인, 저소득층, 소외계층 등 다양한 사회적 약자들에게 적합한 복지 프로그램을 확대하고 개선하여 그들의 삶의 질을 향상시키

는 데 초점을 맞춘다.

- 생명 · 건강 지키는 필수의료 강화: 모든 국민이 고품질의 의료서비스를 제때에 받을 수 있도록 의료 인프라를 강화하고, 재난이나 감염병 발생 시 적절한 응급대응과 예방 대책을 마련하여 국민들의 건강을 보호하는 데 초점을 맞춘다.
- 지속 가능한 복지개혁 추진: 건강보험, 국민연금, 복지지출 등 국가의 복지시스템을 개혁하고 보완하여 든든한 사회안전망을 구축하여 지속 가능하고 효율적인 복지정책을 수립하고 이행함으로써 국민들의 복지 수준을 높이고 사회적 안정성을 확보한다.
- 보다 나은 미래 준비: 저출산, 초고령사회, 저성장 등의 위기상황을 기회로 전환할 수 있는 인구정책과 바이오헬스전략을 추진하는 내용을 포함한다.

4. 우리나라 국민건강증진종합계획

1) 제5차 국민건강증진종합계획 Health Plan 2030 의 수립 배경

제5차 국민건강증진종합계획은 2017년부터 보건복지부를 포함한 관계부처와 각 분야 전문가, 학회 등의 심도 있는 논의를 통해 마련되었다. 이는 향후 10년의 건강정책의 방향과 과제를 담은 것으로 이전 계획과 비교하여 건강형평성 지표관리 강화, 건강영향평가 도입 추진, 해외 사례를 고려한 건강위해 품목에 대한 건강증진부담금 부과 수준 · 대상 연구 · 논의 등을 주요 과제로 정하고, 건강형평성 제고를 위한 과제를 통해 성별, 지역별, 소득별 건강격차 완화 등의 중점 추진계획이 포함되었다.

종합계획은 총 6개 분과에 걸친 28개 중점과제를 마련했으며, 더불어 400개의 성과지표를 설정하고, 그중 건강수명과 건강형평성에 핵심적으로 기여하는 64개 지표를 대표지표로 선정하였다(표 2-24).

2) 제5차 국민건강증진종합계획 Health Plan 2030 의 목표와 사업

(1) 비전과 목표

■ 비전: "모든 사람이 평생 건강을 누리는 사회"로 대상과 전 생애주기로 확대

모든 사람: 성, 계층, 지역 간 건강형평성을 확보, 적용 대상을 모든 사람으로 확대

평생 건강을 누리는 사회: 출생부터 노년까지 전 생애주기에 걸친 건강권 보장, 정부를 포함한 사회 전체를 포괄

■ 총괄목표: 건강수명 연장, 건강형평성 제고를 총괄목표로 설정

건강수명을 2018년 70.4세에서 2.9세 연장된 2030년까지 73.3세 달성을 목표로 함

(2) 기본원칙

■ 국가와 지역사회의 모든 정책 수립에 건강을 우선적으로 반영

건강의 사회적 결정요인(social determinants of health)을 확인하고, 건강증진과 지속 가능

표 2-24 Health Plan 변천과정

구분	Health Plan 2010		Health Plan 2020		Health Plan 2030
	제1차(2002~2010)	제2차(2006~2010)	제3차(2011~2020) 및 제4차(2016~2020)		제5차(2021~2030)
비전	75세의 건강장수 실현이 가능한 사회	온 국민이 함께하는 건강세상	온 국민이 함께 만들고 누리는 건강세상		모든 사람이 평생 건강을 누리는 사회
총괄 목표	건강수명 연장 (2002년 66.0세 → 2010년 75.1세 목표)	건강수명 연장 (2005년 67.8세, → 2010년 72.0세 목표)	건강수명 연장 (2010년 71.4세 → 2020년 75.0세 목표)		건강수명 연장 (2018년 70.4세 → 2030년 73.3세 목표)
	–	건강형평성 제고	건강형평성 제고		건강형평성 제고
대표 지표	–	12개	16개	19개	64개
세부 사업	6개 분야 39개 사업	4개 분야 24개 중점과제 108개 사업	6개 분야 32개 중점과제 140개 사업	6개 분야 27개 중점과제 140개 사업	6개 분과 28개 중점과제 83개 사업
성과 지표	40개	244개	405개	369개	400개

【출처】 관계부처합동. 제5차 국민건강증진종합계획(Health Plan 2030); 2021.을 재구성

발전을 도모하기 위한 다부처 다분야 참여 추진

모든 정책에서 건강을 우선적으로 고려(health in all policies)하는 제도 도입 지향

- 보편적인 건강 수준 향상과 건강형평성 제고를 함께 추진

중점과제별로 특히 취약한 집단 · 계층을 확인하고, 이들에게 편익이 돌아갈 수 있도록 정책 목표와 우선순위 설정

세부사업 및 성과지표 선정 시 기본적으로 성별 분리지표를 설정하고, 소득 · 지역 등 건강의 사회적 결정요인에 따른 격차 감소를 고려

- 모든 생애과정과 생활터에 적용

영유아 · 아동 · 청소년 · 성인 · 노인 등 생애주기별 단계와 학교 · 군대 · 직장 등 생활터 내에서 적절한 건강정책이 투입될 수 있도록 정책 설계

- 건강친화적인 환경 구축

모든 사람이 자신의 건강과 안녕(well-being)을 위한 잠재력을 최대한 발휘할 수 있는 사회적 · 물리적 · 경제적 환경 조성

- 누구나 참여하여 함께 만들고 누릴 기회 보장

전문가 · 공무원뿐만 아니라 일반 국민의 건강정책 의견 수렴 및 주도적 역할 부여

■ 관련된 모든 부문이 연계하고 협력

지속가능개발목표(sustainable development goals, SDGs) 등 국제 동향과 국내 분야별/지역별 건강정책과의 연계성 확보, 향후 분야별/지역별 신규 계획 수립 시 지침으로 기능

3) 제5차 국민건강증진종합계획 Health Plan 2030 의 중점과제별 추진계획

■ 분과 및 중점과제: 6개 분과, 28개 과제

모든 사람이 평생 건강을 누리는 사회를 위해 건강수명을 연장하고 건강형평성을 제고하기 위해 건강결정요인별로 우선적으로 달성해야 하는 정책목표를 6개 분과(건강생활실천, 정신건강관리, 비감염성 질환 예방관리, 감염 및 기후변화성 질환 예방관리, 인구집단별 건강관리, 건강친화적 환경 구축)로 선정하였다. Health Plan 2030의 기본 틀은 그림 2-13과 같다. 최종목표를 달성하기 위해 6대 분과 및 28개 과제별 총 400개 성과지표를 선정하였고, 이 중 24개 중점과제별 64개 대표지표는 표 2-25와 같다.

6개 분과, 28개 중점과제를 이행하기 위한 추진계획은 다음과 같다.

(1) 1분과. 건강생활실천

■ 중점과제 1. 금연

신종 담배의 무분별한 시장진입을 차단하고, 담배 제품 사용 감소를 위한 가격 및 비가격 규제를 강화하여 청소년 · 대학생 · 군인 등 미래 흡연고위험군의 담배 사용을 적극 차단한다.

■ 중점과제 2. 절주

음주를 조장하는 환경을 개선하고, 고위험음주 예방교육 및 미디어 홍보를 강화하고, 음주폐해 예방을 위한 대책을 강화한다.

■ 중점과제 3. 영양

인구집단별 맞춤형 영양관리서비스 확대 및 접근성 강화하고, 만성질환의 예방 및 관리를 위한 영양정책을 추진하며, 올바른 식생활 · 영양정보의 효율적 제공체계를 구축하는 등 건강한 식생활 실천 및 최적의 영양상태 유지기반을 강화한다.

■ 중점과제 4. 신체활동

지역사회 중심의 신체활동기반을 구축하고, 대상자별 신체활동 장려를 위한 서비스를 개발 및 제공하며, 신체활동친화적 환경조성 및 접근성을 강화하여 활동적인 사람과 지역사회환경을 구축한다.

■ 중점과제 5. 구강건강

취약계층 치과주치의사업을 통해 구강건강 형평성을 제고하고, 공공부문 구강보건의료 인프라 확충 및 국가 구강검진을 개선하고, 생활터 중심의 구강위생 강화를 위한 환경을 조성하고, 구강건강관리를 위한 지침개발 및 교육 · 홍보 등 예방 중심의 필수 구강보건의료서비스를 확대한다.

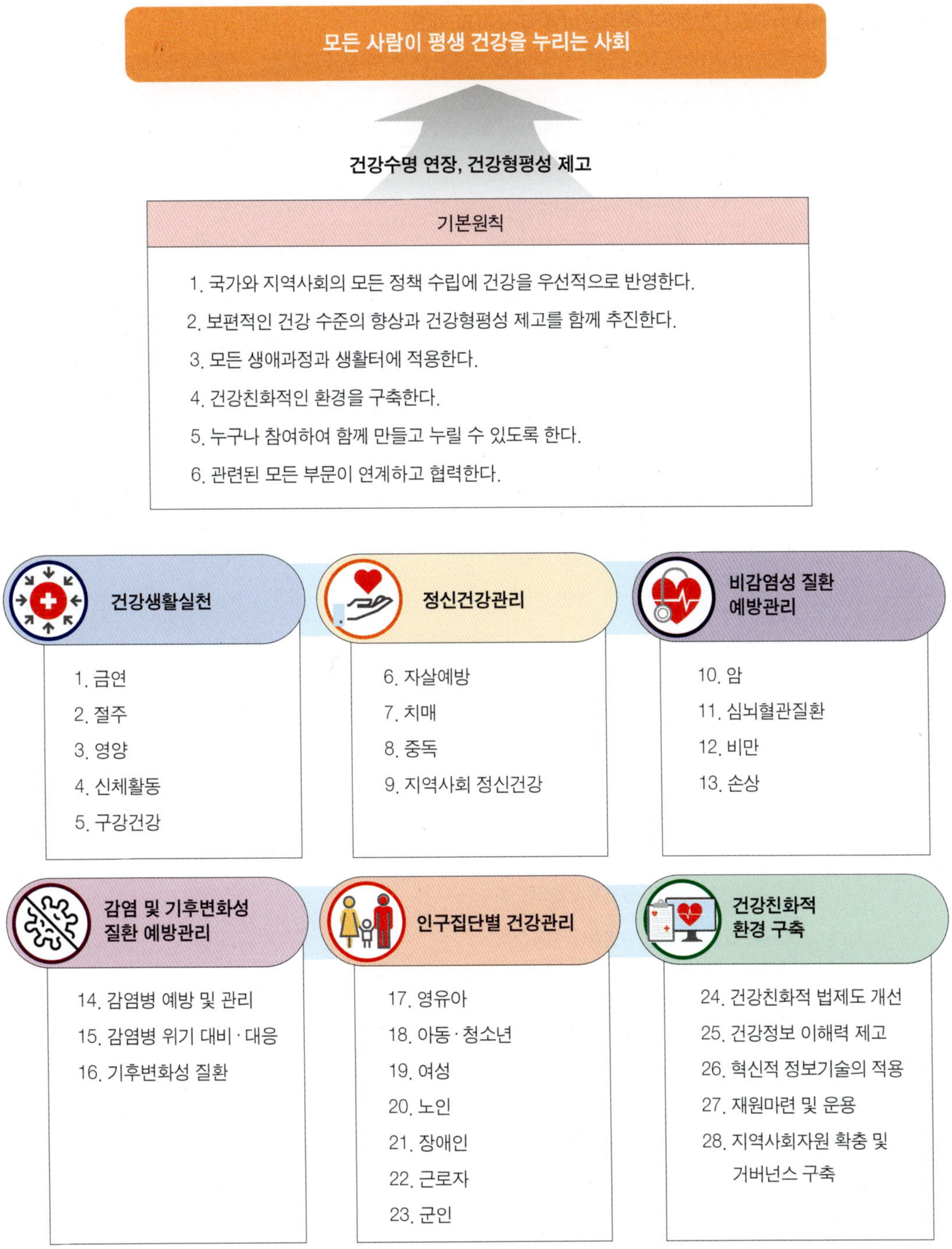
모든 사람이 평생 건강을 누리는 사회
건강수명 연장, 건강형평성 제고
기본원칙
1. 국가와 지역사회의 모든 정책 수립에 건강을 우선적으로 반영한다.
2. 보편적인 건강 수준의 향상과 건강형평성 제고를 함께 추진한다.
3. 모든 생애과정과 생활터에 적용한다.
4. 건강친화적인 환경을 구축한다.
5. 누구나 참여하여 함께 만들고 누릴 수 있도록 한다.
6. 관련된 모든 부문이 연계하고 협력한다.
건강생활실천
1. 금연
2. 절주
3. 영양
4. 신체활동
5. 구강건강
정신건강관리
6. 자살예방
7. 치매
8. 중독
9. 지역사회 정신건강
비감염성 질환 예방관리
10. 암
11. 심뇌혈관질환
12. 비만
13. 손상
감염 및 기후변화성 질환 예방관리
14. 감염병 예방 및 관리
15. 감염병 위기 대비·대응
16. 기후변화성 질환
인구집단별 건강관리
17. 영유아
18. 아동·청소년
19. 여성
20. 노인
21. 장애인
22. 근로자
23. 군인
건강친화적 환경 구축
24. 건강친화적 법제도 개선
25. 건강정보 이해력 제고
26. 혁신적 정보기술의 적용
27. 재원마련 및 운용
28. 지역사회자원 확충 및 거버넌스 구축

그림 2-13 Health Plan 2030의 비전, 목표, 6대 분과 및 28개 과제

【출처】 관계부처합동. 제5차 국민건강증진종합계획(Health Plan 2030); 2021.

(2) 2분과. 정신건강관리

- 중점과제 6. 자살 예방

자살예방서비스 체계개편을 통한 고위험군 발굴 및 관리를 강화하고, 자살 고위험군 대상 지원을 확대하며, 자살에 대한 인식 개선을 통한 생명존중문화를 조성한다.

표 2-25 Health Plan 2030의 중점과제별 대표지표 개요

중점과제		대표지표		
		지표명	2018 기준치	2030 목표치
1	금 연	성인남성 현재흡연율(연령표준화)	36.7%	25.0%
		성인여성 현재흡연율(연령표준화)	7.5%	4.0%
2	절 주	성인남성 고위험음주율(연령표준화)	20.8%	17.8%
		성인여성 고위험음주율(연령표준화)	8.4%	7.3%
3	영 양	식품안정성 확보 가구분율	96.9%	97.0%
4	신체활동	성인남성 유산소 신체활동 실천율(연령표준화)	51.0%	56.5%
		성인여성 유산소 신체활동 실천율(연령표준화)	44.0%	49.3%
5	구강건강	영구치(12세) 우식 경험률(연령표준화)	56.4%	45.0%
6	자살 예방	자살사망률(인구 10만 명당)	26.6명	17.0명
		남성 자살사망률(인구 10만 명당)	38.5명	27.5명
		여성 자살사망률(인구 10만 명당)	14.8명	12.8명
7	치 매	치매안심센터의 치매환자 등록·관리율(전국 평균)	51.5%('19)	82.0%
8	중 독	알코올 사용장애 정신건강서비스 이용률	12.1%('16)	25.0%
9	지역사회 정신건강	정신건강서비스 이용률	22.2%('16)	35.0%
10	암	성인남성(20~74세) 암 발생률(인구 10만 명당, 연령표준화)	338.0명('17)	313.9명
		성인여성(20~74세) 암 발생률(인구 10만 명당, 연령표준화)	358.5명('17)	330.0명
11	심뇌혈관 질환	성인남성 고혈압 유병률(연령표준화)	33.2%	32.2%
		성인여성 고혈압 유병률(연령표준화)	23.1%	22.1%
		성인남성 당뇨병 유병률(연령표준화)	12.9%	11.9%
		성인여성 당뇨병 유병률(연령표준화)	7.9%	6.9%
		급성심근경색증환자의 발병 후 3시간 미만 응급실 도착 비율	45.2%	50.4%
12	비 만	성인남성 비만 유병률(연령표준화)	42.8%	≤42.8%
		성인여성 비만 유병률(연령표준화)	25.5%	≤25.5%
13	손 상	손상사망률(인구 10만 명당)	54.7명	38.0명
14	감염병 예방 및 관리	신고 결핵 신환자율(인구 10만 명당)	51.5명	10.0명
15	감염병 위기 대비·대응	MMR 완전접종률	94.7%('19)	≥95.0%
16	기후변화성 질환	기후보건영향평가 평가체계 구축 및 운영	–	구축 완료
17	영유아	영아사망률(출생아 1천 명당)	2.8명	2.3명

(계속)

표 2-25 Health Plan 2030의 중점과제별 대표지표 개요 (계속)

중점과제		대표지표		
		지표명	2018 기준치	2030 목표치
18	아동·청소년	고등학교 남학생 현재흡연율	14.1%	13.2%
		고등학교 여학생 현재흡연율	5.1%	4.2%
19	여 성	모성사망비(출생아 10만 명당)	11.3명	7.0명
20	노 인	노인남성의 주관적 건강인지율	28.7%	34.7%
		노인여성의 주관적 건강인지율	17.6%	23.6%
21	장애인	성인장애인 건강검진 수검률	64.9%('17)	69.9%
22	근로자	연간 평균 노동시간	1,993시간	1,750시간
23	군인	군장병 흡연율	40.7%('19)	33.0%
24	건강정보 이해력	성인남성 적절한 건강정보 이해능력 수준	–	70.0%
		성인여성 적절한 건강정보 이해능력 수준	–	70.0%

- 중점과제 7. 치매

전 국민 치매 예방과 치매 발생 3대 고위험군의 조기발견을 지원 · 관리하고, 치매환자와 가족을 위한 양질의 치료와 돌봄을 제공하며, 치매관리전달체계를 고도화하고, 치매에 대한 인식 개선 및 치매친화환경을 구축한다.

치매발생 고위험군: 경도인지저하자, 75세 이상 독거노인, 고위험 기저질환자

- 중점과제 8. 중독

알코올 사용장애 고위험군에 대한 조기개입 및 취약집단 · 중증 알코올 사용장애 대상 치료를 강화한다. 마약류 포함 약물중독 예방교육 활성화 및 위험성에 대한 인식 제고를 통해 알코올 · 약물 등 중독문제에 대한 치료 격차를 해소한다.

- 중점과제 9. 지역사회 정신건강

정신건강서비스 접근성 강화 및 인식을 개선하고 생애주기별 정신건강증진체계 구축 및 취약계층 지원을 강화한다. 중증정신질환 조기개입과 치료 지원으로 만성화를 방지하여 중증 · 만성 정신질환자를 위한 지역사회 지지체계를 확립한다.

(3) 3분과. 비감염성 질환 예방관리

- 중점과제 10. 암

암검진제도를 개선하고 암검진전문위원회 운영 등 국가 암검진을 내실화하여 예방 가능한 암 발생률을 감소시킨다.

■ 중점과제 11. 심뇌혈관질환

선행질환 예방관리를 제도화하고, 지역사회 심뇌혈관질환 치료역량 강화 및 퇴원환자 연계체계를 구축한다. 심뇌혈관질환 국가통계 생산체계를 구축하여 심뇌혈관질환 예방부터 재활까지 연속적 관리체계를 구축한다.

선행질환: 고혈압, 당뇨병, 이상지질혈증

■ 중점과제 12. 비만

대상자별 비만 예방 · 관리서비스를 제공하고, 고도비만관리를 위한 기반과 비만유발환경 및 생활습관 개선을 위한 거버넌스를 구축한다.

■ 중점과제 13. 손상

중증손상 및 장애를 유발하는 손상기전에 대한 모니터링을 강화하고, 손상 위험지역 및 취약계층에 대한 손상 예방관리사업을 강화하여 손상으로 인한 사망 및 장애를 예방한다.

(4) 4분과. 감염 및 기후변화성 질환 예방관리

■ 중점과제 14. 감염병 예방 및 관리

결핵의 조기퇴치 및 사망률을 감소시키고, 에이즈 검진 · 치료 강화 및 전국민 인식을 개선한다. 의료인, 환자 및 보호자를 감염으로부터 보호하고, 손씻기 · 기침예절 등 감염병 예방행태를 개선하는 등 감염병에 대한 예방 및 관리를 강화한다.

■ 중점과제 15. 감염병 위기 대비 · 대응

신종 감염병 감시 및 대응체계를 확립하고, 국가 예방접종지원사업 질 관리 및 체계화하여 감염병 위기에 대비하고 대응한다.

■ 중점과제 16. 기후변화성 질환

기후변화성 질환의 모니터링체계를 구축 · 운영하고, 기후변화성 질환에 대한 예방수칙을 홍보한다. 기후보건 교육체계를 구축하고 기후변화성 질환 정보 공유 플랫폼을 구축하여 기후변화 관련 질환의 건강영향 감시, 평가체계를 구축 · 운영한다.

(5) 5분과. 인구집단별 건강관리

■ 중점과제 17. 영유아

고위험 산모 · 신생아 의료체계 개선으로 신생아 사망률 격차를 해소하고, 모유수유 등 출산가정 지원을 통한 아동의 장기적 질병을 예방한다. 영유아 사망 및 장애 예방, 검진 개선 및 발달 지원사업을 확대하여 모든 아이들의 안전한 출생과 정상적 성장 · 발달을 보장한다.

■ 중점과제 18. 아동 · 청소년

아동 · 청소년 발달단계에 따른 건강증진교육을 내실화하고, 학교 주변의 건강유해요인 개선을 통한 건강한 교육환경을 조성하며, 아동 · 청소년 건강진단 및 건강서비스 사각지대를 해소하여 아동 · 청소년 질병 · 사고 예방을 통해 평생건강 기틀을 형성한다.

■ 중점과제 19. 여성

의료적 또는 사회적 고위험 임산부를 체계적으로 지원하고, 남녀가 함께하는 생애주기별 성 · 재생산 건강증진을 강화하고, 건강격차 해소를 위한 취약계층 여성에 대한 지원을 강화하는 등 여성의 생애주기별 맞춤형 건강정책을 추진한다.

■ 중점과제 20. 노인

건강한 노년을 오래 누리기 위한 지역사회 지원을 확대하고, 기능상태 유지와 장애 예방을 위한 노인성 질환 치료 · 관리를 지원하고, 노인 건강관리서비스 및 의료 접근성을 증진하는 등 노인친화적 건강환경을 조성한다.

■ 중점과제 21. 장애인

장애인 건강관리와 2차 장애를 예방하고, 장애인 필수 의료서비스 접근성을 강화하고, 국가단위 빅데이터 기반의 장애인 건강통계 및 지식정보를 산출하여 장애인 건강증진 및 건강불평등 해소를 위한 예방의료를 강화한다.

■ 중점과제 22. 근로자

산재 다발 업종별 위험요인 집중관리를 통해 안전한 일터를 조성하고, 주 52시간제 정착 및 장시간 노동이 빈번한 업종의 개선을 추진하고, 근로자 건강관리 형평성 제고를 위한 지지적 환경을 구축하고, 고위험군 대상 정신건강서비스 제공으로 자살 예방을 통해 근로자 건강을 보호한다.

■ 중점과제 23. 군인

군별, 부대별 특성을 고려한 차별화된 건강서비스를 제공하고, 군 감염병 관련 건강문제 대응을 강화하여 맞춤형 건강증진을 제공한다.

(6) 6분과. 건강친화적 환경 구축

■ 중점과제 24. 건강친화적 법제도 개선

국민건강 개선 및 건강불평등 완화를 위한 건강영향평가를 도입하고, 국민건강증진법 개정을 추진하여 모든 정책에 건강을 실현하기 위한 법 · 제도 기반을 구축한다.

■ 중점과제 25. 건강정보 이해력 제고

건강정보 이해능력에 대한 주기적 모니터링을 실시하고, 건강정보 활용에 대한 교육체계를 구축하고, 건강정보 제공체계 구축 및 모니터링을 통해 건강형평성을 제고한다.

■ 중점과제 26. 혁신적 정보기술의 적용

보건소 중심 스마트기술을 활용한 건강관리서비스를 확대하고, 스마트기술을 활용한 건강관리서비스 개발 및 활용을 지원하며, 스마트기술을 활용한 건강도시 환경을 구축하는 등 혁신적 정보기술을 활용하여 건강관리서비스 접근성을 제고한다.

■ 중점과제 27. 재원마련 및 운용

국민건강증진기금의 재정건전성을 확보하고, 국민건강증진기금의 재원조달을 확대하고, 국민건강증진기금의 체계적 · 효율적 운영을 위한 거버넌스를 확충하는 등 건강투자를 확대하고 기반을 마련한다.

■ 중점과제 28. 지역사회자원 확충 및 거버넌스 구축

지자체 건강증진서비스 강화를 위한 조직을 개편하고, 건강증진서비스 질 개선을 위한 건강증진 인력과 건강증진 인프라 개선을 위한 시설, 장비를 구축한다.

참고문헌

강희정. 2023년 보건의료정책 전망과 과제. 보건복지포럼; 2023.
건강보험심사평가원. 주요국의 지불제도 개편 동향 연구: 지속가능한 의료보장을 위한 지불제도 개편을 중심으로; 2020.
관계부처합동. 제5차 국민건강증진종합계획(Health Plan 2030, 2021~2030); 2021.
김정화. HMO(Health Maintenance Organization)의 내부조직구조와 의료비용절감과의 관계. 보건행정학회지. 2013; 3(1):102-123.
김창엽. 미국의 의료보장. 한울아카데미; 2005.
김춘미 외. 지역사회보건간호학(제2판). 수문사; 2019.
문성웅 외. 2008년도 외국의 보건의료체계와 의료보장제도 연구. 국민건강보험공단; 2008.
박용주. 미국의료보장의 최근동향. 국제사회보장동향. 2006; 봄호:89-95.
보건간호정책연구회. 건강형평성 보장을 위한 보건의료정책과 간호. 에듀팩토리; 2016.
보건복지부. 2018 보건복지통계연보; 2019.
보건복지부. 2019 보건복지백서; 2020.
보건복지부. 2019 보건복지통계연보; 2020.
보건복지부. 2020 국민건강증진종합계획; 2016.
보건복지부. 2021년 보건의료인력실태조사 결과보고서; 2022.
보건복지부. 2022 보건복지백서; 2023.
보건복지부. 2022 보건복지통계연보; 2023.
보건복지부. 2023 보건복지부 업무보고; 2023.
보건복지부. 2023년 주요 업무 추진계획: 미래 도약을 위한 튼실한 복지국가; 2017.
소애영 외. 지역사회간호학 I. 수문사; 2020.
송상현. 미국의 사례를 통해 본 의료민영화 영향 분석. 원광대학교 석사학위논문; 2011.
신의철 외. 사례를 곁들인 보건의료체계의 이해(제6판). JMK; 2013.
안양희 외. 지역사회보건간호학(제2판). 현문사; 2017.
유광수 외. 지역사회보건간호학 I. 정담미디어; 2016.
윤석준 외. 범부처 공공보건의료인력 관리조직의 필요성과 과제. 보건행정학회지. 2012; 22(4):703-710.
이규식. 의료보장과 의료체계(제3판 수정본). 계축문화사; 2013.
이승욱 외. 보건학 개론. 서울대학교출판문화원; 2015.
이영란 외. 원론 지역사회간호학(개정 7판). 신광출판사; 2018.
이정렬 외. 지역사회간호학 이론과 실제(제3판). 현문사; 2017.
장원기 외. 선진주요국의 의료제도 연구. 의료정책연구소; 2003.
정운숙 외. 지역사회보건간호학 I. 학지사메디컬; 2019.
지역보건연구회. 세계 각국의 보건의료체계. 계축문화사; 2003.
지역사회보건간호학 편찬위원회. 최신 지역사회보건간호학 I. 수문사; 2021.
차경미 외. 지역사회보건간호학 I. JMK; 2017.
Bodenheimer, T. S., & Grumbach, K. Understanding Health Policy: A Clinical Approach(4th Edition). New York, NY: McGraw-Hill Companies, Inc; 2004.
KFF. The Coverage Gap: Uninsured Poor Adults in States that Do Not Expand Medicaid; 2021.
Kleczkowski, B. M., et al. National health system and their reorientation towards health for all. Geneva: WHO. Public health papers; 1984. No.77.
OECD. OECD Health Data 2014; 2014.
OECD. OECD Health Data 2018; 2018.
OECD. OECD Health Data 2019; 2019.
OECD. OECD Health Data 2020; 2020.
OECD. OECD Health Data 2022; 2022.
OECD. OECD Health Statistics 2022; 2022.
OECD. Ready for the Next Crisis? Investing in Health System Resilience; 2023.

Relman, A. S. A second opinion: Rescuing America's Health Care. New York: Public Affairs; 2007.
Sisko, A. M., et al. National health spending projections: the estimated impact of reform through 2019. Health Affairs. 2010; 29(10):1933-1941.
White, F., & Nanan, D. J. Ch. 76: International and global health 2008. In Mexico-Rosenau-Last. Public Health and Preventive Medicine(15th ed.). Columbus: McGraw Hill; 2008.
Wilson, L., et al. Global health competencies for nurses in the America. Journal of Professional Nursing. 2012; 28(4):213-222.
World Health Organization(WHO). World Health Report 2000. Health System: Improving performance. World Health Organization; 2000.

참고사이트

경기도 부천시 보건소 https://www.bucheon.go.kr/site/homepage/menu/viewMenu?menuid=161001003001
경상남도 김천시 보건소 https://www.gc.go.kr/health/contents.do?mId=0104000000
국가법령정보센터 https://www.law.go.kr
금융감독원 https://www.fss.or.kr/fss/main/main.do?menuNo=200000
나무위키 https://namu.wiki/w/%EA%B2%BD%EC%A0%9C%EC%82%AC%ED%9A%8C%EB%85%B8%EB%8F%99%EC%9C%84%EC%9B%90%ED%9A%8C
대전광역시 서구보건소 https://www.seogu.go.kr/health/sub01_03.do
법제처 https://www.moleg.go.kr
보건복지부 https://www.mohw.go.kr/menu.es?mid=a10604010000
서울특별시 https://org.seoul.go.kr/org/orgChartView.do
서울특별시 송파구 보건소 https://www.songpa.go.kr/ehealth/contents.do?key=4717
세계간호사협회 https://www.icn.ch
세계보건기구 https://www.who.int
전라남도 구례군 보건의료원 https://www.gurye.go.kr/health/subPage.do?menuNo=130003000000
지속가능발전포털 http://ncsd.go.kr/app/sub02/20.do
통계청 COVID-19 홈페이지 https://kosis.kr/covid/covid_epidemicStatis.do
통계청 https://kostat.go.kr/ansk
한국지역사회간호학회 https://www.kchn.or.kr

3 CHAPTER

건강형평성과 문화적 다양성

학습목표

1. 건강 개념의 유형과 건강권을 이해한다.
2. 건강의 연속성과 질병 예방 수준을 확인한다.
3. 건강결정요인을 설명한다.
4. 건강형평성의 개념과 국내·외 동향을 이해한다.
5. 건강형평성 증진정책을 설명한다.
6. 건강형평성 제고를 위한 지역사회간호사 역할을 설명한다.
7. 지역사회의 문화적 다양성을 이해한다.
8. 문화적 특성에 따른 건강 및 질병에 대한 반응의 차이를 비교한다.
9. 차별이 건강에 미치는 영향을 확인한다.
10. 지역사회간호와 문화적 역량을 설명한다.
11. 국제보건의 최근 동향을 이해한다.

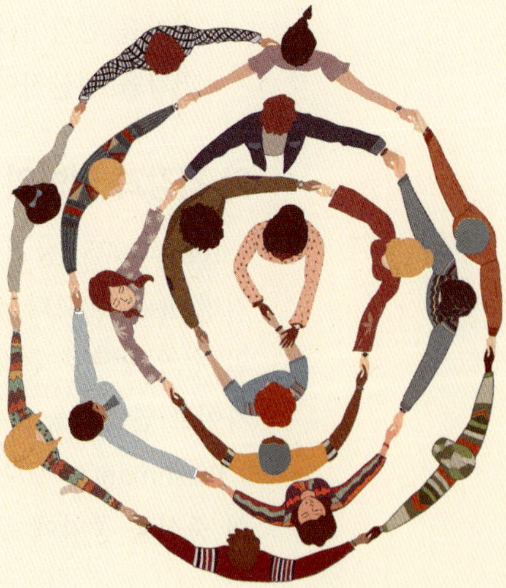

1절 지역사회와 건강

1. 건강의 개념

건강이란 인간 삶의 가장 중요한 통합적, 복합적인 개념으로 변천과정은 다음과 같다.

1) 건강 개념의 변천

- 10세기 이후부터 'health'는 '온전한' 또는 '건전한'의 의미로 사용되며 건강하다는 것은 자연스럽고 자연과 조화를 이루는 것이고, 불건강하다는 것은 부자연스럽거나 자연과 반대되는 것이라고 이해하였다.
- 16세기에는 데카르트의 철학관(philosophical paradigm)에 따라 생물체를 하나의 기계로 이해하였다. 이어서 생화학적 패러다임(biochemical paradigm)이 생겨나고, 우리 몸 일부분의 기능장애가 질병이며, 건강은 질병이 없는 상태라고 보았다.
- 17~18세기에는 사회의학적 패러다임(sociomedical paradigm)과 사회생태학적 패러다임(socioecological paradigm)이 시작되었다.

이후 WHO의 건강 개념의 정의는 다음과 같다.

- 1948년: "건강이란 질병이나 장애가 없을 뿐만 아니라, 신체적 · 정신적 및 사회적으로 완전한 안녕상태"이다. 사회적 안녕이란 각 개인의 사회생활에서 역할을 수행하여 원만한 대인관계를 유지하고, 사회규제에 적응하는 상태를 말한다.
- 1998년: "건강이란 질병이나 장애가 없을 뿐만 아니라, 신체적 · 정신적 · 사회적 및 영적으로 완전히 안녕한 역동적인 상태"이다. 즉, '영적'인 개념을 강조하였다.

WHO의 건강정의가 혁신적이라고 평가되는 측면은 다음과 같다.

- 개인을 부분의 합이 아니라 전체로서의 인간으로 이해한다.
- 건강을 환경이라는 맥락 안에서 이해한다.
- 건강을 생산적이고 창조적인 삶과 연결한다.

2) 건강과 질병의 연속 개념

Terris(1975)는 건강이나 상병은 절대적인 것이 아니라 정도의 차이가 있는 연속된 상태이며 질병(disease)보다 상병(illness)이란 표현이 타당하다고 하였다. 즉, 임상증상 없이도 질병상태일 수 있으므로 건강과 질병은 공존할 수 있지만, 건강과 상병은 배타적이기 때문에 그 정도의 차이로 연속성을 갖는 것이라고 했다.

Freshman(1979)은 건강을 긍정적 · 부정적 영향을 주는 기능연속지표로 분류하였다. 양 기능의 중심을 중앙에 두고 긍정적 영향의 적정 기능 수준과 부정적 영향인 기능장애 사이의 어느 시점에 건강 수준이 있는 것이라고 하였다. 예를 들어, 자기인식(self-awareness)은 한 대상자가 어떤 시점에서 발생하는 사건을 이해할 수 있는 것이며, 대처(coping)는 발생한 문제를 처리할 수 있는 능력, 성장(growing)은 상황에 적합한 태도로 변화할 수 있는 능력, 자아실현(self-actualization)은 지역사회의 상황과 요구에 맞는 적절한 성취와 이것을 유지하는 능력을 의미한다(그림 3-1).

따라서 지역사회간호사는 대상자의 기능연속선상에서 긍정적 · 부정적 기능을 동시에 사정하고 대상자의 적정 기능 수준을 유지 및 향상시키는 긍정적인 방향으로 나가도록 도와주는 역할을 수행하게 된다.

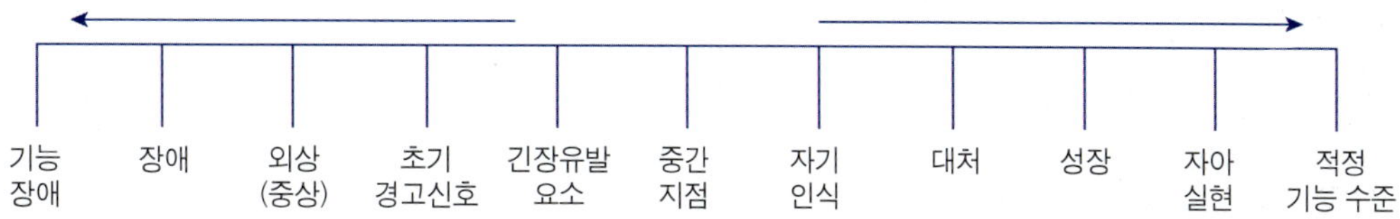

그림 3-1 Freshman의 기능연속선

【출처】 Freshman. Community Health Nursing; 1979.

3) 간호학적 건강 개념

Smith(1981)는 건강모형을 건강-질병 연속선의 양 극단에 의해 정의되는 다음의 4가지 개념으로 분류하였다.

- 임상 개념(clinical conception): 건강이란 의학적으로 확인된 질병 또는 장애의 증상 · 징후가 없는 상태이고, 상병이란 증상 · 징후가 있는 상태를 말한다.
- 역할 수행 개념(role performance conception): 건강이란 자신에게 기대되는 사회적 역할을 수행할 수 있는 상태이며, 상병이란 자신에게 주어진 일상적인 역할을 수행하지 못하는 상태이다.
- 적응건강 개념(adaptation health conception): 건강이란 유기체가 환경에 유연하게 적응하며 최대의 이익을 얻는 방향으로 환경과 상호작용하는 상태이며, 상병이란 적응의 실패로 나타나는 상태이다.
- 행복론적 개념(eudaemonistic health conception): 플라톤과 아리스토텔레스의 도덕철학에 기반하여 건강을 일반적인 안녕과 자아실현까지 확대한 것이다. Maslow는 건강을 이상적인 본성과 개성으로 표현하였다. 이상적인 인간은 최고의 지성과 열망을 지닌 상태로, 내적인 잠재력이 개발되어 자아실현과 완전한 발달을 지향하는 것이다. 건강이란 안녕과 자아실현의 상태이며, 상병이란 무기력이나 쇠약한 상태를 의미한다.

이상의 간호학적 건강 개념을 바탕으로 지역사회간호사는 대상자의 안녕과 자아실현을 돕기 위해 지속적으로 노력해야 한다. 즉, 임상 개념과 역할 수행 개념은 유기체의 안정성 유지가 초점이고, 적응건강 개념과 행복론적 개념은 변화와 발전을 지향한다. 또한 후자의 두 모형은 보건의료의 영역을 확대하고 보건의료인이 개인의 삶의 질에 관심을 갖도록 한다.

2. 건강권

건강권은 국민의 기본권적 생존권리로서의 건강 개념이며 국민이 건강하게 살 권리를 의미한다. 국민의 건강에 영향을 미치는 다양한 요인과 관련하여 국가는 정책과 수단을 통해 건강권을 보장하여야 한다. 보건의료에 대한 권리는 건강상 필요한 보건의료를 이용하고자 하는 경우 보건의료의 접근성과 관계가 깊다.

1) 국내

우리나라 헌법 제11조는 "모든 국민은 법 앞에 평등하다. 누구든지 성별 · 종교 또는 사회적 신분에 의하여 정치적 · 경제적 · 사회적 · 문화적 생활의 모든 영역에 있어서 차별을 받지 아니한다.", 제36조제3항은 "모든 국민은 보건에 관하여 국가의 보호를 받는다"라고 명시하였다. 또한 보건의료기본법 제10조제1항은 "모든 국민은 이 법 또는 다른 법률이 정하는 바에 의하여 자신과 가족의 건강에 관하여 국가의 보호를 받을 권리를 가진다.", 제2항은 "모든 국민은 성별 · 연령 · 종교 · 사회적 신분 또는 경제적 사정 등을 이유로 자신과 가족의 건강에 관한 권리를 침해받지 아니한다."라고 명시하였다. 그 외에도 의료법, 국민건강증진법, 소비자기본법, 환자권리장전, 국민기초생활보장법 등에서 우리나라 국민의 건강권을 명시하여 법률로써 건강권을 보호하고 있다.

2) 국외

건강권은 1864년 제네바 협약에서 처음으로 성문화하였다. 감염성 질환의 발생 시 이를 관리하는 공중보건 준비태세(public health preparedness)를 마련하여 인도적 관점에서 문제에 접근하고 의료자원을 배분할 수 있도록 원칙을 제시한다고 하였다.

이후 1948년 세계인권선언(Universal Declaration on Human Rights, UDHR)에서는 "인간 누구에게나 본인과 그 가족이 건강하게 살 수 있는 권리가 있다"고 하였고, 1978년 WHO는 알마아타 선언을 통하여 건강권이 '기본적인 인권'이며 정부는 '적절한 건강 및 사회적 조치를 통해 자국민의 건강을 지킬 책임이 있다'는 점을 강조하였다.

3. 건강결정요인

건강결정요인에 대하여 주목하기 시작한 것은 1974년 캐나다 정부의 〈라론드(Lalonde) 보고서〉부터이다. 이 보고서에서 인간의 건강, 질병, 사망을 결정하는 것이 생물학적 요인, 생활습관요인, 환경요인, 보건의료요인 등 4가지 건강 장(health field)이라고 밝혔으며, 특히 생활습관요인이 건강에 영향을 미치는 비중이 크다는 점을 강조하였다.

1) 국내

최근 우리나라 농어촌 지역주민의 건강결정요인 관련 연구에서 생활습관, 환경 및 생물학적 요인이 중요하다고 확인되었다. 또한 우리나라는 다른 OECD 국가와 다르게 건강결정요인 중 생활습관요인에서 흡연과 영양이 더 밀접한 연관성이 있음을 보고하였다(박명배 외, 2018). 따라서 건강 수준은 의료적 요인보다 생활습관이나 사회 · 물리적 환경요인이 더욱 크게 작용하여 결정된다는 것을 알 수 있다.

2) 국외

WHO의 오타와헌장(1986년)에서는 건강결정요인을 정치적, 경제적, 사회적, 문화적, 환경적, 행동적, 과학적 및 생물학적 요인 등이라고 하였다. 미국은 건강결정요인을 사회적 환경, 환경적 폭로, 건강행태, 유전 및 보건의료서비스 등의 5가지 영역으로 구분하였는데, 조기사망을 초래하는 건강결정요인 중 건강행태요인이 약 40.0%로 가장 높았으며, 2000년에는 흡연이 43.5%로 가장 높았고, 비만과 신체적 비활동이 36.5%, 알코올이 8.5% 순으로 분석되었다.

2절 건강형평성

1. 건강형평성의 개념

최근 세계적으로 양극화가 심해지면서 사회경제적 차이에 따른 건강격차가 커지고 있으며 건강불평등이 국민 건강 수준에 많은 영향을 주고 있어 해결해야 할 주요 과제로 대두되고 있다.

건강형평성(health equity)에 대해 WHO는 사회경제적 여건이나 인구학적 또는 지역적 특성 등에 따라 나타나는 건강상의 차이 중 불공평한, 피하거나 개선할 수 있는 차이가 존재하지 않는 상태라고 정의하였다. 건강형평성은 사람들이 그들의 요구에 따라 기회를 갖는 것을 의미하며, 그 예로는 코로나 지원금을 소득 수준에 따라 차등지급하는 경우를 들 수 있다. 건강평등(health equality)은 모든 사람들이 동일한 기회를 갖는 것을 의미하며, 코로나 지원금을 전 국민에게 동일금액으로 지급하는 경우가 여기에 해당된다.

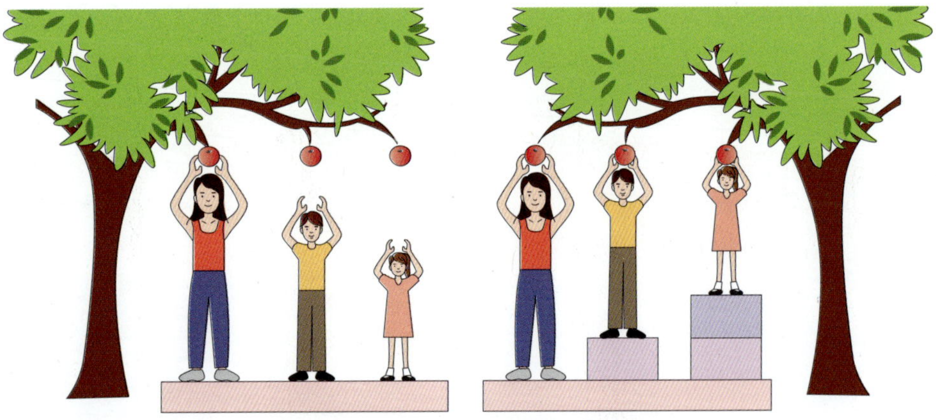

그림 3-2 건강평등과 건강형평성 비교

건강불평등(health inequality)은 개인이나 집단 사이에 존재하는 건강 수준의 차이(difference) 또는 격차(disparities)를 가리킨다. 건강불형평(health inequity)은 건강불평등의 한 범주에 속하는 가치판단이 내포된 윤리적 · 도덕적 개념에 해당하는 것으로, 건강에 있어 회피 가능한 건강상의 격차를 말한다. 따라서 건강불평등은 개인들이나 집단들 간의 건강상태의 차이, 건강에 대한 기본권의 침해, 불공평한 의료서비스 이용의 산물, 사회적 차별의 결과라는 속성을 가지고 있으며 의료서비스의 접근성 제한, 인구학적 특성의 차이(연령, 성별, 교육, 직업), 거주지역의 차이, 사회적 배제(차별, 소외)라는 선행요인과 건강수명의 단축, 사망률과 유병률의 차이, 삶의 질 저하라는 결과로 나타날 수 있다.

WHO에서는 건강불평등문제의 심각성을 인식하고 '건강의 사회적 결정요인위원회(Commis-

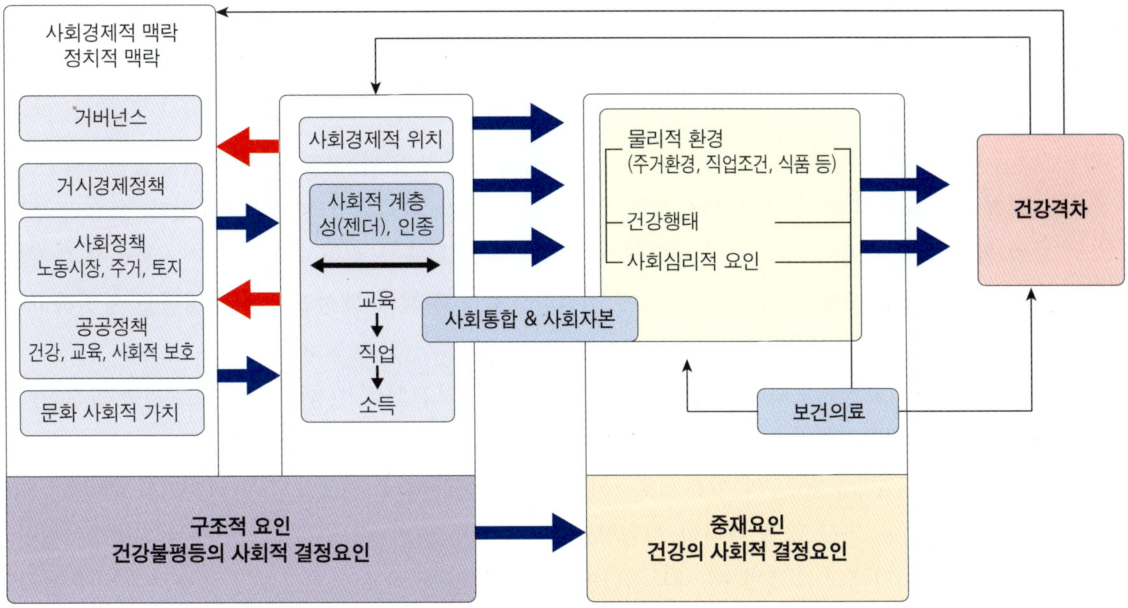

그림 3-3 WHO의 건강의 사회적 결정요인의 개념틀(SDH conceptual framework)

【출처】 World Health Organization. Commission on Social Determinants of Health. Closing the gap in a generation: health equity through action on the social determinants of health. Geneva: World Health Organ; 2008.

sion on Social Determinants of Health, CSDH)'를 설립하여 지속적으로 문제해결을 위해 다양하게 노력하고 있다. CSDH가 제시한 '건강의 사회적 결정요인(social determinants of health) 개념틀'에서는 건강불평등의 요인을 발견하고 주요 요인이 어떻게 연관되어 있는지 설명하고 있다. 이 개념틀에서의 핵심 구성요소는 사회경제적 · 정치적 맥락, 구조적 요인과 사회경제적 지위, 그리고 중재요인 등이다(그림 3-3).

'건강의 사회적 결정요인 개념틀'은 구조적 요인(structural determinants)이 개인의 사회경제적 위치를 결정하고 사회를 계층화하거나 이를 강화한다고 전제한다. 사회경제적 · 정치적 맥락의 주요 요소는 거버넌스, 거시경제정책, 사회정책, 다른 관련 분야의 공공정책 등이며, 구조적 요인인 소득, 직업, 교육, 성, 인종, 사회적 계층 등으로 구성되는 사회경제적 위치에 영향을 미치며 상호작용한다. 이러한 요인은 물질적 환경, 건강행태, 사회심리적 요인, 보건체계 등 중재요인에 영향을 주고, 중재요인 또한 상호작용하는 가운데 건강격차를 나타내며, 이러한 건강격차는 다시 구조적 요인과 중재요인에 영향을 준다. 사회통합과 사회자본은 구조적 요인과 중재요인 사이의 매개체로서 역할을 설명하고 있다.

2. 국내 · 외 동향

1980년대 이후 건강형평성에 대한 중요성을 인식하고, 건강불평등문제를 해결하기 위한 각국의 노력이 지속적으로 확대되고 있다. 건강형평성을 강조하는 국가정책이 성공하기 위해서는 중앙 및 지방정부, 국민건강보험 관련 조직, 비정부기구 및 지역공동체 등의 협력과 효과적인 보건의료전달체계를 기반으로 개인과 지역사회 역량 강화와 발휘가 중요하다.

1) 국내

우리나라는 건강불평등에 관하여 지속적으로 주시하고 있다. 2001년 국민건강영양조사는 사회경제적 요인에 따라 주요 만성질환 유병률의 격차가 심화되었다고 발표하였다. 2008년부터 법제화된 건강영향평가는 정책 전반에서 건강에 대한 목표를 설정하여, 사회적 · 물리적 환경의 건강에 대한 영향을 사전 또는 사후에 점검함으로써 정책의 개선점이나 문제점을 확인하고자 시행하는 평가체계이다.

'국민보건의료실태조사'는 5년마다 보건의료자원과 보건의료 이용에 대한 보고서를 발간한다. '국민건강통계'는 해마다 건강행태, 영양, 만성질환의 세 영역에서 세부지표를 생산하고 있다. 또한 'Health Plan 2020'의 일환으로 국민건강보험공단에서 '건강보험 빅데이터를 활용한 HP 2020 평가지표 생산 및 모니터링 지원방안 마련' 연구를 진행하였다. 이 연구는 지역별, 성별, 연령별, 사회경제적 수준별 등 세부집단별로 건강형평성 지표를 개발하고 활용하는 내용을 포함하며, 무엇보다 정기적으로 지표를 생산하여 건강증진 정책이나 사업을 평가하고 정책 수립의 근거로 활용하는 것을 목표로 하였다.

우리나라 건강불평등의 주요 인식은 다음과 같다.

- 불평등 인식과 보편적 신뢰, 정치적 성향과의 연관성
- 사회경제적 수준 및 거주지역에 따른 불평등 인식
- 불평등 인식과 삶의 만족도 및 건강 등

김동진 등(2015)의 〈한국의 건강불평등 지표와 정책과제: 건강불평등 완화를 위한 전략〉 연구에서는 건강불평등 통계에 나타난 수치 이상의 의미를 해석하였다. 구체적으로는 흡연, 음주 등 주요 건강결정요인의 인구집단 간 격차 발생기전에 대해 전문가 면담을 통해 분석하고, 건강형평성 관련 정책 대안을 모색하였다. 첫째, 건강불평등 해소를 위해 별도의 분리된 정책을 마련하는 것보다는 모든 정책의 입안과 집행에서 형평성의 렌즈를 적용하는 것이 더 중요하다. 둘째, 건강불평등문제에 대한 대안을 마련하기 위해서는 건강불평등이 어떤 집단에서 어떻게 발생하고 있는가, 즉, 발생기전에 대한 맥락적 이해가 반드시 선행되어야 한다. 셋째, 일반적으로 이루어지는 보건의료사업이나 건강증진사업의 경우 건강불평등에 대한 민감도를 높이기 위해서는 표적집단을 선정하고 이들이 사업효과에 보다 많이 노출될 수 있는 비례적 보편주의에 입각한 사업을 실시할 필요가 있다고 하였다.

한국건강형평성학회(2018)에서는 건강불평등을 측정하고, 인식을 제고하는 노력으로 건강격차현황을 지역별 프로파일 형태로 공개하였는데 이것은 향후 지방정부 차원에서 건강불평등을 주요 정책의제로 다루기 위한 첫 단계로서 중요하다고 하였다. 또한 'Health Plan 2020' 성과분석에 따르면 건강격차를 모니터하는 지표 20개 중 4개 감소(20%), 4개 유지(20%), 12개 증가(60%)로 나타났는데 남녀 모두 고위험음주율, 비만유병률의 지역 간 격차가 증가하였고, 특히 여성은 소득 수준 간 격차가 커졌다.

따라서 건강불평등에 대한 적절한 정책 개입이 없다면 소득계층 간 또는 지역 간 건강격차는

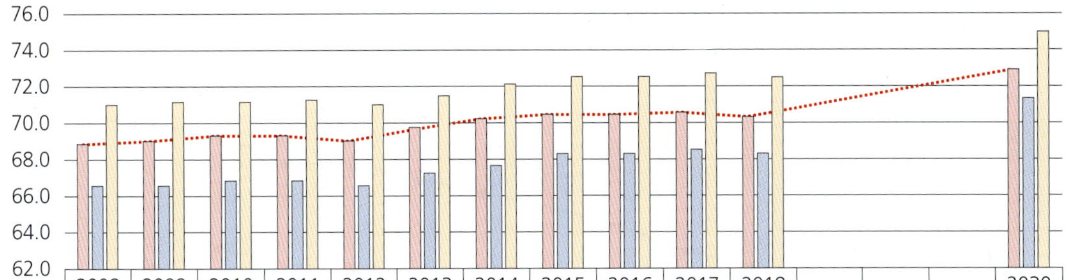

	2008	2009	2010	2011	2012	2013	2014	2015	2016	2017	2018			2030
건강수명 전체	68.9	69.0	69.2	69.2	69.0	69.7	70.1	70.6	70.6	70.8	70.4			73.3
건강수명 남성	66.5	66.7	66.8	66.8	66.7	67.4	67.8	68.3	68.3	68.6	68.3			71.4
건강수명 여성	71.0	71.1	71.2	71.3	71.0	71.7	72.1	72.5	72.5	72.7	72.4			75.0

건강수명 전체 건강수명 남성 건강수명 여성 선형(건강수명 전체)

그림 3-4 건강수명 추이(2008~2018) 및 2030년 예측치(R&D 연구 결과)

【출처】 한국건강증진개발원 https://www.khepi.or.kr/healthplan

커질 것으로 전망하여 'Health Plan 2030'의 비전은 성, 계층, 지역 간 건강형평성을 확보, 적용 대상을 모든 사람으로 확대하여 출생부터 노년까지 전 생애주기에 걸친 건강권 보장, 정부를 포함한 사회 전체를 포괄하여 모든 사람이 평생 건강을 누리는 사회로 설정하였다.

'Health Plan 2030'부터 건강수명의 자료원을 기존 WHO 건강수명에서 국내 연구로 변경하여 2018년 기준 70.4세인 건강수명을 2030년까지 73.3세로 연장하였으며 건강수명의 소득 및 지역 간 건강형평성을 제고할 수 있도록 건강증진정책을 강화하였다. 2021년 1월 정부는 건강수명 연장과 건강형평성 제고를 위한 5차 종합계획의 주요 과제를 논의하고, 모두의 건강증진을 위해 범부처 협력을 강화하며 모든 정책에 있어 건강 측면을 고려하는 등 각 부처와 지방자치단체의 관심과 노력이 필요함에 인식을 함께하였다(그림 3-4). 또한 'Health Plan 2030'은 건강형평성 지표관리 강화, 건강영향평가 도입 추진, 해외 사례를 고려한 건강위해품목에 대한 건강증진부담금 부과 수준 · 대상 연구 · 논의 등을 주요 과제로 정하고 있다.

〈OECD 2023 보건통계〉의 주요 분야별 · 지표별 세부 내용분석에 따르면, 우리나라 기대수명은 83.6년으로 OECD 국가 평균(80.3년)보다 3.3년 길었고, 기대수명이 가장 긴 일본(84.5년)과는 0.9년의 차이를 보였다. 대부분의 국가에서 생활환경 개선, 교육 수준 향상, 의료서비스 발달 등으로 기대수명이 증가하고 있으며, 우리나라의 기대수명은 OECD 국가 중 상위국에 속한다(표 3-1, 그림 3-5).

표 3-1 기대수명(2021년) (단위: 년)

	독일	프랑스	일본	한국	미국	멕시코	OECD 평균
전 체	80.8	82.4	84.5	83.6	76.4	75.4	80.3
남 자	78.4	79.3	81.5	80.6	73.5	72.5	77.6
여 자	83.3	85.5	87.6	86.6	79.3	78.2	83.0

【출처】 OECD. OECD Health Statistics 2023; 2023.

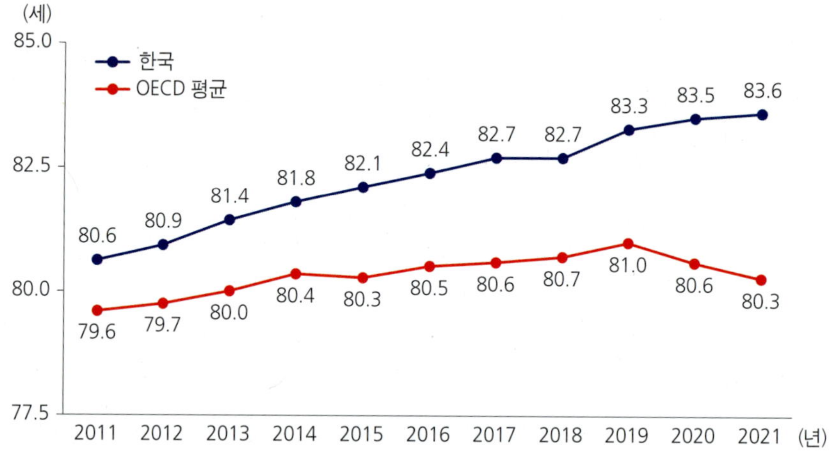

그림 3-5 기대수명 추이(2011~2021년)

【출처】 OECD. OECD Health Statistics 2023; 2023.

2) 국외

(1) WHO

2008년 WHO의 CSDH가 발간한 〈세대 간 격차해소(Closing the Gap in a Generation)〉 보고서에 건강불평등 감소는 보건에만 국한하지 않고 사회 전반의 문제로서 다루어야 함을 강조하고 있다.

건강불평등 감소를 위한 3가지 활동영역은 다음과 같다. 첫째, 일상생활 여건의 개선으로, 인구학적으로 취약한 여성의 자녀 출생환경을 개선하며, 여성과 소녀들의 안녕을 증진시키고, 특히 아동의 성장발달과 교육에 중점을 둔다. 또한 근로조건과 생활여건을 향상시키고 사회적으로 보호할 수 있는 정책을 지원하며 노년의 삶이 번창될 수 있는 여건을 만든다. 둘째, 권력, 돈, 자원의 불공평한 분배 개선으로, 이를 위해 공공부문에서 적절한 재정이 마련되어야 하며, 공공과 민간 부문이 협력하여 공정한 시민사회가 되도록 입법, 정치, 공간 등의 지원을 강화해야 한다. 셋째, 건강불평등 측정과 건강형평활동의 영향평가로, 국가와 정부기관들은 세계보건기구로부터 지원을 받으며 세계적으로 건강불평등과 사회적 건강결정요인을 모니터링할 수 있는 감시체계를 구축하고, 건강불평등 개선을 위한 국가의 정책과 활동이 건강형평성에 미치는 영향을 평가해야 한다.

WHO 유럽지역 사무소의 2030 의제는 모든 사람이 신체적 · 정신적 건강과 웰빙을 증진하고 기대수명 연장을 위해 보편적인 건강 보장과 양질의 의료서비스 제공에 대한 정책을 규정하고 있다.

(2) 영국

① 블랙보고서

1980년 영국에서 발간된 〈블랙보고서(Black report)〉는 건강과 사회경제적 불평등에 관한 중요한 자료이다. 이 보고서는 1948년 이후 국가보건의료서비스제도를 실시하였지만 직업계층 간 사망률 불평등이 해소되지 않은 결과에 대한 역사적 · 학술적 측면의 사회경제적 건강불평등 메커니즘(mechanism, pathway)을 설명하고 있다.

〈블랙보고서〉는 사회계층의 결정에 관련되는 물질적 · 구조적 조건(절대적, 상대적 빈곤)이 사회경제적 건강불평등을 초래하며 건강 수준에 따라 사회경제적 위치가 선택된다. 그러므로 불건강상태로 낮은 사회계층으로 사회이동(social mobility)하게 되고, 사회계층별 건강위해요인이 문화적 · 행태적으로 다르게 나타나므로 결과적으로 건강불평등이 나타난다고 설명하고 있다.

② 애치슨보고서

1997년 〈애치슨보고서(Acheson report)〉는 불평등 해소를 위한 영역으로서 공공정책이 건강불평등에 미치는 영향을 중심으로 건강영향평가 실시, 아동이 있는 가족의 건강관리에 우선순위 두기, 소득불평등 감소시키기, 빈곤가구 생활 수준 개선하기 등을 제안하였다. 구체적으로 7가지의 정책 영역[빈곤 · 소득 · 조세 및 복지급여, 교육, 고용, 주거 및 환경, 이동(교통)수단, 환경오염, 영양과 일반농업정책, 국가보건서비스]과 생애주기별(모자와 가정, 청년과 노동 생산층, 노인, 소수인종, 성) 접근을 권고하였다.

③ 마못리뷰

2010년 〈마못리뷰(the Marmot review)〉는 개인의 건강은 출생 당시부터 축적된 사회 · 경제적 · 심리적 · 환경적 경험이 삶의 여러 단계를 거치면서 영향을 미치는데, 건강에 대한 부정적 효과를 최소화하고 긍정적 효과를 극대화하기 위해서는, 생애단계별로 적절한 조치(행동)들이 필요함을 강조하고 있다. 따라서 영국의 건강불평등정책의 기본 방향을 제시하고 있으며, 건강불평등 해소를 위해 여섯 가지 영역의 활동을 제안하고 있다. 또한, 이 보고서는 중앙정부와 지방정부, 국민보건서비스(national health service, NHS), 비정부기구 및 지역공동체의 활동, 효과적인 지역 전달체계 성립, 개인과 지역의 역량 강화를 강조하고 구체적인 대안을 제시하고 있다는 점에서 의미가 크다고 평가한다.

④ 영국 건강사회복지부 보고서

2021년 12월 23일 남녀 건강불평등 격차 해소 방안과 해결책을 제시한 보고서 '잉글랜드 여성건강증진을 위한 정부 비전(Our Vision for the Women's Health Strategy for England)'을 발표했다. 2021년 3월 8일부터 6월 13일까지 14주간 진행된 The Call for Evidence는 시민 목소리를 반영해 영국 정부가 질병 치료에서 질병 예방으로 정책 방향을 전환하고, 여성 건강에 초점을 맞춘 연구를 적극적으로 실시하겠다고 한 만큼 앞으로 정책의 실효성을 지켜봐야 할 것이다.

(3) 미국

미국 보건부(U.S. Department of Health & Human Services, DHHS)에서는 질병 및 사망과 관련하여 흑인과 다른 소수인종을 국가의 평균과 비교하였을 때 차이가 있다는 〈Health, United States, 1982〉 보고서가 발표(NCHS, 1984)되면서 건강불평등의 사회적 담론이 본격적으로 형성되었다.

미국 보건부 산하 연구기관인 AHRQ(Agency for Healthcare Research and Quality)에서는

표 3-2 Healthy People 2030의 총괄목표

비전	• 모든 사람이 전 생애주기에 걸쳐 건강과 웰빙을 위한 완전한 잠재력을 확보할 수 있는 사회
미션	• 모든 사람의 건강과 웰빙을 개선하기 위한 국가의 노력을 증진, 강화, 평가
총괄목표	• 예방 가능한 질병, 장애, 부상 및 조기사망이 없는 건강하고 번영하는 삶과 웰빙 확보 • 모든 사람의 건강과 웰빙을 향상하기 위해 건강불평등을 제거하고 건강형평성을 달성하며, 건강정보 이해력(health literacy) 제고 • 모든 사람의 건강과 웰빙을 위한 잠재력을 최대한 발휘할 수 있는 사회적 · 물리적 · 경제적 환경 조성 • 전 생애주기에 걸쳐 건강한 발달, 건강한 행동 및 웰빙증진 • 여러 분야의 리더십, 핵심 구성요소 및 대중을 참여시켜 건강과 웰빙을 개선하는 조치 및 정책설계 실행

【출처】 관계부처합동. 제5차 국민건강증진종합계획(Health Plan 2030, 2021~2030); 2021.

의회의 지시에 따라 2003년부터 〈미국 건강불평등에 관한 보고서(National Healthcare Disparities Report, NHDR)〉를 연례적으로 의회에 보고하고 있다.

또한 미국은 10년마다 'Healthy People'을 통해 건강증진 국가목표를 제시하고 있으며, 2020년 8월 발표한 Healthy People 2030의 총괄목표에서는 건강불평등 제거, 건강정보 이해력, 사회적 · 경제적 환경을 강조하고 있다(표 3-2).

미국의 DHHS는 Healthy People 2030 목표 개발 프로세스 전반에 걸쳐 건강형평성과 건강불평등을 고려하였으며, 또한 비전 달성에 우선순위가 높은 대표지표(leading health indicators, LHIs) 23개를 선정할 때에도 건강의 사회적 결정요인, 건강불평등과 건강형평성을 고려하도록 하였다.

(4) 캐나다

1984년 제정된 Canada Health Act(CHA)의 기본 원리는 평등한 보건의료서비스를 제공받을 수 있도록 하고 있다.

캐나다 토론토시는 건강 및 사회불평등 해결을 목적으로 2010년 WHO에서 개발한 'Urban Heart'를 기반으로 거주지(neighbourhood) 간 격차 해소 및 형평성 제고를 위한 주요 지표 선정 및 활용방안에 대한 전략 수립의 필요성을 역설하였다. Urban Heart@Toronto 프로젝트는 삶의 질과 건강 향상을 위해 궁극적으로 건강지표뿐만 아니라 경제, 사회, 시민참여, 물리적 환경 등 다양한 결정요인이 고려되어야 한다는 철학을 기반으로 하고 있다.

(5) 일본

2013년부터 시행한 제4차 국민건강만들기 대책(제2차 건강일본 21, '13~'22)은 일상생활에 제한이 없는 기간의 건강수명 연장과 지역 격차 축소를 목표로 하고 있다(표 3-3).

2018년 9월 제2차 건강일본 21에 대한 중간평가 보고서가 발표되었다. 중간평가 결과 2016년 일본의 건강수명은 2010년과 비교하여 남성이 1.72세, 여성이 1.17세 증가하였고 같은 기간 기대수명은 남성이 1.43세, 여성이 0.84세 증가한 것으로 나타났다.

후생노동성은 건강 무관심층까지 포함하는 질병 예방 및 건강증진을 추진하고, 지역 간 격차를 해소한다는 두 가지 접근법으로 건강수명의 연장을 도모하겠다고 밝혔다.

표 3-3 제4차 국민건강만들기 대책목표(제2차 건강일본 21, '13~'22)

항목	현황	목표
건강수명의 연장(일상생활에 제한이 없는 기간의 평균을 연장)	남성 70.42년 여성 73.62년('10년)	평균수명의 증가분을 상회하는 건강수명의 증가('22년도)
건강격차의 축소(일상생활에 제한이 없는 평균기간의 도도부현 격차를 축소)	남성 2.79년 여성 2.95년('10년)	도도부현 격차의 축소('22년도)

【출처】 관계부처합동. 제5차 국민건강증진종합계획(Health Plan 2030, 2021~2030); 2021.

(6) 중국

2019년 7월 발표한 건강중국행동(健康中国行动, '19~'30)은 국가 차원에서 미래 10여 년간 질병 예방과 건강증진을 지도한다는 목적 아래 2022년까지의 단기목표 및 2030년까지의 중장기목표를 제시하였는데 3대 분야 15개 행동조치, 251개 세부행동조치, 124개 성과지표 중 건강수준 지표는 기대수명 79세, 건강수명 대폭 제고에 있다(표 3-4).

표 3-4 건강중국행동(健康中国行动, '19~'30) 목표

3대 분야	15대 행동조치
건강영향요인에 대한 개입	① 건강지식을 대중화하는 행동 ② 합리적인 식이요법 ③ 국민운동 ④ 담배 통제조치 ⑤ 정신건강증진활동 ⑥ 건강한 환경증진활동
전 생애주기 건강관리	⑦ 모자건강증진활동 ⑧ 초등 및 중등학교에서의 건강증진활동 ⑨ 직업 건강 보호조치 ⑩ 노인의 건강을 증진하는 행동
중대 질병 예방관리	⑪ 심혈관 및 뇌혈관 질환의 예방 및 치료 ⑫ 암 예방조치 ⑬ 만성 호흡기질환의 예방 및 치료 ⑭ 당뇨병 예방 및 관리 ⑮ 전염병 및 풍토병 예방 및 관리

【출처】 관계부처합동. 제5차 국민건강증진종합계획(Health Plan 2030, 2021~2030); 2021.

3. 건강형평성 제고

1) 건강형평성 지표

건강형평성 정책은 보건의료자원의 균형적 배분 또는 서비스의 형평적 이용만을 의미하는 것이 아니라 경제적 분배를 포함한 사회적 질서의 정의와 공평성과 관련된다. 따라서 건강형평성 정책은 건강의 사회정의와 공평성 실현이라는 기본가치를 지향하고, 인구집단 전반에 걸쳐 나

타나고 있는 건강불평등과 건강격차를 줄이면서 일반적이며 보편화된 건강 수준 향상을 위한 정책적 노력이다.

우리나라는 2005년 새국민건강증진종합계획(Health Plan 2010)을 통해 처음으로 건강형평성 제고를 국가적 목표로 제시하였으며, 'Health Plan 2020'에서도 계속 강조하고 있다. 연구자와 실무자, 정책결정자가 상호 교류하고 학습할 수 있는 정책공동체(policy community) 형성을 위해 노력하고 있으며, 또한 건강형평성을 달성하기 위한 정책이 지역사회에 어떻게 반영되고 수행되었는지에 대한 연구를 지속적으로 실시하고 있다. 제3차 국민건강증진종합계획(Health Plan 2020, 2011~2015)에서는 '건강형평성 제고'를 총괄목표로 설정하고 있다. 그러나 지역 건강격차와 관련해서는 총괄적인 목표는 제시되어 있지 않으며, 다만 금연과 암관리영역에서 지역 간 격차를 줄이는 것을 세부목표로 설정하였다. 제5차 국민건강증진종합계획(Health Plan 2030)은 'Health Plan 2020' 성과지표 369개 대비 31개 증가한 총 400개의 성과지표 중 성, 소득, 지역별로 분리되어 있거나, 그 격차를 모니터할 수 있는 형평성 지표는 177개, 대표지표는 49개를 선정하였다.

보편적인 건강 수준 향상과 건강형평성 제고를 같이 추진하기 위한 기본원칙은 중점과제별로 취약한 집단 · 계층을 확인하고, 이들에게 편익이 돌아갈 수 있도록 정책목표와 우선순위를 설정한다.

'Health Plan 2030'에서는 건강형평성 제고를 위한 성별, 지역별, 소득별 건강격차 완화정책을 중점적으로 추진한다. 건강수명에 대하여 소득 수준 상위 20%와 하위 20%의 격차를 2030년까지 7.6세 이하로 낮추고, 지역 간 형평성 확보를 위해서는 해당 지자체의 건강수명 상위 20%와 하위 20%의 격차를 2030년까지 2.9세 이하로 낮춰 취약집단(하위 20%)의 건강수명 향상과 건강격차 감소를 동시에 목표로 설정하였다.

또한 건강형평성을 주요 의제로 국가전략을 설정하며 그에 따른 정책 수행과 성과지표의 가이드라인이 제시되었다(표 3-5).

표 3-5 Health Plan 2030의 중점과제별 형평성 지표

중점 과제	형평성 지표		
	지표명	'18	'30
금 연	소득 1~5분위 성인남성 현재 흡연율 격차(연령표준화)	9.1%p	8.0%p
	소득 1~5분위 성인여성 현재 흡연율 격차(연령표준화)	7.5%p	5.0%p
절 주	소득 1~5분위 성인남성 고위험음주율 격차(연령표준화)	1.8%p	0.7%p
	소득 1~5분위 성인여성 고위험음주율 격차(연령표준화)	2.3%p	1.2%p
영 양	소득 1~5분위 식품안정성 확보 가구율 격차	11.4%p	7.0%p
신체활동	소득 1~5분위 성인남성 유산소 신체활동 실천율 격차(연령표준화)	9.2%p	7.0%p
	소득 1~5분위 성인여성 유산소 신체활동 실천율 격차(연령표준화)	5.9%p	3.7%p
자살 예방	지역 상~하위 20%의 남성 자살사망률 격차 (인구 10만 명당)	19.1명	12.2명
	지역 상~하위 20%의 여성 자살사망률 격차 (인구 10만 명당)	8.9명	5.7명
치 매	지역 상~하위 20% 치매안심센터의 치매환자 등록 · 관리율 격차	52.2%p ('19)	35.0%p

(계속)

표 3-5 Health Plan 2030의 중점과제별 형평성 지표 (계속)

중점 과제	형평성 지표		
	지표명	'18	'30
암	지역 상~하위 20%의 성인남성 암 발생률 격차 (인구 10만 명당, 연령표준화)	78.3명 ('17)	62.6명
	지역 상~하위 20%의 성인여성 암 발생률 격차 (인구 10만 명당, 연령표준화)	97.3명 ('17)	70.4명
심뇌혈관 질환	소득 1~5분위 성인남성 고혈압 유병률 격차(연령표준화)	5.4%p	4.4%p
	소득 1~5분위 성인여성 고혈압 유병률 격차(연령표준화)	8.5%p	7.5%p
	소득 1~5분위 성인남성 당뇨병 유병률 격차(연령표준화)	4.4%p	3.4%p
	소득 1~5분위 성인여성 당뇨병 유병률 격차(연령표준화)	5.4%p	4.4%p
	급성심근경색증환자의 발병 후 3시간 미만 응급실 도착 비율의 최고~최저 시도 간 격차	23.0%p	17.5%p
비 만	소득 1~5분위 성인남성 비만 유병률 격차(연령표준화)	−1.1%p	0.0%p
	소득 1~5분위 성인여성 비만 유병률 격차(연령표준화)	15.6%p	4.6%p
영유아	영아사망률 최고~최저 시도 간 격차(출생아 1천 명당)	2.4명	1.2명
노 인	소득 1~5분위 노인 남성의 주관적 건강인지율 격차	15.6%p	13.2%p
	소득 1~5분위 노인 여성의 주관적 건강인지율 격차	5.9%p	3.5%p
장애인	성인남성 장애인 건강검진 수검률	66.6% ('17)	71.6%
	성인여성 장애인 건강검진 수검률	62.5% ('17)	67.5%
건강정보 이해력 제고	소득 1~5분위 성인남성 적절한 건강정보 이해능력 수준 격차	−	6.0%p
	소득 1~5분위 성인여성 적절한 건강정보 이해능력 수준 격차	−	10.0%p

【주】 1. 격차: 소득 격차는 '상–하', 지역 격차는 '동–읍면', 계열 격차는 '일반–특성화', 대상 격차는 '건강보험–의료급여'로 격차의 크기는 그 차이의 절댓값으로 계산
2. 격차 변화 ① 감소: HP2020 수립 당시 기준년도('08년) 대비 '18년 지표값이 감소한 경우 ② 유지: 평균 격차 증감폭이 0에 가까운 경우 ③ 증가: HP2020 수립 당시 기준년도('08년) 대비 '18년 지표값이 증가한 경우

【출처】 관계부처합동. 제5차 국민건강증진종합계획(Health Plan 2030, 2021~2030); 2021.

2) 건강형평성 증진정책

Health Plan 2030의 향후 실행방안으로는 건강수명 연장, 건강형평성 제고 측면에서 각 부문별, 지역별 중장기계획의 추진 방향을 검토하고 있다. 중점과제별 성과목표를 달성하기 위하여 타 중앙정부 사업에 건강수명, 건강형평성 지표의 목표치를 일원화하였다. 지역보건의료계획, 통합건강증진사업 등 지자체 사업목표 지표 및 주요 과제를 국민건강증진종합계획과 연계하여 한국건강증진개발원, 국민건강보험공단, 통계청 등이 종합계획의 성과지표 모니터링시스템을 구축하고 시스템을 통해 수집된 데이터를 기반으로 취약계층에 대한 정책을 강화하는 환류체계를 구축하였다.

4. 건강형평성 제고를 위한 사업

Health Plan 2030에서는 건강형평성 제고를 위해 성별, 지역별, 소득별 격차 완화를 위한 세부 추진계획을 제시하였다.

2022년 지역사회건강조사 결과 258개 시 · 군 · 구의 최댓값과 최솟값의 차이로 지역 격차를 확인한 결과 신체활동, 스트레스, 우울감은 전년 대비 감소되었으며, 비만, 아침식사, 혈압 및 혈당수치 인지는 전년 대비 증가하였다.

전년 대비 지역 격차가 감소된 지표는 남자 현재흡연율, 월간음주율, 중등도 이상 신체활동 실천율, 걷기 실천율, 건강생활 실천율, 연간 체중조절 시도율, 스트레스 인지율, 우울감 경험률이 해당한다.

표 3-6 258개 시 · 군 · 구 결과 및 격차 추이(부분) (단위: %p, %)

지표명	구분	2014년	2015년	2016년	2017년	2018년	2019년	2020년	2021년	2022년
현재흡연율	중앙값[1]	24.0	22.3	22.5	21.7	21.7	20.3	19.8	19.1	19.3
	최댓값	33.6	28.9	28.8	28.8	30.2	28.8	29.3	27.7	26.5
	최솟값	14.8	11.6	15.4	12.6	13.2	11.6	10.1	10.5	9.1
	격차[2]	18.8	17.4	13.4	16.2	17.0	17.2	19.3	17.2	17.4
	평균편차(중앙값)[3]	2.1	2.1	2.2	2.2	2.3	2.4	2.5	2.4	2.5
남자 현재흡연율	중앙값	45.4	41.6	41.9	40.7	40.6	37.4	36.6	35.6	35.3
	최댓값	59.9	56.8	54.5	53.9	55.4	55.6	51.5	53.5	47.1
	최솟값	27.7	22.1	30.1	25.3	24.8	21.8	18.7	20.8	17.2
	격차	32.2	34.7	24.3	28.6	30.7	33.8	32.8	32.8	29.9
	평균편차(중앙값)	3.9	3.7	3.9	3.9	3.9	4.3	4.5	4.4	4.3
월간 음주율	중앙값	60.9	61.3	61.0	61.5	60.9	59.9	54.7	53.7	57.7
	최댓값	69.2	69.7	67.5	69.5	69.8	71.0	64.8	62.0	65.1
	최솟값	43.7	43.4	40.6	41.6	44.1	44.8	29.9	33.8	41.2
	격차	25.5	26.4	26.8	27.9	25.7	26.1	34.8	28.2	23.9
	평균편차(중앙값)	3.3	3.3	3.4	3.5	3.7	3.5	3.9	3.3	3.4
고위험 음주율	중앙값	14.6	15.0	14.8	15.3	15.0	14.1	10.9	11.0	12.6
	최댓값	24.1	22.4	25.6	27.1	23.8	24.8	22.5	19.6	22.1
	최솟값	6.9	7.0	5.2	6.5	5.8	5.8	4.6	3.9	6.1
	격차	17.2	15.4	20.4	20.7	18.0	19.0	17.9	15.7	16.0
	평균편차(중앙값)	2.3	2.2	2.2	2.5	2.4	2.4	2.3	2.2	2.2

(계속)

표 3-6 258개 시 · 군 · 구 결과 및 격차 추이(부분) (계속)

(단위: %p, %)

지표명	구분	2014년	2015년	2016년	2017년	2018년	2019년	2020년	2021년	2022년
혈압수치 인지율	중앙값	50.8	–	52.4	54.7	43.1	54.5	60.6	61.6	62.9
	최댓값	69.1	–	69.7	75.1	66.9	76.0	85.9	80.8	82.5
	최솟값	28.4	–	27.0	25.6	16.0	17.1	29.6	34.2	35.3
	격차	40.7	–	42.7	49.5	50.9	59.0	56.2	46.6	47.1
	평균편차(중앙값)	6.2	–	5.9	7.4	7.9	8.5	7.7	6.7	6.4
고혈압 진단 경험률 (30세 이상)	중앙값	19.1	19.3	19.6	19.8	19.4	19.4	19.2	20.0	19.8
	최댓값	25.8	28.0	24.8	25.8	25.9	27.4	26.8	28.1	27.7
	최솟값	14.0	14.4	13.7	14.8	14.2	14.9	14.1	13.1	15.6
	격차	11.8	13.6	11.1	10.9	11.7	12.5	12.7	15.0	12.1
	평균편차(중앙값)	1.9	1.8	1.8	1.9	1.9	1.8	1.9	1.9	2.1
고혈압 진단 경험자 (30세 이상) 의 치료율	중앙값	88.1	87.8	88.4	88.6	92.3	91.7	93.1	93.3	93.6
	최댓값	97.1	95.9	96.7	97.5	98.5	98.2	99.5	99.1	99.5
	최솟값	69.7	66.7	71.0	75.1	81.5	67.2	84.2	82.2	52.5
	격차	27.5	29.2	25.6	22.4	17.0	31.0	15.3	17.0	47.0
	평균편차(중앙값)	3.0	3.0	2.8	2.7	2.6	2.7	2.6	2.2	2.6
혈당수치 인지율	중앙값	13.3	–	15.5	16.7	15.3	18.6	25.7	26.3	28.4
	최댓값	29.5	–	29.3	38.4	42.7	39.2	56.5	51.3	61.4
	최솟값	4.2	–	5.0	3.1	3.9	4.2	6.8	10.8	9.1
	격차	25.3	–	24.3	35.4	38.8	35.0	49.7	40.5	52.4
	평균편차(중앙값)	3.2	–	3.3	3.9	4.7	5.4	7.4	6.7	7.0
당뇨병 진단 경험률 (30세 이상)	중앙값	7.7	7.8	7.8	8.1	7.9	8.0	8.3	8.8	9.1
	최댓값	10.9	12.1	11.5	12.6	11.4	11.8	13.3	13.2	13.9
	최솟값	5.2	4.5	4.7	4.8	4.1	4.9	4.3	4.9	4.7
	격차	5.7	7.6	6.7	7.8	7.3	6.9	9.0	8.4	9.3
	평균편차(중앙값)	1.0	0.9	1.0	1.0	1.1	1.1	1.1	1.1	1.1
중등도 이상 신체활동 실천율	중앙값	21.7	22.5	22.2	22.3	–	24.7	19.8	19.7	23.5
	최댓값	66.2	53.6	74.3	58.5	–	56.9	62.4	55.2	52.3
	최솟값	9.7	8.2	7.9	11.1	–	5.5	7.8	7.4	9.4
	격차	56.4	45.4	66.4	47.4	–	51.4	54.7	47.8	42.9
	평균편차(중앙값)	5.2	5.1	5.2	5.4	–	5.0	5.1	4.7	4.8

(계속)

표 3-6 258개 시 · 군 · 구 결과 및 격차 추이(부분) (계속) (단위: %p, %)

지표명	구분	2014년	2015년	2016년	2017년	2018년	2019년	2020년	2021년	2022년
걷기 실천율	중앙값	37.5	40.7	38.7	39.7	42.9	40.4	37.4	40.3	47.1
	최댓값	70.3	72.7	69.4	75.8	84.8	73.0	82.0	73.9	69.8
	최솟값	17.6	17.0	17.6	14.5	14.4	15.0	14.2	16.6	21.6
	격차	52.8	55.7	51.9	61.3	70.4	58.0	67.8	57.3	48.2
	평균편차(중앙값)	9.2	9.7	9.0	9.4	11.0	10.5	8.7	8.5	9.4
건강생활 실천율	중앙값	25.6	28.3	27.0	27.0	30.7	28.4	26.4	29.6	33.7
	최댓값	50.8	51.3	52.0	57.3	65.0	54.7	62.1	58.6	55.4
	최솟값	11.2	11.5	10.3	9.9	10.5	9.6	9.7	9.6	14.0
	격차	39.6	39.8	41.7	47.4	54.5	45.1	52.4	49.0	41.4
	평균편차(중앙값)	6.7	7.2	6.6	6.9	8.1	7.9	6.6	6.7	7.3
비만율 (자가보고)	중앙값	25.4	26.3	27.9	28.6	31.8	–	31.3	32.2	32.5
	최댓값	35.1	35.7	39.7	39.0	45.4	–	43.5	41.4	45.6
	최솟값	17.7	18.9	18.5	18.3	18.7	–	20.1	23.7	20.6
	격차	17.4	16.8	21.2	20.7	26.7	–	23.4	17.7	25.0
	평균편차(중앙값)	2.2	2.2	2.5	2.6	2.9	–	2.7	2.8	2.9
연간 체중조절 시도율	중앙값	57.0	60.3	59.0	62.8	58.9	64.6	65.8	65.5	65.4
	최댓값	70.5	78.1	71.4	80.0	74.5	78.9	82.8	82.8	79.0
	최솟값	31.9	26.4	24.6	24.9	31.5	27.2	43.2	41.3	48.5
	격차	38.6	51.7	46.8	55.1	43.1	51.7	39.7	41.5	30.4
	평균편차(중앙값)	5.9	6.2	5.7	6.1	6.4	5.9	5.5	4.9	4.5
스트레스 인지율	중앙값	28.0	28.3	28.0	26.9	26.4	25.2	26.2	26.2	23.9
	최댓값	36.6	38.5	37.7	34.8	39.8	36.4	36.1	36.2	32.7
	최솟값	16.3	10.2	10.7	3.7	10.0	10.0	6.2	13.1	11.6
	격차	20.3	28.3	27.0	31.1	29.8	26.4	30.0	23.2	21.1
	평균편차(중앙값)	3.0	3.8	2.9	3.6	3.8	3.4	3.8	3.2	2.6
우울감 경험률	중앙값	6.4	6.0	5.5	5.8	5.0	5.5	5.7	6.7	6.8
	최댓값	13.0	17.7	12.4	12.5	12.0	10.7	11.8	13.0	13.4
	최솟값	0.5	0.5	1.1	0.1	0.3	0.1	0.4	0.4	1.6
	격차	12.4	17.2	11.3	12.3	11.7	10.5	11.4	12.5	11.9
	평균편차(중앙값)	2.0	1.8	1.7	1.7	1.9	1.7	1.7	1.8	1.6

1) 258개 시 · 군 · 구 지역의 중앙값
2) 258개 시 · 군 · 구 지역의 최댓값과 최솟값의 차이
3) 258개 시 · 군 · 구 지역과 중앙값 차이의 평균

【출처】 질병관리청. 2022 지역건강통계 한눈에 보기; 2023.

5. 건강형평성 제고를 위한 지역사회간호사의 역할

향후 정책환경 변화는 급속한 고령화로 인한 사회부담 증가, 기후변화 및 환경문제 심화로 인한 신종 질환 출현, 새로운 형태의 건강 수요-공급 발생, 소득 양극화와 건강불평등 개선에 대한 적극적인 노력이 요구된다. 그러므로 Health Plan 2030에서는 건강형평성 확보를 위한 정책적 전략이 더욱 중요해진다. 궁극적 목표는 건강결정요인에 대한 취약지역 지원사업을 통해 지역 간 건강형평성 제고와 지역주민의 요구에 근거한 건강수명의 사회경제적, 지역 간 격차를 감소하는 것이다.

지역사회간호사의 건강형평성 강화활동은 다음과 같다.

- 건강 취약지역 현황분석을 위한 공동 노력
- 지역보건의료정보시스템 방문건강관리사업자료 분석과 활용
- 지역사회 유관기관 연계를 통한 건강격차 해소를 위한 노력
- 부처 간 협력 활성화(건강증진팀, 정신건강팀, 진료팀 등과의 취약계층 건강형평성 확보를 위한 사업 기획)
- 취약지역에 집중사례관리 전담간호사배치와 주민참여 건강증진 활성화
- 건강생활실천을 위한 인식 개선 홍보 강화
- 자발적인 건강 캠페인 운영 및 참여활동 활성화

3절 문화적 다양성

1. 지역사회의 문화적 다양성

1) 다문화사회의 이해

'다문화'는 '다양한 문화의 생활양식'을 의미한다. 즉, 다문화는 하나의 제도권 안에서 여러 유형의 이질적 문화의 상호교류를 통하여 형성되는 것으로 인종, 민족, 언어, 종교, 성, 장애 등을 포괄한다.

다문화사회를 설명하는 이론적 모형은 다음과 같다.

- 차별적 배제모형: 특정 지역과 직업의 일부 영역 외에는 외국인이나 이민자의 유입을 배제하는 배타적인 외국인 · 이민정책으로 한국, 일본, 독일이 해당한다.
- 동화주의모형: 이민자인 외국인이 언어 · 문화 등 모든 면에서 이미 형성되어 있는 사회에 녹아들어야 함을 강조하는 것으로 미국의 '용광로정책'이 해당된다.
- 다문화주의모형: 기본적으로 각 집단 간에 존재하는 문화적 이질성을 존중하며 이들의 다양한 언어, 문화, 종교, 민족 등을 보장해 줌으로써 사회통합을 유지하려는 전략을 말한다. 즉, 다양성이 공존하는 가운데 주류-비주류사회 간 상호 존중의 질서가 자리 잡도록 하는 데 정책목표를 두고, 비주류집단의 문화적 · 사회적 차이의 잠재력과 정당성을 받아들이려는 정책이라 할 수 있다.

다문화가족

우리나라에서 사용하는 용어이다. 다문화가족이란 결혼이민자, 출생, 인지, 귀화 등으로 대한민국 국적을 취득한 자로 이루어진 가족에 해당하는 자를 말한다(재한외국인처우기본법 제2조제3호, 국적법 제2조부터 제4조까지의 규정, 다문화가족지원법, 제2조제1호). 이는 다문화가족구성원이 안정적인 가족생활을 영위하고 사회구성원으로서 역할과 책임을 다할 수 있도록 법으로써 이들의 삶의 질 향상과 사회통합에 이바지함을 목적으로 한다.

2) 국내 다문화사회현황

국내 체류 외국인의 수는 코로나19 영향으로 2020년에는 감소하였다가 코로나19 상황이 호전되면서 2022년 말 기준 국내 체류 외국인은 2,245,912명으로, 2021년 대비 14.8%(289,131명) 증가하였으며, 특히 외국인 관광객 등 단기체류 외국인이 2021년 대비 44%(170,112명)의 큰 증가폭을 보였다.

전체 인구 대비 체류 외국인 비율은 2021년 3.79%에서 2022년 4.27%로 소폭 상승하였으며, 국적별로는 중국이 37.8%(849,804명)로 가장 많았고, 그 뒤로 베트남 10.5%(235,007명), 태국 9%(201,681명), 미국 7%(156,562명) 순이었다(그림 3-6).

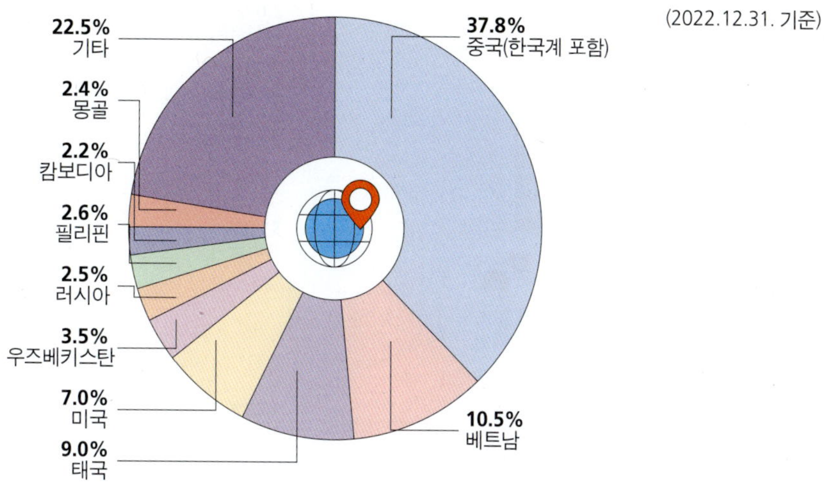

그림 3-6 체류외국인 국적(지역)별 구성현황

【출처】 법무부. 2022 출입국 · 외국인정책 통계연보; 2023.

결혼이민자와 혼인귀화자도 연도별로 계속 증가 추세인데, 결혼이민자의 경우 2022년 기준 총 169,633명으로 2021년에 비해 1,022명(0.6%) 늘어 2013년 이후 15만 명 이상을 유지하고 있다(표 3-7). 혼인귀화자 중 출신국가별로는 베트남 61.8%(4,209명), 중국 24.4%(1,666명), 캄보디아 3.6%(250명), 필리핀 2.6%(181명) 순이었다. 결혼이민자의 거주지를 지역별로 보면 경기(31.0%), 서울(16.3%), 인천(7.1%) 등 수도권이 54.4%로 과반수를 차지하고 있다(그림 3-7).

표 3-7 연도별 외국인현황

(단위: 명)

외국인 분류	2018년	2019년	2020년	2021년	2022년
체류 외국인	2,367,607	2,524,656	2,036,075	1,956,781	2,245,912
• 장기체류	1,687,733	1,731,803	1,610,323	1,569,836	1,688,855
• 단기체류	679,874	792,853	425,752	386,945	557,057
불법체류자	355,126	390,281	392,196	388,700	411,270
결혼이민자	159,206	166,025	168,594	168,611	169,633
혼인귀화자(전체 누계)	129,028	135,055	141,772	145,417	152,226

【주】 체류 외국인은 매년 말 기준으로 국내 체류 중인 외국인임. 체류 외국인은 장기, 단기 체류로 구분되며 불법체류자는 체류 외국인 중 불법체류 외국인임

【출처】 법무부. 2022 출입국 외국인정책 통계연보; 2023.

다문화 외국인이 우리나라에 체류하는 원인은 단순 관광, 결혼, 취업과 노동이다. 취업자격 체류외국인현황은 전문인력과 단순기능인력이 모두 전년도에 비해 각각 12.5%, 10.3% 증가하였고, 자격별로 계절 근로자격이 2021년도 383명 대비 2022년도 4,767명으로 큰 증가폭을 보였다(표 3-8).

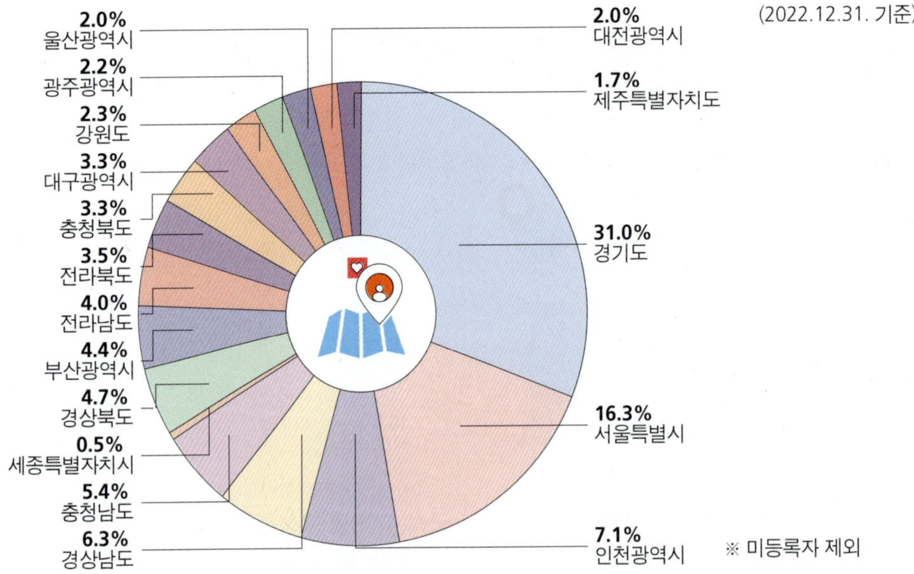

그림 3-7 지역별 결혼이민자 등록외국인 분포현황

【출처】 법무부. 2022 출입국 외국인정책 통계연보; 2023.

표 3-8 국내 체류 외국인 중 취업자현황

단위: 명(%)

연도	총계	전문인력	단순기능인력			
			계절근로	비전문취업	방문취업	선원취업
2022년	449,402(100.0)	50,781(11.3)	4,767(1.1)	268,413(59.7)	105,567(23.5)	19,984(4.4)
2021년	406,669(100.0)	45,143(11.1)	383(0.1)	217,729(53.5)	125,493(30.9)	17,921(4.4)

【출처】 법무부. 2021 출입국 외국인정책 통계연보; 2022.
법무부. 2022 출입국 외국인정책 통계연보; 2023.

다문화가족이 다양한 측면에서 사회적 안전망의 보호를 받아야 하는 이유는 모국을 떠나 익숙하지 않은 지역에서의 생활이 쉽지 않기 때문이다. 다문화가족이 문화적 차이를 호소하는 항목을 살펴보면 배우자의 출신 지역이나 혼인 기간과 관계없이 식습관, 의사소통, 자녀양육, 가족의례, 경제생활, 가사분담 등에서 나타났다(표 3-9). 이제 한국사회는 외국인노동자와 다문화가족뿐만 아니라 그 자녀까지 주류 내국인과 함께 사회의 소중한 인적자원으로 발전하고 있어 보다 깊이 있는 다문화사회의 정책철학과 국민의 적극적인 이해와 협동이 필요하다.

3) 다문화가족정책

우리나라의 다문화가족정책은 여성가족부가 주축이 되어 2010년부터 시행되고 있으며, 2023년에는 '다문화가족과 함께 성장하는 조화로운 사회'라는 비전을 선포하고 제4차 다문화정책 기본계획(2023~2027)을 수립하였다(그림 3-8).

2021년 전국다문화가족 실태조사연구(여성가족부, 2023)에 의하면 결혼이민자와 귀화자 중 5세 이하 자녀가 있는 부모의 어려운 점은 '자녀에게 한국어를 직접 가르치기 어려워서(26.8%)', '내가 바쁘거나 아플 때 자녀를 돌봐줄 사람을 찾기 어려워서(20.5%)', '양육 관련하여 배우자나

표 3-9 다문화가정의 문화적 차이 경험률 (단위: %)

구분 / 문화적 차이 유형		2021년					
		식습관	의사소통 방식	자녀양육 방식	가족의례	경제생활 차이	가사분담
본인(결혼이민자)		52.7	43.4	29.0	24.1	22.5	14.2
배우자	한국출신 아내 (외국인남성)	51.7	38.6	17.9	28.9	27.9	11.3
	한국출신 남편 (외국인여성)	58.9	45.6	28.3	21.2	25.6	11.2
	외국출신 아내 (내국인남성)	32.9	45.6	16.6	7.8	32.9	18.4
	외국출신 남편 (내국인여성)	30.6	34.1	27.6	9.7	25.3	12.1
혼인기간 (배우자응답)	5년 미만	66.7	48.4	14.1	7.1	25.0	11.0
	5~10년 미만	56.2	44.3	29.4	9.6	27.3	10.8
	10~15년 미만	52.1	44.0	36.7	9.2	25.0	12.3
	15년 이상	51.8	41.2	28.1	7.3	26.6	11.6

【출처】 여성가족부. 2021년 전국다문화가족실태조사; 2022.

비전: 다문화가족과 함께 성장하는 조화로운 사회

목표:
- 다문화 아동 · 청소년의 동등한 출발선 보장
- 다문화가족의 안정적 생활환경 조성

대과제	중과제
다문화 아동 · 청소년 성장단계별 맞춤형 지원	① 영유아 자녀양육 지원 ② 학령기 다문화 아동 학습역량 제고 ③ 다문화 청소년 진로개발 지원 ④ 다문화 아동 · 청소년의 정서안정 기반 조성
결혼이민자 정착주기별 지원	① 건전한 국제결혼 환경 조성 ② 다문화가족 가구상황별 맞춤형 지원 ③ 결혼이민자 경제활동 참여 확대 ④ 가정폭력 예방 및 피해자 보호
상호존중에 기반한 다문화 수용성 제고	① 다문화 이해교육 확대 ② 다양성 존중 인식 확산 ③ 다문화가족 사회참여 활성화
다문화가족정책 추진기반 강화	① 다문화가족정책 환류시스템 구축 · 운영 ② 다문화가족 지원 서비스 접근성 제고 ③ 다문화가족정책 협력체계 강화

그림 3-8 제4차 다문화정책 기본계획(2023~2027)

【출처】 여성가족부. 2021년 전국다문화가족실태조사; 2022.

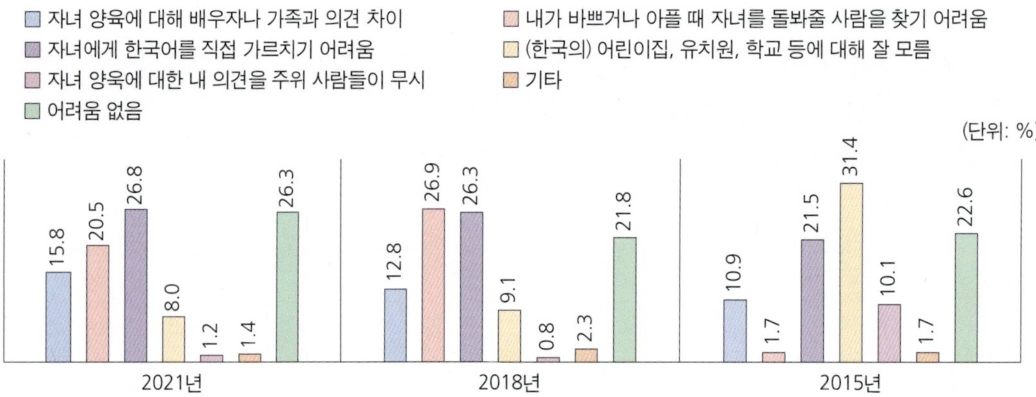

그림 3-9 결혼이민자와 귀화자 중 5세 이하 자녀가 있는 부모의 어려운 점

【출처】 여성가족부. 2021년 전국다문화가족실태조사; 2022.

다른 가족과의 의견 차(15.8%)', '한국의 어린이집, 유치원, 학교에 대해 잘 몰라서(8.0%)' 등의 순으로 나타났다(그림 3-9).

4) 다문화 관련 법

우리나라에서 적용하고 있는 다문화 관련 법으로는 국적법, 출입국관리법, 재한외국인처우기본법, 결혼중개업의 관리에 관한 법률, 북한이탈주민의 보호 및 정착 지원에 관한 법률 등이 있다. 다문화가족의 기본 생활과 관련된 법을 정리하면 다음과 같다.

▪ 다문화가족지원법

이 법은 대한민국 국민과 혼인한 적이 있거나 혼인관계에 있는 재한외국인과 국적법에 의해 대한민국 국적을 취득한 자로 이루어진 '다문화가족'을 지원하기 위한 것이다. 또한 다문화가족 구성원이 안정적인 가족생활을 영위하고 사회구성원으로서의 역할과 책임을 다할 수 있도록 함으로써 이들의 삶의 질 향상과 사회통합에 이바지함을 목적으로 명시하고 있다.

▪ 국민기초생활보장법

이 법은 생활이 어려운 사람에게 필요한 급여를 실시하여 이들의 최저생활을 보장하고 자활을 돕는 것을 목적으로 한다. 제5조의2에 외국인에 대한 특례로 "국내에 체류하고 있는 외국인 중 대한민국 국민과 혼인하여 본인 또는 배우자가 임신 중이거나 대한민국 국적의 미성년 자녀를 양육하고 있거나 배우자의 대한민국 국적인 직계존속과 생계나 주거를 같이하고 있는 사람으로서 대통령령이 정하는 사람이 이 법에 따른 급여를 받을 수 있는 자격을 가진 경우에는 수급권자가 됨"을 명시하고 있다.

▪ 한부모가족지원법

이 법은 한부모가족이 안정적인 가족 기능을 유지하고 자립할 수 있도록 지원함으로써 한부모가족의 생활안정과 복지증진에 이바지함을 목적으로 한다. 제5조의2에 지원 대상자의 범위에 대한 특례로 "국내에 체류하고 있는 외국인 중 대한민국 국적의 아동을 양육하고 있는 모 또는 부로서 대통령령으로 정하는 사람이 지원 대상자에 해당하면" 이 법에 따라 배우자없이 자녀를 키우는 결혼이민자가 법률의 혜택을 받을 수 있음을 명시하고 있다.

■ 외국인근로자의 고용 등에 관한 법률

이 법은 외국인근로자를 체계적으로 도입 · 관리함으로써 원활한 인력수급 및 국민경제의 균형 있는 발전을 도모함을 목적으로 외국인근로자 고용절차, 외국인근로자의 보호 등의 내용을 명시하고 있다.

■ 건강가정기본법

이 법은 건강한 가정생활의 영위와 가족의 유지 및 발전을 위한 국민의 권리 · 의무와 국가 및 지방자치단체 등의 책임을 명백히 하고, 가정문제의 적절한 해결방안을 강구하며 가족구성원의 복지증진에 이바지할 수 있는 지원정책을 강화함으로써 건강가정 구현에 기여하는 것 등의 내용을 명시하고 있다.

5) 다문화가족지원사업

다문화가족지원사업은 여성가족부에 중앙컨트롤타워를 두고 시 · 도 및 시 · 군 · 구 건강가정지원센터 내 세부사업으로 수행되고 있다. 다문화가족지원사업의 추진체계도는 그림 3-10과 같다.

다문화가족지원사업은 다문화가족의 한국사회 조기적응 및 사회경제적 자립 지원을 도모하기 위하여 종합적인 서비스(가족 및 자녀 교육상담, 통번역 및 정보 제공, 역량 강화 지원 등)를 제공한다. 다문화가족지원센터는 2022년 기준 17개 광역 시도별 총 230개 센터가 설치운영되고 있으며 가장 많은 센터를 설치한 곳은 경기도로 31개의 센터를 운영하고 있다. 다문화가족지원센터의 운영사업 개요와 세부 내용은 표 3-10, 11과 같다.

2. 문화적 다양성과 건강

1) 다문화간호 사정모델

문화적 다양성을 가지고 있는 대상자를 간호하기 위해서는 문화적 다양성을 사정할 수 있는 능력이 필수적이다. 다문화간호에서 주로 사용하고 있는 모델은 레닝거(Leininger)의 해돋이 모델로 불리는 횡문화간호 모델과 Giger & Davidhizar의 문화사정 모델이다.

(1) Leininger의 해돋이 모델(횡문화간호 모델)

Leininger(1991)가 발표한 횡문화간호(transcultural nursing)란 '사람들의 문화적 가치, 신념, 실무들을 근거로 하는 인간 간호, 건강, 질병에 가치를 두고 문화적 차이점과 공통점에 초점을 둔 인간적이고 과학적인 영역의 정식 학문이자 실무'이다. 횡문화간호의 궁극적인 목표는 대상자를 문화적으로 규명하고, 이에 일치하는 적절한 지식을 활용하여 간호를 제공하기 위함이다.

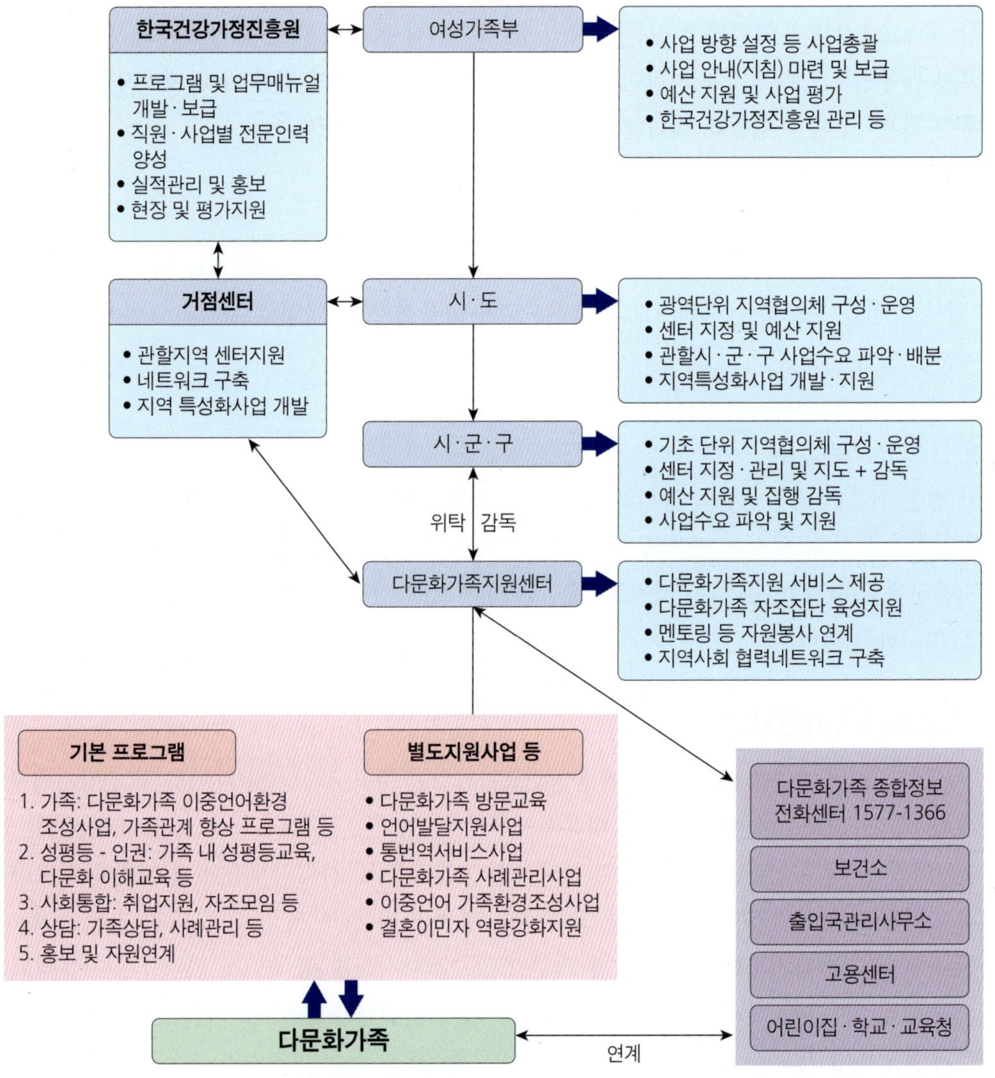

그림 3-10 다문화가족지원센터 사업추진체계

【출처】 한국건강가정진흥원. 2022 가족지원사업 연간결과보고서; 2023.

표 3-10 다문화가족지원센터 운영사업 개요

사업구분	사업영역
기본사업	• 가족영역 • 성평등 · 인권영역 • 사회통합영역 • 상담영역 • 홍보 및 자원 연계
특성화사업	• 다문화가족 방문교육사업 • 다문화가족 자녀 언어발달지원사업 • 다문화가족 사례관리사업 • 결혼이민자 통번역서비스사업 • 이중언어 가족환경조성사업 • 결혼이민자 역량 강화 지원

【출처】 한국건강가정진흥원. 2022 가족지원사업 연간결과보고서; 2023.

표 3-11 다문화가족지원센터 운영사업 세부 내용

사업	사업영역	내 용	
		공통필수	선택
기본 사업	가족	• 이중언어가족 환경조성사업 • 다문화가족 학령기 자녀 입학 및 입시 정보 제공	• 가족의사소통 프로그램 • 가족관계 향상 프로그램 • 결혼과 가족의 이해 • 가족의 의미와 역할 • 아버지교육 • 부모–자녀관계 및 자긍심 향상 프로그램 • 자녀교육 프로그램 • 부모 역할교육, 자녀건강지도 • 자녀생활지도/자녀성장지원사업 등 • 다문화가족자녀 사회포용안전망사업
	성평등 · 인권	• 가족 내 성평등교육 • 다문화이해교육 • 인권감수성 향상교육 • 이주여성과 한국인 배우자 · 부모 대상 프로그램(多함께 프로그램) 등 • 폭력피해 대처 및 예방교육	• 결혼이미자 대상 인권교육 프로그램 • 다문화가족 관련 법과 제도 • 이주민과 인권 • 찾아가는 폭력 예방교육
	사회 통합	• 취업기초소양교육 • 취업훈련 전문기관 연계(워크넷, 새일센터)	–
		• 다문화가족 나눔봉사단 소양교육 • 다문화가족 나눔봉사단 활동	• 한국사회적응교육 • 소비자 · 경제교육 • 학업지원반 운영 및 연계 • 다문화가족 자조모임 • 다문화인식 개선 • 결혼이민자 멘토링 프로그램 • 결혼이민자 정착단계별 지원 패키지 • 재난안전교육 • 다문화가족 교류 · 소통 공간 • 선거교육
	상담	• 가족상담	• 개인상담 • 집단상담 • 사례관리 • 위기가족 긴급 지원 • 외부상담기관 연계 등
	홍보 및 자원 연계	• 지역사회 홍보 • 지역사회 네트워크 • 찾아가는 결혼이주여성 다이음 • 홈페이지 운영 등	

【출처】 한국건강가정진흥원. 2022 가족지원사업 연간결과보고서; 2023.

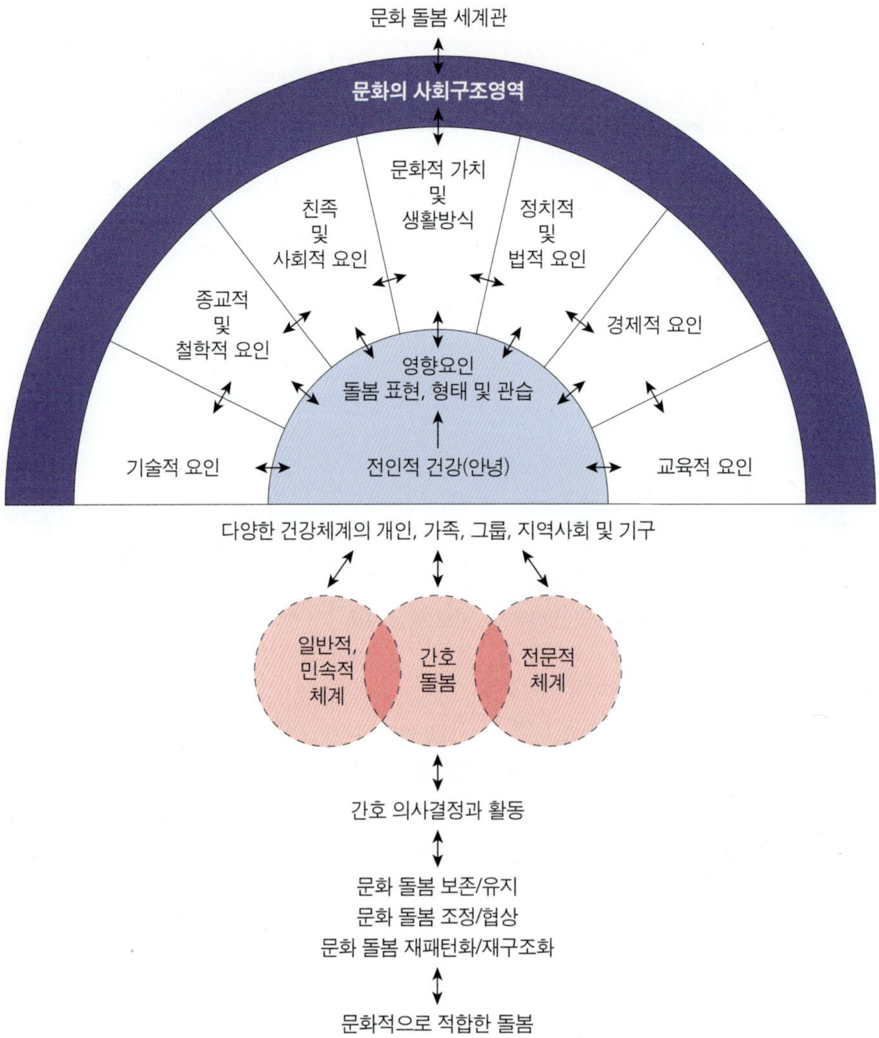

그림 3-11 해돋이 모델

【출처】 Leininger, M. Transcultural nursing: the study and practice field; 1991.

Leininger는 횡문화간호 모델로 해돋이 모델을 발표하였는데 이는 간호를 '해가 뜨는 모습(sunrise)'과 같다는 의미로 상징화시켰다. 이 모델에 의하면 문화적 돌봄에는 일반적이고 공통적인 돌봄요소와 더불어 각 문화마다 특징적으로 기대되는 돌봄의 가치기준, 믿음 및 관행과 같은 다양성도 존재한다고 보았다. 또한 각 문화의 문화적 돌봄은 세계관, 사회문화 및 구조(예: 물리적, 지리적, 사회문화적 환경)의 영향을 받아 고유한 특징을 가지며 다양하게 나타나므로 간호사는 여러 문화 내의 간호의 가치, 패턴, 유형 등을 이해하고 개인 및 집단에게 그 지식을 활용해야 문화에 일치된 간호를 제공할 수 있다고 하였다(그림 3-11).

(2) Giger & Davidhizar의 문화사정 모델

Giger & Davidhizar(1990)는 문화적으로 적합한 간호를 하려면 간호사 자신의 문화적 독특성과 세계관을 대상자에게 투사하여서는 안 되며 자신의 문화적 신념과 가치를 대상자의 신념과

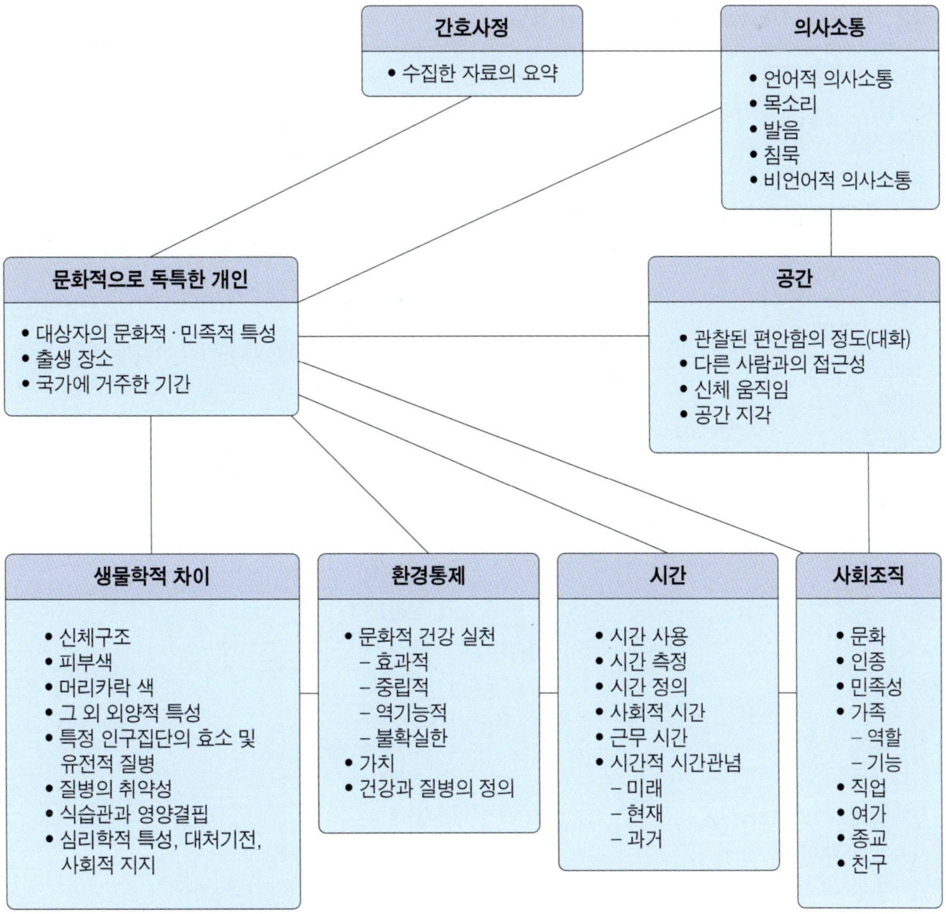

그림 3-12 Giger와 Davidhizar의 문화사정 모델 조직도

【출처】 김영희 외. 다문화 간호 근거중심 사정과 중재(제7판). 메디컬사이언스; 2019.

가치와 분리하기 위한 세심함을 가져야 한다고 하였다. 이들은 문화적으로 적절한 간호를 수행하기 위해서 의사소통, 공간, 사회조직, 시간, 환경통제, 생물학적 차이라는 총 6가지 기본 현상을 사정하도록 도구를 제시하였다(그림 3-12, 표 3-12).

2) 문화집단별 건강사정 시 주의사항

대상자들은 그들의 문화에 따라 행동과 태도에 차이를 보일 수 있다. 간호사가 건강사정 시 이것을 이해하지 못한다면 대상자를 간호하기 까다롭거나 비협조적이라고 생각할 수 있다. 이는 대상자가 적절한 간호를 제공받는 데 방해가 될 수 있다. 문화집단별 행동의 다양성을 표 3-13에 정리하였으며, 이러한 다양한 행동에 대한 적절한 간호중재를 제시하였다.

표 3-12 Giger와 Davidhizar의 문화사정 모델

문화적으로 독특한 개인

1. 출생지
2. 문화적 정의
3. 인종
4. 국가에 거주한 기간(필요시)

의사소통

1. 목소리
   A. 강한, 낭랑한
   B. 부드러운
   C. 보통
   D. 날카로운
2. 발음
   A. 명확한
   B. 불분명한
   C. 사투리
3. 침묵
   A. 드물게
   B. 자주
   C. 기간
      (1) 짧게
      (2) 보통
      (3) 길게
      (4) 관찰되지 않음
4. 비언어적 의사소통
   A. 손 움직임
   B. 눈 움직임
   C. 전신 움직임
   D. 동작(몸짓, 표정, 자세)
5. 터치
   A. 터치할 때 놀라거나 위축됨
   B. 어려움 없이 터치를 수용함
   C. 어려움 없이 타인을 터치함
6. 질문사항
   A. 어떻게 당신의 요점을 다른 사람에게 이해시키나요?
   B. 친구, 가족, 지인과 대화하기를 즐기나요?
   C. 질문을 받으면 대부분 대답하나요?(말로, 신체움직임으로 혹은 둘 다)
   D. 가족과 상의해야 할 중요한 일이 있을 때, 어떤 식으로 접근하나요?

공간

1. 편안함의 정도
   A. 공간을 침범하면 이동한다.
   B. 공간을 침범해도 이동하지 않는다.
2. 대화할 때의 거리
   A. 0~46cm
   B. 46~91cm
   C. 91cm 이상
3. 공간의 정의
   A. 대화하거나 다른 사람 옆에 서 있을 때 편안하게 느끼는 거리를 설명해보세요.
   B. 주변에 있는 물건(예: 가구)이 공간감각에 어떤 영향을 주나요?
4. 질문사항
   A. 가족과 대화할 때 얼마나 가깝게 서 있나요?
   B. 동료나 지인과 대화할 때 얼마나 가깝게 서 있나요?
   C. 낯선 사람이 신체접촉을 하면 어떤 반응을 하나요, 혹은 어떤 기분이 드나요?
   E. 우리가 앉아 있는 거리가 편안한가요?

사회조직

1. 건강상태
   A. 나쁨
   B. 보통
   C. 좋음
   D. 아주 좋음
2. 결혼상태
3. 자녀 수
4. 부모님의 생존/사망
5. 질문사항
   A. 사회활동을 어떻게 정의하나요?
   B. 어떤 활동을 좋아하나요?
   C. 취미활동은 무엇인가?, 여가시간에 무엇을 하나요?
   D. 신을 믿나요?
   E. 신을 어떻게 찬양하나요?
   F. 가족 내에서 당신은 어떤 기능을 하나요?
   G. 가족 내에서 당신은 어떤 역할을 하나요?(아버지, 어머니, 자녀, 조언자)
   H. 어렸을 때 무엇 혹은 누가 당신에게 가장 많은 영향을 끼쳤나요?
   I. 형제자매나 부모와의 관계는 어떤가요?
   J. 당신에게 직업이란 어떤 의미인가요?
   K. 당신의 과거, 현재, 미래의 직업을 설명해주세요.
   L. 당신의 정치적 견해는 어떻습니까?
   M. 당신의 정치적 견해가 건강과 질병에 대한 당신의 태도에 어떻게 영향을 주나요?

시간

1. 시간적 시간관념
   A. 과거지향적
   B. 현재지향적
   C. 미래지향적

(계속)

표 3-12 Giger와 Davidhizar의 문화사정 모델 (계속)

2. 시간의 관점
   A. 사회적 시간
   B. 시계 시간
3. 시간에 대한 생리화학적 반응
   A. 밤에 최소 8시간 잠을 잔다.
   B. 일정한 시간에 잠을 자고 일어난다.
   C. 일정대로 약을 먹거나 치료를 받는 것의 중요성을 이해한다.
4. 질문사항
   A. 어떤 종류의 시계를 착용하나요?
   B. 오후 2시에 약속이 있다면 몇 시에 도착하나요?
   C. 간호사가 '약 30분' 내에 약을 투여한다고 말했다면, 간호사실에 전화하기까지 얼마나 오래 기다릴 수 있나요?

환경통제

1. 통제감
   A. 내적 통제감(변화를 일으키는 힘이 내부에 있음)
   B. 외적 통제감(운명, 행운, 기회가 상황에 많은 영향을 미친다고 믿음)
2. 가치지향
   A. 초자연적 힘을 믿는다.
   B. 마법, 마술, 기도가 변화를 일으킨다고 믿는다.
   C. 초자연적 힘을 믿지 않는다.
   D. 마법, 마술, 기도가 변화를 일으킨다고 믿지 않는다.
3. 질문사항
   A. 손님들이 얼마나 자주 방문하나요?
   B. 예상치 못한 손님이 방문하는 것이 괜찮은가요?
   C. 당신이 어렸을 때 부모님이나 다른 사람이 당신의 질병을 치료한 방식을 설명해주세요.
   D. 스스로 혹은 주변의 누군가 당신을 아프게 한 가정용 치료제를 사용한 적이 있나요?
   E. 치료에 도움이 된 가정용 치료제가 있나요? 추후에도 사용할 의향이 있나요?
   F. '좋은 건강'이란 무엇이라고 생각하나요?
   G. 질병 혹은 '불건강한 상태'는 무엇이라고 생각하나요?

생물학적 차이

1. 다음 사항을 포함한 전신 신체검진을 수행하시오.
   A. 신체 구조(작은, 보통, 큰 체형)
   B. 피부색
   C. 흔하지 않은 피부 변색
   D. 머리카락 색과 분포
   E. 기타 외관의 특성(예: 켈로이드, 갈색반점)
   F. 체중
   G. 신장
   H. 혈색소, 헤마토크릿, 흑인이나 지중해인이라면 겸상적혈구 증상 등 진단검사를 확인한다.
2. 질문사항
   A. 가족 내에 흔한 질병은 무엇인가요?
   B. 가족 중에 누구라도 특정 질환에 대해 유전학적으로 취약하다는 말을 들은 적이 있나요?
   C. 가족구성원이 아플 때 가족의 일반적인 행동을 설명해 주세요.
   D. 화가 나면 어떻게 반응하나요?
   E. 어려운 시기에 대처하는 데 있어 누가 혹은 무엇이 도움이 되나요?
   F. 당신과 당신 가족이 좋아하는 음식은 무엇인가요?
   G. 다음과 같은 물질을 먹고 싶다는 이상한 욕구를 느낀 적이 있나요?
      (1) 흰색 혹은 붉은 색 점토
      (2) 세탁용 전분
   H. 아이였을 때 어떤 종류의 음식을 먹었나요?
   I. 가족들의 기호식품 또는 가족들이 전통음식이라고 생각하는 음식은 무엇인가요?

간호사정

1. 대상자가 문화적으로 동화되었는지 또는 자신의 문화적 관습을 준수하는지 주목한다.
2. 간호계획에 자료를 통합한다.
   A. 대상자가 문화적 차이에 대해 이야기하도록 격려한다. 간호사가 다른 세계관을 가진 타 문화권 출신의 사람을 이해하게 된다.
   B. 의사소통방법을 수용하고 이해하기 위해 노력한다.
   C. 각 개인의 공간에 대한 요구도를 존중한다.
   D. 신을 경배할 권리를 존중한다.
   E. 만나고 싶은 성직자나 영적인 사람이 누구인지 확인한다.
   F. 종교적 행위가 건강, 삶이나 안녕에 영향을 미치는지 확인한다(예: 여호와의 증인은 수혈을 거부할 수 있다. 정통파 유대교인은 소금함유량이 높은 유대인 율법에 따른 음식만 먹으며, 고기를 먹을 때는 우유를 마시지 않는다).
   G. 취미를 확인한다(특히 재활이나 단기/장기 요양을 위해 간호중재를 수립할 때).
   H. 이러한 분야에서 시간과 가치 지향과 차이점을 존중한다. 시간 엄수를 지킨다면 걱정과 우려가 감소할 것이다.

(계속)

표 3-12 Giger와 Davidhizar의 문화사정 모델 (계속)

I. 대상자의 건강상태와 개인적 요구에 따라 사생활을 제공한다(NOTE: 통증에 대한 지각과 반응은 문화적으로 연관되어 있다).
J. 문화적 건강습관을 주목한다.
  (1) 효과적인 방식을 확인하고 격려한다.
  (2) 효과가 없는 방식을 확인하고 제한한다.
  (3) 중립적인 방식은 추후에 부작용이 발생하는지 확인하고 결정한다.
K. 음식 선호도를 주목한다.
  (1) 건강상태가 허락하고 장기적으로 이익이 되며, 영양과에서 제공할 수 있다면 식이요법을 많이 조정할 수 있다.
  (2) 대상자에게 심각한 영향을 끼칠 수 있는 식이습관을 주목한다.

표 3-13 문화집단별 건강사정 시 주의사항

문화집단	문화적 다양성(일반적인 신념/행위)	간호중재
멕시코계 미국인	• 눈 움직임이 중요함. 아이와 접촉없이 쳐다보거나 감탄하며 바라보는 경우 아이에게 '악한 눈(evil eye)'을 준다고 믿음	• 아동을 칭찬하거나 검진을 실시할 때 항상 아동과 접촉하도록 함
베트남계 미국인	• 눈맞춤을 피하는 것은 존경의 표시. 머리는 성스러운 것으로 여김 • 머리를 토닥이는 것은 예의에 어긋남. 의사소통 중에 손바닥을 뒤집는 것은 모욕적인 행동	• 세심하게 질문하고 대답은 분명하게 정리. 과도한 눈맞춤이나 접촉은 피해야 함
아메리칸 에스키모	• 신체언어가 매우 중요 • 공식적으로는 다른 사람에게 거의 반대를 표시하지 않음 • 대상자는 공손해 보이기 위해 동의하지 않더라도 '네'라고 말함	• 의미를 파악하기 위해서 대상자의 언어뿐만 아니라 신체 언어도 관찰해야 함
아메리칸 인디언	• 눈맞춤은 무례함의 표시	• 대상자가 눈을 맞추지 않더라도 매우 주의를 기울이고 있으며 관심이 있다는 것을 기억해야 함
애팔래치안	• 눈맞춤은 적대감의 표시이거나 결례 • 빠른 속도로 말하는 것은 혼란을 줄 수 있음	• 말한 내용을 분명하게 정리해줘야 함
아이티계 미국인	• 대화하면서 신체적촉을 함 • 의사소통 중에 직접적인 눈맞춤은 관심을 얻거나 존중한다는 뜻	• 대화할 때는 직접 눈을 맞춤
아프리카계 미국인	• 사투리와 속어로 인한 실수를 방지하기 위해 의사소통 시 세심한 주의 필요	• 대상자의 의미나 의도에 대한 질문을 해야 함
유대계 미국인	• 정통 유대교인은 이성으로부터의 접촉은 모욕적인 행동으로 간주	• 대상자가 정통 유대교인인지 확인하고 과다한 접촉은 피해야 함
인도계 미국인(힌두)	• 남성은 여성의 눈맞춤을 불쾌하다고 여길 수 있음	• 여성에게는 존경의 표시로 눈맞춤을 피함
중국계 미국인	• '네'를 표시하기 위해서 머리를 끄덕이거나 '아니오'를 표시하기 위해서 손을 흔들기도 함 • 과도한 눈맞춤은 무례함을 의미 • 과도한 접촉은 모욕적인 행동으로 받아들임	• 세심하게 질문하고 대답은 분명하게 정리 • 과도한 눈맞춤이나 접촉은 피해야 함

(계속)

표 3-13 문화집단별 건강사정 시 주의사항 (계속)

문화집단	문화적 다양성(일반적인 신념/행위)	간호중재
필리핀계 미국인	• 기분 나쁘게 구는 사람은 무조건 피함 • 비언어적 행동이 매우 중요	• 본인과 대상자의 비언어적 행동을 관찰해야 함 • 대상자의 걱정이나 신체적, 감정적 불편함에 민감하게 반응해줘야 함

【출처】 Giger, J., & Davidhizar, R. Transcultural nursing(2nd ed.). St. Louis: Mosby; 1995. also appears in Kozier, B., Erb, G., Blaise, K., Johnson, J. Y., & Smith-Temple, J. Techniques in clinical bursing(2nd ed.). Reading, MA: Addison-Wesley; 1993.

3) 문화적 다양성과 관련된 차별과 건강문제

우리나라에 거주하고 있는 다문화 대상자들은 크게 결혼이민자, 다문화가정의 자녀, 외국인 노동자, 외국인 유학생, 북한이탈주민 등으로 분류할 수 있다. 대상자별로 다른 건강 관련 문제를 가지므로 이들의 건강문제해결을 위해서는 다양한 방안이나 접근이 필요하다. 다양한 대상자들의 문화적, 상황적 차이를 이해하지 못하면 건강문제해결에서 차별이 발생할 수 있으며, 이로 인하여 건강에 악역향을 미칠 수 있다. 그러므로 대상자들의 문화적 차이와 상황을 이해하고 각 대상자별 건강문제에 대하여 차별없이 도움을 줄 수 있어야 한다.

■ 결혼이민자의 건강 관련 문제

결혼이민자는 대부분 우리나라보다 의료서비스가 낮은 지역의 여성으로 기본적인 건강관리가 부족한 상태로 입국하는 실정이다. 특히 가임기 여성인 경우가 많아 임신, 출산과 관련하여 특별관리의 필요성이 높은 것으로 파악되고 있다. 또한 정신건강 측면에서 한국사회로의 부적응 문제가 심각하다.

■ 다문화가정 자녀의 건강 관련 문제

다문화가정의 자녀는 부모 간의 가치관, 생활태도가 다른 이중문화 속에서 정체성과 가치관의 혼란을 겪고, 특히 정신건강 부분에서 우울, 불안 등 다양한 불건강한 요소를 가지고 있다. 언어 및 의사소통의 어려움을 호소하기도 하며, 학업부진, 또래관계나 집단 따돌림, 학교생활의 부적응 등으로 정규교육과정에서 이탈하는 경우가 발생하고 있다.

■ 외국인 노동자의 건강 관련 문제

외국인 노동자의 주요 건강문제로는 육체노동과 관련하여 근골격계 질환을 호소하고 있으며, 대부분 작업환경의 불량함이 건강에 악영향을 미치는 것으로 보고되고 있다. 작업장이 춥고, 덥고, 좁고, 화장실과 식당이 부족하고, 소음이나 진동이 심각하며, 불량한 환기 및 조명시설, 먼지, 가스, 연기 등이 많은 것으로 조사되었다. 또한 의료비, 의사소통의 문제 등으로 병을 키우는 경우가 많아 외국인 노동자의 산업재해, 직업병이 문제되고 있다.

■ 외국인 유학생의 건강 관련 문제

외국인 유학생이 별도의 신고없이 국민건강보험에 자동으로 가입되는 제도가 2021년 6월부터 시행되어 외국인 유학생의 의료서비스 수혜요건이 향상되었다. 그럼에도 불구하고 제도 이용의 충족조건, 언어와 재정 여건상 외국인 유학생은 의료 검진과 진료에 취약한 실정으로 대책이 요구된다.

■ 북한이탈주민의 건강 관련 문제

북한이탈주민의 건강 수준은 남한주민의 건강 수준보다 낮은 것으로 파악되며, 탈북과정에서 정신적 · 육체적 어려움, 새로운 사회체제에 적응하는 과정에서 정신적인 스트레스 등 복합적인 문제가 있는 것으로 알려져 있다. 또한 남한생활에서의 생계 유지, 적응을 우선순위에 두고 있어 건강증진활동에 소홀하기 쉽다.

4) 문화적 다양성기반 건강 관련 프로그램

우리나라 지방정부의 다문화정책 대상은 2017년부터 결혼이민자(혼인 귀화자 포함), 일반 귀화자, 배우자, 시부모, 자녀(중도입국자녀 포함), 친인척, 외국인 노동자, 외국인 유학생, 북한이탈주민 등 폭넓게 확대되었다. 여성가족부와 한국건강가정진흥원에서는 다누리 포털(www.liveinkorea.kr)을 운영하여 한국생활 적응에 필요한 기본정보와 다문화 관련 최신 정보를 13개 언어로 제공하고 있다. 또한 한국생활 가이드북을 제작하여 배포하고 있으며, 건강과 의료에 관련하여 건강보험, 의료급여제도, 의료기관, 보건소, 응급처치, 건강검진 등의 자료를 게시하고 있다.

다문화가족지원법 제9조 의료 및 건강관리를 위한 지원 규정에 의해 국가와 지방자치단체는 결혼이민자 등이 건강하게 생활할 수 있도록 영양 · 건강에 대한 교육, 산전 · 산후 도우미 파견, 건강검진 등의 의료서비스를 지원할 수 있다.

일부 지자체 보건소에서 실시하고 있는 다문화 대상 사업의 사례는 표 3-14와 같다. 대부분의 보건소에서는 방문건강관리사업으로 운영하고 있으며, 모자보건사업, 외국인건강관리사업 등을 운영하기도 한다.

외국인 노동자를 위하여는 한국 국제보건의료재단에서 보건의료지원사업으로 무료이동 진료지원, 건강정보자료 제작 및 배포, 파상풍 · 인플루엔자 예방접종 등의 사업을 실시하고 있다.

유학생의 건강관리는 외국인 유학생을 유치하는 각 대학에서 이들의 건강문제 발생 시 도움을 주는 방안에 대한 고민과 관심이 절대적으로 필요하다. 유학생은 가벼운 질병의 경우 학교 내 보건실을 이용할 수 있고, 교육부의 국립국제교육원 등의 정보 채널(https://www.studyinkorea.go.kr/)을 이용하여 상황별 · 질환별 의료서비스 정보를 제공받아 의료기관 진료를 받을 수 있다.

북한이탈주민의 건강관리를 위하여 보건소, 국립대병원 등에서 방문건강관리사업 또는 건강검진사업 등을 추진하고 있다.

표 3-14 다문화 대상 보건소사업

기관	사업	대상	내용
익산시 보건소	• 방문건강관리	• 다문화가족, 북한이탈주민	• 다문화가족 및 북한이탈주민 관리
제주시 보건소	• 다문화 출산가정 방문건강관리사업	• 출산 후 12개월 이내의 결혼이민자 가정	• 다문화 출산가정 방문도우미 파견 • 건강증진 프로그램 운영
연수구 보건소	• 산모신생아 건강관리 • 지원사업	• 결혼이민 산모	• 바우처로 지원, 산모신생아 건강관리 서비스 제공
용산구 보건소	• 방문보건사업 • 서울아기 건강첫걸음사업	• 다문화가정 • 용산구 관내 주소지를 둔 임산부 및 만2세 미만 영유아	• 건강문제를 발견, 상담, 보건교육 등 통합적 보건의료서비스 제공 • 전문교육과정을 받은 우리아이 방문간호사가 각 가정을 방문하여 건강관리서비스 제공, 지역사회건강자원과 연계
기장군 보건소	• 방문건강관리사업	• 다문화가족, 북한이탈주민	• 방문이 필요한 건강문제를 가진 취약계층의 요구도 파악 후 직·간접 서비스 제공
안산시 단원보건소	• 외국인건강관리	• 외국인근로자	• 외국인근로자에 대하여 의료자원봉사단에 의해 진료(일반, 치과, 한방) 제공

【출처】 익산시 보건소 https://www.iksan.go.kr/health/index.iksan?menuCd=DOM_000001201005002000
제주시 보건소 https://www.jejusi.go.kr/chc/guideBusiness/jeju/mch/13.do
연수구 보건소 https://www.yeonsu.go.kr/clinic/health/mathernal_child/guide/support.asp
용산구 보건소 https://www.yongsan.go.kr/health/main/contents.do?menuNo=300108
기장군 보건수 https://www.gijang.go.kr/health/index.gijang?menuCd=DOM_000000402002002000
안산시 단원보건소 https://www.ansan.go.kr/health/common/cntnts/selectContents.do?cntnts_id=C0001713

3. 지역사회간호와 문화적 역량

1) 문화적 역량의 개념

우리나라는 고령화·핵가족화현상과 더불어 다민족·다문화사회의 확대로 다양한 나라에서 유입된 이민자가 지역사회주민으로 증가하고 있다. 이에 한국사회는 내·외국인 간의 갈등을 예방하며 사회적 신뢰를 구축하고 발전하기 위해서는 국민인식의 제고와 더불어 사회적 통합이 필요하다. 이러한 사회적 변화와 흐름은 지역사회간호사의 역할을 다양하게 요구한다.

지역사회간호사는 사회통합을 위한 교육자, 의사소통자의 역할을 수행하며, 이민자를 위한 사회통합지원서비스 전달체계 전략으로 사례관리 역할을 수행하고 있다. 지역사회간호사는 대상자와 함께하는 건강전문가로서 높은 문화적 민감성을 갖고 질병 예방 및 건강증진 차원의 간호활동을 계획하고 수행해야 한다. 또한 보건의료제공자는 대상자의 건강에 대한 가치와 신념을 포함한 문화적 맥락을 이해하고, 지지할 수 있는 역량을 지니고 있어야 한다.

문화적 역량이란 문화적으로 다양화된 사회에서 세심함을 극대화하고 무관심을 최소화하여 서비스를 제공하는 것으로 다른 문화의 특성을 이해하고 개인이 가지고 있는 가치나 판단을 무분별하게 적용하지 않으며, 다른 문화의 사람과 적절하고 효과적인 상호작용을 하는 능력이다.

지역사회간호사에게 요구되는 문화적 역량은 주류 문화와는 차별성을 갖는 다른 소수집단의 문화를 이해하며 서로 다른 집단의 독특한 요구를 이해하고 반응하는 능력을 의미한다. 자신과 다른 문화적 배경을 가진 사람과 관계를 맺고 유지할 수 있는 능력, 타문화 사람과 오해와 손실을 최소화하면서 유연하게 의사소통하고 협력할 수 있는 능력 등을 포함한다.

2) 간호실무와 문화적 역량

효과적인 문화적 간호를 제공하기 위한 간호사의 문화적 역량은 다양한 문화집단에 대한 지식, 인식 및 기술을 습득하는 것이다. 또한 개인, 기관, 서비스 전달체계가 다문화상황에서 효과적으로 서비스를 전달할 수 있게 하는 일관된 행동, 태도, 정책 등을 의미한다. 즉 개인, 가족, 지역사회 내 문화적 배경이 다양한 대상자와 효과적으로 관계를 형성하고 업무를 수행할 수 있는 능력이다. 문화적 역량을 갖춘 간호사는 문화, 인종, 민족, 성 및 성 정체성 등에 관한 문제에 민감하여 효과적인 의사소통기술, 문화적 사정, 다양한 문화의 건강에 대한 지식을 가지고 있다.

간호대학생 역시 임상실무현장과 학교를 비롯한 지역사회 내에서 다양한 다문화 대상자의 건강증진을 도모하고 그들의 건강문제와 대면할 예비 전문간호인력으로서 다양한 민족과 문화를 접하고 협력하며 대응할 수 있어야 할 뿐 아니라, 대상자의 고유한 문화적 특성에 맞는 개별화된 간호를 수행함으로써 최적의 전인적 간호를 제공하는 글로벌 역량을 갖춰야 한다. 이를 위하여 문화적 역량의 필요성에 대한 인식, 다른 문화를 이해하기 위한 지식, 문화적 차이를 존중하고 수용하는 민감성, 문화적 배경을 고려한 건강사정과 문화 간 의사소통능력을 포함하는 기술 및 문화적으로 다양한 경험을 접할 수 있는 환경 등이 필요하다. 문화적 역량의 다섯 가지 요소는 다음과 같다.

(1) 문화적 지식

문화적 지식(cultural knowledge)은 간호대학생이 문화적 역량을 향상하는 데 필요한 교육적 기초이며 다른 문화를 이해하는 데 필요하다. 이는 문화와 건강의 관계에 대한 지식에 초점을 둔 것으로 각 다문화 대상자가 가지는 건강, 질병, 임신 및 출산, 죽음에 대한 인식, 보건의료기관 이용 및 건강관리행위 등에 영향을 주기 때문에 간호대학생은 문화건강 관련 지식을 습득하여야 한다.

(2) 문화적 기술

문화적 기술(cultural skill)은 대상자의 문화적 배경과 관련된 자료수집, 문화에 기초한 건강사정기술뿐만 아니라, 문화 간 의사소통기술을 포함한다. 즉, 각 나라에서 온 대상자와 의사소통의 어려움 때문에 이들에게 필요한 건강 관련 정보와 교육이 불충분하게 제공된다면 의사소통기술을 증진시켜야 할 것이다.

간호대학생은 대상자의 건강 유지 및 건강문제해결을 위해 대상자의 문화적 신념체계를 고려하여 비판적 사고능력을 통한 간호과정을 적용해야 한다. 즉, 간호과정 적용 시 문화적 간호사정, 문화적 특성을 고려한 간호진단, 문화적으로 적합한 간호목표 설정, 문화적 배경에 적합한 문화건강서비스 제공, 상담을 통한 간호중재, 가족 중심 간호 및 지역사회 연계서비스 등을 활용할 수 있어야 한다.

(3) 문화적 경험

문화적 경험(cultural experience)은 다른 문화에 대한 접촉 기회 및 다문화와 관련된 학습 경험으로 해외 자원봉사, 국제교류활동, 여행 등을 통한 외국인과의 경험 및 다문화 관련 교육 참여 등을 의미한다. 간호대학생은 지역사회와 학교라는 울타리 안에서 다양한 문화에 대한 접촉과 체험, 다문화가족을 대상으로 하는 실습, 문화 관련 학습과 교육을 통해 문화적 역량을 강화하는 경험을 적극적으로 시도하는 것이 필요하다.

(4) 문화적 인식

문화적 인식(cultural awareness)은 문화적 역량의 필요성과 문화적 배경에 대한 심층적 탐구를 통해 자기 자신 및 타인의 문화적 세계관에 대하여 아는 것이다. 간호대학생도 인종과 문화에 관한 자신의 편견을 점검하고, 다양한 문화적 배경 차이의 인식과 타인에 대한 이해증진이 필요하다. 중국인, 미국 · 캐나다인, 일본인 집단을 대상으로 국내 의료서비스 이용 경험을 분석한 연구 결과에 의하면 국내의료서비스 제공자들의 타 문화에 대한 이해 부족과 관련하여 대상자들의 의료서비스 만족감이 낮게 나타났다(이병숙 외, 2011). 그러므로 간호제공자는 다문화가족을 대상으로 실습 및 봉사, 현장 경험 등을 통한 문화적 인식 향상이 요구된다.

(5) 문화적 민감성

문화적 민감성(cultural sensitivity)은 의도적이거나 정서적으로 문화적 다양성을 지각하는 것으로 문화적 차이를 존중하는 마음과 수용적인 태도를 의미한다. 간호대학생의 문화적 역량증진을 위해 다양한 교육방법을 활용하여 문화적 역량증진을 위한 교육적 실천이 이루어져야 한다. 간호사는 자민족 중심주의적 시각보다 간호대상자를 포괄적으로 이해하고 포용할 수 있는 시각이 필요하며 대상자의 문화를 존중하고 대상자의 문화적 관점에 따른 간호중재를 수행할 수 있는 지식과 기술 및 실무능력을 갖추어야 한다.

표 3-15 측정도구의 구성

하위영역	문항수	척도(5점)	해석
1. 문화적 지식	9	5 = 매우 그렇다. 4 = 그렇다. 3 = 보통이다. 2 = 아니다. 1 = 전혀 아니다.	점수가 높을수록 역량의 정도가 높다.
2. 문화적 기술	6		
3. 문화적 경험	4		
4. 문화적 인식	4		
5. 문화적 민감성	4		
총	27	점수범위: 5~135	

3) 간호대학생의 문화적 역량 측정

간호대학생의 문화적 역량 측정도구는 한석영, 정향인(2015)이 개발한 도구가 많이 활용되고 있는데 이 도구는 5개 하위영역 총 27문항으로 구성되어 있다. 각자 자신의 문화적 역량 정도를 확인하고 역량 강화를 위해 노력해야 할 것이다.

표 3-16 간호대학생의 문화적 역량 측정도구

하위영역	문항	매우 그렇다 5	그렇다 4	보통이다 3	아니다 2	전혀 아니다 1
1. 문화적 지식	1-1. 나는 다른 문화권의 흔한 특정한 질병에 대해 알고 있다.					
	1-2. 나는 다른 문화권의 건강돌봄서비스(병원 또는 의료기관)를 찾는 행위에 대해 알고 있다.					
	1-3. 나는 다른 문화권의 건강습관(건강행위)에 대해 알고 있다.					
	1-4. 나는 다른 문화권의 건강신념에 대해 알고 있다.					
	1-5. 나는 다른 문화권 사람들의 건강상태에 영향을 미치는 위험요인에 대해 알고 있다.					
	1-6. 나는 다른 문화권 대상자가 건강관리와 관련한 의사결정을 내릴 때 가족이 어떤 영향을 미치는지 알고 있다.					
	1-7. 나는 죽음과 관련한 다른 문화권의 신념과 관습에 대해 알고 있다.					
	1-8. 나는 임신과 출산에 관련된 다른 문화권의 신념과 관습에 대해 알고 있다.					
	1-9. 나는 비자, 영주권, 귀화 등과 같이 다문화 대상자의 국내 체류와 관련된 법과 제도를 잘 알고 있다.					
2. 문화적 기술	2-1. 나는 다문화 대상자의 문화적 특성을 포괄적으로 사정할 수 있다.					
	2-2. 나는 다문화 대상자의 문제를 진단할 수 있다.					
	2-3. 나는 다문화 대상자에게 문화적으로 적합한 간호목표를 설정할 수 있다.					
	2-4. 나는 다문화 대상자와 지역사회자원을 연계시킬 수 있다.					
	2-5. 나는 다문화 대상자의 강점을 활용하여 정보나 도움을 제공할 수 있다.					

(계속)

표 3-16 간호대학생의 문화적 역량 측정도구 (계속)

하위영역	문항	매우 그렇다 5	그렇다 4	보통이다 3	아니다 2	전혀 아니다 1
	2-6. 나는 다문화 대상자의 문화적 배경을 고려하여 이들의 건강요구를 충족시킬 수 있는 서비스를 제공할 수 있다.					
3. 문화적 경험	3-1. 나는 문화적·민족적으로 다른 대상자에 대한 이해심을 높이기 위해 교육을 받는다.					
	3-2. 나의 학교는 다문화를 이해하기 위한 행사나 프로그램에 참가하도록 지원한다.					
	3-3. 나는 서로 다른 인종의 배경을 가진 소수집단 대상자들에 대한 간호역량을 향상시킬 방법에 관하여 수업시간을 통해 배울 기회를 갖는다.					
	3-4. 나는 동료로부터 다른 문화권 사람들을 대하는 태도나 행동을 배울 기회를 갖는다.					
4. 문화적 인식	4-1. 나는 다문화 대상자의 문화를 이해할 때 그들의 연령, 성별, 경제상태와 같은 인구, 사회, 경제적 특성을 고려해야 한다고 생각한다.					
	4-2. 나는 교육 또는 삶의 경험을 통하여 서로 다른 인종들 간 문화에 대해 배워야 한다고 생각한다.					
	4-3. 나는 보건의료서비스 제공자로서 나의 행동에 영향을 미칠 수 있는 인종 문화와 관련된 편견들을 점검해야 한다고 생각한다.					
	4-4. 다른 문화권의 사람들은 그들 나름대로의 고유한 방식들이 있기 때문에 나와 다르게 행동한다는 것을 인식해야 한다.					
5. 문화적 민감성	5-1. 나는 다양한 문화적 가치를 존중하는데 관심이 있다.					
	5-2. 나는 종교적 차이를 존중하는 것이 중요하다고 생각한다.					
	5-3. 나는 여러 나라의 문화적 관습을 배우고 싶다.					
	5-4. 나는 서로 다른 문화권의 표현방법을 존중하는 것이 중요하다고 생각한다.					

【출처】 한석영, 정향인. 간호대학생의 문화적 역량 측정도구 개발. Journal of Korean Academy of Nursing. 2015; 45(5):684-693.

4) 문화적 역량개발을 위한 전략

문화적 역량을 높이는 과정에서 점검해야 할 전략적 요소는 다음과 같다.

- 문화적 편견을 인식한다.
- 대상자의 문화양상을 이해한다.
- 다문화 가족의 가치와 믿음의 다양성 범위를 존중한다.
- 문화적 민감성을 개발한다.
- 다문화가족과 협력적 파트너관계를 구축한다.
- 문화 간 의사소통방법을 습득한다.
- 통역자와 협력하는 방법을 훈련한다.
- 사정 시 문화적 차이와 편견을 최소화한다.
- 사정과 중재과정의 장애요인에 대처한다.

4절 국제보건의 이해

1. 국제보건

1) 국제보건의 정의

국제보건이란 개별 국가 차원의 보건문제와 공중보건에 대한 관점을 전세계적 맥락에서 공유하고 이해될 수 있도록 전 세계 인구집단의 총체적 건강을 돌보는 것을 의미한다(White & Nanan, 2008). 또한 질병구조의 변화와 교통과 통신의 발달 가속화로 건강문제의 경제적 의존이 증가되어 국제보건은 전 세계적으로 모든 사람의 건강을 증진시키고 형평성을 달성하는 데 우선순위를 두는 학습, 연구, 실천활동 등의 영역으로 정의하고 있다(Koplan et al, 2009).

국제보건에 대한 정의는 매우 다양하지만 유사하다. 개인을 대상으로 하는 임상의학적 접근보다 인구집단을 대상으로 한 공중보건학적 접근을 중시하며, 치료보다는 예방을 중시하고 사회경제적으로 취약한 인구집단의 건강에 더 많은 관심을 가진다. 이러한 점에서 국제보건(global health, GH)과 국가 간 보건(international health, IH)은 유사하며 구분하기 어렵다 (표 3-17).

표 3-17 국제보건과 국가 간 보건

구분	국제보건(세계보건)	국가 간 보건
지리적 범위	국가 간 경계를 넘는 보건문제에 관심	다른 나라, 특히 후진국과 개발도상국에 관심
협력의 수준	전지구적 협력	국가 간 협력
개인과 집단	인구집단과 개인 모두 포함	인구집단과 개인 모두 포함
건강에 대한 접근	국가 간, 개인 간 건강형평성이 목표	다른 나라 사람을 돕는 데 관심
분야의 범위	보건과 의학을 넘는 다분야, 분야 간 협력	일부 분야에 집중

【출처】 Koplan, et al. Towards a common definition of global health. Lancet. 2009; 373(9679):1993–1995.

2) 국제보건의 주요 과제

국제보건은 지리적 관점에서 여러 국가에 걸쳐 발생하는 건강문제를 대상으로 하며, 문제의 규모 면에서도 여러 나라에서 공통적으로 관심을 갖는 건강문제를 대상으로 한다. 국제보건에서 건강문제의 우선순위를 살펴보면, 과거 감염성 질환이나 모자보건에서 질병 구조의 변화로 인해 만성질환, 정신질환 및 손상 등으로 나타났다.

국제보건의 주요 과제는 다음과 같다.

- 주요 건강관리
- 보건시스템의 개선
- 3대 감염병 대책(HIV/AIDS, 결핵, 말라리아)

- 글로벌 공중보건 안전(global public health security)(신종 감염병, 생물전 등)
- 기후변화와 건강
- 모자보건/생식건강
- 영양(저영양, 미량원소결핍 등)
- 기생충 감염증 대책
- 담배 규제(global tobacco control)
- 비감염성 질환 대책(non-communicable disease control)
- 건강의 사회적 결정요인/사회역학
- 인구이동(이주)과 건강/거주 외국인의 건강
- 국제 긴급 원조
- 여행의학/도항의학
- 정신건강
- 직업 안전건강

2. 국제보건기구

국가 간 보건의료정보의 교환과 의료기술의 지원 및 이전 등의 필요성 증가에 따라 국제적 협력을 통하여 인류의 건강을 회복·유지·향상하기 위하여 다양한 국제보건기구가 발족하였다. 국제보건기구로는 세계보건기구(WHO), 국제연합아동구호기금(UNICEF), 국제간호협의회(ICN) 등이 있다.

1) 세계보건기구

세계보건기구(World Health Organization, WHO)는 국제적인 협력으로 범세계적인 보건 수준 향상을 목표로 1948년 4월 7일 국제연합의 보건전문기관으로 정식 발족되었다. WHO는 국제보건활동에 대한 지휘·조정기구로 유엔의 전문기구 중 가장 큰 국제기구이며, 본부는 스위스 제네바에 있다. 우리나라는 1949년에 가입하였으며, 194개(2020년 1월 기준) 회원국이 활동하고 있으며 2개 국가가 준회원국이다.

WHO는 인류의 보건문제를 해결하고 국가 상호 간의 협력 추구 및 국제화에 대처하기 위해 6개의 의제를 제시하고 있다.

- 2개의 목표: 건강과 개발증진, 건강보장 강화
- 2개의 전략: 건강전달체계 강화, 연구와 정보 및 근거 제공
- 2개의 조직적 접근: 파트너십 확대, 효과적이고 효율적 수행

(1) 주요 기능

- 국제적인 보건사업 지휘 및 조정
- 보건서비스의 강화를 위한 각국 정부의 요청에 대한 지원

- 각국 정부의 요청 시 적절한 기술 지원과 응급상황 발생 시 필요한 도움 제공
- 감염병 및 기타 다른 질병 예방과 관리에 대한 업무 지원
- 영양, 주택, 위생, 경제 혹은 작업 여건, 환경 등에 대한 다른 전문기관과의 협력 지원
- 생의학(biomedical)과 보건서비스연구 지원 및 조정
- 보건, 의학, 그리고 관련 전문 분야의 교육과 훈련의 기준 개발 및 개발 지원
- 생물학, 제약학, 그리고 유사물질에 대한 국제적 표준개발 및 진단기법의 표준화
- 정신 분야의 활동 지원
- 건강불평등 해소를 위한 노력: 여성건강, 아동건강, HIV/AIDS, 감염병 등의 보건서비스 및 연구 지원
- 보건상태 모니터링 및 보건 추이평가
- 규범과 표준을 마련, 전파, 이행 모니터링
- 연구과제 형성, 가치 있는 지식의 생산 및 전파

WHO조직은 세계보건총회(World Health Assembly, WHA), 집행이사회, 사무국, 지역위원회 및 지역사무소로 구성된다. 총회는 최고 의사결정기구로 매년 5월 회원국 대표가 참가한 가운데 제네바에서 개최되며 예산 승인, 주요 정책 등을 결정한다. 집행이사회는 총회에서 선출된 32명의 보건 분야 전문가로 구성되며, 총회에 상정될 모든 의안이나 결의문 등을 사전 심의 의결하고 총회에서 위임한 사항을 처리한다.

(2) 세계보건기구의 6개 지역 기구

세계보건기구(WHO)는 세계를 미주, 동남아시아, 유럽, 동지중해 및 서태평양, 아프리카 등의 6개 지역으로 나누고 각 지역에 지역사무소를 두고 있다. 우리나라는 서태평양 지역에 속하며 중국 · 일본을 포함한 27개 회원국이 함께 활동하고 지역사무소는 필리핀 마닐라에 있다. 지역사무소는 지역위원회의 행정기관으로 세계보건총회와 집행이사회에서 결정된 사항을 각 지역 내에서 이행한다.

- 미주 지역(American region): 미국 워싱턴 지역사무처
- 동남아시아 지역(Southeast region): 인도 뉴델리 지역사무처
- 유럽 지역(European region): 덴마크 코펜하겐 지역사무처
- 동지중해 지역(East mediterranean region): 이집트 알렉산드리아 지역사무처
- 서태평양 지역(Western pacific region): 필리핀 마닐라 지역사무처
- 아프리카 지역(African region): 콩고 브라자빌 지역사무처

2) 국제간호협의회

국제간호협의회(International Council of Nurses, ICN)는 1899년 설립되었으며 각 회원협회가 간호의 질을 높이고 간호사의 사회적 지위 향상을 도모하기 위하여 조언, 협력, 원조 등을 하는 보건의료 분야에서 가장 오래된 전문단체이다. ICN은 종교, 정치, 사상을 초월한 단체로 스위스 제네바에 본부를 두고 있다. 한 주권국에서 한 회원국만을 인정하며 그 나라의 간호

교육과 간호업무의 수준 및 직업윤리 등으로 자격을 심사하고 있다. 2023년 6월 기준 135개국, 160만 명 이상의 간호사가 회원으로 활동하고 있다. ICN 국제대회는 4년마다 개최되고 있으며, ICN의 핵심가치는 비전, 리더십, 포용성, 혁신성, 파트너십, 투명성 등이다.

ICN은 전 세계 간호 및 간호사의 발전을 도모하고 올바른 보건정책이 추진되도록 영향력을 발휘하는 것을 목표로 한다. 주요 핵심업무는 다음과 같다.

- 전문직 간호실무 표준화 및 수준 향상: 간호실무의 국제간호실무분류체계 확립, HIV/AIDS 간호와 연구, 결핵·말라리아 등의 감염성 질환 간호와 연구, 여성건강증진에 대한 연구, 가족건강에 대한 지침 개발
- 간호규정(법과 윤리)을 통한 전문직 자율규제 강화: 간호인증제도 도입, 윤리강령 제정, 보수교육 실시 및 규정 제정
- 간호사의 사회·경제·복지 향상: 간호인력 개발, 보건정책 수립, 근무환경 개선과 안전에 관한 기준 개발

3) 국제연합아동구호기금

국제연합아동구호기금(United Nations International Children's Emergency Fund, UNICEF)은 1946년 제2차 세계대전으로 인해 기아와 질병에 지친 아동을 구제하기 위한 긴급원조계획으로 '유엔 국제아동 긴급구호기금'이라는 명칭으로 발족하였으며, 1953년 국제연합 상설기관이 되어 현재의 명칭으로 변경되었다. 본부는 뉴욕과 제네바에 나뉘어 있으며 주로 뉴욕에서 중추적인 역할을 담당하고 있고 제네바에서는 커뮤니케이션 역할을 한다.

유니세프에서 직접 관여하는 나라의 수는 190여 개국이며 전 세계 8개 지역사무소에서 해당 지역 내 국가 간의 조정 역할 등을 담당하고 있다. 집행이사회는 36개로 구성되어 있어 유니세프의 정책 수립, 계획 검토, 예산 승인을 하며, 사무국은 아동을 위한 실질적인 정책을 총괄한다. 사무국의 책임자가 UNICEF 총재가 된다. 우리나라는 1950년 3월에 정식으로 회원국이 되었고, 1993년까지 각종 지원을 받았다. 현재는 집행이사회 이사국으로서 지원을 받는 나라에서 전 세계에 지원을 하는 국가가 되었다.

유니세프는 UN 산하단체로 WHO와 함께 오랫동안 보건부문의 국제협력활동을 해왔으며, WHO와 협력하거나 독자적으로 국가단위의 예방접종, 약물 제공, 의료기기지원사업 등의 보건부문에 원조를 하고 있다. 최근에는 안전한 식수와 음식 공급 및 예방접종에 감수성이 있는 감염성 질환을 퇴치하기 위한 노력으로 산모와 청소년, 여성을 위한 보건교육 등을 제공하고 있다.

4) 기타 국제기구

기타 국제기구로는 가족계획 및 인구사업을 위한 국제연합인구활동기금(United Nations Fund for Population Activities, UNFPA), 인류의 영양기준 및 생활향상을 목적으로 설립된 국제연합식량농업기구(Food and Agricultural Organization, FAO), 국제연합교육문화기구(United Nations Educational Scientific and Cultural Organization, UNESCO), 국제연합환경계획(United Nations Environmental Program, UNEP) 등이 있다.

3. 국제보건활동과 간호

2001년 UN은 밀레니엄 정상회의에서 빈곤퇴치를 위한 새천년개발목표(millennium development goals, MDGs)에 보건의료 분야에 관련된 목표를 다수 발표하면서 보건의료 지원을 위한 국제적 노력을 하였다.

국제간호협의회는 이러한 새천년개발목표 달성을 위해서 간호사의 역할이 중요하며, 간호사와 간호학생이 새천년개발목표가 제시한 목표달성을 위해 절대빈곤, 기아퇴치, 아동사망률 감소, 모자보건 향상, 에이즈와 말라리아 및 기타 각종 질병 퇴치 등에서 중요한 역할을 해야 함을 강조하였다. 이러한 역할은 새천년개발목표 후속사업인 지속가능발전목표(sustainable development goals, SDGs) 실현에서도 마찬가지이다. 간호사의 보건 관련 역량은 더 이상 지역 또는 국가적 보건문제에 국한되어서는 안 되며 국가 간의 경계를 초월해야 한다고 강조하고 있다.

이와 같이 급속도로 변화하고 있는 국제환경과 보건상황에서 제공해야 할 보건의료서비스와 간호사의 역할은 다음과 같다(최연희 외, 2018).

- 건강에 영향을 주는 사회적 환경 개선: 여성 교육 수준 향상, 빈곤 감소, 폭력주기 차단, 모성 사망 관련 사회적 여건 향상
- 아동과 청소년 건강증진: 영아사망률, 모성사망률 및 미숙아사망률 등의 감소, 청소년 건강증진, 성인건강과 질병의 아동기 선행요인 확인
- 가족계획 개선
- 약물남용 감소
- 감염성 질환의 확대 예방
- 신체적 · 정신적 질환관리: 만성질환 발생 감소, 건강증진을 위한 기술 사용, 우울 발생 감소, 통증관리 향상, 욕창 발생 감소
- 국제사회요구에 따른 보건의료전달체계의 개발 및 적용
- 경제적이고 타당한 건강측정방법의 연구 및 개발

이러한 국제화시대에 적합한 능력을 갖춘 간호사가 되기 위해서는 간호학생 때부터 준비하여야 한다. 즉 '국내 · 외 보건의료변화 인지'가 간호교육의 중요한 프로그램 학습성과 중 하나로 강조되면서 간호학생의 국제보건역량 개발을 위한 각 대학의 노력이 활발해지고 있다.

Wilson 등(2012)은 국제보건영역에서 간호사에게 필요한 자질로, 전 세계적인 질병부담, 인구이동이 건강에 미치는 영향, 건강의 사회적 결정인자, 보건의료의 세계화, 인권과 개발자원으로서의 보건을 이해하고 보건의료자원이 취약한 환경에서 적절한 전략을 모색하고 간호를 수행할 수 있는 역량을 제시하였다.

WHO는 〈세계간호현황보고서〉를 2020년 4월 7일 세계 보건의 날에 발표하였다. 보고서는 지속가능발전목표와 보편적 건강보장 실현을 위해 간호사가 어떻게 기여하는지, 왜 간호사에게 투자해야 하는지에 대해 설명해 주고 있다. 또한 간호사 없이는 인류의 보편적 건강보장을 이룰 수 없다고 선언하며 2020년을 '세계 간호사의 해'로 지정 발표하였다.

4. 국제보건의 최근 동향

1) 국내

국제보건과 관련하여 우리나라는 빈곤타파, 질병 예방, 사회통합, 양성평등 실현, 삶의 질 향상 등이 주요 현안이다. 우리나라가 세계화와 같은 급변하는 국제 정세에 대응하기 위해서는 선진국과의 공동연구와 정보공유가 요구되며, 국제보건문제를 다루는 다양한 국제기구와 더불어 지속적이고 체계적인 협력을 강화할 필요가 있다.

우리나라의 대표적인 국제보건활동기구는 한국국제협력단, 한국국제보건의료재단(http://www.kofih.org/), 한국국제보건의료재단 국제의료봉사단 등이 있다.

(1) 한국국제협력단 Korea International Cooperation Agency, KOICA

- 설립: 1991년 4월에 외교부 산하의 정부 출연기관으로 정부 차원의 대외무상협력사업 전담기관으로 설립하고 2019년 기준 전 세계 44개국에서 44개 사무소, 1 분사무소를 설치하였다.
- 목적: 우리나라와 개발도상국가와의 우호 협력관계 및 상호교류를 증진하고 개발도상국가의 경제 · 사회발전을 지원하기 위하여 각종 협력사업을 통해 국제협력증진에 이바지함을 목적으로 한다.
- 주요 사업
  - 글로벌 공공재로서 개발협력의 전략적 가치는 점차 증대되고 있으며, 국내 · 외 정부부처, 공공기관, 시민사회, 기업, 학계 등과 함께 다각화된 파트너십을 구축하여 보다 효과적인 개발 협력사업을 수행함으로써 지속가능발전목표 달성에 기여하고 있다.
  - KOICA는 원조를 받은 개발도상국의 개발 수요를 종합적으로 고려하는 한편, 우리나라가 가장 효과적으로 도움을 줄 수 있는 보건의료, 교육, 공공행정, 농림수산, 정보통신, 산업에너지, 환경, 기후변화대응 등 7개 분야를 선정하여 대외무상원조를 하고 있다.
  - 한국국제협력단에서는 나라별 프로젝트사업, 해외봉사단 파견, 국내초청 연수, 국내 비정부조직들의 개발도상국 개발협력활동 지원, 재난구호 및 복구사업, 국제기구 협력사업 등을 실시하고 있다.

최근 우리 사회는 공공부문 및 민간부문의 국제개발협력 참여가 다변화되고 있다. 특히 공적개발원조사업(official development assistance, ODA)에 민간부문의 참여자가 증가하고 있으며 많은 예산이 보건 분야에 투자되고 있다. 공적개발원조사업의 규모를 지속 확대하여 국제사회에서 신흥공여국으로 자리매김하기 위하여 국제개발협력 1차 기본계획('11~'15)을 수립 · 이행하였으며, 1차 기본계획의 운영성과를 바탕으로 지속가능발전목표 이행 목표달성에 기여할 수 있는 2차 기본계획('16~'20)을 마련하여 추진하였다(표 3-18). 그 동안의 성과와 한계 및 대내 · 외 환경 변화에 대한 분석을 토대로 우리나라가 개발협력 선도 국가로 도약하기 위한 정책 방향을 설정하고, 2021년 제3차 종합기본계획('21~'25)을 발표하였다(그림 3-13).

표 3-18 국제개발협력 1차 기본계획과 2차 기본계획

1차 기본계획	2차 기본계획
유 · 무상 통합추진기반 구축	유 · 무상 간 통합전략 강화
Bottom up 방식 사후적 조정	Top down 전략적 계획 수립
ODA 규모의 지속적 증가	ODA 사업의 질적 제고
ODA 평가시스템 도입	ODA 평가 및 환류 시스템 강화
시민단체 · 기업 · 학계 참여를 위한 제도 마련	참여를 통한 시너지 창출
일반 국민의 ODA 인식 제고	세계시민으로서 ODA 능동적 참여

【출처】 국제개발협력위원회 관계부처 합동. 제3차 국제개발협력 기본계획(안); 2021.

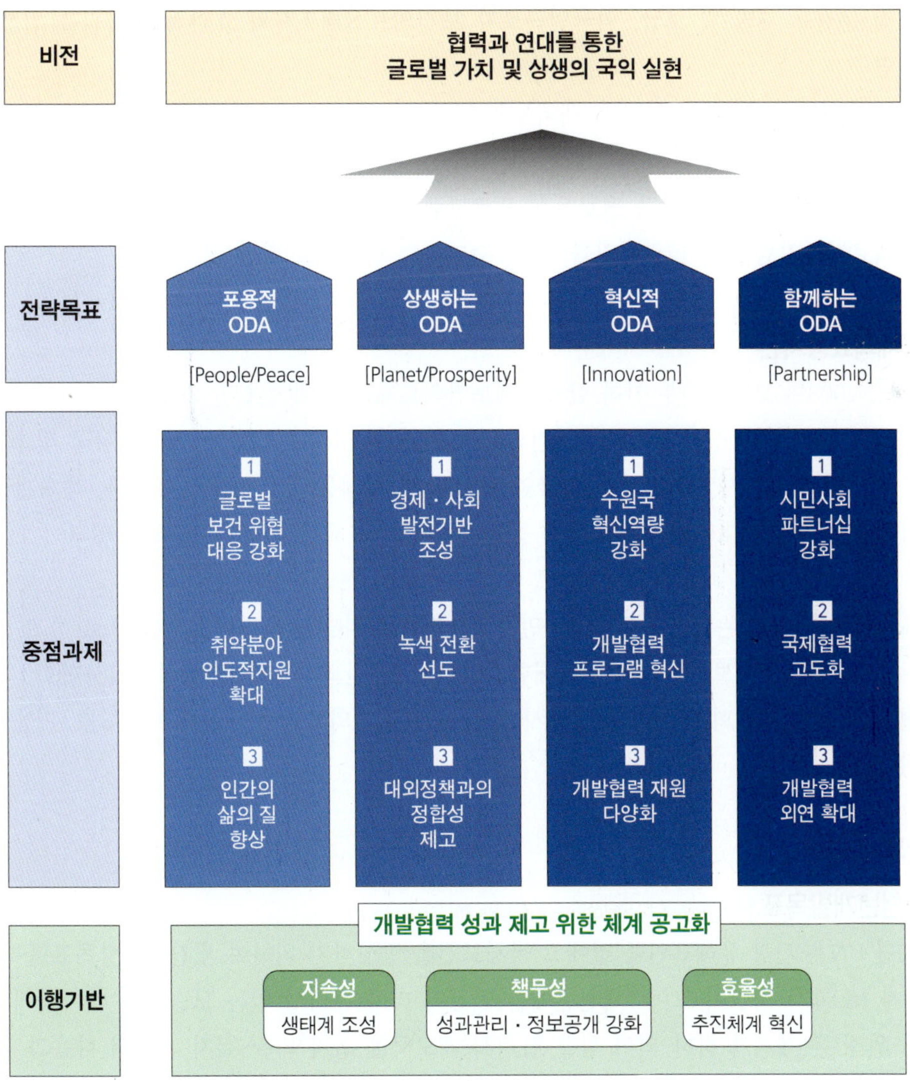

그림 3-13 제3차 국제개발협력 추진방향 및 추진과제

【출처】 국제개발협력위원회 관계부처 합동. 제3차 국제개발협력 기본계획(안); 2021.

(2) 한국국제보건의료재단 Korea Foundation for International Healthcare, KOFIH

- 설립: 2006년 설립된 보건복지부 산하 공공기관으로 고(故) 이종욱 제6대 WHO 사무총장의 뜻을 모아, 개발도상국, 북한, 재외동포 및 외국인 근로자, 해외 재난민에 대한 정부차원의 보건의료지원사업 등을 수행하고 있다.
- 주요 사업
  - 개발도상국 보건의료지원사업: 보건의료시설 현대화, 모자보건증진, 응급의료 기능 강화, 의료기기 · 의약품 지원 및 기기활용 훈련사업, 보건의료인력 연수 프로그램
  - 북한 보건의료지원사업: 보건의료시설 현대화사업, 모자보건증진사업, 보건의료협력 사업, 의료기기 · 의약품 지원 및 기기활용 훈련사업
  - 긴급구호사업: 홍수, 지진 등의 자연재해 발생 시 현장에 한국해외재난의료지원단 파견
  - 외국인근로자 보건의료지원사업: 무료진료소 지원, 의약품 및 의료기기 물품 지원, 다국적 문진표 개발 및 보급, 외국인근로자 보건의료실태조사와 효과적인 지원을 위한 정책연구
  - 재외동포 보건의료지원사업: 재외동포 거주지역의 의료시설 현대화, 재외동포 초청 수술지원
  - 이종욱 기념사업: 이종욱 펠로우십 프로그램 운영
  - 의료기기지원센터: 의료기기를 수집, 수리하여 무상으로 지원 및 교육

(3) 국제의료봉사단

- 설립: 2008년 보건복지부 산하 한국국제보건의료재단 내에 설립된 의료봉사조직이다.
- 주요 사업: 개발도상국 및 북한 보건의료인에 대한 의료기술 전수, 개발도상국 및 북한 주민에 대한 의료봉사, 국내 거주 외국인 근로자 및 재외동포에 대한 의료봉사, 해외긴급재난지역 피해주민에 대한 의료봉사활동 등을 전문적이고 체계적으로 수행하고 있다.

의료봉사에 뜻이 있는 보건의료인 및 민간의료기관의 자발적인 참여를 원칙으로 하고 있으며 운영 주체는 한국국제보건의료재단과 대한간호협회, 대한의사협회, 대한치과의사협회, 대한한의사협회, 대한약사협회, 대한임상병리사협회 등의 보건의료단체가 운영위원회를 구성 · 운영하고 있다.

2) 국외 동향

(1) 새천년개발목표 Millennium Development Goals, MDGs

2000년 UN은 건강 유해요인을 없애고 국제보건을 향상하기 위하여 새천년개발목표를 발표했다. 세계 189개국 정상이 모여 "새천년에는 인간이 더욱 존엄성 있는 모습으로 살아가게 하자, 그러기 위해 온 세계가 하나 되어 힘을 합쳐서 개도국을 돕자"라는 취지 속에서 다음과 같이 8개의 목표를 정하였다.

- 절대빈곤 및 기아 퇴치
- 보편적 초등교육 실현

- 양성평등 및 여성능력 고양
- 아동사망률 감소
- 모성보건증진
- 에이즈 등 질병 퇴치
- 지속 가능한 환경 확보
- 개발을 위한 글로벌 파트너십 구축

새천년개발목표의 8개의 목표 중 아동사망률 감소, 모성보건증진, 에이즈 등 질병 퇴치 등 3개의 목표는 국제보건에 직접적으로 관련되며 주요 지표는 다음과 같다.

- 교육에서의 성차별을 철폐한다.
- 모든 아동은 초등교육을 마치도록 한다.
- 5세 미만 아동의 사망률을 2/3로 감소시킨다.
- 모성사망률을 3/4으로 감소시킨다.
- HIV/AIDS, 말라리아 확산을 저지한다.
- 하루 1달러 미만으로 생활하는 인구를 절반으로 감소시킨다.
- 지속 가능한 개발 원칙을 국가정책에 통합하고 자원을 보존한다.
- 공정한 무역과 금융시스템을 개발한다.

2015년 UN이 발표한 새천년개발목표의 보건 관련 대표적인 성과를 살펴보면, 아동사망률은 1990년 대비 2015년에 약 66% 감소하였다. 즉, 오세아니아 지역을 제외한 전 세계 모든 지역에서 50% 이상 아동사망률이 감소하여 새천년개발목표 중 가장 의미 있는 성과로 평가되었다. 한편 모성사망률은 개발도상국에서 1990년 이후 46% 감소, 신규 HIV 감염자 수는 2000년에서 2013년 약 40% 감소, 말라리아 유병률과 사망률은 2000년 이후 각각 37%, 58% 감소, 결핵으로 인한 사망자 수는 2000년부터 2013년 동안 3,700만 명 감소하였다.

그러나 많은 노력에도 불구하고 양성불평등, 빈부격차, 빈곤문제, 기후변화문제 등이 지속되고 있다.

(2) 지속가능발전목표 Sustainable Development Goals, SDGs

2015년 제69차 UN총회에서 새천년개발목표 후속사업으로 2030년까지 추진해야 할 SDG를 발표하였다. 지속가능발전목표는 빈곤과 기아의 종식을 일차적인 목표로 제시하고 보건, 평등 요소를 핵심목표로 다루고 있다. 또한 경제성장과 글로벌 파트너십에 해당하는 목표를 구체적으로 언급하고 있다.

2030 개발의제는 5P(People, Planet, Prosperity, Peace, Partnership)로 알려진 5개의 서문과 17개 목표(goal), 169개 세부목표(target)로 구성되어 있다. 지속가능발전목표는 선진국을 포함한 모든 국가에 해당하는 보편적인 목표를 설정하고 있다. 발표된 17개 목표에서는 절대빈곤의 퇴치, 영유아사망률 완화, 산모사망률 완화, HIV/AIDS, 말라리아 등의 질병의 감소, 보편적 초등교육의 확산과 같이 가장 시급하고 발전의 기본이 되는 내용들로만 구성되어 있었던 새천

년개발목표의 한계를 넘어 국내 · 외의 불평등문제, 정의, 기후변화, 인권, 성평등, 환경지속성, 평화와 안보를 아우르는 개발목표를 제시하고 있다(표 3-19).

표 3-19 새천년개발목표와 지속가능발전목표

구분	새천년개발목표(MDGs)	지속가능발전목표(SDGs)
구성	8개 목표, 21개 세부목표	17개 목표, 169개 세부목표
대상	개발도상국	(보편성) 개발도상국 중심이나, 선진국도 대상
분야	빈곤 · 의료 등 사회 분야 중심	(변혁성) 경제성장, 기후변화 등 경제 · 사회 · 환경 통합 고려
참여	정부 중심	(포용성) 정부, 시민사회, 민간기업 등 모든 이해관계자 참여

【출처】 지속가능발전포털 http://ncsd.go.kr/app/sub02/20.do

특히 보건 관련 목표인 '모든 연령층을 위한 건강한 삶 보장과 복지증진'에서의 구체적인 지표를 우리나라에서도 지향점으로 삼아 지속 가능한 발전을 이루어가야 할 것이다.

목표 3. 모든 연령층을 위한 건강한 삶 보장과 복지증진

- 3.1. 2030년까지 전 세계적으로 산모사망률을 0.07% 이하로 경감
- 3.2. 2030년까지 5세 이하 영유아의 예방이 가능한 사망률을 종식
- 3.3. 2030년까지 AIDS, 결핵, 말라리아, 열대성 질환의 종식 및 간염, 수인성 감염병, 기타 감염병 근절
- 3.4. 2030년까지 감염병 이외의 원인으로 발생하는 조산사망률을 예방과 치료를 통해 1/3로 경감하고 정신건강과 웰빙을 증진
- 3.5. 마약류 약물남용과 알코올 섭취를 포함한 약물남용의 예방과 치료 강화
- 3.6. 2030년까지 전 세계적으로 도로 교통사고 사상자 50% 경감
- 3.7. 2030년까지 가족계획, 정보와 교육, 국가전력과 프로그램에 출산보건 연계 등을 포함한 성건강 및 출산보건서비스에 대한 접근의 평등성 보장
- 3.8. 재정적 위험을 보호하고 양질의 기초보건서비스를 제공하며, 안전하고 효과적이며 저렴한 기초 의약품 및 백신을 공급하는 것과 같은 평등한 보건 혜택 제공

(3) 국제보건 주요 문제

① 건강불평등

각 나라가 당면한 불평등 건강 결과를 해결하는 데 필요한 자원의 문제를 어떻게 활용할 것인가가 과제이다. 건강형평성의 문제는 한 국가 내에서 성별, 인종, 사회경제적 계층 사이에서 발생하며, 저개발국과 선진국의 공통적인 문제이다. 1978년 알마아타 선언에서 건강불평등을 해소하기 위해 일차보건의료의 개념을 제시하였으며, UN과 WHO에서도 건강격차를 줄이기 위한 다양한 노력을 하고 있다.

② 건강위험요인

WHO는 건강위험요인으로 고혈압, 흡연, 고혈당, 신체활동 저하, 과체중과 비만 등을 제시하

였고, 주요 사망요인에 대응하기 위해서는 건강에 영향을 주는 건강행위에 초점을 둔 보건사업을 확대해야 한다며 건강증진, 보건교육 및 보건의료활동의 중요성을 강조하였다.

③ 감염성 질환

감염성 질환으로 인한 사망과 장애는 매우 중요한 문제이다. 현대사회는 감염병의 전파 속도뿐만 아니라 다양한 신종 감염병 발생이 급격히 증가하고 있다. 국제적으로 높은 사망률에 기여하는 감염성 질환은 HIV, 결핵, 말라리아, B형 간염 등이며, 대부분의 감염병은 예방접종이 가장 비용효과적인 예방활동으로 나타났다.

WHO는 감염병 및 재난이 전 세계적으로 발생하면 국제보건규칙(International Health Regulation, IHR)을 적용하고 있다. 국제보건규칙은 1969년 세계적으로 유행하는 감염병을 실시간으로 감시하고 적극적으로 대응하기 위해 제정되었으며, 감염병이 국제적으로 확산될 징후가 보여 국제사회의 공동대응이 필요한 경우 국제 공중보건 비상사태를 선포한다.

국제보건규칙에 따른 신고대상 질병은 다음과 같다. 두창, 야생 폴리오 바이러스에 의한 폴리오, 신규 아형으로 인한 인체감염 인플루엔자, 중증급성호흡기증후군(SARS) 등 4종의 전염병은 1건이 발생한 경우에도 신고하여야 한다. 또한 콜레라, 폐 페스트, 황열, 바이러스성 출혈열(에볼라, 라싸, 마버그), 웨스트나일열 및 국가 또는 지역에서 특히 우려 대상이 되는 기타 전염병(뎅기열, 리프트밸리열, 수막구균감염증 등)과 원인 또는 출처 미상의 사건을 포함한, 잠재적으로 국제공중보건에서 우려사항이 될 수 있는 사건은 다음의 경우에 신고한다. 즉, 사건이 공중보건에 미칠 영향이 심각하고 이례적이거나 예기치 않은 것일 때, 국제적으로 확산될 위험이 상당할 때, 국제여행이나 교역을 제한할 위험이 상당할 때이다.

④ 국제공중보건비상사태 Public Health Emergency of International Concern, PHEIC

대규모 질병 발생 중 국제적인 대응이 필요함을 의미하며, 기존에는 황열병, 콜레라, 페스트 유행이 대상이었지만, 신흥 감염증이나 바이오 테러에 대응하는 필요성과 감염병 탐지은폐 방지의 관점에서 2005년 국제보건규칙이 개정되어 원인불문하고 국제적으로 공중보건 위협이 될 수 있는 모든 사건이 대상이 되었다.

WHO 회원국은 PHEIC를 감지한 후 24시간 이내에 WHO에 통보할 의무가 있으며, WHO는 그 통보 내용에 따라 PHEIC 확대 방지를 위한 신속한 조치를 취해야 한다. 194개국에 통하는 법적 구속력으로써, WHO에 의한 질병의 예방, 감시, 제어 대책이 강제력은 없지만, 출입국 제한을 권고할 수 있다.

대표적인 PHEIC 사례로는 2009년 신종 인플루엔자 A(H1N1), 2014년 소아마비 바이러스, 2014년 에볼라 바이러스, 2016년 지카 바이러스, 2019년 COVID-19 팬데믹 등이 있다.

⑤ 환경위험요인

한 국가의 경제행위로 인한 환경 변화는 그 국가에만 국한하는 것이 아니라 주변 국가와 더 나아가서는 지구 전체의 환경에 영향을 미친다는 것을 인식하게 되면서 인류의 공동재산인 지구의 환경보전에 대한 국제적 관심이 구체화되었으며, 지구 및 지역 환경보호를 위한 국가 간

협력의 필요성이 대두되었다.

국제적 환경위험요인은 납중독, 대기오염, 소음과 쓰레기 배출, 지구온난화, 자연재해, 테러, 전쟁 등이다.

따라서 환경보건문제에 대한 국제적인 접근으로 WHO는 대기오염, 아동 환경보건, 기후변화, 오존층 파괴 등 다양한 보건문제를 다루고 있으며, UN 환경계획, 기후변화에 관한 정부 간 패널 등의 국제조직이 환경보건에 대한 국제적인 대처에 노력을 기울이고 있다.

참고문헌

강영호 외. 서울시 건강 격차 해소를 위한 보건 정책방안 연구보고서. 서울특별시, 울산대학교 산학협력단; 2012.

관계부처합동. 제5차 국민건강증진종합계획(Health Plan 2030, 2021~2030); 2021.

국제개발협력위원회 관계부처 합동. 제2차 국제개발협력 기본계획(안); 2015.

국제개발협력위원회 관계부처 합동. 제3차 국제개발협력 기본계획(안); 2021.

권정옥 외. 건강불평등에 대한 개념분석. 간호행정학회지. 2015.

김광숙 외. 지역사회간호학 이론과 실제(제4판). 현문사; 2019.

김동진 외. 국민의 건강수준 제고를 위한 건 강형평성 모니터링 및 사업 개발. 연구보고서. 한국보건사회연구원; 2016.

김동진 외. 의료패널자료를 활용한 우리나라의 의료이용 불평등 측정. 보건사회연구; 2014.

김동진 외. 한국의 건강불평등 지표와 정책과제 연구보고서(2013-10). 한국보건사회연구원; 2013.

김동진 외. 한국의 건강불평등 지표와 정책과제-건강불평등 완화를 위한 전략 연구보고서(2015-04). 한국보건사회연구원; 2015.

김동진 외. 한국의 건강불평등 지표와 정책과제-한국의 건강불평등 완화를 위한: 통계집 I, II. 한국보건사회연구원; 2014.

김동진. 우리나라 의료이용 및 건강수준 불평등. Issue & Focus; 2015. 280.

김명희, 이주희. 한국의 건강형평성 정책의 현황과 과제. 대한의사협회지; 2013.

김명희. No Action Talk only 건강불평등 정책은 있는가? 제68차 추계학술대회 건강불평등 심포지엄 6 발표자료. 대한예방의학회; 2016.

김미종. 임상간호사의 다문화 태도, 문화적 역량과 영향요인. 인문사회21. 2019; 10(1):159-174.

김민아, 최소은. 국내 간호사와 간호대학생의 문화적 역량 연구에 대한 문헌고찰. 지역사회간호학회지. 2018; 29(4):450-466.

김연순, 김진영. 액션러닝 기반의 다문화 간호교육이 문화적 역량 증진에 미치는 효과. 한국산학기술학회지. 2014; 15(11):6527-6535.

김영희 외. 다문화 간호 근거중심 사정과 중재(제7판). 메디컬사이언스; 2019.

김정화. HMO(Health Maintenance Organization)의 내부조직구조와 의료비용절감과의 관계. 보건행정학회지. 2013; 3(1):102-123.

김창엽. 미국의 의료보장. 한울아카데미; 2005.

김창엽. 의료불평등 연구와 정책의 재조명. 대한예방의학회. 2016년 대한예방의학회 제68차 추계학술대회 연제집. 대한예방의학회; 2016.

김태완, 이주미. UN의 지속가능발전목표(SDGs) 추진 전략과 주요 내용: 빈곤 및 불평등을 중심으로. 보건복지포럼. 한국보건사회연구원; 2016.

김한해. 제5차 국민건강증진종합계획(HP2030)에서의 '건강형평성'목표: HP2020에 대한 평가와 국외 사례고찰을 바탕으로. 보건교육건강증진학회지. 2021; 38(4).

박명배 외. 우리나라와 경제협력개발기구 국가들의 건강결정요인 비교분석. 보건행정학회지. 2018; 28(2):128-137.

박윤형. 제2기 새천년 개발계획과 국제보건역량강화. 보건행정학회지. 2015; 25(30):149-151.

박은옥, 강경자. 지역사회 보건인력의 문화적 역량과 영향 요인. 대한보건연구. 2019; 45(1):83-94.

법무부. 2021 출입국 · 외국인정책 통계연보; 2022.

법무부. 2022 출입국 · 외국인정책 통계연보; 2023.

보건복지부. 2021 보건복지백서; 2022.

보건복지부. 2021 보건복지통계연보; 2022.

보건복지부. 의료기관정책과[시도 보고자료]; 2017.

손동국 외. 일부 농촌지역 주민들의 건강결정 관련요인. 건강복지정책연구원. 2009; 9(1):1-17.

신영전. 건강불평등 완화를 위한 건강증진 전략 및 사업개발. 한국건강증진개발원. 2008; 55.

안양희 외. 지역사회보건간호학(제2판). 현문사; 2017.

안옥희 외. 다문화 역량 강화 프로그램 개발 및 적용. 한국웰니스학회지. 2016; 11(4):253-265.

안옥희 외. 다문화사회와 건강(제2판). 학지사메디컬; 2021.

안옥희 외. 보건교육학. 메디컬사이언스; 2018.

여성가족부. 2021년 전국다문화가족실태조사; 2022.
윤석준 외. 정밀공중보건 구현을 위한 한국인의 건강수준 측정 플랫폼 개발 연구; 2020.
이은환. 건강불평등 심화, 대응정책은 적절한가. Issue & Analysis; 2016.
이정렬 외. 지역사회간호학 이론과 실제. 현문사; 2017.
이현경 외. 간호교육자가 인지한 국내 간호학생들을 위한 국제보건 핵심역량. 한국간호교육학회지. 2015; 21(4):565-73.
장원기 외. 선진주요국의 의료제도 연구. 의료정책연구소; 2003.
정백근 외. 〈사례보고〉 경상남도 지역 간 건강불평등 완화사업. 농촌의 학지역보건. 2012; 37(1):36-51.
정운숙 외. 지역사회보건간호학 I . 학지사메디컬; 2019.
조성일. 건강형평성(Health equity). J Korean Med Assoc; 2015.
지역사회보건간호학 편찬위원회. 최신지역사회보건간호학 I . 수문사; 2019.
질병관리청. 2022 지역건강통계 한눈에 보기; 2023.
차경미 외. 지역사회보건간호학 I . JMK; 2016.
최연희 외. 지역사회보건간호학 I . 수문사; 2018.
최재욱. 우리나라 국제보건동향과 추진방향. 한국농촌의학지역보건학회. 추계학술대회. 2017; 20-53.
최정, 김정아. 간호대학생의 다문화 교육 및 다문화 접촉 경험이 문화적 역량에 미치는 영향. 의료커뮤니케이션. 2019; 14(1):17-24.
최혜지. 다문화 실천인력의 다문화 경험과 문화적 역량에 대한 탐색적 고찰. 정신보건과 사회사업. 2011; 37(4):405-439.
통계청. 2019년 인구주택 총조사 결과; 2020.
한국건강가정진흥원. 2022 가족지원사업 연간결과보고서; 2023.
한국보건사회연구원. 한국의 건강불평등 지표와 정책과제. 한국보건사회연구원; 2013.
한석영, 정향인. 간호대학생의 문화적 역량 측정도구 개발. Journal of Korean Academy of Nursing. 2015; 45(5):684-693.
황갑진. 한국 다문화사회의 특성과 사회적 갈등, 인터넷 신문에 나타난 차별 내용을 중심으로. 사회과교육연구. 2015; 22(3):13-29.
황선영 외. 간호학생을 위한 국제보건역량강화 프로그램의 개발 및 효과. 지역사회간호학회지. 2015; 26(3):209-220.
Acheson D. Independent inquiry into inequalities in health: report. London: Stationery Office; 1998.
Bodenheimer, T. S., & Grumbach, K. Understanding Health Policy: A Clinical Approach(4th Edition). New York, NY: McGraw-Hill Companies, Inc; 2004.
Brown et al. The World Health Organization and the Transition From 'International'to 'Global'Public Health. Am J Public Health. 2006; 96(1).
Clark M. J. Nursing in the community. Appleton & Lange; 1999.
Commission on Social Determinants of Health. Closing the gap in a generation: health equity through action on the social determinants of health: final report of the commission on social determinants of health; 2008.
CRICH, Urban Heart @ Toronto executive summary; 2014.
Freshman. Community Health Nursing; 1979.
Giger, J., & Davidhizar, R. Transcultural nursing(2nd ed.). St. Louis: Mosby; 1995. also appears in Kozier, B., Erb, G., Blaise, K., Johnson, J. Y., & Smith-Temple, J. Techniques in clinical bursing(2nd ed.). Reading, MA: Addison-Wesley; 1993.
GOV.UK. Our Vision for the Women's Health Strategy for England; 2021.
Kawachi I, et al.. A glossary for health inequalities. J Epidemiol Community Health. 2002; 56(9):647-52.
Koplan, et al. Towards a common definition of global health. Lancet. 2009; 373(9679):1993-1995.
Leininger, M. Transcultural nursing: the study and practice field; 1991.
Mackenbach JP, et al. Strategies to reduce socioeconomic inequalities in health. In: Macken-bach JP, Bakker M, editors. Reducing inequalities in health: a European perspective. London: Routledge; 2002.
Marmot, M., et al. Fair society. Healthy Lives; 2010.
Meron T. The humanization of humanitarian law. American Journal of International Law. 2000; 94:239.
Michael Marmot, et al. Interim first report on social determinants of health and the health divide in the

WHO European Region; 2010.
Ministry of Health and Welfare. The third National Health Plan(2011-2020). Seoul: Ministry of Health and Welfare; 2011.
OECD. 2020 한국경제보고서; 2020.
OECD. OECD Health Data 2014; 2014.
OECD. OECD Health Data 2018; 2018.
OECD. OECD Health Data 2019; 2019.
OECD. OECD Health Statistics 2023; 2023.
Solar O, and Irwin A. A conceptual framework for action on the social determinants of health; 2007.
Universal Declaration of Human Rights(10 December 1948) UNGA Res 217A (III), UN Doc A/810
White, F., & Nanan, D. J. Ch. 76: International and global health 2008. In Mexico-Rosenau-Last. Public Health and Preventive Medicine(15th ed.). Columbus: McGraw Hill; 2008.
WHO. Health Organization; 2021.
WHO. Monitoring the building blocks of health systems: a handbook of indicators and their measurement strategies. Geneva: Author; 2010.
Wilson, L., et al. Global health competencies for nurses in the America. Journal of Professional Nursing. 2012; 28(4):213-222.
World Health Organization(WHO). Health 2020: policy framework and strategy. World Health Organization; 2012.
World Health Organization. About the health equity monitor. Geneva: World Health Organization; 2015. Available from: http://www.who.int/gho/health_equity/about/en/.
World Health Organization. Commission on Social Determinants of Health. Closing the gap in a generation: health equity through action on the social determinants of health. Geneva: World Health Organ; 2008.
World Health Organization. Declaration of Alma-Ata(International Conference on Primary Health Care, Alma Ata, USSR 1978. 9. 6-12.) paras I and V.

참고사이트

가족센터 https://www.familynet.or.kr/web/lay1/S1T296C337/contents.do
강남구 보건소 https://health.gangnam.go.kr
과천시 보건소 https://www.gccity.go.kr
기장군 보건소 https://www.gijang.go.kr/health/index.gijang?menuCd=DOM_000000402002002000
다문화가족지원포털 다누리 https://www.liveinkorea.kr/portal/main/intro.do
대전광역시 서구 https://www.seogu.go.kr
로앤비 https://www.lawnb.com
법제처 https://www.moleg.go.kr
보건복지부 https://www.mohw.go.kr
서울특별시 https://www.seoul.go.kr
세계간호사협회 https://www.icn.ch
세계보건기구 https://www.who.int
안산시 단원보건소 https://www.ansan.go.kr/health/common/cntnts/selectContents.do?cntnts_id=C0001713
여성가족부 https://www.mogef.go.kr/index.jsp
연수구 보건소 https://www.yeonsu.go.kr/clinic/health/mathernal_child/guide/support.asp
용산구 보건소 https://www.yongsan.go.kr/health/main/contents.do?menuNo=300108
익산시 보건소 https://www.iksan.go.kr/health/index.iksan?menuCd=DOM_000001201005002000
제주시 보건소 https://www.jejusi.go.kr/chc/guideBusiness/jeju/mch/13.do
지속가능발전포털 http://ncsd.go.kr/app/sub02/20.do
통계청 https://kostat.go.kr
한국건강가정진흥원 https://www.kihf.or.kr/web/index.do
한국건강증진개발원 https://www.khepi.or.kr/healthplan
한국건강형평성학회 http://www.healthequity.or.kr

한국국제보건의료재단 https://www.kofih.org
한국국제협력단 https://www.koica.go.kr
한국여성정책연구원 https://www.kwdi.re.kr
한국지역사회간호학회 https://www.kchn.or.kr
KOSIS 국가통계포털 https://kosis.kr

4 CHAPTER

역학과 간호실무 적용

학습목표

1. 역학의 정의, 역사적 배경, 역학의 기능 및 활용을 설명한다.
2. 질병 발생의 3대 원인인 병원체, 숙주, 환경요인의 관계를 파악한다.
3. 질병 발생의 역학모형을 설명한다.
4. 질병의 자연사와 예방 수준과의 연관성을 확인한다.
5. 감염성 질환에서 잠복기를 설명한다.
6. 감염성 질환 발생에서 집단면역의 개념 및 중요성을 설명한다.
7. 건강검진 검사방법의 타당도와 신뢰도를 분석한다.
8. 건강, 질병과 사망 관련 역학적 측정지표를 간호실무에 활용한다.
9. 역학적 연구에서의 원인적 연관성에 대해 설명한다.
10. 질병 발생과 관련한 현상을 사람, 시간, 장소에 따라 기술한다.
11. 풍토병, 유행병, 세계 대유행의 정의와 특성을 설명한다.
12. 역학적 연구의 종류와 특성을 설명한다.

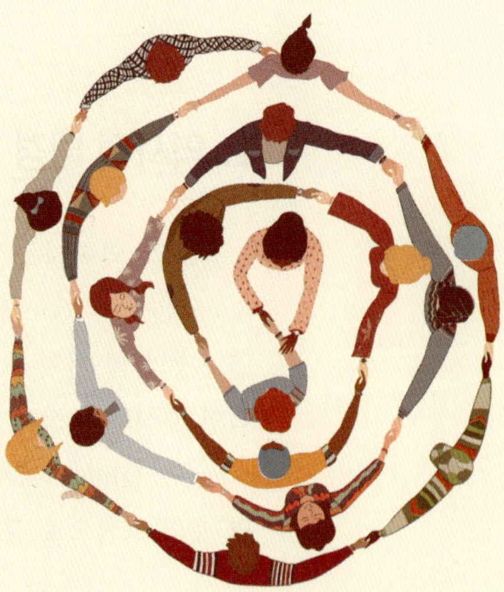

1절 역학의 이해

1. 역학의 정의

역학의 첫 글자인 '疫'은 질병 '역' 또는 역병(疫病) '역'자로, 글자 그대로 해석하면 질병, 역병에 관한 학문이며, 역사적으로 유행하였던 감염병에 관한 학문을 뜻한다. 영어로는 'epidemiology'라고 하며 그리스의 'demic'이라는 단어에서 파생했다. 'epi'는 upon, 'dem'은 people을 가리키며, 어미의 '-logy'는 science로 학문이나 과학의 의미를 갖는 접미사이다. 어원적으로 정의하면, 인구집단에 관한 학문 또는 인구집단 내에 발생하는 사상(event)을 다루는 학문으로, 건강과 관련된 사상을 이해하는 데 주로 관심을 두고 있다.

역학자의 관심은 주요 질병의 전파 원인을 분석해서 이를 통제하고 예방할 수 있는 방법을 찾아내는 것이었다. 오늘날 역학의 정의는 과거의 개념보다 확대되어 감염성 질환 또는 만성질환의 발병에 영향을 미치는 변인의 연구뿐만 아니라 건강에 영향을 미치는 변인에 대한 연구를 포함한다.

역학의 정의는 학자에 따라 다양하지만 종합하면, 역학은 인구집단 내에 발생하는 모든 생리적 상태와 이상상태의 빈도와 분포를 기술하며, 이들의 빈도와 분포를 결정하는 요인의 원인적 관련성 여부에 근거를 두고, 그 발생원인 및 투입된 중재의 효과를 규명함으로써 효율적 예방법을 개발하는 학문이다.

역학 정의의 공통적인 특성은 다음과 같다.

첫째, 주요 연구 대상은 인구집단이다.

둘째, 인구집단에 발생하는 모든 질병의 자연사와 질병의 분포, 분포의 결정요인을 탐구한다.

셋째, 궁극적인 목적은 인구집단의 건강을 증진시키기 위한 수단을 개발하는 것이다.

따라서 지역사회간호에서는 인구집단의 건강과 질병상태를 체계적으로 연구하기 위해서 역학 과정을 활용한다.

2. 역사적 배경

최초의 역학자로서 질병의 발생이 기후 등 환경이나 생활양식에 의한다고 설명한 Hippocrates(BC 460~377)는 그의 저서인 《Epidemic》에서 인체의 모든 생물학적 현상을 건 · 습 · 열 · 냉의 네 가지 요소로 분류하여, 질병의 발생이 인간생활에 미치는 기후의 영향이라는 역학적인 해석을 주장하였다.

James Lind(18세기 중엽)는 영국 해병들이 괴혈병으로 사망하자, 괴혈병에 걸린 선원 12명을 몇 개의 그룹으로 나누어 일부에게는 보통의 음식을 제공하고, 일부에게는 매일 라임 과즙을 제공한 결과, 라임을 마신 선원의 괴혈병이 치료된 것을 확인하였다. 이는 최초의 무작위 배정 임상시험으로, 비타민 C가 발견되기 약 100여 년 전에 신선한 채소와 과일 섭취가 부족할 경우 괴혈병이 발생한다는 것을 발견하여 괴혈병 예방 및 치료에 공헌하였다.

격리와 검역소 설치 같은 통제 수단은 18세기에 널리 유행하였는데, 미국에서는 영국에서 건너온 이민자 중 초기 시절 질병에 걸린 사람을 격리하거나 여행자를 검역소에서 검사함으로써 감염병이 퍼지는 것을 억제하는 데 큰 공헌을 했다. 이 당시에 이미 질병의 유행은 사람들의 대중활동 제한으로 통제할 수 있다는 교훈을 얻은 것이다.

영국의 마취의사인 John Snow는 콜레라의 원인균인 Vibrio cholerae가 Robert Koch(1883)에 의해 분리 · 동정되기 약 30년 전인 1850년대 초(1854~1859), 콜레라가 어떤 눈에 보이지 않는 미생물을 가진 환자의 장 배설물에 오염된 상수나 음식물로 인해 건강인에게 전파됨을 빈도, 분포, 결정인자 등을 활용하여 규명하였다. 보리에 의해 발생하는 질병인 라임병(Lyme disease), 부패한 소시지에 의해 발생하는 보툴리누스중독(botulism)과 같은 질병 발생을 연구했던 역학자 역시 집집마다 찾아다니면서 손씻기와 같은 간단한 위생활동이 얼마나 큰 효과가 있는지를 주민들에게 이해시키려고 노력했다. 19세기에는 위생의 중요성이 강조되었고, 이는 20세기까지 영향을 미쳤다. 이를 통해 19세기 초기 질병의 발병경로를 확인하여 효과적인 환경통제 수단을 갖출 수 있었다.

또한 많은 활발한 연구로 19세기에 감염병 확산을 억제한 것은 역학 분야에서 일종의 혁명으로 기록될 만하다. 이 중 영국인 의사인 Joseph Lister는 방부제를 이용한 무균수술(antiseptic surgery)의 선구자가 되었으며, Louis Pasteur는 프랑스의 생물학자로서 질병의 원인을 만드는 세균에 대한 연구 결과로 파스퇴르 살균법(pasteurization)을 창시했다. Robert Koch는 독일의 의학자로 미생물학의 아버지로 잘 알려져 있으며, 미생물의 순수배양(pure culture)을 발전시키고 보급하는 데 공헌하였고, 결핵균 · 탄저병균 · 콜레라균 등을 발견했다.

20세기에 들어 설파제(sulfa drug), 페니실린(penicilline), 백신(vaccine) 등이 발견되고 개발됨으로써 질병의 예방과 통제 및 치료가 크게 개선되었는데, 이는 공중보건의 큰 발전이라 할 수 있다. 감염병이라고 단정되었으나 환자격리로 실효를 얻지 못하여 문제가 된 펠라그라(pellagra)가 신선한 우유나 육류의 섭취가 부족하여 발생하는 영양결핍증임을 증명한 Goldberge(1914), 인큐베이터 속 조산아의 안맹(眼盲)을 막은 Campbill(1951) 등의 연구방법은 유사 실험연구로서 이제까지의 체계적이지 못한 건강과 질병 분포연구에 조직적인 역학 연구방법의 과학적 기초를 다졌다. 간호사로서 감염성 질병의 원인 연구에 기여한 Clara Louise Maass는 20세기 초에 황열의 원인균을 분리 · 동정하는 연구에서 모기가 질병의 병원소가 된다는 사실을 증명하는 데 결정적인 역할을 하였다.

점차 실험과 연구를 통해 선진국에서 감염병을 통제하는 방법이 성공하자 새로운 시도를 하였고 역학의 범위도 확대되었다. 20세기에 들어서서 과학을 비롯한 여러 양상의 진보 때문에 기대수명(life expectancy)이 길어졌으며, 점차 상대적으로 고령인구가 많아지면서 만성질병의 유병률도 늘어나게 되었다.

오늘날 사망의 주요 원인은 만성적인 질병상태에 기인하는 경우가 매우 많아졌는데, 역학자들은 원인요인을 찾아내고 예방하는 데 주로 관심을 쏟고 있다. 1928년 뉴욕시는 가장 끔찍한 질병 중 하나인 디프테리아를 퇴치하기 위해 보건기동대(health mobiles)를 창설해 활동을 시작하였다. 오늘날 '보건기동대'는 미국의 많은 도시지역에서 활동하고 있지만, 감염병보다는 고혈압·녹내장·암·당뇨병 등과 같은 만성질병의 원인이나 예방법을 찾아내기 위해 노력하고 있다.

현대의 역학자들은 사람의 건강에 영향을 주는 변인을 찾아내 건강의 분포에 영향을 미치는 사회적 요인을 중요시하고 있다. 사회역학자는 사회적 상태(실업, 경제 수준, 교육 수준 등)가 질병을 야기할 수 있는 가능성을 탐색한다. 그들은 주로 암이나 심장병, 알코올중독 등과 같은 질병이나 상태를 연구하는 데 관심을 두고 있다.

역학과 공중보건의 주요 관점과 범위는 천연두, 페스트, 디프테리아, 백일해, 콜레라, 성홍열과 같은 감염성 질병에 의해 야기되는 감염병의 관리였다. 주요 목적은 질병의 전파나 재발을 예방하는 것이었다. 역학의 범위도 시대의 흐름에 따라 다소 변해왔으나 감염성 질병의 통제는 전 세계적으로 아직도 우선순위를 차지하고 있다. 인류의 존재와 더불어 감염병이 존재했기 때문에 감염병은 과거뿐만 아니라 미래에도 인류 역사에 영향을 주는 가장 기본적인 결정요인이다. 최근에는 AIDS나 '에볼라 마버그'라는 바이러스성 질병(Ebola-Marburg viral diseases)이 아프리카의 일부 후진 지역에서 퍼지고, 콜레라·결핵·말라리아·백일해·사스(SARS)·신종 인플루엔자·메르스(MERS) 등과 같은 신종 감염병 및 재출현 감염병이 증가하고 있다. 2003년 사스의 발생은 모든 국가에 잠재된 공중보건체계의 문제를 드러낸 첫 번째 국제적 감염병 위기였다. 사스는 2002년 11월 중국에서 최초로 발생하여 2003년 상반기까지 전 세계에 엄청난 손실을 가져왔고, 국제사회의 정치 안보에도 중요한 문제로 대두되었다.

WHO는 지난 2014년 중동호흡기증후군 코로나 바이러스의 인체감염에 의한 급성 호흡기감염병 메르스(Middle East Respiratory Syndrome, MERS)를 공중보건위기 대상 감염병으로 정하고, 공중보건학적 심각성 증가를 우려하여, 회원국에게 메르스 감염 예방과 검역을 강화하라고 권고한 바 있다. 또한 2019년 12월 27일 중국 우한에서 원인 미상의 폐렴환자가 발생했다는 보고와 함께 2020년 1월 7일 신종 코로나 바이러스가 확인된 후, 세계보건기구(World Health Organization, WHO)는 2020년 1월 30일 국제 공중보건 비상사태(public health emergency of international concern, PHEIC)를 선포하였고, 코로나19는 2020년 1월 중국에서 아시아, 유럽, 미국, 중남미와 인도 등으로 전파되며 세계적 범유행인 '팬데믹(pandemic)'상황으로 진전되었다. 2023년 5월 WHO는 여전히 코로나19는 팬데믹이나 더 이상 국제적 공중보건 비상사태는 아니라고 선언했다. 3년 이상의 팬데믹을 경험하면서 감염병 발생에 따른 위기 시에 국가가 국민의 건강과 생명, 그리고 안전을 보호하지 못한다면 그 국가는 사회 안정과 정상적인 경제발전이 불가능할 뿐만 아니라, 전 세계에 엄청난 혼란과 경제적 손실을 가져온다는 것을 경험하였다. 앞으로 우리는 또 다른 신종 감염병에 효과적으로 대처하기 위한 보건정책 및 의료체계의 대비가 필요하다.

3. 역학의 기능과 활용

1) 기술적 역학의 기능

기술적 역학(descriptive epidemiology)은 자료수집 이전에 어떤 의도적 설계나 조작 없이 기존 자료나 수집한 자료를 분석하여 역학적 해석을 함으로써 어떤 현상에 대하여 논리적으로 설명하는 연구방법이다.

(1) 자연사에 관한 기술

자연사란 역학이 다루는 모든 연구 내용, 즉 생리적 상태나 이상상태의 모든 사상이 발생하여 끝날 때까지의 전 과정을 말하며, 이때 발생하는 모든 현상을 관찰하여 기술하는 것이다. 즉, 어떤 특정 환경에 폭로되어 발병하기 전까지의 기간인 잠복기, 증상 및 징후, 이환기, 이환 후 결과인 완전회복, 합병증 및 후유증 그리고 사망에 영향을 미치는 병원체, 숙주, 환경과의 특성을 파악하고, 치료법에 따라 질병 경과가 어떻게 변동하며 어떤 영향을 미치는지 파악하여 기술하는 것이다. 자연사를 파악하는 것은 질병의 원인 규명을 위한 연구 방향을 결정하는 데 매우 중요한 열쇠이다.

(2) 건강 수준과 건강 및 질병양상에 관한 기술

어떤 주어진 지역사회의 건강 수준과 건강 및 질병양상에 대한 역학적 기술을 협의의 지역사회진단이라고도 한다. 한 국가에서의 보건문제가 무엇인가를 알기 위해서는 건강 수준을 측정하는 여러 보건지수(예: 사망률 · 발생률 · 유병률 등)를 기술하는 것뿐 아니라 건강 및 질병양상을 결정하는 요인, 즉 지역사회의 환경, 문화, 조직화된 지역사회의 노력, 인구, 경제, 다양한 측면과 관련하여 기술하며, 이런 다양한 변수별 사건의 분포는 자연사와 함께 원인 규명을 위한 가설을 설정하는 데 실마리를 제공한다. 뿐만 아니라, 건강과 질병양상에 관한 기술은 보건사업 계획을 수립하는 데 기초가 된다.

(3) 모집단 및 인구동태에 관한 기술

역학의 대상은 인간집단, 즉 인간이다. 그러므로 어떤 사건을 기술할 때는 그 분모가 되는 모집단 및 인구동태에 관하여 상세한 기술을 병행하여야 한다. 그 집단에서 발생하는 인구동태는 질병양상에도 크게 영향을 미치기 때문이다.

(4) 기술지수의 개발 및 계량자에 대한 정확도와 신뢰도의 검증

건강 수준을 기술하려면 계량된 자[尺]가 이용되는데, 여러 사람이 동일한 개념으로 사용할 수 있도록 표준화된 것이어야 한다. 현재 이용되고 있는 건강지수가 역학에서 계량자이며, 계속적인 연구와 활용을 통해 좀 더 정확히 건강 수준을 측정할 수 있는 새로운 보건지수의 개발도 역학의 역할이다. 예를 들면, 삶의 질을 평가하는 데 평균수명만으로는 부족하므로 건강수명이라는 계량자가 근래 새롭게 개발되었다. 이 계량자의 정확도와 신뢰도를 검증하여야 한다.

2) 원인 규명의 역할

역학의 궁극적인 목표는 질병 발생을 예방하는 것이고, 나아가 건강증진 수단을 개발하는 것이다. 따라서 질병의 원인과 감염경로를 찾아내어 질병 발생의 예방과 전파를 차단하고, 더 나아가 백신의 개발을 가능하게 해서 질병을 효과적으로 관리하는 것이다. 20세기의 흑사병이라는 후천면역결핍증후군(일명 AIDS)은 1983년에 병의 원인균이 사람면역결핍바이러스(HIV)라는 것은 밝혀졌으나 항원의 빈번한 변이성 때문에 지금까지도 백신이 개발되지 않아 그 질병의 예방은 주로 전파 차단에 의존하고 있다. 원인을 규명해 나가는 단계를 간략히 보면, 사건의 자연사와 발생양상에서 기술된 자료를 근거로 가설을 설정하고, 이 가설을 설명하기 위한 실험적 · 분석적 연구를 실시하여 원인이나 유행기전을 찾아내고, 새로운 가설의 설정과 이를 증명하기 위한 연구를 반복한다. 병원체의 동정이나 원인적 연관성을 확정한 후 이들의 예방적 효과를 현지에서 실험하여 그 실효성을 확인하여야 원인 규명의 목적을 성취한 것이다.

3) 연구전략 개발의 역할

의학 · 보건학 · 간호학에서는 인간의 건강이나 질병이 연구 대상이기 때문에 함부로 조작을 가하는 실험을 할 수 없다. 그러므로 사람의 건강에는 전혀 영향을 미치지 않으면서도 어떤 특정 요인의 존재나 부재가 건강에 미치는 결과를 명백히 증명해 줄 수 있는 연구개발이 필요하다. 이를 위해 역학에 수학, 통계학을 적용하여 질병 발생현상에 대한 가정 혹은 전제를 세워 질병 발생의 실측치를 근거로 일반화된 수식인 이론모형을 개발한다. 그리고 이 모형에서 얻은 이론치와 실측치를 비교하여 얼마나 잘 들어맞느냐에 따라 앞서 세운 가정이나 전제의 정확성을 검토하는 역학(이론역학)의 발전도 질병 발생기전을 규명하는 데 큰 역할을 한다.

4) 질병과 유행 발생의 감시 역할

유행성 질병의 발생을 사전에 예견하고 통제하려면 질병이나 이상상태의 발생 분포를 정밀히 감시해야 한다. 질병 발생 감시에 이용되는 자료는 법정감염병 신고자료, 국 · 공립보건연구소 검사자료, 현지조사 및 기타 연구자료, 특정 질병의 등록자료, 병원의 의무기록, 학교와 산업장의 건강관리기록, 출생 및 사망증명서 등에서 얻을 수 있다.

미국에서는 문제되는 질병의 발생과 사망수를 질병통제예방센터(CDC)가 각 주(州)에서 보고받아 분석함으로써 효율적으로 모니터링을 하고 있으며, 이를 주마다 발간하여 관계자들에게 배포하고 있다. 국내에서는 질병관리청에서 '주간 감염병 발생 동향'을 매주 발간하여 감염병의 유행 발생을 사전에 예고하고 차단하는 데 활용하고 있다. 감시체계가 미비하면 폭발적인 유행이 빈번히 발생하여 많은 경비를 낭비하게 되므로 체계적인 질병감시체계 구축이 필요하다.

5) 보건사업평가의 역할

근년에 이르러 보건사업의 계획, 집행 및 사업의 효과를 평가하는 데 역학자의 참여가 증가하고 있다. 즉, 작전역학은 보건사업의 필요도를 측정하고 평가하며, 새로 도입할 보건사업의 계획과 설계에 대한 평가, 보건사업의 진행과정과 그 효율성에 대한 평가 및 실제 그 보건사업에 의해 얻어진 효과에 대한 평가의 역할로 구성된다.

2절 질병 발생 역학

1. 질병 발생 원인

질병 발생의 3대 원인은 병원체요인, 숙주요인, 환경요인이 있다.

1) 병원체요인

병원체요인은 건강문제 발생에 직접 원인이 되는 요인으로, 화학적 · 물리적 · 생물학적 병원체로 나뉜다. 화학적 병원체에는 내인성 화학물질과 외인성 화학물질이 있다. 내인성 화학물질은 인체에서 분비되는 물질이 대사이상으로 과량 또는 부족하여 간장 및 신장 등에 장애가 있을 때 신체 내에 축적되며 질병이 발생한다. 외인성 화학물질은 호흡 · 구강, 피부로 흡입, 섭취, 접촉을 통해 들어오는 생물학적 병원체요인을 제외한 모든 유해물질을 의미하며, 살충제, 음식첨가물, 빙초산, 양잿물 등이 이에 속한다. 물리적 병원체는 열, 과다한 자외선 노출, 방사능 등이다. 생물학적 병원체요인, 즉 미생물의 종류는 이미 잘 알려진 바와 같이 크기순으로 바이러스부터 원생동물까지 다양하며, 박테리아 · 바이러스 · 리케차 · 프로토조아 · 메타조아 · 진균 등이 여기에 속한다.

2) 숙주요인

숙주요인이란 출생 시에 이미 결정된 유전적 요인과 출생 후 외부환경과의 상호작용에 의해 결정된다. 구체적으로는 유전적 요인, 생활행태, 생물학적 요인, 방어기전과 면역이 이에 해당된다. 숙주의 연령, 성, 인종, 영양 섭취, 일반적인 건강상태 등에 따라 병원체에 대한 감수성이나 저항성에 차이가 있으며, 관습 · 습관 · 문화와 같은 생활행태는 병원체에 폭로되는 기회, 병원체의 전파경로, 전파방법 및 개인의 질병 예방과 치료에 큰 영향을 미친다.

인체는 구조상, 기능상으로 외부에서 침입하는 여러 유해요인을 방어할 수 있다. 일차적 방어기전은 구조적 · 기능적인 방어기전이다. 외부에 접하는 화학물질이나 생물병원체가 피부나 점막에 침입하는 것을 막기 위해 지질층이나 눈물, 점액, 위액으로 보호하고 기도의 이물질을 제거하기 위해 기침과 재채기를 한다. 그리고 중요한 기관은 막과 골격으로 싸서 보호하고 있으며, 병원체 침입에 대한 방어는 염증반응으로 시작하고, 염증반응으로도 막지 못했을 때 살아남은 병원체는 림프관을 통해 림프선으로 운반되어 제거된다. 이들 지역방어벽도 무너지면 병원체는 표적기관(target organ)에 도달하기 위해 혈류로 침입하는데, 이때에도 대식세포의 망상여과구조를 가진 골수 · 비장 · 간이 최후의 방어를 담당한다.

3) 환경요인

환경은 병원체뿐 아니라 인간숙주를 포함한 모든 숙주를 외적으로 완전히 둘러싸고 있으며, 병원체와 숙주에 작용하거나 또는 병원체-숙주 관계에 작용하여 질병 발생에 직접적 또는 간접적으로 영향을 미친다. 환경이 질병 발생에 직접적으로 영향을 미치는 경우보다 간접적으로 영향을 미치는 경우가 훨씬 많다. 환경요인은 물리적 환경, 사회경제적 환경, 생물학적 환경으로 나눌 수 있다.

물리적 환경은 지형학, 기후, 주거, 그 외 인간이 생활하는 데 관여하는 지상 · 지하의 모든 물리적 측면이 포함된다. 기후, 일기, 계절, 물, 기상조건, 지세(topography) 등은 동물병원소나 매개체인 절족동물의 종류와 수를 결정하고, 질병 발생 및 질병 분포에 영향을 미친다.

사회경제적 환경은 인구밀도와 자연자원, 의료보장제도, 도시화 정도, 경제상태, 정치 · 문화 · 과학의 발달 등으로 구성된다. 각각의 구성요소는 인간, 집단 간의 인간관계와 사회관계에 큰 영향을 주며, 건강상태와 질병 발생에 간접적으로 영향을 미친다.

생물학적 환경은 지상에 살고 있는 모든 생물과 그 생산물, 인간의 건강에 특별히 중요한 미생물과 병원체, 질병 전파에 직 · 간접적으로 관계되는 매개물, 살아 있는 기생충의 병원소기전(reservior mechanism), 인간으로서 생활하기 위한 영양학적 필수요소 등이 포함된다.

질병 발생을 예방하기 위해서는 숙주와 병원체요인 및 환경요인 간에 균형을 이루는 것이 중요하다. 이 같은 균형을 깨뜨리면 질병이 급속히 퍼지는 원인을 제공하는 것이다. 예를 들면, 유아의 기저귀를 갈아준 다음 손씻기를 소홀히 하는 보모가 살모넬라증(salmonellosis) 같은 박테리아 병원균을 전파할 수 있다. 지역사회보건전문가는 질병 전파를 촉진하는 환경 및 숙주요인을 세밀하게 관찰함으로써 박테리아와 다른 유형의 질병을 막는 데 주요한 역할을 수행할 수 있다.

2. 질병 발생의 역학모형

1) 생태학적 모형

질병과정은 숙주(인간), 환경, 병원체의 세 요인 사이의 상호관계로 이루어지며, 이 요인 중 하나에 변화가 오면 다른 요인의 상황에도 변화를 가져와 서로 간 균형이 깨어져 질병이 발생하기 쉬워진다. 질병 혹은 유행의 발생기전을 John Gordon은 환경이라는 저울받침대의 양쪽 끝에 병원체와 숙주라는 추가 놓인 지렛대에 비유하여 설명(lever theory)했다(그림 4-1). 세 요인을 중심으로 질병 발생기전을 설명할 때 감염병 역학모형이나 역학적 삼각모형이라고도 한다(그림 4-2).

그림 4-1, 2에 화살표로 표시한 숙주, 병원체, 환경 간의 상호작용은 지역사회 건강 수준에 영향을 미친다. 건강은 숙주-병인-환경이라는 변인이 평형상태를 유지할 때 가능하다. 이러한 3가지 변인 사이의 균형이 깨지면 질병의 유행이 발생한다.

지역사회 내에서 유행이 발생하지 않은 경우, 또는 개인이 건강할 때는 병원체, 숙주, 환경의 요인이 평형을 이루어 어느 쪽으로도 기울지 않는 그림 4-1(1)의 상태이다. (2)는 병원체요인에 변화가 있을 때인데, 인플루엔자처럼 숙주나 숙주집단과 평형을 유지해오던 바이러스가 항원성에 변이를 일으켜 감염력과 병원성이 증가되었을 때 유행이 발생하는 경우이다.

이와 반대로 (3)은 개인이나 집단의 면역 수준이 떨어져 숙주의 감수성이 증가하는 경우이고,

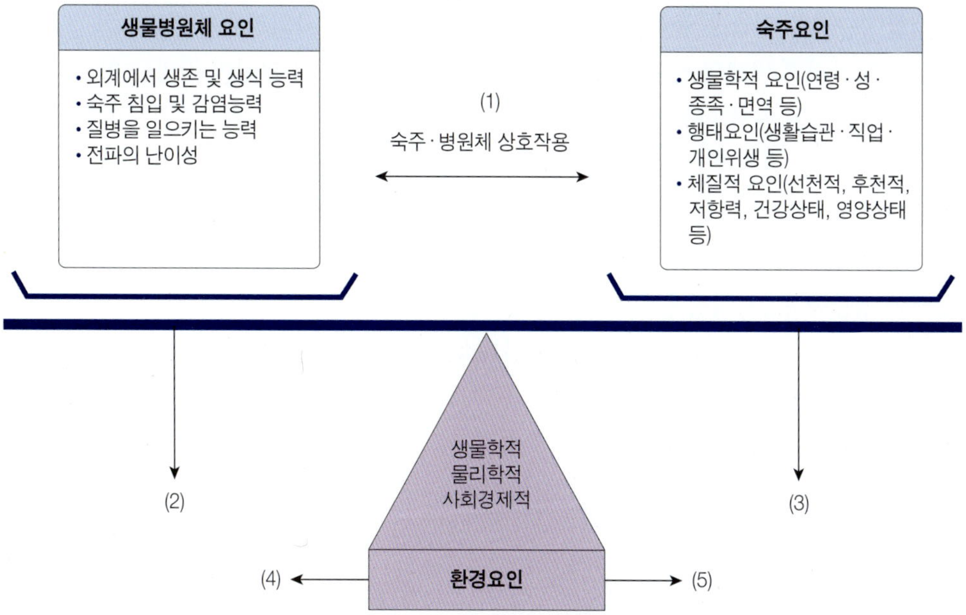

그림 4-1 생태학적으로 본 질병 혹은 유행의 발생기전

【출처】 김정순. 역학원론(제5판). 신광출판사; 2014.

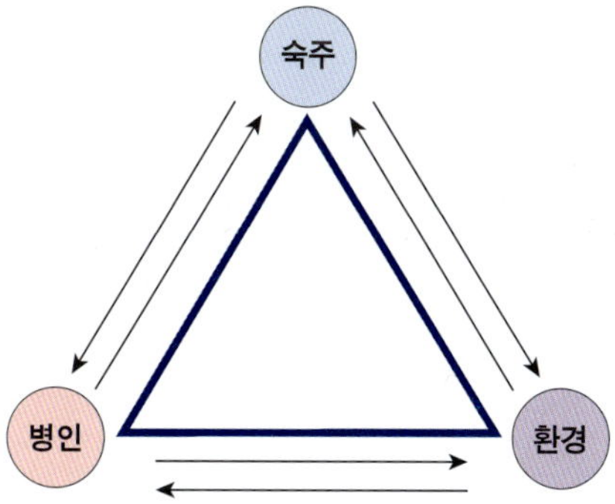

그림 4-2 역학적 삼각모형

【출처】 Clemen-stone S., et al. Comprehensive community health nursing. Mosby; 1998.

(4)와 (5)는 받침대인 환경이 변동했을 때 초래되는 불균형상태이다. (4)는 환경이 숙주의 감수성을 증가시키는 방향으로 변화한 것인데, 예를 들어 기근으로 인한 영양불량, 대기오염이 상기도감염을 촉발하는 경우 등이다. (5)는 환경이 병원체에 유리한 방향으로 변화한 경우인데, 예를 들면 홍수 · 지진 · 화재 등이 일어났을 때이다.

생태학적 모형은 질병 발생의 원인이 되는 병원체를 명확하게 알고 있는 감염병을 설명하는 데는 적합하나, 특정 병인이 불분명한 비감염성 질환의 발생을 설명하기에는 적절하지 않다.

2) 수레바퀴모형

수레바퀴모형은 숙주인 인간과 환경의 상호작용에 의해 만성병의 발생을 설명한다(Mausner & Kramer, 1985). 인간은 유전적 소인을 갖고 있으며, 서로 다른 유전적 소인으로 인하여 질병이 발생할 수 있다. 인간을 둘러싼 환경은 생물학적 · 물리적 · 사회경제적 환경으로, 이들 환경은 인간에게 만성병 발생의 원인을 제공하며 질병에 따라 한 가지 환경이 질병을 일으키는 원인이 되기도 하고, 두 가지 이상의 환경이 복합적으로 작용하여 질병을 일으키기도 한다. 이 모형에 따르면, 인간의 유전적 소인과 생물학적 · 물리적 · 사회경제적 환경과의 상호작용에 의하여 질병이 발생한다(그림 4-3). 예를 들어, 유전병인 경우에는 질병의 원인으로 환경보다는 유전적 소인이 더 큰 비중을 차지하며, 심장병인 경우에는 질병의 원인으로 유전적 소인보다는 숙주의 행태와 생물학적 · 사회경제적 환경의 복합적인 영향이 더 크게 작용한다.

수레바퀴모형은 질병 발생에 관여하는 원인요소의 기여 정도에 중점을 두어 표현함으로써 역학적 분석에 도움이 된다.

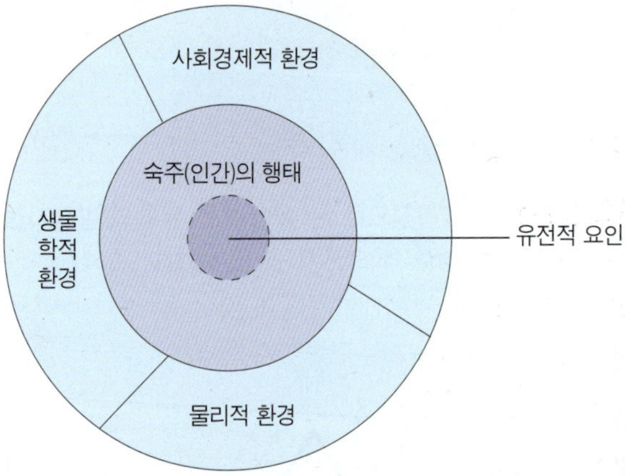

그림 4-3 사람과 환경의 상호작용에 의한 수레바퀴모형

【출처】 Mausner J. K. & Kramer S. Epidemiology: an introductive text. WB Saunders; 1985.

3) 거미줄모형

거미줄모형은 만성병이 사람의 내부와 외부의 여러 환경과 서로 얽히고 연결되어 발생됨을 설명한다. 거미줄모형으로 만성병의 발생을 설명한 대표적 학자는 Friedman(1980)인데, 그는 심근경색의 발생과 관련된 여러 요인을 그림 4-4에서 보여주었다. 이 모형은 병인과 숙주, 환경을 구분하지 않고 모두 질병 발생에 영향을 주는 요인으로 파악하며 많은 원인요인 중 몇 가지를 제거하면 질병의 예방이 가능하다는 것을 보여준다.

3. 질병의 자연사와 예방 수준

1) 질병의 자연사

질병의 자연사는 '질병의 시작에서 소멸에 이르는 일련의 과정'으로 정의된다. 사람은 건강한 상태에서부터 질병이 발생하여 회복 또는 사망에 이르는 과정에서 각종 병인으로부터 끊임없이 자극을 받고 있으며 이에 대하여 인체는 체내에서는 방어기전을 이용한 지속적인 상호작용이

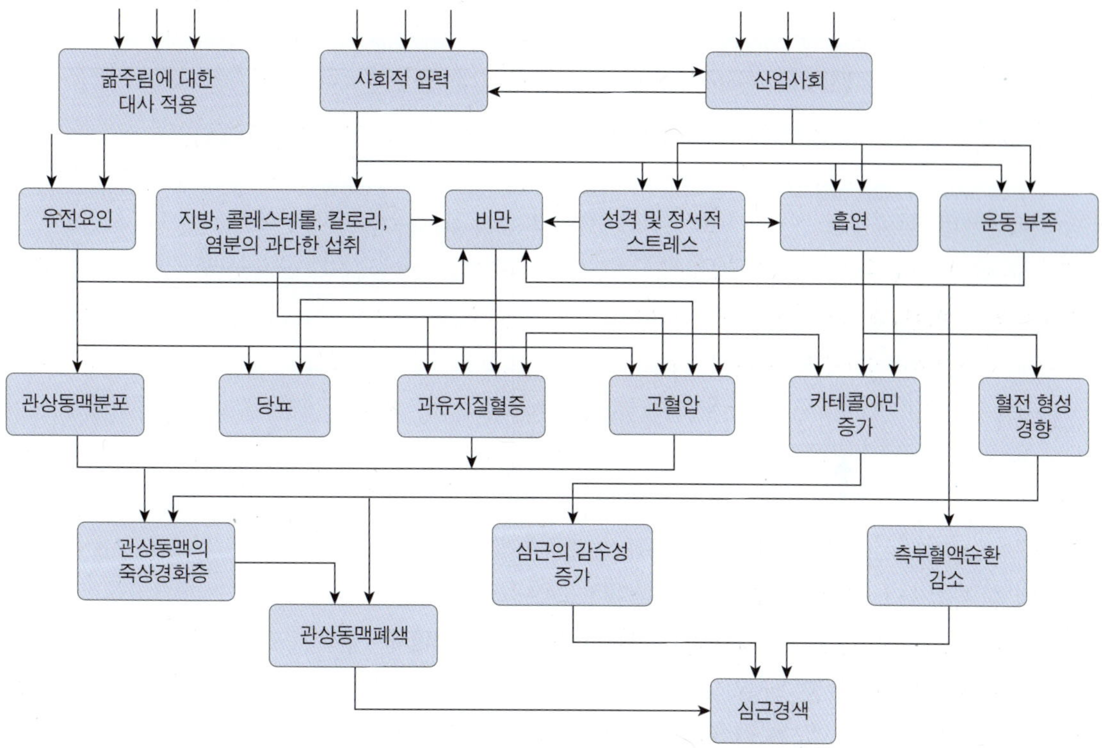

그림 4-4 관상동맥질환의 발생을 설명한 거미줄모형
【출처】 Friedman, C. E. Primer of epidemiology(3th ed.). McGraw-Hill; 1987.

일어난다. 이러한 병인과 인체의 방어기전 간 상호작용에서 개인의 건강행태, 환경적 요인이 질병 발생과 숙주의 방어기전에 영향을 미치기도 한다. 병인-인체의 방어기전-건강행태-환경요인 간의 상호작용에서 방어기전이 병인의 자극을 이겨 내면 건강이 유지되고, 그렇지 못하면 질병이 발생한다.

Leavell과 Clark(1979)는 질병의 자연사에서 구별되는 두 가지 뚜렷한 기간을 명시하고 있는데, 발병기 이전과 발병기이다. 발병기 이전(prepathogenesis)에는 질병의 진전은 없지만, 숙주와 병원체, 질병유발 촉진제(stimulus)를 생성하는 환경이 끊임없이 상호작용하여 숙주가 질병에 걸릴 가능성이 커진다. 혈중 콜레스테롤 수치가 높으면 흡연이라는 건강행태와 결합해 관상동맥질환을 유발할 가능성이 커지는 것이 한 예가 될 수 있다. 발병기(period of pathogenesis)는 질병의 자연사에서 질병을 유발하는 자극물(흡연이나 높아진 혈당치 등)이 생체의 세포조직에 변화(arteriosclerosis in the coronary vessels)를 일으키면서 시작된다.

그림 4-5에서는 발병기 이전과 발병기 사이의 상호관계와 발병기가 초기 증상단계에서 진전되어 병적인 단계에 이르는 과정을 나타냈다. 발병기 초기에는 조직에 변화가 일어나도 아무런 증상이나 징후가 나타나지 않는 초기 발병기(무증상기, 불현성기)를 거친다. 병이 어느 정도 진행하면 증상 또는 징후가 나타나는 단계(증상기, 현성기)에 접어들고 환자는 증상기를 지나 회복기를 거치는데 아무런 후유증 없이 회복하거나, 만성질환상태로 남거나, 불구가 되거나 사망한다.

질병의 자연사를 연구하면 역학의 궁극적 목표를 성취할 수 있다. 다시 말해, 사람에게 나타

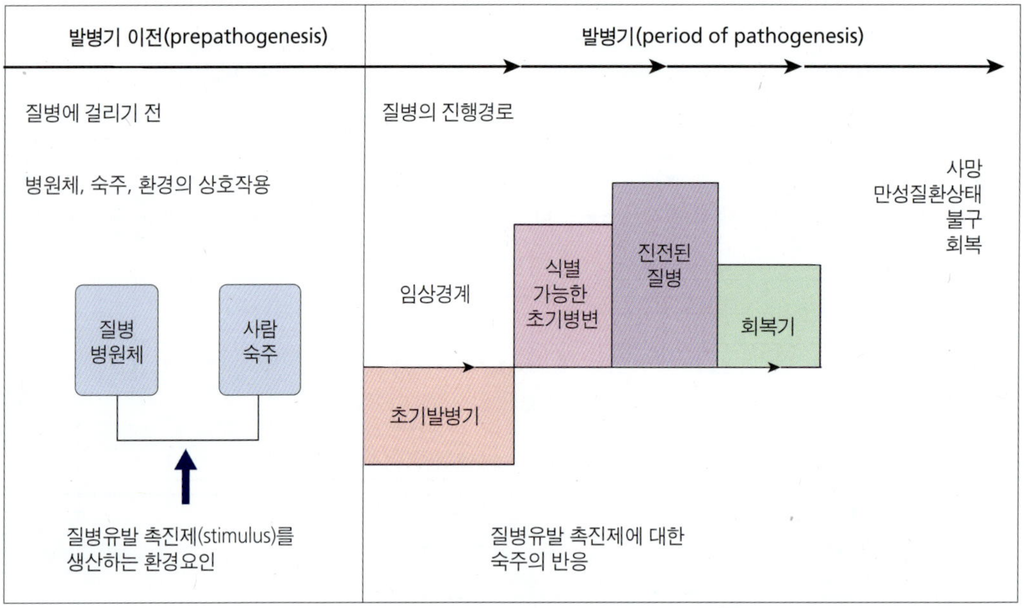

그림 4-5 질병의 자연사

【출처】 Leavell H. R., & Clark E. G. Preventive medicine for the doctor in his community: an epidemiologic approach(3rd ed.). McGraw-Hill; 1979.

나는 질병이나 질병상태를 예방하거나 통제하는 효과적인 방법의 개발이 역학의 최종목표라고 할 수 있다. 질병의 자연사에 영향을 미치는 유의한 숙주-병원체-환경(host-agent-environment) 간의 관계를 규명함으로써 역학자는 발병 가능 집단을 규명할 수 있고, 그들에게서 질병 발생을 예방하는 방법을 개발할 수 있다. 많은 환자의 질병의 자연사에 관한 기술자료는 어떤 증후군을 한 독립된 질병으로 분류하는 데 도움을 줄 뿐만 아니라 원인이 알려지지 않은 새로운 증후군에 대한 원인을 규명하기 위한 연구방향을 결정하는 데 중요한 열쇠가 된다.

2) 예방 수준

질병의 자연사에 따른 예방단계를 일차, 이차, 삼차 예방 수준으로 분류하여 적용하고 있으며, 자세한 내용은 아래와 같다.

(1) 일차 예방

일차 예방은 건강한 상태에 있는 개인이나 인구집단의 건강을 보호 또는 증진하는 것과 질병 발생을 예방하는 것이다. 보건교육을 통하여 건강증진을 실현할 수 있고, 건강한 생활습관과 올바른 건강행태를 형성하고 유지함으로써 질병 발생을 예방할 수 있다. 만성퇴행성 질병의 경우 일차 예방에 필요한 직접원인이 밝혀지지 않아 일차 예방이 어렵다. 현존하는 예방법은 금연, 음주 제한, 신체활동, 건강식이, 체중조절 등이 있다. 만성퇴행성 질병관리사업 중 일차 예방사업은 위험인자에 대한 교육과 홍보가 주된 내용이다. 위험인자에 대한 교육은 고위험군을 대상으로 한 교육과 건강인을 대상으로 한 교육으로 구분된다.

고위험군을 대상으로 한 교육은 흡연자나 음주자를 대상으로 한 금연교실이나 절주교실이 그 예이며, 고혈압이나 당뇨병 등 질환 발생의 위험요인을 지니고 있는 고위험군에 대한 자가간호 교육도 일차 예방을 위한 교육 프로그램에 해당된다. 이러한 고위험군을 대상으로 한 교육은 방문간호사업과 연계하여 가정에서 자가간호 프로그램으로 확대하면 효과가 있다.

건강인을 대상으로 한 교육은 건강증진의 내용이 주가 된다. 대중매체를 이용하거나 방송을 이용한 보건교육은 주민에게 미치는 영향이 큰 것으로 보고된다. 다른 부문과의 협조를 통해 교육기회를 확대하는 것이 중요하다. 교육청과 협의하여 학교에서 보건교육 시간을 확보한다거나 지방자치단체가 건강대학을 운영할 수 있으며, 노인회 · 종교단체 · 직장 등과의 협조를 통해 보건교육의 기회를 확대해 나간다.

(2) 이차 예방

이차 예방의 목적은 질병의 진행과 감염병 확산을 막으며, 질병 치료를 통해 합병증 또는 후유증을 막고 장애기간을 줄이는 것이다. 가장 효과적인 방법은 질병의 초기 단계에서 개인 또는 인구집단의 질병을 조기에 발견하여 치료하는 것인데 이러한 원칙은 매독이나 결핵의 치료 등에 적용되어 왔고 현재는 만성퇴행성 질병관리에서 주요하게 적용되고 있다. 이차 예방의 방법으로는 스크리닝 설문조사, 선별적 건강검진, 환자 발견, 질병 치료 등이 있다. 현재 실시하고 있는 각종 검진사업을 지역단위에서 통합 조정하여 검진결과가 일선 보건기관에서 시행하는 만성퇴행성 질병관리사업에 환류될 수 있는 기전을 마련하여야 한다. 일차적으로 노인건강진단 사업대상자, 의료급여와 건강보험 대상자를 성인병 검진 대상자로 일원화하여 조기발견을 위한 사업체계를 구성하여야 한다.

(3) 삼차 예방

삼차 예방의 목적은 재활이며 이는 질병 진행을 멈추게 하는 것 이상이다. 재활은 해부학적, 병리학적 변화가 어느 정도 안정된 후 완전한 장애로 가지 않도록 예방하는 것이다. 회복기에 있는 환자에게 저하되거나 상실된 신체의 기능을 최대한 회복시키고 남아 있는 기능을 보존할 수 있도록 도우며, 남아 있는 기능을 가지고 일상생활과 직업에서 효과적으로 적응하도록 돕는 사업이 중심이 된다. 재활에는 신체, 정신, 사회적 재활이 포함되며 병원이나 지역사회의 재활시설을 통한 재활훈련, 작업요법, 직업훈련 등이 포함된다.

뇌졸중과 같은 만성질환은 보건교육을 통해 위험요인을 제거하여 질병 발생 자체를 막는 일차 예방이 가장 효율적이고, 고혈압 선별검사를 통해 고혈압을 일찍 발견하고 조기치료하여 뇌졸중 발생을 예방하는 이차 예방이 차선책이다. 뇌졸중이 발생하여 외과적 또는 내과적 치료로 생명을 구하더라도 후유증이 발생한 경우 재활치료를 통하여 기능회복과 보존을 돕는 삼차 예방이 마지막 수단이 된다.

앞서 설명한 질병의 자연사(Leavell & Clark, 1979)에 따른 예방적 조치는 그림 4-6에 제시하였다.

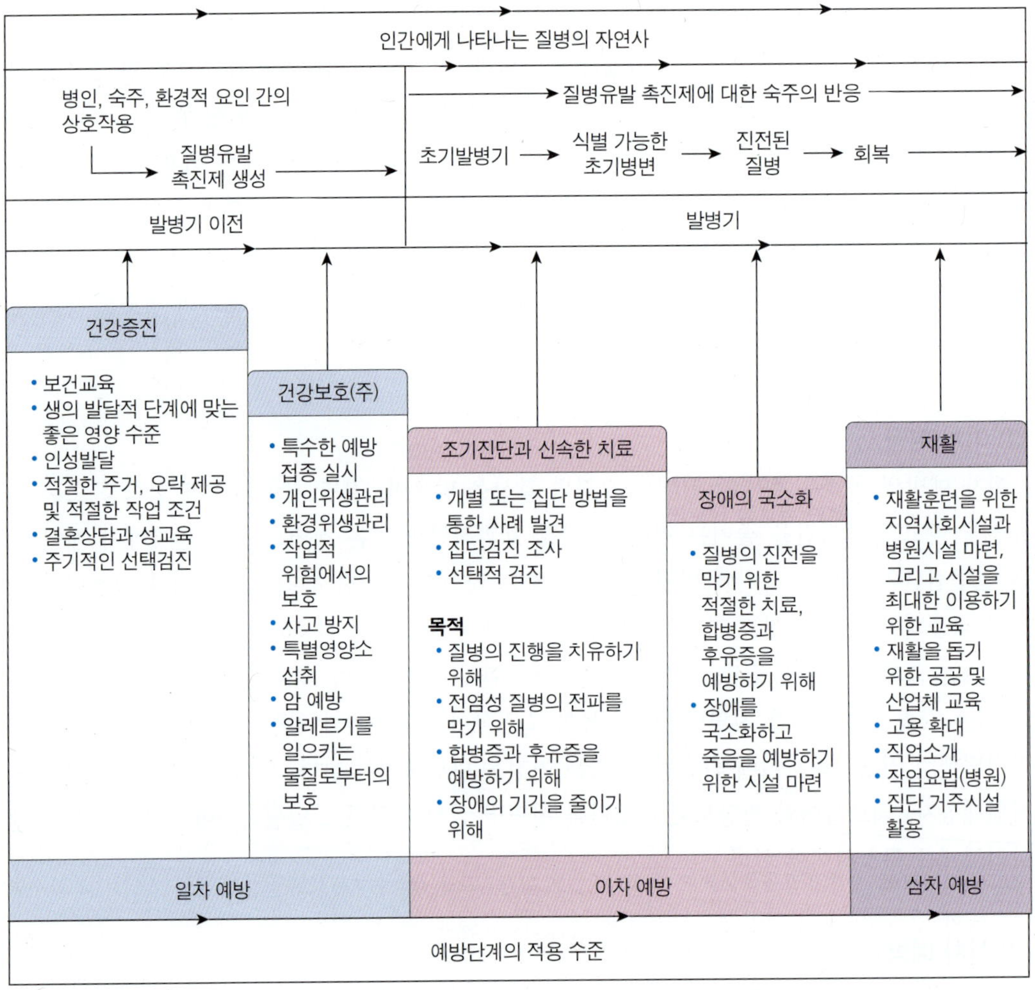

그림 4-6 질병의 자연사와 예방단계

【출처】 Leavell H. R., & Clark E. G. Preventive medicine for the doctor in his community: an epidemiologic approach(3rd ed.). McGraw-Hill; 1979.

4. 질병의 역학 및 관리

1) 감염성 질병관리

(1) 개념

미생물이 숙주 내로 침입하여 적당한 기관에 자리잡아 균이 증식(multiplication)하는 상태를 감염(infection)이라 한다. 그 결과 숙주의 정상적 생리상태를 변화시켜 이상상태를 나타내는 것을 증상의 발현, 즉 현성 감염이라 한다. 증상 없이 면역만 생기는 불현성 감염도 있다. 병원체의 감염으로 인해 발병되었을 때를 감염성 질병(infectious disease)이라 한다.

감염성 질병의 역사를 보면 천연두처럼 지구상에서 사라지는 질병이 있는가 하면 후천면역결핍증후군처럼 질병이 새롭게 발현하기도 한다. 미생물과 인간은 모두 생태계의 구성요소이므로 생태계의 균형과 조절원리에 의해 수적인 증가와 종의 번식이 이루어진다. 인간을 숙주로 하는 미생물이 수적으로 증가하고 종의 번식이 활발히 이루어질 때 감염이 발생하고 감염병이 유행한다.

전염병(communicable disease)이란 감염증 중에서도 감염력이 강하여 소수의 병원체로 쉽게 감염되고, 사람에서 사람으로 전파력이 강한 감염성 질병을 의미하며, 과거에는 전염병이라는 용어를 사용하였다. 그러나 위생상태가 개선됨에 따라 사람 사이의 전파 기회는 크게 줄어 일반적인 용어인 감염성 질병이라는 용어를 사용하고 있다.

감염성 질병이라고 해서 반드시 전염병을 일으키는 것은 아니다. 또한 병원체가 있다고 해서 반드시 감염되는 것도 아니다. 병원체의 특성에 따라 기생관계를 이루기도 하고, 공생관계를 유지하면서 숙주의 영향을 유지하거나 외부의 또 다른 균의 침입을 막아주기도 한다. 불현성 감염은 임상적 수단으로는 찾아낼 수 없고, 병원체의 분리라든가 일정 기간에 증가한 항체역가 피부감작(skin sensitization)에 의한 피내반응(皮內反應) · 양전화(陽轉化) 등에 의해서만 확인될 수 있다. 감염은 그림 4-7에서 보는 것처럼 병원체와 숙주의 상호반응의 결과로 성공과 실패가 좌우된다.

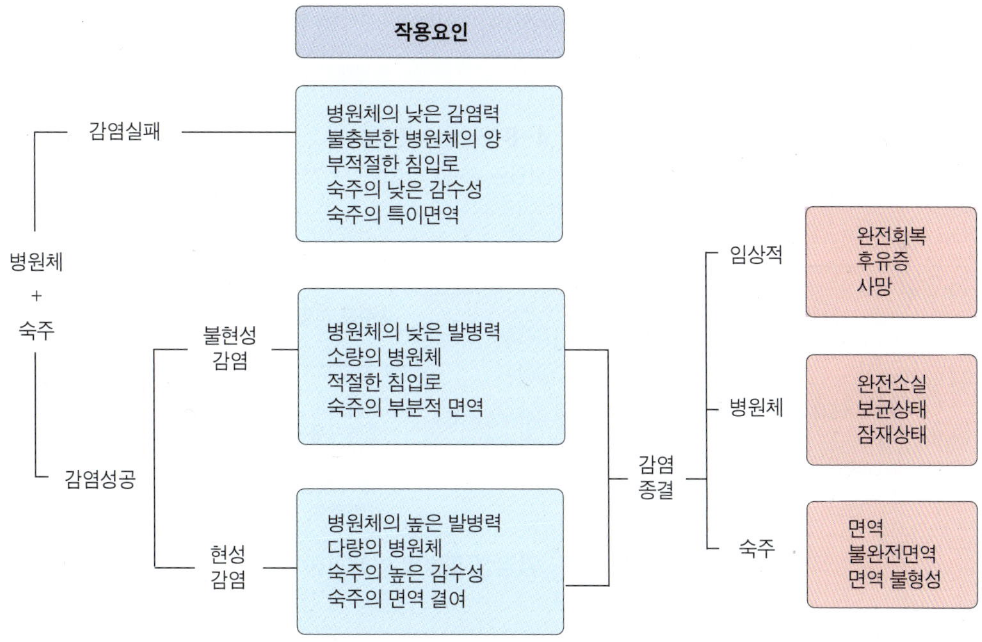

그림 4-7 병원체와 숙주의 상호반응

【출처】 김정순. 역학원론(제5판). 신광출판사; 2014.

병원체가 인체에 침입하여 숙주 내에서의 감염과정을 거쳐 감염이 종결되는 감염의 전 단계는 그림 4-8에서 살펴볼 수 있다.

(2) 발생과정

일반적으로 감염성 질병의 발생은 그림 4-9의 단계를 거쳐 이루어진다. 이 같은 발생과정에서 한 단계라도 거치지 않으면 감염은 형성되지 않는다.

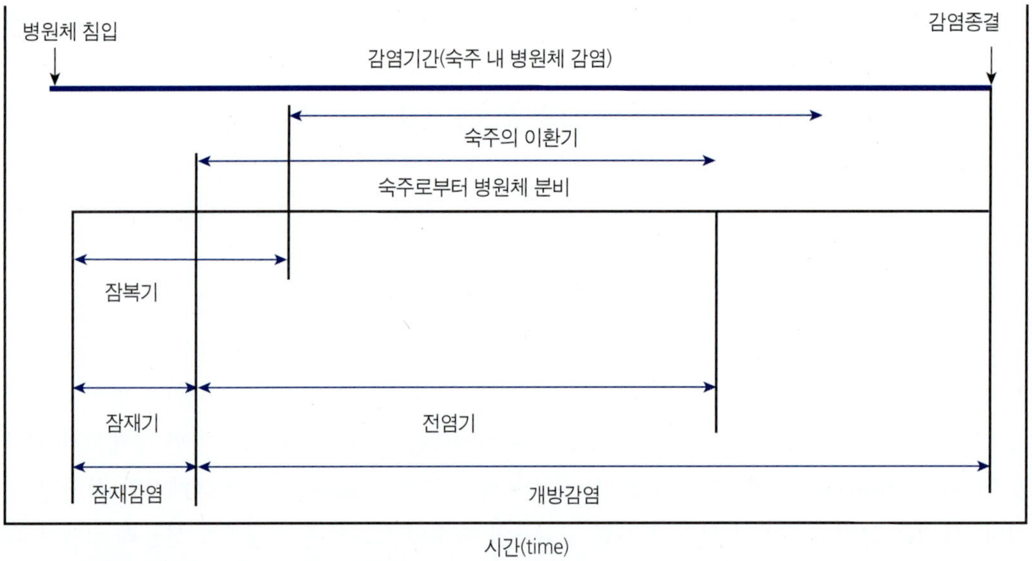

【주】 잠재기는 인체에 병원체가 침입해 인체 내에 머무르는 시기이다.
전염기는 잠재기가 끝나 병인을 체외로 내보내는 시기이다.
잠복기는 병인의 침입에서부터 병원체가 증식하여 질환에 대한 증상과 징후가 생기기 전까지이다.
이환기는 병원체가 숙주에 침입하여 질병에 대한 증상과 징후가 나타나는 시기이다.
잠재감염은 병원체가 인체 내에 침입되어 감염되었으나 환자의 기도분비물, 분변, 혈액, 조직 등에서 병원체를 발견할 수 없는 상태이다.
개방감염은 병원체가 숙주의 기도분비물, 분변, 혈액, 조직 등에서 병원체가 발견되는 상태이다.

그림 4-8 감염의 단계

【출처】 김정순. 역학원론(제5판). 신광출판사; 2014.

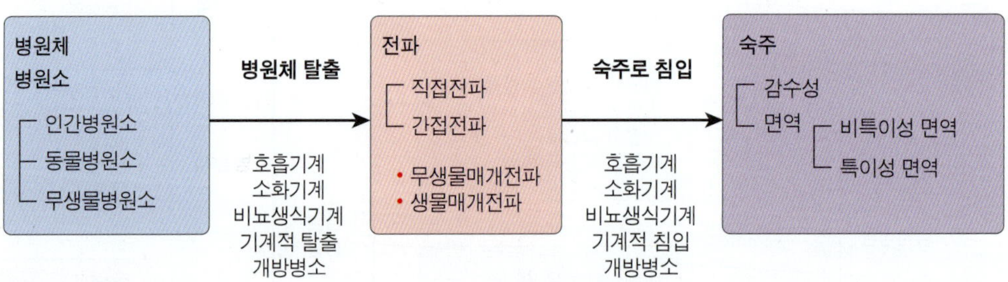

그림 4-9 감염성 질병의 발생과정

① 병원체

병원체(pathogen)는 감염질환의 1차 원인이다. 일반적으로 생물병원체는 bacteria(콜레라 · 장티푸스 · 디프테리아 · 나병 · 성병 등), virus(소아마비 · 일본뇌염 · 홍역 · 이하선염 등), rickettsia(발진티푸스 · 발진열 등), protozoa(아메바성 이질 · 말라리아 등), metazoa(회충 · 십이지장충), fungus(무좀 등) 등 6가지로 분류된다. 이들의 독력, 독성(toxigenicity), 병원체의 작용양식에 따라 감염자에게 나타나는 병의 양상은 다르다.

세균성 병원체는 성홍열, 인후통, 류마티스열과 심장병을 일으키는 연쇄상구균, 폐렴을 일으키는 폐렴균, 피부에 염증을 일으키는 포도상구균, 장티푸스와 살모넬라 식중독을 일으키는 살모넬라균, 매독을 일으키는 매독균, 결핵과 디프테리아를 일으키는 결핵균과 디프테리아균 등이 있다. 리케차는 발진티푸스를 일으키는 리케차 프로마제키가 대표적이다. 바이러스에는 두창, 홍역, 인플루엔자, 감기, 수두, 풍진, 소아마비를 일으키는 등 다양한 종류가 있다.

그 밖에 이질아메바는 급성 이질과 간농양을 일으키고, 간헐적 발열 · 만성빈혈 등의 증상을 일으키는 말라리아원충, 무좀을 일으키는 곰팡이도 있다.

이들 병원체의 장기존속은 숙주 체내가 아닌 외부환경의 생존능력, 증식에 필요한 조건, 그리고 얼마나 넓은 범위의 숙주를 보유하고 있느냐에 달려 있다. 특히, 외부 생존능력은 온도 · 습도 · 방사능 등의 불리한 환경 속에서 얼마나 견디는가의 능력을 말한다.

모든 미생물이 인간에게 감염을 일으키는 것은 아니고, 그 중 일부만 감염을 일으킨다. 병원체가 숙주에 자리를 잡고 발육 증식하여 감염시킨 결과 숙주가 병적인 이상 현상을 나타내는 것을 발병이라 하며, 감염이나 발병과 관계되는 생물병원체의 특성은 다음과 같다.

a. 특이성과 항원성

병원체(pathogenic micro-organism)는 종류에 따라 각기 다른 질병을 일으키는데, 한 병원체는 반드시 하나의 질병만을 일으키며 여러 질병을 일으키지 않는다.

미생물병원체의 특이성은 화학적 구성성분과 형태에 따라 분류하는데, 이 구성성분과 형태가 항원성(antigenicity)을 결정한다. 항원성은 감염 시 숙주에게 면역을 생기게 하는 면역특이성(specificity)을 나타낸다. 예를 들어, 풍진 바이러스의 감염은 풍진에 대한 면역만 될 뿐 홍역이나 수두 바이러스 감염에는 전혀 면역 기능이 없다. 감염진단 시 항체-항원반응을 보는 혈청검사도 이 항원성을 이용하는 검사법이다.

b. 병원체의 양

침입한 병원체 종류에 따른 병원체의 양은 감염이나 발병에 큰 영향을 미친다. 수인성 전염병 중 장티푸스, 콜레라, 세균성 이질 등은 소량의 병원체가 침입해도 감염이 잘 된다. 그러나 식중독의 경우에는 많은 양의 균이 들어와야 감염을 일으킨다.

c. 외계에서의 생존능력

병원체가 살기 위해서는 숙주에 침입 · 전파 · 탈출할 수 있고, 숙주 체내에 들어가 증식할 수 있어야 한다. 숙주에서 탈출하여 다음의 새로운 숙주에 침입하기까지 외계에서 생존할 수 있는 능력이 없거나 생존하지 못하면 병원체는 죽는다. 따라서 외계에 대한 저항성이 없는 병원체는 생존하기 위해 숙주 내 전파를 통해 생존하는 방향으로 진화한다.

숙주와 상호작용을 통해 나타나는 병원체의 특성으로는 감염력, 병원력, 독력 등이 있다.

a. 감염력

감염은 병원체가 숙주에 침입하여 알맞은 기관에 자리잡고 균의 증식을 일으키는 것이다. 감염력(infectivity)이란 병원체가 숙주 내에 침입 증식하여 면역반응을 일으키게 하는 능력으로, 감염이 성공하는 데 필요한 최저 병원체 수를 의미한다. 소화기 감염병인 콜레라는 장티푸스보다 적은 수로도 감염될 수 있으므로 장티푸스보다 콜레라가 감염력이 높다. 감염력을 직접 측정하는 것은 불가능하다. 그 이유는 감염에는 현성 감염(증상이 나타나고 항체가 형성되는 감염)과 불현성 감염(증상이 나타나지 않고 항체 형성만 되는 감염)이 있는데, 감염력 측정은 두 감염을 모두 포함하여, 항체 형성 여부로 감염을 판단하기 때문이다. 그러므로 간접적으로 이차 발병률(secondary attack rate)을 통해 감염력을 측정할 수 있다. 이차 발병률은 일차 환자(primary case)에 노출된 감수성자 중 해당 질병의 잠복기 동안 발병한 사람의 비율이다. 이 경우 감수성자를 정확히 파악하기 어려우므로 대부분의 경우 일차 환자에 노출된 가족 중 감염 과거력이 없거나, 예방접종을 받지 않은 사람을 분모로 하여 산출한다.

- 감염력 $= \dfrac{\text{불현성 감염자 수} + \text{현성 감염자 수}}{\text{감수성자 총 수}} \times 100$
- 이차 발병률 $= \dfrac{\text{발병자 수}}{\text{일차 환자에 노출된 감수성자 수}} \times 100$

b. 병원력

병원력(pathogenicity)은 병원체가 임상적으로 질병을 일으키는 능력으로, 감염된 숙주 중 현성 감염을 나타내는 수준이다. 질병을 유발할 원인균의 능력은 매우 다양하다. 숙주-원인균의 관계는 상당히 많은 질병을 야기하지만 또 다른 질병은 불현성 감염으로 임상적 증상이 나타나지 않는다(inapparent or subclinical). 홍역이나 광견병 바이러스는 병원력이 거의 100%이고, 백일해는 60~80%, 성홍열은 40%이며, 소아마비 바이러스는 0.1~3%로 아주 낮다. 후천면역결핍증후군 바이러스는 감염력이 크지 않으나 병원력이 높은 바이러스이다.

통제(control)의 관점에서 볼 때, 원인균에 감염된 사람을 관찰하는 것은 임상적 질병에 걸린 사람을 연구하는 것과 마찬가지로 중요하다. 불현성 감염자는 뚜렷한 임상적 증상과 징후 없이 특수한 감염 원인균을 가지고 있을 수 있어, 잠재적 감염원의 역할을 할 수 있다. 이러한 사람들이 질병 보균자이다. 질병 보균자는 다른 숙주에게 큰 위험을 주고 있으나 질병 전파 차단의 필요성을 깨닫지 못하고 있다. 예로 증상이 없는 임균성 임질 여성이 임질에 걸렸다는 것을 알기 전 상당한 기간 동안 임질을 전파시킨다는 것이다.

- 병원력 $= \dfrac{\text{발병자 수(현성 감염자 수)}}{\text{감염자 수}} \times 100$

c. 독력

독력(virulence)은 임상적으로 증상이 발현된 사람에게 매우 심각한 정도를 나타내는 미생물의 능력으로, 현성 감염으로 인한 사망이나 후유증이 나타나는 정도를 의미한다. 광견병은 100%이나 수두와 풍진은 감염력과 병원력은 높지만 독력은 낮다. 후천면역결핍증후군 바이러스는 독력이 큰 바이러스이다. 질병의 가장 심각한 결과는 사망이며, 독력을 평가하는 지표로서 치명률(case-fatality rate)은 다음과 같이 추정한다.

- 독력 $= \dfrac{\text{중증환자(후유증, 사망)}}{\text{발병자 수}} \times 100$
- 치명률 $= \dfrac{\text{사망자 수}}{\text{발병자 수}} \times 100$

② 병원소

병원소(reservoir of infection)란 병원체가 생활하고 증식하며, 계속해서 생존하면서 다른 숙주에게 전파될 수 있는 상태로 저장되는 장소이다. 병원체가 생존 및 증식을 할 수 있는 장소와 영양소를 갖고 있는 것이 병원소의 필수요건이다. 병원소에는 인간병원소, 동물병원소, 무생물 병원소가 있다.

a. 인간병원소

사람에게 감염을 일으키는 병원체의 대부분은 인간병원소를 필요로 하며 인간에서 인간으로 전파되는 양상을 띤다. 인간병원소에는 임상증상을 뚜렷하게 나타내는 환자(frank case), 임상증상이 아주 미약하여 간과되기 쉬운 무증상 감염(subclinical infection), 증상을 일으키지 않으면서 체내에 병원체를 보유하는 잠재감염(latent infection), 항상 또는 때때로 균을 배출하는 보균자(carrier) 등이 있다.

보균자의 종류는 다음과 같다.

- 불현성 감염과 같은 상태로 증상이 없으면서 균을 보유하고 있는 건강보균자(healthy carrier, 예: B형 간염)
- 증상이 나타나기 전에 균을 보유하고 있는 잠복기보균자(incubatory carrier, 예: 많은 호흡기감염성 질병)
- 회복기에 균을 보유하고 있는 회복기보균자(convalescent carrier, 예: 많은 위장관감염성 질병)
- 균을 오랫동안 지속적으로 보유하고 있는 만성보균자(chronic carrier, 예: 장티푸스, B형 간염)

환자는 임상증상이 있어서 치료와 격리 등 필요한 조치를 비교적 용이하게 취할 수 있지만 보균자는 임상증상이 없이 병원체를 다른 숙주에게 전파할 수 있기 때문에 유행관리에 매우 중요하다.

b. 동물병원소

병원체가 동물과 인간 모두에게 감염과 질병을 일으키는 경우이다. 대부분의 가축(소 · 말 ·

돼지 · 개 · 닭)과 쥐, 다람쥐 등이 있으며, 사람과 가축에 공통적으로 옮기는 질병을 인수전염병(인수공통감염병, zoonosis)이라고 한다. 예를 들면, 결핵(소 · 돼지 · 새), 일본뇌염(돼지 · 조류 · 뱀), 광견병(개 · 고양이와 기타 야생동물), 황열(원숭이) 등이 있다.

c. 무생물병원소

흙, 먼지 등이 있으며 모양은 무생물이면서 병원소 역할을 한다. 대표적인 예가 파상풍이다.

③ 병원소에서 병원체 탈출

병원체가 병원소에서 새로운 숙주로 이동해 확산되는 과정은 탈출, 전파, 새로운 숙주로 침입하는 과정으로 나눌 수 있다. 병원체가 병원소를 탈출하는 경로는 5가지로 분류한다.

- 호흡기 탈출: 대화, 기침, 재채기 등을 통해 탈출한다(예: 결핵, 감기, 홍역, 디프테리아 등).
- 소화기 탈출: 토물이나 분변을 통해 탈출한다(예: 장티푸스, 콜레라, 폴리오 등).
- 비뇨생식기 탈출: 혈액성 질병의 균이 소변, 성기, 점막을 통해 탈출한다(예: 성병, 임질 등).
- 기계적 탈출: 주사기나 동물매개체를 통해 직 · 간접적으로 탈출한다(예: 뇌염, 간염 등).
- 개방병소: 병소를 통해 직접 배출된다(예: 한센병, 종기, 트라코마 등).

④ 전파기전

탈출한 병원체가 새로운 숙주에 옮겨지는 과정을 전파라고 한다. 병원체가 어떤 매개체 없이 숙주에서 다른 숙주로 직접 옮겨지는 직접전파와 중간매개체를 통해 숙주로 전파되는 간접전파가 있다. 직접전파에는 다시 피부접촉, 점막접촉, 수직감염, 교상 등 직접접촉에 의해 전파되는 것과 환자나 보균자의 호흡기 비말전파와 같은 간접접촉에 의한 것으로 분류할 수 있다.

간접전파는 매개하는 물질에 따라 무생물매개전파와 생물매개전파로 구분한다. 무생물매개전파는 식품이 매개하는 식품매개전파, 물이 매개물이 되는 수인성 전파, 호흡기 비말에서 수분성분이 증발되고 미세한 먼지 형태로 남는 비말핵에 의한 공기매개전파, 환자가 사용하던 물건, 수건, 침구 등 개달물에 의한 전파로 구분할 수 있다. 생물매개전파는 크게 기계적 전파와 생물학적 전파로 구분되는데, 생물에 의해 병원체가 다른 숙주로 전파되는 경우 기계적 전파라 하고, 병원체가 매개생물 내에서 증식 혹은 발육과정을 거친 후 전파되는 경우를 생물학적 전파라고 한다(표 4-1, 2).

⑤ 새로운 숙주 침입

병원체는 병원체의 탈출경로와 같이 호흡기계, 소화기계, 비뇨기계, 개방병소 및 기계적으로 침입한다. 병원체에 따라 침입경로가 정해져 있으며, 그 경로가 달라지면 감염되지 않는 것이 보통이다. 예를 들면, 광견병 바이러스는 개방된 병소를 통해 침입할 때는 감염이 이루어지지만 입으로 침입하였을 때는 감염을 일으키지 않는다. 이와 반대로 이질은 입으로 침입하였을 때 장관에 병변을 일으키지만 피부의 상처로 침입했을 때는 아무 변화가 일어나지 않는다. 또한 병원체가 탈출, 전파, 침입에 성공하였다 하더라도 모두가 숙주 내에서 증식하여 질병을 일으키는 것은 아니다.

표 4-1 주요 감염병의 탈출, 전파, 침입의 예

탈출	전파	침입	감염병
기도 분비물	직접전파(비말), 공기매개전파(비말핵), 매개물(옷, 침구 등)	기도	결핵, 홍역, 디프테리아, 인플루엔자
분변(feces)	음식, 파리, 손, 개달물	입	장티푸스, 소아마비, 콜레라, A형 간염
혈액	주삿바늘	피부	AIDS, B · C형 간염
	흡혈절족동물		말라리아, 일본뇌염, 황열, 뎅기열
병변부위 삼출액	직접전파(성교, 손)	피부, 성기점막, 안구점막 등	단순포진, 임질, 매독

【출처】 지방행정연수원, 질병관리본부. 역학 및 감염병관리; 2016.

표 4-2 생물학적 전파의 종류와 감염성 질병

종류	특징	감염성 질병(매개전파체)
증식형(propagative T.)	• 단순히 병원체의 수만 증가	• 페스트(쥐벼룩), 일본뇌염(모기), 황열(모기)
발육형(cyclodevelopment T.)	• 병원체가 발육만 함	• 사상충증(모기)
증식발육형(cyclopropagative T.)	• 병원체가 증식과 발육을 함께함	• 말라리아(모기), 수면병(파리)
배설형(fecal T.)	• 곤충의 위장관에 증식하여 대변과 함께 나와 숙주의 상처를 통해 전파됨	• 발진티푸스(이), 발진열(쥐벼룩)
경란형(transoval T.)	• 병원체가 충란을 통해 전파하는 경우	• 재귀열(진드기), 록키산 홍반열(진드기)

【출처】 이정렬. 역학과 건강증진. 수문사; 2017.

⑥ 새로운 숙주의 감수성과 면역

a. 개인의 면역성

병원체가 숙주에 도달하여 침입하였더라도 각 개인의 방어능력으로 저항력이나 면역성이 있으면 감염은 성립되지 않는다. 숙주의 저항력은 여러 병원체에 대하여 공통적으로 작용하는 비특이적인 저항력과 특정한 병원체에만 방어할 수 있는 특이적 저항력으로 나뉜다. 병원체의 침입에 대한 1차 방어로 피부나 인체 내부와 통하는 점막의 점액 및 섬모가 균의 진입을 방어하는 경우와 체내의 정상균무리(normal flora)가 병원성 미생물이 체내에 들어오더라도 정착하지 못하게 막아주는 경우를 들 수 있다. 침입에 대한 2차 방어는 염증에 대한 국소반응과 식세포의 작용을 들 수 있다.

숙주의 방어선은 감염성 병원균을 파괴하거나 전염을 막거나 내포하는 염증성 반응 또는 면역반응을 생성할 수 있다. 특이적 저항력이란 곧 면역인데, 선척적이든 후천적이든 간에 어떤 특정한 감염군에 대해 자기 몸을 방어하고, 임상적인 증상을 없애거나 가볍게 하는 능력을 말한다. 즉, 새로운 숙주의 병원체에 대한 감수성을 조절하기 위해 감염병에 대한 면역을 높여주어

야 한다. 감염병에 대한 면역이나 방어는 개개인의 면역반응이 원인균에게만 특별한 항체나 면역기억세포(memory cells)(능동면역, active immunity)의 생성을 자극하거나 한 숙주에서 다른 숙주의 원인균에게만 특별한 항체가 전이될 때 발생한다(수동면역, passive immunity)(표 4-3).

표 4-3 획득된 면역의 종류

면역의 형태	취득방법		면역기간
자연적	능동면역	• 항원과 자연적인 접촉으로 감염	• 일시적 혹은 영구적
	수동면역	• 태반 또는 초유나 모유수유를 통해	• 일시적
인공적	능동면역	• 항원을 접종	• 일시적 혹은 영구적
	수동면역	• 항체나 항독소접종	• 일시적

【출처】 Grimes D. E. Infectious diseases. Mosby; 1991.

수동면역과 능동면역 모두 자연적으로 또는 인위적으로 생기게 할 수 있다. 백신은 인공적 면역을 생성한다. 숙주에게 면역반응을 나타나게 하기 위해 살아 있지만 약화되고 활동하지 않는 백신(약독화된 생균)이 이용된다. "백신이 자연적 질병에 유사할수록 백신에 대한 면역반응도 더욱 효과적이다. 약독화된 생균은 실제로 자연적 감염으로 생성되는 백신과 동일하다. 이에 비해 불활성화된 백신에 대한 면역반응은 대체로 체액에서 일어나며, 세포면역은 거의 생기지 않거나 전혀 생기지 않는다"(Atkinson et al. 1995). 약독화된 생균백신과 불활성화된 백신의 예는 표 4-4와 같다. 약독화된 생균백신은 대체로 1회 분량으로 장기간 지속되는 면역을 생성할 수 있다. 불활성화된 백신은 항상 많은 분량의 약이 필요하며, 흔히 면역을 유지하기 위해 주기적으로 투여해야 한다.

숙주가 병원체에 대한 면역을 획득하는 방법에는 선천면역과 후천면역이 있다.

■ 선천면역

숙주가 선천적으로 갖고 있는 저항성을 말하는데, 이는 숙주의 종(species), 종족(race), 개체에 따라 각기 다르게 나타난다. 이러한 방어능력은 이미 개체가 가지고 있는 요인에 의해 정해지는 것이며, 외부의 자극에 좌우되지 않는다.

■ 후천면역

개체 출생 후 여러 원인에 의해 얻어지는 면역으로, 능동면역과 수동면역으로 나뉜다.

- 능동면역은 다시 자연능동면역과 인공능동면역으로 나뉜다.
  - 자연능동면역은 자연상태에서 일어나는 감염, 즉 불현성 감염, 현성 감염, 빈번한 접촉을 통하여 얻는 저항성을 말한다. 물론 질병에 따라 후에 얻어지는 면역의 강도는 다르게 나타난다.
  - 인공능동면역은 인공적으로 감염물질을 접종하여 얻는 면역이다. 즉, 백신 예방접종을 말하는데, 백신은 약독화된 생균백신(소아마비, 광견병, BCG), 사균백신(DPT, 장티푸

표 4-4 백신의 유형

약독화된 생균백신	
바이러스	• 홍역, 이하선염, 풍진, 소아마비, 황열, 우두진, 수두
세균	• 결핵(BCG)
Recombinant(재조합)[1]	• 장티푸스
불활성화된 백신	
바이러스	• 인플루엔자, 소아마비, 공수병, A형 간염
세균	• 백일해, 장티푸스, 콜레라, 페스트
Subunit(아단위)[2]	• B형 간염, 인플루엔자, 백일해, 인유두종 바이러스
Toxoid(독소)[3]	• 디프테리아, 파상풍
Recombinant(재조합)[1]	• B형 간염
Polysaccharide(다당류)[4]	• 폐렴구균, 수막염구균, b형 헤모필루스인플루엔자, 장티푸스균

【주】 1) Recombinant vaccine: 유전자재조합기술에 의해 만들어진 항원
2) Subunit vaccine: 세균이나 바이러스의 일부분으로 구성
3) Toxoid: 세균성 독소의 일부분으로 구성
4) Polysaccharide vaccine: 세균의 세포벽 일부분으로 구성

【출처】 Atkinson W., et al. Epidemiology and prevention of vaccine-preventable disease(CDC). Washington, DC; 2011.

스), 톡소이드(디프테리아, 파상풍)에 의한 면역 등이 있다.

- 수동면역은 능동적으로 면역성을 얻은 어느 개체의 면역항체를 다른 개체에 옮겨줌으로써 면역성을 발휘하는 것을 말하며, 자연수동면역과 인공수동면역으로 나뉜다.
  - 자연수동면역은 태반이나 초유를 통해 분비되는 면역항체를 신생아가 섭취함으로써 획득하는 것으로, 생후 약 6개월간 지속된다.
  - 인공수동면역은 회복기 환자혈청, 면역혈청으로 얻어지는데, 사람의 혈청단백 중 감마글로불린에는 항체가 있어 여러 감염증에 대하여 수동면역이 된다.

b. 집단면역

어느 특정 감염증에 대해서 집단구성원의 면역학적 반응을 측정함으로써 객관적으로 알 수 있는 어떤 인구집단의 면역상태를 말한다. 집단면역의 개념을 이해하기 위해서는 먼저 몇 가지 개념을 알아야 하는데, 그 중 하나가 바로 '기본감염 재생산 수(basic reproduction number, R_0)'이다. '기본감염 재생산 수'란 '어떤 집단의 모든 인구가 감수성이 있다고 가정할 때 단 한 명의 감염병환자(index case, 발단환자)가 감염 가능기간 동안 직접 감염시키는 2차 감염자의 수'이다. 면역을 가진 인구 비율이 높을 경우, 감염자가 감수성자와 접촉할 수 있는 기회가 적어져 감염 재생산 수가 적어진다. 따라서 지역사회인구 중 면역을 획득한 비율이 어느 정도 되면 그 지역사회는 마치 해당 질병에 면역된 것처럼 유행이 발생하지 않는 것이다.

실제 지역사회에는 비면역집단이 있지만, 면역을 가진 사람들 덕분에 실제 감염 재생산 수가 1보다 작아지면 질병의 유행이 일어나지 않고 소멸하게 된다. 이것을 바로 '집단면역'이라고 한다. 즉, 면역을 가진 사람이 아니더라도 지역사회 전체가 면역된 것처럼 되는 것이다.

흔한 질병인 홍역의 경우 R_0가 12~18인데 이는 1명이 12~18명을 감염시킨다는 의미이다. 이를 막기 위한 집단면역은 최소 92~94%가 필요하다. 감염병 질환별 예방접종을 통해 도달해야

표 4-5 백신으로 예방할 수 있는 질병의 집단면역 수치

질병	전파	기본감염 재생산 수(R_0)	집단면역 수치 (P)
홍역	에어로졸	12~18	92~94%
수두	에어로졸	10~12	90~92%
이하선염(볼거리)	호흡기 비말	10~12	90~92%
풍진	호흡기 비말	6~7	83~86%
폴리오	분변-구강경로	5~7	80~86%
백일해	호흡기 비말	5.5	82%
천연두(두창)	호흡기 비말	3.5~6	71~83%
에이즈(HIV)	체액	2~5	50~80%
코로나19(원형)	호흡기 비말, 에어로졸	2.9(2.4~3.4)	65%(58~70%)
중증급성호흡기증후군(SARS)	호흡기 비말	2~4	50~75%
디프테리아	침, 타액	2.6(1.7~4.3)	62% (41~77%)
일반 감기	호흡기 비말	2~3	50~67%
원숭이두창	신체접촉, 체액, 호흡기 비말	2.1(1.5~2.7)	53%(31~63%)
원숭이두창(2022~2023 outbreak)	신체접촉, 체액, 호흡기 비말, 성적접촉	1.2810(1.0714~1.5508)	21.94%
에볼라 출혈열(2014 outbreak)	체액	1.8(1.4~1.8)	44%(31~44%)
인플루엔자(계절성)	호흡기 비말	1.3(1.2~1.4)	23%(17~29%)
안데스 한타 바이러스	호흡기 비말, 체액	1.2(0.8~1.6)	16%(0~36%)
니파 바이러스	체액	0.5	0%
중동호흡기증후군(MERS)	호흡기 비말	0.47(0.29~0.80)	0%

【출처】 Wikipedia http://en.wikipedia.org/wiki/Herd_immunity

할 집단면역 수치(P)는 $1-1/R_0$로 계산한다. 이는 $R_0 \times (1-P) = 1$에서 유도된 공식이다. 우리나라에서도 2000년과 2001년에 홍역이 대유행한 적이 있었다. 보건복지부에서 황급히 감수성이 있는 아동에게 홍역 예방접종을 시켜서 홍역의 유행을 차단했는데 이것이 바로 집단면역을 이용한 사례이다. 면역력을 가진 인구 수를 늘려서 집단면역을 형성하여 질병의 유행과 확산을 차단하는 것이 공중보건사업의 목표이다(표 4-5).

R_0가 의미하는 것은 질병의 독성, 백신의 효능 그리고 인구집단에게 어느 정도의 범위로 접촉하였는지에 따라 다양하다. 완전한 방어를 해주는 백신은 없지만 사람에서 사람으로의 질병 전파가 높으면 높을수록 백신을 접종받지 못한 사람들이 많다는 의미이다.

(3) 감염성 질병 예방과 관리

감염성 질병의 관리는 생성과정의 여섯 가지 요소 중 어느 요소에 대한 공격조치를 통하여 그 요소를 제거하는 것이다.

감염성 질병의 예방과 관리는 다음의 3가지 차원에서 이루어져야 한다.

첫째, 국가적 차원에서 온 국민을 감염성 질병으로부터 보호하기 위한 법적 조치를 취하는 것이다. 우리나라는 1954년 전염병예방법(현재 감염병예방법)을 제정하여 법정전염병을 규정함으로써 신고의무와 예방조치방법을 정하고 있다.

둘째, 지역사회 차원에서 자기가 속한 지역사회로의 전염병 침입을 사전에 방지하기 위해 모든 구성원이 조직적으로 노력하여야 한다.

셋째, 개인적 차원에서 감염되지 않도록 스스로 책임을 다한다.

① 병원체와 병원소관리

감염병관리의 가장 확실한 방법은 감염병 발생의 1차 원인인 병원체 또는 병원소를 제거하는 것이다. 동물이 병원소인 경우 살처분이 가장 효과적이며 사람이 병원소인 경우 환자와 보균자를 발견하여 적절한 치료를 하거나 격리하여 일반 인구집단 내 병원소의 수를 감소시킨다.

② 전파과정관리

전파과정관리에는 검역과 격리, 매개곤충관리, 환경위생과 식품위생, 개인위생 등이 모두 포함된다.

a. 검역

검역이란 유행지에서 들어오는 사람을 떠난 날로부터 계산하여 병원체의 잠복기 동안 그들이 유숙하는 곳을 신고하도록 하거나 일정한 장소에 머물게 하여 감염 여부를 확인할 때까지 감시하는 것을 의미한다.

예방접종이 가능한 감염성 질병은 예방접종 카드를 소지한 여행객에 한해 입국을 허가하는 방법도 있다.

국소적으로 검역을 적용할 수도 있는데, 예를 들면 이웃 마을에서 장티푸스가 유행할 때 교통을 차단해 왕래를 막는 것도 좁은 의미의 검역이다.

b. 격리

격리란 감염병을 전파시킬 우려가 있는 환자와 보균자를 전염력이 없어질 때까지 감수성자들과 접촉하지 못하도록 하는 것이다. 격리기간은 환자나 보균자에서 균 배출이 되지 않을 때까지이다.

c. 환경위생

환자나 보균자의 배설물 속 병원체에 오염된 식수나 식품에 의한 감염병은 배설물의 위생적 처리와 안전한 식수 및 식품 공급이 중요한 관리방법이다. 비말 혹은 비말핵을 통하여 전파되는 호흡기 감염병은 환자가 있던 장소와 사용한 물건들을 소독하고 인수전염병의 경우 동물병원소의 배설물을 위생적으로 처리하여야 한다.

d. **식품위생**

식품위생은 식수와 식품매개감염병, 식중독의 예방과 관리에 가장 중요한 요소이다. 식품의 생산과 가공에서 보관과 유통, 조리와 음식물 보관까지 각 단계별로 철저한 관리가 필요하다.

e. **개인위생**

개인위생은 손씻기, 접촉과 같은 직접전파의 예방, 감염병 매개동물과의 접촉을 피하는 것, 병원체에 오염되었거나 오염될 가능성이 있는 장소의 접근을 피하는 것과 같이 개인이 감염병에 걸릴 위험을 최소화하는 행동을 말한다.

③ 숙주관리

a. **면역의 증강**

병원체가 새로운 숙주에 침입하더라도 숙주가 저항성이 있으면 감염은 일어나지 않는다. 숙주가 어떤 특정한 병원체에 대해 저항하는 방어력을 면역이라 하는데, 그 병원체와 결합하여 사멸시킬 수 있는 특이항체를 보존하기 때문에 감염되지 않는 상태인 것이다. 면역증강은 예방접종이라는 수단을 통해 성취되는데, 이것은 개인을 감염에서 보호한다는 소극적인 의미도 있지만 자기가 속해 있는 지역사회의 집단면역 수준을 향상시킴으로써 감염성 질병의 침입 자체를 방어한다는 적극적인 의미가 더욱 크다.

b. **환자 조기발견 및 조기치료**

감염된 환자나 보균자를 조기에 발견하고 조기치료를 시행함으로써 합병증을 예방하고 필요한 격리를 시행함으로써 다른 사람에게 전파되는 것을 막을 수 있다.

2) 만성질병관리

만성질환(chronic disease)은 '경과가 길고, 저절로 낫지 않으며, 완치가 어려운 질환'을 말하며 대표적으로 암과 심혈관질환, 당뇨, 천식 등 다수의 질환이 포함된다. 만성질환의 이환기간에 절대적 기준은 없지만, 미국질병관리본부 국립보건통계센터(National Center for Health Statistics, NCHS)에 의하면 대체적으로 '만성적 상태'는 3개월 이상 지속되는 것으로 정의하고 있다.

만성질환의 특징은 계속적으로 병이 악화되는 방향으로 진행되는 것으로서 그 진행과정을 보면 처음 어느 정도까지는 회복하는 것처럼 보이나, 병의 정도가 깊어져 회복단계가 줄어들면서 계속 같은 방향으로 병이 악화되어간다.

감염성 질병은 원인균을 규명하거나 환경 및 숙주의 반응을 연결지어 추적함으로써 그 원인 요인을 확정하는 것이 가능하다. 그러나 만성질환은 이러한 방식으로 설명될 수 없으며, 다음과 같은 여러 요인이 복합적으로 작용하는 것으로 보인다.

- **감염병의 기왕력**: 감염병의 기왕력으로 인해 만성질환이 오는 경우가 있다. 포도상구균의 감염으로 인한 급성류마티스관절염에 의해 심장질환이 올 수 있으며, 매독의 감염으로 인한 매독성 심장질환도 감염병의 기왕력이 그 원인이 된다고 할 수 있다. 임부가 임신 이후 첫 3

개월 이내의 기간에 풍진을 앓은 경우 아이에게 선천성 심장질환, 백내장 또는 언어장애로 남는 경우도 있다. 이러한 예들은 감염을 예방함으로써 만성질환을 막을 수 있는 경우들이다.

- **유전적 요인**: 유전적 요인에 의한 질병으로는 당뇨병 · 녹내장 · 고혈압 등을 들 수 있으며, 혈우병은 주로 남성에게 나타난다. 낫적혈구빈혈은 흑인에게서 더 잘 일어난다.
- **임신**: 임신은 건강문제를 유발하기도 하며 예방하는 요인으로도 작용한다. 조산이나 출생 시 상해는 지적장애나 신체장애를 가져온다는 점에서 위험요인 중 하나이다. 폐경기 이전과 수유기에는 유방암에 걸릴 위험이 없는 것으로 나타났다. 그리고 임신기에는 일시적으로 관절염 증상이 회복되는 경우를 볼 수 있다. 모성생리 또한 태아의 건강에 영향을 준다. 예를 들면, 임신기간의 모성 당뇨는 후에 어린아이의 지적발달과 행동발달에 영향을 미친다.
- **성**: 여성의 경우는 류마티스관절염, 당뇨병, 고혈압, 심장질환이 더 많고, 남성의 경우는 심장질환, 만성호흡기질환이 빈번한 것으로 나타난다. 이는 성별의 생리적 요인의 차이와 더불어 지속적으로 노출되는 위험요인의 차이에서도 오는 것으로 보고 있다.
- **환경요인**: 대기오염이 만성적인 호흡기질환을 일으키며, 계속적인 소음 노출은 난청 등의 청각장애를 유발하고, 방사선 과다노출은 여러 암을 발생시킨다는 보고가 있다.
- **식습관과 기호식품**: 식습관과 기호식품은 만성질병 발생에 영향을 미치는 주요 요인으로, 자극성 있는 음식을 섭취하는 한국인이나 일본인의 경우 위암의 발생률이 높다. 이에 비해 섬유질 섭취가 낮은 서구인의 경우는 결장암 발생률이 높은 것으로 나타나고 있다. 기호품인 담배와 술은 흡연과 폐암의 관계가 거의 확정적으로 위험요인임이 밝혀졌고, 그 외에도 만성호흡기질환, 심장동맥질환, 심장질환 등을 유발하는 것으로 나타났다. 또한 술은 과음으로 인한 사고뿐 아니라 고혈압, 간경변증, 뇌장애 및 비타민결핍증을 초래한다.
- **영양**: 식습관에 의한 영양장애가 임신부에게는 조산아를 낳는 등의 영향을 미치지만 요즈음은 영양결핍의 문제보다는 과잉으로 인한 비만이 여러 만성질병의 위험요인으로 작용하고 있다.
- **정신적 요인**: 정신적 요인으로 우울과 낮은 자존감은 자살, 물질남용, 가족폭력, 비만 등과 같은 다양한 건강문제를 야기하는 인간의 내적 정신환경의 요인이다.

그 외의 요인들로는 심리적 요인으로 스트레스가 있으며, 사회경제적 요인이 생활환경을 변화시킴으로써 미치는 영향 그리고 산업유해물질 및 작업환경에 의한 만성질환 발생의 영향요인을 고려할 수 있다.

만성질환은 그 특성으로 인해 모든 단계에 걸치는 포괄적인 예방전략이 더욱 중요하다. 만성질환의 진행단계에 따른 예방전략과 기대효과를 도식화한 것은 그림 4-10과 같으며, 일차 예방은 발생률 감소, 이차 예방은 유병률 및 후유증 발생률 감소, 삼차 예방은 후유증 및 장애 발생률 감소로 각각의 관리효과를 측정할 수 있다.

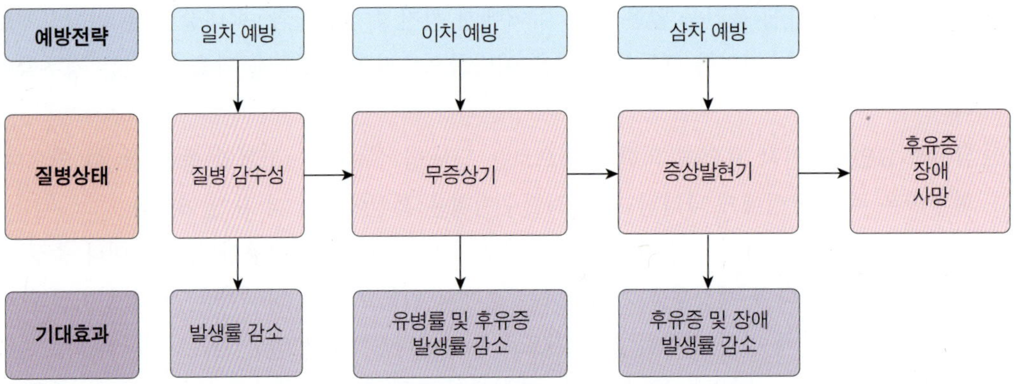

그림 4-10 만성질환의 예방전략에 따른 기대효과

【출처】 Brownson R. C., et al. Chronic disease epidemiology and control. American Public Health Association; 1998.

3절 건강검진의 진단검사

1. 집단검진

집단검진은 질병의 이차 예방의 대표적 방법으로, 증상이 나타나기 이전의 세포나 조직에서의 변이를 미리 찾아내 조기에 치료를 실시할 수 있게 하는 방법이다. 질병의 조기진단을 위해서는 질병의 초기 증상에 관심을 기울이는 방법과 증상이 나타나지 않은 개인에게서 질병을 발견해 내는 것이 필요하다. 질병 증상이 없는 건강한 사람 중 질병이 있을 만한 사람들을 신속하고 분명하게 가려내기 위해 적절한 검사를 시행하여 조기에 질병을 알아내는 것을 선별(screening)이라 하고, 이때 사용되는 검사 또는 시술을 선별검사(screening test)라고 한다. 여러 선별검사법을 동시에 시행하는 것을 다항목 선별검사(multiphasic screening)라 하며, 특히 지역사회 인구집단을 대상으로 시행하는 것은 집단검진 또는 전체적 집단검진(mass screening)이라 한다.

집단검진의 구체적인 목적은 다음과 같다.

첫째, 집단검진을 통하여 어떤 지역사회의 유병률과 질병상태를 정확히 파악하고, 질병 발생에 관계되는 요소를 규명할 수 있으며, 질병 전체의 규모나 발생양상을 알 수 있는 많은 정보를 얻을 수 있다.

둘째, 집단검진으로 질병을 조기에 파악하면 그 질병의 자연사나 발생기전을 이해하는 데 도움이 된다.

셋째, 집단검진의 가장 중요한 목적은 조기진단이라고 할 수 있는데, 많은 질병에서 조기진단을 하여 조기에 치료함으로써 생명의 연장과 질병의 치유에 도움이 된다. 그러나 많은 비감염성 질환에서는 아직까지 조기진단이 어려운 실정이다.

넷째, 집단검진을 실시하는 과정에서 주민에게 질병 발생에 대한 지식과 예방의 중요성을 인식시키고 정기적인 건강진단을 받도록 유도할 수 있다.

지역사회 인구집단 대상의 집단검진 시 검사의 효율성을 위한 조건은 다음과 같다.

- 선별해내려는 상태는 중요한 건강문제여야 한다.
- 질병이 조기에 발견되면 효과적인 치료방법이 있어야 한다.
- 정확하게 진단을 내리고 치료할 수 있는 시설이 있어야 한다.
- 어느 정도의 잠복기 또는 초기 증상을 나타내는 시기가 있는 질병이어야 한다.
- 질병의 발생 및 진행과정(자연사)이 알려진 질병이어야 한다.
- 치료를 해야 할 환자로 규정하는 기준이 마련되어야 한다.
- 질병이 있는 경우 질병이 있는 것으로, 질병이 없는 경우 질병이 없는 것으로 결과를 내주는, 타당하고 신뢰성 있는 검사방법이 있어야 한다.
- 검사방법이 기술적으로 시행하기 쉽고, 검사비용이 경제적이어야 하며, 주민이 검사방법을 거부감 없이 받아들일 수 있는 것이어야 한다.

- 검사방법의 비용-효과분석 측면에서 볼 때, 검진을 위해 투자하는 비용 · 시간 · 노력이 질병의 심각성 측면에서나 효과적인 치료방법 모색 측면에서 이점이 있어야 한다.
- 환자 스크리닝은 계속적으로 이루어져야 한다.

2. 검사방법의 타당도와 신뢰도

집단검진의 검사도구가 갖추어야 할 필수조건은 타당도와 신뢰도이다. 타당도는 검사법이 진단하고자 하는 질병의 유무를 얼마나 정확하게 판정하는가에 대한 능력을 의미하며, 신뢰도는 진단의 시기 및 진단하는 사람 등 측정조건에 따라 검사결과가 얼마나 일관되게 나타나는지에 대한 능력을 의미한다.

따라서 타당도는 정확도와 같은 의미로 사용되고, 신뢰도는 검사가 반복되었을 때 비슷한 검사 결과가 얻어지는지를 의미하는 개념이므로 재현성 또는 반복성과 같은 의미로 사용된다. 여러 생물학적인 현상을 간접적인 방법으로 측정하여 결론을 유도하는 역학에서 그 측정이 얼마나 정확하고 믿을 만한가 하는 문제는 무엇보다 중요하다. 왜냐하면 측정 자체가 정확하지 못할 때에는 아무리 훌륭한 연구설계로 좋은 연구 결과를 얻었다 할지라도 우리가 목적하는 진리를 찾을 수 없으며 오류를 범할 수 있기 때문이다. 따라서 측정의 타당도와 신뢰도에 영향을 미치는 요인들이 무엇이며, 이를 어떻게 검증할 것인가를 아는 것이 매우 중요하다.

1) 타당도

타당도(정확도, validity)란 어떤 측정치 또는 측정방법이 평가하고자 하는 내용을 얼마나 정확히 측정하였는지의 정도를 의미한다. 예를 들면, 어느 집단 내에서 결핵환자를 찾기 위하여 간접흉부 X선을 촬영했을 때 그 집단에 실재하는 환자 중 얼마만큼의 환자를 찾아낼 수 있느냐의 정도이다.

검사방법의 타당도는 민감도(sensitivity), 특이도(specificity), 예측도(predictability)로 평가한다. 민감도와 특이도는 특정 검사방법이 특정 질병의 유무를 정확하게 판단해주는 능력을 의미한다. 즉, 민감도는 특정 검사방법이 질병이 있는 사람을 양성으로 바르게 확인해내는 능력이며, 특이도는 건강한 사람을 음성으로 바르게 찾아내는 능력이다. 민감도와 특이도 외에 타당도를 보여주는 지표로 위음성률과 위양성률이 있다. 위음성률은 질병이 있는 사람이 검사 결과 음성일 확률이며, 위양성률은 질병이 없는 사람이 검사 결과 양성일 확률을 의미한다. 예측도는 검사 결과가 양성인 사람들 중에서 질환이 있는 사람의 비율(양성예측도) 또는 검사 결과가 음성인 사람들 중에서 건강한 사람의 비율(음성예측도)로 구분되며, 그 검사방법의 예측능력을 의미한다.

타당도의 계산방법은 다음과 같으며 표 4-6, 7을 통해 확인할 수 있다.

- 민감도 $= \frac{A}{A+C} \times 100(\%)$
- 특이도 $= \frac{D}{B+D} \times 100(\%)$
- 위음성률 $= \frac{C}{A+C} \times 100(\%)$
- 위양성률 $= \frac{B}{B+D} \times 100(\%)$
- 양성예측도 $= \frac{A}{A+B} \times 100(\%)$
- 음성예측도 $= \frac{D}{C+D} \times 100(\%)$

표 4-6 진단검사의 타당도

검사 결과	확진에 의한 질병		계
	있다(+)	없다(-)	
양성	A(진양성, true positive)	B(위양성, false positive)	A+B(총 검사 양성 수)
음성	C(위음성, false negative)	D(진음성, true negative)	C+D(총 검사 음성 수)
계	A+C(총 환자 수)	B+D(총 비환자 수)	A+B+C+D(총 수)

진단검사의 타당도는 실제 질병상태(있다, 없다)와 검사 결과(양성, 음성)와의 관계를 나타낸다. 즉, 진단검사는 실제로는 질병이 없는 일부 사람들이 양성의 검사 결과를 갖는 "위양성"과 질병이 있는 사람들이 음성의 검사 결과를 갖는 "위음성"으로 잘못 분류하게 된다. 그러면 잘못 분류된 경우 어떤 문제가 있을까? 위양성으로 진단받은 사람은 정밀검사로 인한 보다 복잡한 검사 수행과 비용부담, 그리고 걱정과 불안의 문제가 있다. 반면 위음성으로 진단받은 사람은 감염병 등 초기단계에서 빠른 치료가 필요한 질병일 경우 치명적일 수 있다. 따라서 보건의료체계 및 질병의 특성 등을 고려하여 민감도를 높일지(위음성 낮춤), 특이도를 높일지(위양성 낮춤) 기준점(cutoff point)을 고려하는 것이 중요하다.

연습문제

자궁경부암 진단을 위한 세포진검사의 타당도를 구하기 위하여 세포진검사(Pop smear)와 생검(biopsy)을 실시하였다. 결과는 표 4-7에 제시한 바와 같다.

표 4-7 세포진검사의 타당도

Pop. smear	생검에 의한 확진		계
	자궁경부암(pt.)	건강한 사람	
양성	189	72	261
음성	12	496	508
계	201	568	769

세포진 분류 5단계 중 1~2단계까지를 세포진검사 결과 음성, 세포진 분류 3~5단계까지는 양성으로 판정을 하고, 자궁암의 집단검진방법인 세포진검사의 정확도(민감도, 특이도, 양성 및 음성예측도)를 구하면 다음과 같다.

(계속)

〈풀이〉

- 민감도 = (189/201)×100 = 94.03(%)
- 특이도 = (496/568)×100 = 87.32(%)
- 예측도

  양성예측도 = (189/261)×100 = 72.41(%)

  음성예측도 = (496/508)×100 = 97.64(%)

암과 같은 경우 한 명의 환자라도 찾아내야 하므로 민감도를 높여야 한다. 위의 자궁경부암의 집단검진 도구인 세포진검사의 민감도는 94.03%로 자궁암환자의 94.03%를 발견할 수 있으나, 양성예측도는 72.41%로 세포진검사에서 양성자 중 27.59%[1−양성예측도 = (72/261)×100]는 위양성자로 판정되었다.

2) 신뢰도

신뢰도(reliability)란 동일 대상에 대한 반복측정이 얼마나 일관성(consistency)을 가지고 일치하느냐를 검정하는 것이다. 즉, 그 측정이 객관적이든 주관적 판단에 의한 것이든 간에 동일 측정도구를 반복적으로 사용하여 동일한 측정치를 얻을 확률을 재는 것으로, 오차가 클수록 신뢰도가 낮아진다.

신뢰도는 정확도의 필수조건이다. 우연히 일어날 수 있는 오차를 줄여서 신뢰도를 높여야 한다. 이를 위해 다음의 3가지 측면에서의 검토가 필수적이다.

동일인이 동일 대상을 여러 번 반복하여 측정했을 때 동일치를 얻는 확률을 보는 것이다. 이때 생기는 오차를 관측자 내 오차(intrapersonal error)라 하는데, 측정도구 자체의 잘못이 있거나 측정자의 기술적인 오차가 있을 경우 발생할 수 있다.

동일 대상을 동일한 측정도구로 여러 사람이 측정했을 때 동일치를 얻는 확률을 보는 것이다. 이때 생기는 오차를 관측자 간 오차(interpersonal error)라 하며, 측정도구의 문제로 관측자 내 오차 또는 관측자 간의 기술적인 차이가 있을 경우에 발생할 수 있다.

생물학적 변동에 따른 오차(biological error)가 있을 수 있다. 예를 들면, 혈압은 피측정자의 시간, 자세 그리고 기분 등에 따라 달라질 수 있음을 고려하여 측정하여야 한다.

우연히 일어날 수 있는 측정의 오차로 인한 신뢰도의 저하를 유발하는 요인으로는 관측자의 편견과 기술의 미숙, 측정 도구의 부정상태, 측정할 때의 환경조건 등이 있는데, 신뢰도를 높이려면 이들 요인에 의해 발생할 수 있는 오차를 제거하도록 최대한 노력하여야 한다.

4절 역학적 측정지표

개인이나 집단의 건강 수준을 관찰하고 비교할 목적으로 여러 건강지표(health index)를 사용한다. 건강지표에는 사망에 관한 지표, 출생에 관한 지표, 질병에 관한 지표, 인구 재생산 수준에 관한 지표, 그리고 의료시설 활용에 관한 지표 등이 있다.

역학연구는 인구집단에서 발생하는 질병, 출생, 사망의 분포를 설명하거나 이의 결정인자를 밝히기 위해 빈도를 측정하는 경우가 많다. 측정지표는 개념적으로 빈도, 구성비율, 율, 비로 분류되며 다음과 같다.

1. 측정지표의 종류와 개념

1) 빈도

빈도(frequency)는 해당 사건에 해당하는 수를 의미하며, 분모의 개념이 포함되지 않는 것이다. 예를 들면, 고혈압 발생을 볼 때, A 지역은 300명 발생하였고, B 지역은 150명 발생하였을 경우, 발생 수는 A 지역이 B 지역보다 많지만, 사건의 수만 가지고는 A 지역에서 고혈압 발생 문제가 심각하다고 할 수 없다. 빈도는 분모를 고려하지 않고 측정하므로, 질병 발생이나 사망의 규모를 측정할 때는 분모의 개념을 고려하여 전체 몇 명 중 질병 발생 수나 사망자 수로 나타내야 한다.

2) 구성비율

구성비율(proportion)은 전체 중에서 어떤 특성이 있는 소집단의 상대적 비중을 나타내는 것으로 분율이라고도 한다. 구성비율로 표시된 값은 분자, 분모의 단위가 같으므로 단위가 없다. 분자는 항상 분모에 포함되며, 흔히 사용하는 것이 백구성비율(%)이다. 값은 0에서 1 사이에 위치하며, 수식으로 표현하면 A/(A+B)의 형태가 된다.

3) 율

율(rate)은 단위시간(단위온도, 혹은 단위압력 등)당 특정 현상의 변동량을 뜻한다. 즉, 율은 집단현상의 동적 측면을 반영하며, 따라서 이미 일어난 현상을 표현하는 구성비율이나 비와 다르다. 율은 단위가 있으며(역학에서는 대부분 1/시간), 값은 0에서 무한대의 범위를 지니고 속도의 개념을 포함한다.

4) 비

비(ratio)는 한 측정값을 다른 측정값으로 나눈 A:B 또는 A/B의 형태를 나타내는 지수이다. 이때 A와 B는 완전히 독립적이어야 한다. 따라서 비에서 분자는 분모에 포함되지 않는다.

2. 건강 · 질병현상의 측정지표

1) 유병률

유병률(prevalence rate)은 대상 집단에서 특정 상태를 가진 사람 수의 구성비율이다. 보통 시간을 기준으로 시점유병률과 기간유병률로 구분한다.

(1) 시점유병률

시점유병률(point prevalence)은 대상 집단의 사람이 일정 시점에서 유병자일 확률 즉, 한 시점에서의 유병상태를 나타낸다. 보편적으로 사용되는 유병의 계측치로서 통상 '유병률'이라고 불리는 것이다.

$$\text{• 시점유병률} = \frac{\text{그 시점에서의 유병자 수}}{\text{특정 시점에서의 전체 대상자 수}} \times 1{,}000$$

ㅁ 시점유병률 사례: 2008년 1월부터 12월까지 A 지역에 인구 1,000명이 거주하고 있다. 2008년에 폐렴 5건이 발생했다. 폐렴 5건의 발생시점이 각기 다르다. 각 시점유병률을 구해보자.

ㅁ A 지역 폐렴의 발생과 유병률(2008년)

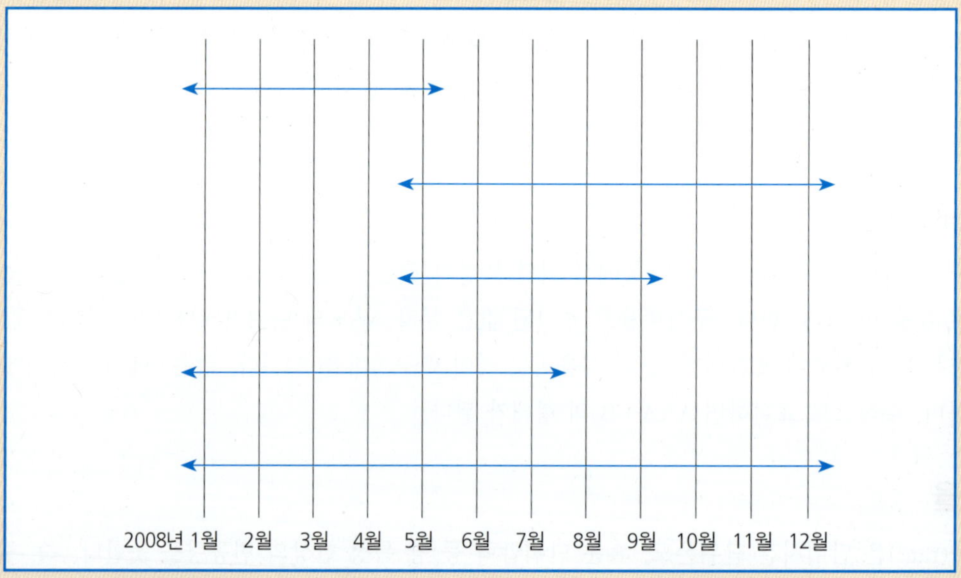

ㅁ 시점유병률의 측정지표

5월 시점유병률 = 5/1,000×1,000 = 5

7월 시점유병률 = 4/1,000×1,000 = 4

9월 시점유병률 = 3/1,000×1,000 = 3

12월 시점유병률 = 2/1,000×1,000 = 2

【출처】 한국역학회. 역학(제4판). Epublic; 2009.

(2) 기간유병률

기간유병률(period prevalence)은 일정 기간 동안 질병이 있는 유병자를 뜻한다. 따라서 대상 집단에 대하여 일정 기간 관찰이 이루어져야 하며, 분자에는 관찰 시작시점에서의 유병자와 관찰기간 동안에 새로 발생한 환자가 포함된다.

$$\bullet\ \text{기간유병률} = \frac{\text{관찰 시작시점에서의 유병자 수 + 관찰기간에 새로 발견된 환자 수}}{\text{특정 시점에서의 전체 대상자 수}} \times 1{,}000$$

▫ 기간유병률 사례: A 요양원에 100명이 거주하고 있었다. 이 중 18명은 2023년 1월 1일 이전에 이미 당뇨병에 이환되어 있었고, 2023년 1월 1일부터 12월 31일까지 2명의 당뇨병 신규 환자가 발생하였다. 2023년 1월 1일부터 12월 31일까지의 당뇨병 기간유병률을 구해보자.

▫ A 요양원 당뇨병 기간유병률 = 20(기존 환자 18명 + 신규 환자 2명)/100×1,000 = 200

2) 발생률

발생률(incidence rate)은 질병 발생 위험성이 있는 집단에서 특정 기간 동안 발생한 새로운 질병의 사례 수를 뜻한다. 질병이 없는 상태에서 있는 상태로 변화하는 일련의 사건을 측정하는 것이며, 특정 기간 동안 새로운 사건 혹은 새로운 환자만이 분자에 포함되기 때문에 해당 기간 동안 질병 발생 위험도를 측정할 수 있다.

발생이라는 현상을 관찰하기 위해서는 명확히 정의된 '대상 집단'과 '시간경과'라는 변수가 주어져야 한다. 대상 집단이란 질병이 발생할 위험이 있는 전체 인구집단을 뜻하며, 예를 들어 자궁암 발생률을 계산할 때는 오직 여자만이 대상 집단에 포함되어야 한다. 또한 시간경과와 관련하여 두 가지 문제(정의된 관찰기간 동안 전체 대상자가 모두 관찰된 경우, 각 대상자의 관찰기간이 같지 않을 경우)를 고려하여야 하며, 이때 각각 누적발생률과 평균발생률을 산출할 수 있다.

(1) 누적발생률

정의된 관찰기간 동안 전체 대상자를 모두 관찰한 경우 누적발생률(cumulative incidence)을 산출한다. 누적발생률은 일정 기간 질병에 걸린 사람의 구성비율을 나타내며, 특정한 기간에 한 개인이 질병에 걸릴 확률 또는 위험도로 추정한다.

$$\bullet\ \text{누적발생률} = \frac{\text{특정 기간 동안 그 집단에서 발생하는 새로운 질병의 사례 수}}{\text{동일한 기간 동안 해당 질병이 발생할 가능성을 지닌 인구 수}} \times 1{,}000$$

ㅁ 누적발생률 사례: 2010년 1월부터 2020년 12월까지 11년 동안 A군에서 쯔쯔가무시 질병이 없던 1,000명의 인구 중 40명의 쯔쯔가무시 신환이 발생하였다. 11년간의 누적발생률을 구해보자.

기간	쯔쯔가무시 신환 발생(명)
2010년 1~12월	5
2011년 1~12월	4
2012년 1~12월	2
2013년 1~12월	8
2014년 1~12월	3
2015년 1~12월	1
2016년 1~12월	6
2017년 1~12월	5
2018년 1~12월	4
2019년 1~12월	0
2020년 1~12월	2

ㅁ A지역 쯔쯔가무시 누적발생률 = (40/1,000)×1,000 = 40

【출처】 김정순. 역학원론(제5판). 신광출판사; 2014.

(2) 평균발생률

각 대상자의 관찰기간이 같지 않을 경우 평균발생률[incidence rate 또는 발생밀도(incidence density)]을 구하며, 여기서 분모는 각 개인의 서로 다른 관찰기간의 합으로 구한다. 이를 인년(person-year)이라고 한다.

$$\cdot \text{평균발생률} = \frac{\text{특정 기간 동안 그 집단에서 발생하는 새로운 질병의 사례 수}}{\text{총 인년(해당 기간 동안 각 대상자의 관찰기간의 합)}} \times 1{,}000$$

ㅁ 평균발생률 사례: '가' 지역에서 5명을 2000년부터 2010년까지 만10년간 관찰하였다. A는 2001년도 도시에 입주하여 2005년도에 Z질환 진단을 받았다. A의 관찰기간은 만 4년이다. B는 2000년도부터 도시 지역주민으로 2006년도에 사망했다. B의 관찰기간은 만 6년이다. C는 2002년도에 도시에 입주하여 건강하게 지내다가 2005년도부터 다른 곳으로 이사했다. C의 관찰기간은 만 3년이다. D는 2000년도부터 도시 지역주민으로 2010년도부터 지금까지도 건강하게 거주하고 있다. D의 관찰기간은 만 10년이다. E는 A의 자녀로 2003년도에 태어나 2010년도까지 건강하게 지내고 있다. E의 관찰기간은 만 7년이다. Z질환의 평균발생률을 구해보자.

ㅁ 질환 Z의 발생률(2000~2010년)

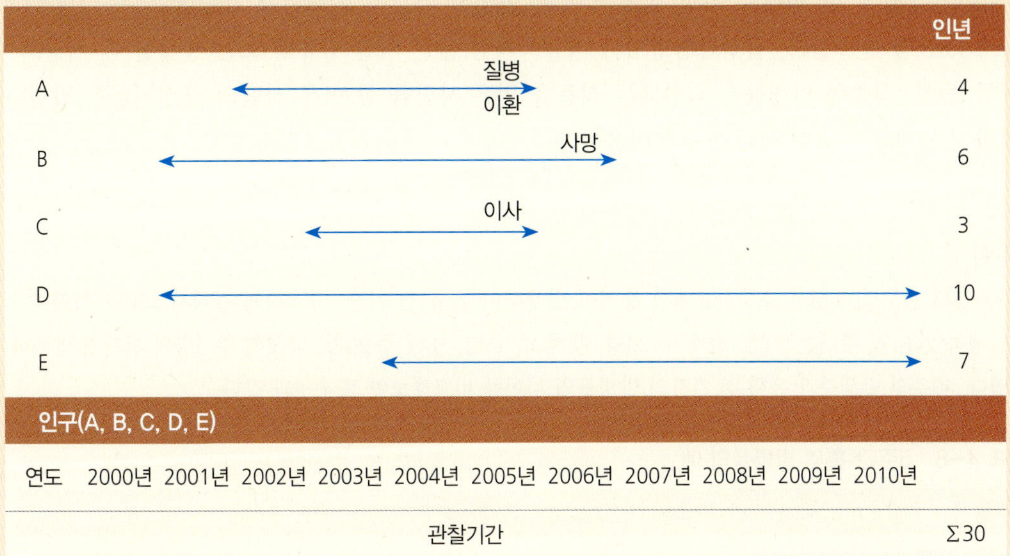

ㅁ Z질환의 평균발생률 = (1/30)×1,000 = 33.3

- Z질환 발병자 수 1명
- 총 관찰기간(인년, person-year) 30

【출처】 Ann Aschengrau & George R. Seage Ⅲ. Epidemiology in public health(3rd Edition). Bartlett Learning; 2020.

3) 발생률과 유병률의 관계

유병률은 발생률과 이환기간의 두 가지 요인의 영향을 받는다. 즉, 발생률이 높거나 이환기간이 길거나 혹은 발생률이 높은 동시에 이환기간도 길면 유병률은 높아진다. 반대로 발생률이 낮거나 이환기간이 회복 또는 사망으로 짧아지거나 또는 2개 변수(발생률과 이환기간) 모두 적어질 때 유병률은 낮아진다. 이러한 함수관계를 감안하여 어떤 질병의 이환기간이 비교적 일정할 경우 다음과 같은 관계식이 성립한다.

- P(유병률) = I(발생률) × D(이환기간)

유병률은 지역사회에서 쉽게 얻을 수 있지만 발생률은 그렇지 않다. 그러나 질병의 유병률과 그 질병의 이환기간을 알면 발생률을 계산할 수 있다. 급성질병의 경우처럼 수주나 수개월 내에 완전히 회복되거나 아니면 사망하는 질병에 대해 1년 동안의 발생률과 유병률을 비교한다면, 사망이 거의 없을 때는 발생률과 유병률은 거의 같을 것이나 치명률이 높을 때 오히려 유병률보다 발생률이 높을 것이다. 그러나 1년간의 비교가 아니고 시점이나 짧은 기간 내 비교일 때는 유병률이 발생률보다 클 것이다. 만성질병의 유병률과 발생률을 비교해 보면, 이환기간이 길고 치명률이 낮고 매년 발생한 환자가 누적되므로 유병률이 발생률보다 높은 것을 쉽게 알 수 있다.

4) 발병률

누적발생률의 한 형태로 특정 질병 발생이 한정된 기간에 한해서만 가능한 경우 발병률(attack rate)을 산출한다. 급성감염병이나 식중독처럼 짧은 기간에 유행 또는 발생할 때 사용하며 예를 들어, 식중독 발병률은 의심되는 식품을 먹은 사람들 중 아픈 사람의 구성비율을 말한다. 따라서 발병률은 율이 아니라 구성비율이다.

[예]

500명의 감수성이 있는 초등학교에서 홍역이 발생하여 유행 전 기간, 즉 5주에 걸쳐서 100명의 환자가 발생하였다. 첫 주에는 10명, 둘째 주 20명, 셋째 주 45명, 넷째 주 20명, 다섯째 주 5명의 환자가 발생하였다. 매주의 발생률과 유행 전 기간의 발병률의 차이를 비교해보면 표 4-8과 같다.

표 4-8 5주간 홍역 발병률의 예

발생률	유행 전 기간(5주)의 발병률
1주: 10명 → (10÷500)×100	(100/500)×100= 20(%)
2주: 20명 → [20÷(500－10)] ×100	
3주: 45명 → [45÷(500－10－20)] ×100	
4주: 20명 → [20÷(500－10－20－45)] ×100	
5주: 5명 → [5÷(500－10－20－45－20)] ×100	

$$\bullet\ \text{일차발병률} = \frac{\text{질병 발병자 수}}{\text{유행기간 중 원인요인에 접촉 또는 노출된 인구}} \times 100$$

5) 이차발병률

이차발병률(secondary attack rate)은 질병에 감수성이 있는 사람들이 발단환자(index case 또는 primary case)와 접촉하여 잠복기가 경과한 후 그 질병이 발생하는 율을 나타낸다. 감염성의 강도나 분포의 크기를 측정하거나, 예방 수단의 효과를 확인하는 데 유용하며, 감염성 여부를 평가하는 데도 유용하다.

$$\bullet\ \text{이차발병률} = \frac{\text{질병 발병자 수}}{\text{환자와 접촉한 감수성이 있는 사람의 수}} \times 100$$

3. 집단의 건강 · 질병현상 비교

1) 상대위험도

특정 위험요인에 노출된 집단의 발생률과 노출되지 않은 집단 간의 발생률을 비교하는 것을 상대위험도(비교위험도, relative risk or relative ratio, RR)라고 한다. '기준 노출상태에 비하여 특정 노출상태에 있는 집단의 질병 발생 확률이 ○배 높다'로 해석할 수 있다. 이것은 코호트연구에서 폭로군에서의 발생률과 비폭로군에서의 발생률의 비를 의미하며 이 비가 클수록 폭로된 요인이 병인으로 작용할 가능성도 커진다. 즉, 상대위험도가 1.0보다 크면 해당 요인이 질병 발생의 확률을 증가시키는 방향으로 작용한다는 뜻이고, 반대로 상대위험도가 1.0보다 작은 경우는 요인 노출로 인해 질병 발생 위험이 감소되는 경우로 해석할 수 있다. 예를 들면, 신체활동 노출로 인해 비만에 대한 상대위험도가 0.3으로 산출되었다면, 신체활동으로 인해 비만 위험을 70% 예방할 수 있다는 의미이다(표 4-9).

$$\bullet\ \text{상대위험비(RR)} = \frac{\text{의심되는 요인에 폭로된 집단에서의 특정 질병 발생률}}{\text{의심되는 요인에 폭로되지 않은 집단에서의 특정 질병 발생률}} = \frac{A/(A+B)}{C/(C+D)}$$

표 4-9 상대위험비 계산공식의 예

요인	질병		계
	있다	없다	
있다	A	B	A+B
없다	C	D	C+D
계	A+C	B+D	A+B+C+D

【주】 폭로군의 질병발생률 = A/(A+B)
비폭로군의 질병발생률 = C/(C+D)
상대위험비 = [A/(A+B)] / [C/(C+D)]

표 4-10은 흡연집단과 비흡연집단 사이에 폐암 발생률의 차이가 있는지를 20년간 조사한 코호트연구 결과이다. 흡연집단 2,180명 중 351명, 비흡연집단 675명 중 10명의 폐암환자가 발생하였다. 이 결과를 이용하여 상대위험비를 계산하면 다음과 같다.

$$\bullet\ \text{상대위험비(RR)} = \frac{351/2,180}{10/675} = \frac{351\times675}{10\times2,180} = 10.9$$

결론적으로 흡연집단이 비흡연집단에 비해 폐암 발생 위험이 10.9배 높다는 뜻이다.

표 4-10 흡연으로 인한 폐암 발생에 대한 상대위험비의 예

흡연 여부	폐암		계
	있다	없다	
예	351	1,829	2,180
아니오	10	665	675
계	361	2,494	2,855

2) 교차비

특정 질병이 있는 집단에서 위험요인에 폭로된 사람과 그렇지 않은 사람의 비, 특정 질병이 없는 집단에서 위험요인에 폭로된 사람과 그렇지 않은 사람의 비를 구하고, 이들 두 비 간의 비를 구한 것을 교차비(대응위험도, odds ratio, OR)라 한다. 교차비는 평균발생률이나 누적발생률을 계산할 수 없는 환자-대조군연구에서 요인과 질병과의 관계를 알아보고자 할 때 흔히 사용된다. 해석은 상대위험도와 같으며, 교차비가 1.0보다 크면 해당 요인이 질병 발생의 확률을 증가시키는 방향으로 작용한다는 뜻이고, 반대로 교차비가 1.0보다 작은 경우는 요인 노출로 인해 질병 발생 위험이 감소되는 경우로 해석할 수 있다.

$$\bullet\ \text{교차비(OR)} = \frac{\text{특정 질병이 있는 집단에서 위험요인에 폭로된 사람과 그렇지 않은 사람의 비}}{\text{특정 질병이 없는 집단에서 위험요인에 폭로된 사람과 그렇지 않은 사람의 비}} = \frac{A/C}{B/D} = \frac{AD}{BC}$$

표 4-11 지역사회주민들의 민물생선회 섭취 여부에 따른 간흡충증 유무

민물생선회	간흡충증	
	있다	없다
섭취한 적 있다.	437(A)	975(B)
섭취한 적 없다.	182(C)	787(D)

표 4-11은 지역사회주민을 대상으로 민물생선회 섭취와 간흡충증의 관계를 연구한 환자-대조군연구이다. 민물생선회 섭취와 간흡충증의 관계를 교차비로 측정할 수 있다. 교차비는 간흡충증인 사례군 중 유해요인 노출군과 비노출군의 비(437/182)를 간흡충증이 없는 대조군 중 유해요인 노출군과 비노출군의 비(975/787)로 나누어 계산한다.

$$\bullet\ \text{교차비(OR)} = \frac{437/182}{975/787} = \frac{437 \times 787}{975 \times 182} = 1.93$$

결론적으로 민물생선회를 섭취한 경우가 섭취하지 않은 경우보다 간흡충증 발생 위험이 1.93배 높다는 의미이다.

3) 기여위험도

기여위험도(귀속위험도, attributable risk, AR)는 질병의 발생률(위험도) 중에서 우리가 관심 있는 특정 원인(또는 위험요인)의 노출이 직접 기여한 정도(기여위험 차이) 또는 구성비율(기여위험 백분율)로 정의된다. 예를 들면, 흡연자의 폐암 발생률 중 흡연 때문에 증가한 부분이 어느 정도인가를 의미하는 것이다. 특정 위험요인의 노출을 완전히 제거할 경우 질병을 얼마나 예방할 수 있는지 파악할 수 있으며, 폭로군과 비폭로군의 발생률 차로 산출한다.

- 기여위험 차이 = 폭로군에서의 발생률 − 비폭로군에서의 발생률

기여위험 구성비율은 폭로집단에서 해당 위험요인의 노출이 기여한 정도(구성비율)가 얼마나 되는지를 표현하는 것이다. 예를 들어, 흡연자가 흡연요인으로 인한 폐암 기여위험 구성비율이 70% 또는 0.7이라고 한다면, 이는 흡연자에게 발생한 폐암 중 흡연요인이 전체 폐암의 70%가 된다는 것을 의미한다. 이는 흡연자에게 흡연요인이 없다면 폐암 발생의 70%를 줄일 수 있다는 해석도 성립한다.

- 기여위험 백분율 $= \dfrac{\text{기여위험 차이}}{\text{폭로군에서의 발생률}} \times 100$

4. 조율과 표준화

1) 조율

조율(crude rate)은 전체 모집단 중 사건의 비율을 의미하며, 소집단의 특성을 고려해서 조정한 표준화율이나 소집단별 비율(group specific rate)에 대응해서 쓰이기도 한다. 표 4-12를 보면, '가' 지역과 '나' 지역의 사망률을 비교할 때 조사망률만 보면 '가' 지역의 조사망률은 12.5로 '나' 지역 6.3보다 2배가량 높아 건강 수준이 낮은 것으로 해석할 수 있다. 그러나 조사망률을 연령별로 비교해 보면 연령별 사망률은 똑같은데, '가' 지역의 조사망률은 50세 이상 인구 구성비에 의해 영향받았음을 알 수 있다. 즉 '가' 지역에는 50세 이상의 인구 수가 상대적으로 많기 때문에 노령으로 인한 사망자 수가 많아 조사망률이 높을 수밖에 없다.

이러한 현상은 어떤 사건 발생에 영향을 미치는 변수의 인구 내 구성비가 다를 때 유발되므로 조율의 차이만으로 비교하면 두 지역의 건강 수준에 대해 잘못된 결론을 내릴 수 있다. 그러므로 인구집단 간 사건의 비율(사망률이나 유병률)을 비교할 때는 그 사건(사망이나 질병)에 영향을 미치는 인구집단의 특성(연령, 성 등)을 보정한 표준화 사망률로 비교해야 한다.

표 4-12 두 지역의 사망률

계(조사망률) / 연령	가 지역 사망률 12.5	가 지역 사망 수 125	가 지역 인구 수 10,000	나 지역 사망률 6.3	나 지역 사망 수 63	나 지역 인구 수 10,000
0~49세	2.6	17	6,500	2.6	23	8,700
50세 이상	30.8	108	3,500	30.8	40	1,300

【출처】 김정순. 역학원론(제5판). 신광출판사; 2014.

2) 표준화

역학적 특성이 서로 다른 인구집단의 건강 관련 지표를 비교할 때 각 집단에서 실제로 산출한 조율을 그대로 비교할 수 없다. 이때 비교하고자 하는 집단 간의 인구집단 특성의 차이를 보정하고 같은 조건으로 만들어 비교 가능하게 하는 방법을 표준화(standardization)라고 한다. 이러한 비교 목적으로 사용하는 계측치를 표준화율(standardized rate) 또는 보정률(adjusted rate)이라고 한다. 일반적으로 사망이나 질병에 연령이 영향을 미치므로 연령구조를 같게 한 연령별 표준화율이 흔히 사용되고 있다. 또한 두 지역의 전립샘암 발생률을 비교할 때는 그 지역의 남성과 여성의 비율이 질병 발생에 영향을 미치므로 성별 분포를 보정한 성별 표준화율로 비교하여야 한다. 우리나라의 2008~2018년 지역건강조사의 건강지표도 연도 및 지역 간 인구구성 차이에 따른 영향을 보정하기 위해 표준인구(2005년 추계인구, 통계청)로 보정한 표준화율로 제시되고 있다. 표준화방법으로는 직접법(direct method)과 간접법(indirect method)이 있다.

(1) 연령 직접표준화

직접법을 이용하려면 보정하려는 집단의 연령별 특수사망률과 표준인구의 연령별 인구구성이 필요하다. 즉, 표준인구(standard population)를 정하여 율을 표준화한다. 표준인구는 본 예제처럼 A 집단과 B 집단의 인구를 합하여 만들 수 있다[표 4-13(5)]. 또한, 해당 국가 전체 인구의 연령별 인구 수를 사용하여도 된다. 국가 간 보건지표를 비교할 때는 세계보건기구가 만든 세계표준인구를 사용할 수도 있다.

- 조사망률 $= \dfrac{\text{각 연령군의 인구 수} \times \text{연령별 사망률}}{\text{해당 인구집단의 전체 인구 수}}$
- 표준인구 = 해당 연령별 인구 수 합
- 기대사망자 수 = 해당 연령별 사망률 × 연령별 표준인구 수의 합
- 보정(표준화)사망률 $= \dfrac{\text{기대사망자 수}}{\text{표준인구 수}} \times 1,000$

표 4-13의 예와 같이 표준인구에 A 집단과 B 집단의 연령별 사망률을 곱하여 각 집단의 기대사망자 수를 계산한다[표 4-13(6), (7)]. A 집단의 전체 기대사망자 수는 74명, B 집단은 92명

이 되며, 이를 표준인구 수 10,000명으로 나누어 준 것이 보정사망률로 A 집단은 1,000명당 7.4명, B 집단은 9.2명으로 보정사망률은 조사망률과 다르게 B 집단이 A 집단보다 높다는 것을 알 수 있다.

표 4-13 직접법에 의한 사망률의 연령보정 예

연령	A 집단		B 집단		표준인구	기대사망자 수 (A 집단)	기대사망자 수 (B 집단)
	인구 수	연령별 사망률 (1,000명당)	인구 수	연령별 사망률 (1,000명당)			
	(1)	(2)	(3)	(4)	(5)	(6)	(7)
15세 미만	1,500	2	2,000	2	3,500	7	7
15~44세	2,000	6	2,500	10	4,500	27	45
45세 이상	1,500	20	500	20	2,000	40	40
계	5,000		5,000		10,000	74	92

조사망률을 계산해보자.

A 지역 = [(1,500 × 2) + (2,000 × 6) +(1,500 × 20)]/5,000 = 45,000/5,000 = 9.0

B 지역 = [(2,000 × 2) + (2,500 × 10) + (500 × 20)]/5,000 = 39,000/5,000 = 7.8

【해석】 계산된 조사망률은 A 집단의 경우 1,000명당 9.0명이고, B 집단은 7.8명으로 A 집단이 B 집단에 비하여 높다. 그러나 A 집단의 연령군별 인구 수와 B 집단의 연령군별 인구 수를 비교해보면 A 집단이 B 집단에 비하여 45세 이상의 연령은 많지만, 15세 미만은 적은 것을 알 수 있다. 따라서 연령이 사망에 영향을 준다는 것을 고령이라 할 때 연령분포가 다른 두 집단의 조사망률을 직접 비교하는 것은 잘못된 판단을 할 수 있다. 이것을 해결하기 위하여 표준인구(standard population)를 정하여 율을 표준화하여야 한다.

표준인구를 계산해보자.

15세 미만 표준인구 = 1,500(A 집단) + 2,000(B 집단) = 3,500

15~44세 표준인구 = 2,000(A 집단) + 2,500(B 집단) = 4,500

45세 이상 표준인구 = 1,500(A 집단) + 500(B 집단) = 2,000

A 집단 기대사망자 수를 계산해보자.

15세 미만 표준인구 = (2/1,000) × 3,500 = 7

15세~44세 표준인구 = (6/1,000) × 4,500 = 27

45세 이상 표준인구 = (20/1,000) × 2,000 = 40

B 집단 기대사망자 수를 계산해보자.

15세 미만 표준인구 = (2/1,000) × 3,500 = 7

15~44세 표준인구 = (10/1,000) × 4,500 = 45

45세 이상 표준인구 = (20/1,000) × 2,000 = 40

보정사망률을 계산해보자.

A 집단 = (74/10,000) × 1,000 = 7.4

B 집단 = (92/10,000) × 1,000 = 9.2

【해석】 A 집단의 전체 기대사망자 수는 74명, B 집단은 92명이 되며, 이를 표준인구 수 10,000명으로 나누어 준 것이 보정사망률이다. A 집단은 1,000명당 7.4명, B 집단은 9.2명으로 보정사망률은 조사망률과 다르게 B 집단이 A 집단보다 높다는 것을 알 수 있다.

【출처】 대한예방의학회. 예방의학과 공중보건학. 계축문화사; 2021.

(2) 연령 간접표준화

비교하고자 하는 한 군의 연령별 특수사망률을 알 수 없거나, 대상 인구 수가 너무 적어서 안정된 연령별 특수사망률을 구할 수 없는 경우에는 간접법을 사용하여야 한다. 이때는 표준화 사망비(standardized mortality ratio, SMR)를 계산하게 된다. 표준화 사망비는 다음과 같은 공식으로 계산한다.

$$\bullet\ 표준화\ 사망비 = \frac{어떤\ 집단에서\ 관찰된\ 총\ 사망\ 수}{이\ 집단에서\ 예상되는\ 총\ 기대사망\ 수}$$

간접법을 계산하는 과정은 표준인구(심장병이 없는 인구집단)의 연령별 특수사망률[표 4-15(2)]을 대상 집단(심장병 의심자)의 인구구성[표 4-15의(1)]에 곱하여 '기대사망자 수[표 4-15(3)]'를 산출하는데, 본 예에서 전체 기대사망자 수는 4.7명이 된다. 이는 조사 대상군이 표준인구의 연령별 사망률만큼 경험하면 어느 정도의 사망자가 발생할 것인가를 추정하는 것이다. 이렇게 추정된 기대사망자 수를 실제로 조사 대상군이 경험한 관찰사망자 수 20명과 비교함으로써 표준화 사망비를 산출한다. 표준화 사망비의 값이 1보다 크면 대상 집단이 표준인구에 비하여 더 많은 사망자가 발생한다는 것이고, 1보다 작으면 비교 인구집단보다 더 적은 사망자가 발생한다는 의미이다. 본 예에서 산출된 표준화 사망비는 4.25로 대상 집단에서 표준인구보다 더 많은 사망자가 발생한다는 것을 알 수 있다.

• 간접표준화율 = 표준화 사망비×표준인구의 조사망률

표 4-14 심장병이 없는 집단과 의심되는 집단의 일반 사망률

연령	심장병이 없는 집단				심장병이 의심되는 집단			
	인구 수	%	사망자 수	연령별 사망률 (1,000명당)	인구 수	%	사망자 수	연령별 사망률 (1,000명당)
15~34세	13,681	55.2	35	2.5	23	20.5	1	43.5
35~54세	8,838	35.7	102	11.5	24	21.4	5	208.3
55세 이상	2,253	9.1	149	66.1	65	58.0	14	215.3
계	24,772	100.0	286		112	99.9	20	

조사망률을 계산해보자.

심장병 없는 집단 조사망률 = (286/24,772)×1,000 = 11.5

심장병이 의심되는 집단 조사망률 = (20/112)×1,000 = 178.6

【출처】 대한예방의학회. 예방의학과 공중보건학. 계축문화사; 2021.

간접표준화법에서의 '표준인구'는 참고집단(reference population) 혹은 비교집단(comparison population)으로, 직접표준화법에서의 '표준인구'와는 다르다. 위의 예제에서는 심장병 의심 집단의 사망률이 심장병으로 인해 높은지를 파악하고자 하는 목적으로, 심장병이 없는 집단을 참고집단으로 이용하여 표준화 사망비를 산출하여 심장병 없는 집단에 비해 얼마나 높은지를 확인하였다.

표 4-15 심장병 없는 집단에 대한 심장병이 의심되는 집단의 표준화 사망비

연령	심장병 의심자 수	심장병이 없는 집단의 연령별 사망률(1,000명당)	기대사망자 수[1]	실제 사망자 수
	(1)	(2)	(3) = (1) × (2)	
15~34세	23	2.5	0.1	1
35~54세	24	11.5	0.3	5
55세 이상	65	66.1	4.3	14
계	112		4.7	20

【주】1) 기대사망자 수의 값은 소수점 둘째 자리에서 반올림함

표준화 사망비를 계산해보자.

표준화 사망비 = 20/4.7 = 4.25

간접표준화율을 계산해보자.

4.25×11.5 = 48.9

【출처】대한예방의학회. 예방의학과 공중보건학. 계축문화사; 2021.

5절 역학적 연구

1. 역학연구의 개념

1) 연관성과 원인

역학적 연구방법은 인간집단의 건강과 관련된 여러 현상의 빈도나 분포가 어떤 요인과 관련이 있는지를 확인해 가는 과정이다. 따라서 이 관계가 우연에 의한 발생인지, 인과관계에 의한 것인지를 통계적 방법을 적용하여 밝혀 나간다. 두 사상 간의 인과관계를 확인하는 과정에서 독립적인 관계란 2개의 사상 A, B에서 사상 A가 발생할 확률이 사상 B의 존재 유무와 관련없이 동일한 경우를 말하고; 비독립적 관계란 두 개의 사상 A와 B가 서로 연관성이 있는 것을 의미한다. 즉, 이는 통계학적으로 사상 A가 존재할 때 사상 B의 발생률은 사상 A가 존재하지 않을 때의 발생률보다 유의하게 높거나 혹은 낮은 관계를 의미한다(그림 4-11).

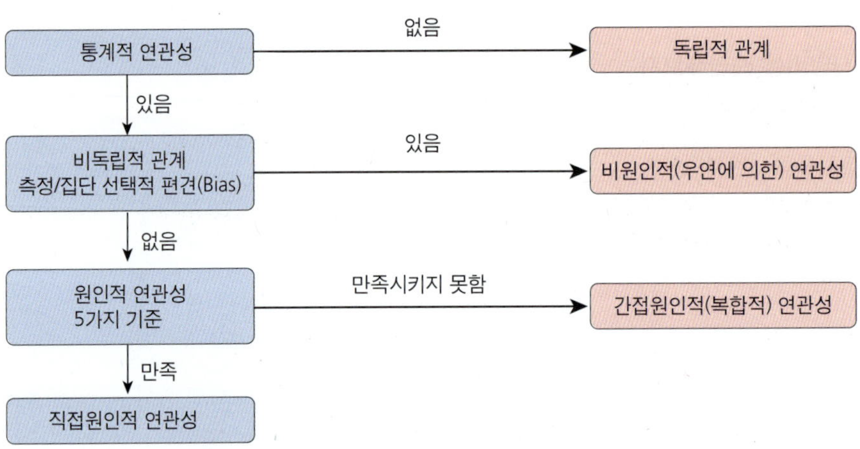

그림 4-11 원인적 연관성에 대한 역학연구 결과해석

일단 두 사상 간의 관계가 통계적으로 유의한 연관성이 있다고 확인되면, 다음 단계는 그 관계가 인과관계인가를 밝히는 것이다. 즉, 비독립적인 관계가 원인적 연관성인지 비원인적 연관성인지를 구별해야 한다.

원인적 연관성이란 한 사상의 양과 질이 변하면 뒤따르는 다른 사상의 양과 질에도 변화가 있는 관계를 말하며, 직접원인적 연관성과 간접원인적 연관성이 있다. 직접원인적 연관성은 어떤 요인이 다른 변수의 관여 없이 그 질병의 원인이 되는 것을 말하며, 간접원인적 연관성은 매개변수라는 제3의 변수가 중간과정에서 원인과 결과를 맺어 주는 관계를 말한다. 예를 들면, 자궁경부암은 인유두종 바이러스 감염(A)에 의해 발생한다. 인유두종 바이러스는 다수의 파트너와 성관계(B)를 통해 감염될 수 있다. 이 과정에서 (A)는 자궁경부암의 직접원인적 연관성, (B)는 매개변수 즉, 간접원인적 연관성이 되는 것이다.

비원인적 연관성은 두 개의 사상 사이에 제3의 변수(혼란변수)가 끼어들어 마치 두 개의 변수 간에 원인과 결과의 관계가 있는 것처럼 보이는 것을 말한다. 예를 들면, 과거 췌장암과 커피 소비가 강력한 연관성이 있다는 연구보고가 발표된 적이 있다. 커피의 양이 증가할수록 췌장암의 위험이 증가한다고 발표하였는데, 이는 흡연이라는 혼란변수가 커피 소비와 췌장암에 동시에 영향을 끼쳐 결과변수와 설명변수와의 관계를 왜곡한 것이다. 실제로 흡연은 결과변수인 췌장암의 위험요인 중 하나인데, 흡연자가 커피를 많이 마신다면 흡연에 의한 췌장암 위험도 증가하여 마치 커피와 췌장암이 서로 연관성이 있는 것처럼 보일 수 있는 것이다.

2) 원인적 연관성의 확정조건

- 요인에 대한 노출과 질병 발생과의 시간적 선후관계

요인에 대한 노출은 항상 질병 발생에 앞서 있어야 한다. 시간적인 순서만이 아니고 노출과 질병 발생 간의 기간도 적절하여야 한다. 예를 들어, 석면은 폐암의 위험요인인데, 폐암 발생의 필요기간은 15~20년 이상으로 알려져 있는 상황에서 처음 석면에 노출된 지 3개월 후에 폐암이 발생하였다면 이 환자의 폐암이 석면 노출 때문이라고 결론 내리기 어렵다. 한편, 일반적으로 조사하는 발병의 잠복기간이 길거나 노출요인이 시간에 따라 변할 때 시간적 선후관계를 입증하기가 힘들다.

- 연관성의 강도

상대위험비 또는 오즈비(또는 교차비)로 측정이 가능하다. 일반적으로 상대위험비 또는 오즈비가 클수록, 즉 연관성이 강할수록 그 관계는 인과적일 가능성이 크다. 폐암과 관련된 요인 중 흡연자가 비흡연자보다 발생률이 4~16배 높고 대기오염 수준이 높은 지역의 발생률이 낮은 지역에 비하여 1.01~1.16배 높을 경우, 대기오염보다는 흡연이 폐암의 원인일 가능성이 더 높다는 것을 시사한다.

- 용량반응관계

요인에 대한 노출의 정도가 커지거나 작아질 때, 질병 발생의 위험도가 이에 따라서 더 커지거나 더 작아지는 경우 인과관계일 가능성은 커진다. 예를 들어, 하루에 한 개비씩 담배를 피운 사람보다 하루에 한 갑씩 담배를 피운 사람이 폐암 발생 확률이 더 높은 경우는 담배가 폐암을 유발하는 원인일 가능성이 크다.

- 연관성의 일관성

여러 연구에서 요인과 결과 간의 연관성이 관찰 대상 집단과 연구방법, 그리고 연구시점이 다름에도 비슷하게 관찰되면 일관성이 높다고 하고, 이 경우 인과관계일 가능성이 높다. 흡연과 폐암, 혈중 콜레스테롤과 허혈성 심장질환 간의 관계는 여러 연구에서 일관성이 관찰된 예이다.

- 기존 지식과의 일치도

통계적 연관성을 보이는 추정원인은 이미 확인된 지식과 일치할 경우 원인적 연관성일 가능성이 커진다. 즉, 질병의 자연사나 생물학적 특성과 일치할수록 인과관계가 인정되기 쉽다. 반면, 연관성의 강도가 높더라도 해당 질병의 발병과정 또는 자연사 등에 관한 지식과 맞지 않는다면 인과관계의 가능성은 낮아진다.

■ 생물학적 설명 가능성

동물실험으로 증명되면 이 요인에 대한 원인적 연관성이 강화된다. 즉, 어떤 병인이 어떻게 특수 질병을 유발하는가를 설명할 수 있는 합리적인 생물학적 기전이 있어야 한다는 것이다.

■ 노출 중단

어떤 요인이 한 질병의 원인이라면, 그 요인에 대한 노출 감소나 소멸은 질병 위험을 감소시킬 것이다.

■ 연관성의 특이성

한 요인이 특정 질병에만 연관성을 보이고 다른 질병과는 그렇지 않다면 특이성이 높아 인과관계일 가능성이 높다. 반대로 한 요인이 여러 다른 질병과 동시에 연관성을 보인다면 인과관계의 가능성은 낮아진다.

2. 기술역학연구

기술역학이란 인구집단에서 질병의 발생과 관계되는 모든 현상을 기술하여, 질병 발생의 원인에 대한 가설을 얻기 위하여 시행되는 연구를 말한다. 즉, 건강과 건강 관련 상황이 발생했을 때 있는 그대로의 상황을 기술하기 위해 관찰을 기록하는 연구방법이다. 대규모의 기술역학 연구는 구체적인 질문에 대답해주는 풍부하고 중요한 자료를 제공할 수 있다.

기술역학의 주요 변수는 표 4-16과 같다.

표 4-16 기술역학의 주요 변수

인적 변수(person variables)	연령, 성, 종족, 결혼상태, 경제상태, 교육 수준, 직업, 종교, 출산순위, 부모의 연령, 가족 수 등
지역적 변수(place variables)	지대적(한대 · 열대 · 온대), 국제적(비교), 국내적, 국소적, 도시-농촌
시간적 변수(time variables)	토착성 · 유행성, 장기변동, 주기변동, 계절변동

기술역학연구는 연구자가 질병의 발생양상에서 추측할 수 있는 가정을 원인에 입각하여 검증하기 위하여 원인변수별 질병 분포의 변동을 기술하는 연구이다. 질병 발생을 충분히 기술하기 위해서는 누가 질병에 걸렸으며, 어디서, 언제 발생하였는가에 대한 답을 얻는 과정으로, 인적 특성, 지역적 특성 그리고 시간적 특성의 변수로 질병 발생의 분포와 양을 표현한다.

1) 인적 변수

(1) 연령

연령에 따른 질병 발생의 차이는 질병 발생에 관여하는 요인을 이해하는 데 중요하다. 또한 연령과 질병 발생 간의 연관성이 매우 강하기 때문에 다른 변수와 질병 간의 연관성 여부를 볼 때는 연령에 의한 간접적인 영향을 고려해야 한다. 표 4-17과 그림 4-12, 13은 각 연령과 질병의 관계를 나타낸 것이다.

표 4-17 연령별 · 성별 발생률과 유병률의 예

홍역 발생률(%)			계	고혈압 유병률(%)			계
연령	남	여		연령	남	여	
0~9	39.8	48.1	43.2	30~39	17.9	4.2	11.3
10~19	41.0	19.3	32.1	40~49	26.9	11.3	19.2
20~29	11.1	19.3	14.5	50~59	39.4	24.9	32.1
30~39	6.9	9.9	8.1	60~69	47.6	46.3	46.9
40+	1.1	3.3	2.0	70+	61.6	66.8	64.7

【출처】 질병관리본부. 2014 감염병 감시연보; 2015.
질병관리본부. 2017 국민건강통계; 2018.

a. **연령이 증가할수록 질병 발생은 오히려 감소한다(홍역).**

생리적 현상으로 생체의 면역반응에 의해 한번 감염되면 영구적인 면역이 형성되어 저항이 생기기 때문에 소아기에 면역이 획득된 질병은 연령이 증가함에 따라 감소한다.

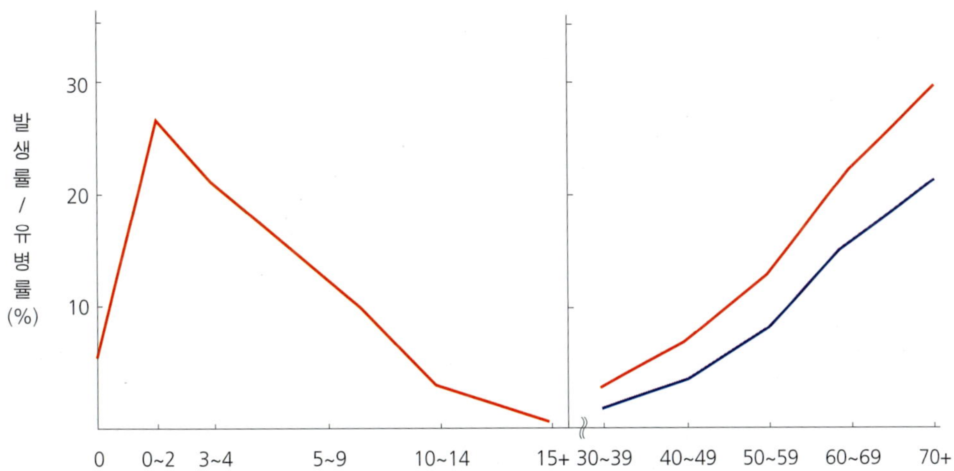

그림 4-12 홍역의 연령별 발생률과 고혈압의 성별·연령별 유병률

【출처】 김정순. 역학원론(제5판). 신광출판사; 2014.

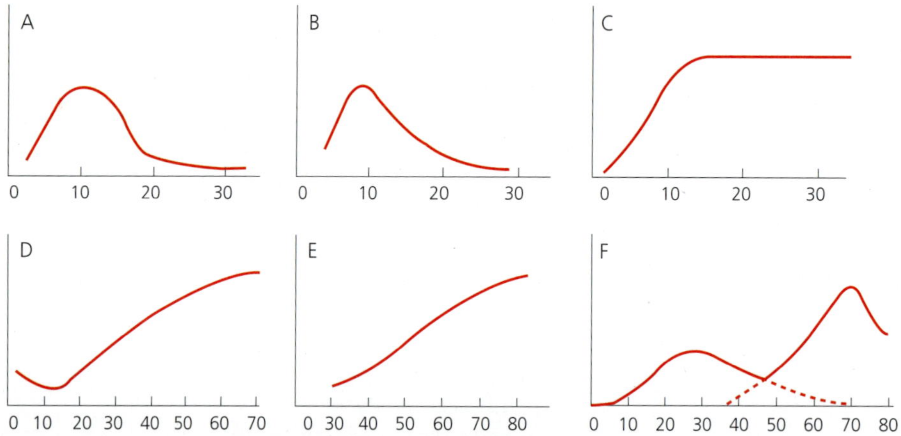

그림 4-13 연령곡선의 예

A. 일본뇌염 **B.** 홍역 **C.** 투베르쿨린 양성 **D.** 암 **E.** 고혈압 **F.** 호지킨병

【출처】 김정순. 역학원론(제5판). 신광출판사; 2014.

b. **연령 증가에 따라 질병 발생이 꾸준히 증가한다(암, 고혈압).**

- 주로 만성퇴행성 질환이 이에 속한다.
- 신체의 노화현상과 관련시켜 설명할 수 있다.
- 환경요인에의 폭로가 축적되어 발생할 수 있다.

실례로 Hueper가 Papago 인디언을 대상으로 고혈압의 유병률을 조사한 결과, 연령이 증가해도 평균혈압에는 변동이 없었고, 환경적 요인이 고혈압의 주요 원인으로 작용하였음이 밝혀졌다.

c. **진단방법과 선호도에 따라 증가한다(자궁암, 위암).**

발생률과 유병률이 연령에 따라 차이가 나는 것은 여러 가지로 생각할 수 있으나, 진단명의 선호나 진단기준의 차이 등 다른 요인에 의해 인위적으로 나타날 수도 있다. 그러므로 연령과 질병과의 관계에서는 여러 요인의 복합적인 작용기전을 고려해서 해석해야 한다.

(2) 성별

특히 남성 집단과 여성 집단의 연령구조가 다를 때는 연령표준화 성별 발생률을 구하여 비교하거나 동일연령군의 남녀를 비교해야 한다. 예를 들어, 사망률은 공통적으로 남성이 여성보다 높은데, 상병률은 여성이 남성보다 높다. 그 이유는 다음과 같다.

- 여성이 남성보다 민감해서 같은 정도의 불편도 상병으로 호소할 가능성이 있다.
- 여성은 임신과 출산 때문에 실제로 상병이 잦은 경우도 있다.
- 여성의 상병이 남성보다 덜 치명적일 가능성이 있다.

(3) 종족

각 종족은 유전적 요인이 있을 수 있고, 또 종족별 생활환경의 차이로 인하여 질병 발생에서 차이가 있을 수 있다. 예를 들어, 백인보다 흑인이 결핵으로 더 많이 사망하는데, 그 이유는 흑인은 백인보다 결핵균에 대한 저항력이 낮은 유전적 소인이 있기 때문이다.

(4) 종교

인공임신중절의 금기로 인하여 가톨릭교도의 출산율이 높아지면서, 피임실천율도 가톨릭교도가 타 종교인보다 높다.

(5) 사회경제적 수준

사회경제적 수준이 낮은 집단은 사회경제적 수준이 높은 집단에 비해 사망률(특히 영아사망률)이 높고, 상병률도 높다. 특히, 예방 가능한 질병에 대한 조기사망과 발병문제가 심각하다.

(6) 직업

광부는 규폐증, 염료공장 근로자는 방광암, 방사능 취급자는 백혈병이 많이 발생하는 등 직업에 따라 특정 질병의 발생률이 다른 직종에 근무하는 사람보다 높다.

(7) 결혼상태

유배우자보다 독신자에게 사망률이 높은 질병은 폐결핵, 매독, 인플루엔자, 그리고 사고와 자살 등이다.

그 외에도 출생순위, 가족 수, 부모 연령이 지능 수준, 신체적 · 정신적 건강에 영향을 미치며, 산모와 아기의 건강에도 심각한 영향을 미치게 되므로 다양한 관련 변수에 대하여 검토해야 한다.

2) 지역적 변수

지역 변수를 이용한 질병 관련 요인의 규명은 John Snow(1813~1858)의 콜레라연구에서 잘 나타나고 있다. 최근에는 암과 같은 만성질환 발생 빈도의 지역 간 비교를 통해 이들 질병 발생의 위험요인에 지역 간 차이가 있다면 그 원인이 해당 지역에 거주하는 인종적 특성에 기인하는 것인지, 아니면 해당 질병의 진단 및 치료 수준의 차이 등 환경적 요인에 의한 것인지를 평가한다. 지역적 특성에 따른 질병 빈도의 차이는 인종이나 민족 구성, 종교, 유전 소인과 같은 주민의 특성에 따른 차이와 지역 간 생물학적 환경의 차이, 화학적, 물리학적 환경, 사회경제적 환경의 차이에 의해 관찰되었을 가능성이 있기 때문에 그 결과를 해석할 때는 이들을 고려해야 한다.

(1) 지역응집성

지역응집성은 질병의 특성(감염성, 빈도 등) 관찰에 매우 중요하며, 지역응집성 정도에 따라 다른 보건의료 대책을 고안해야 한다. 지역응집성의 수준에 따라 아래와 같이 산발성, 토착성, 유행성, 대유행성 질환으로 분류할 수 있다.

- 산발성(sporadic): 지역이나 시간에 따라 질병 발생의 응집성이 관찰되지 않는 질환을 일컫는다. 즉 질병 유행이 아니고 시간이나 지역에 따라 어떠한 경향성을 보이지 않을 때 이 질

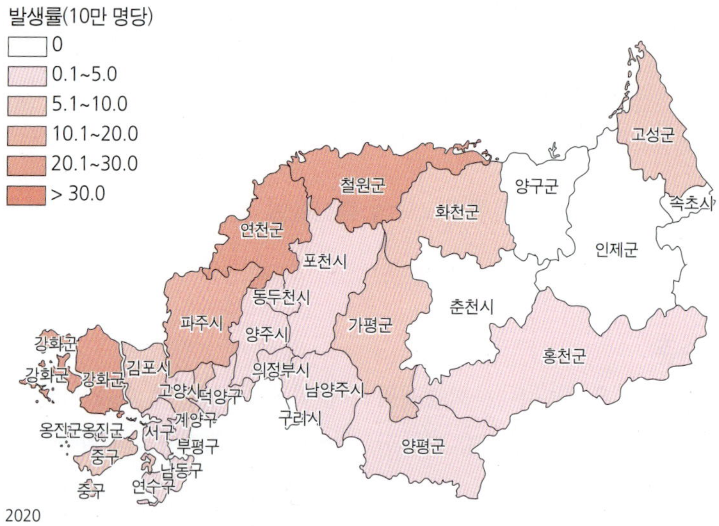

그림 4-14 국내 말라리아 지역별 10만 명당 발생률(2020년)

【출처】 간혜수 외. 2020년 국내 말라리아 발생 특성. 주간 건강과 질병. 2021; 14(17):1023-1035.

병의 발생을 산발적 발생이라 한다.

- 토착성(endemic): 특정 지역에 어떤 형태이건 항상 존재하면서 시간적으로 비교적 오랜 기간 동안 발생 수준이 일정한 질병을 일컫는다(그림 4-14).

토착성 질환의 특성

1. 그 지역에 살고 있는 모든 종족에서 높은 발생률이 관찰된다.
2. 다른 지역에 살고 있는 동일 종족에서는 높은 발생률이 관찰되지 않는다.
3. 다른 지역에 살던 건강인이 이 지역으로 이주해 오면 이 건강인도 원래 이 지역에 살던 주민들과 같은 수준의 발생률로 그 병에 걸린다.
4. 이 지역을 떠난 주민들은 그 질병의 발생률이 높지 않다.
5. 이 지역에 살고 있는 사람 외의 동물들에게서도 비슷한 질병의 발생이 관찰된다.

- 유행성(epidemic): 어떤 지역에서 일시적으로 평상시 기대되는 발생 수준, 즉 토착적 발생(endemicity) 이상으로 발생하는 질환을 '유행성 질환'이라 한다. 그 지역에 없던 질환이 외부로부터 유입될 때 이를 '외인성 유행(exotic epidemic)'이라 하고, 그 지역에 존재하는 질환이 토착성 이상의 수준으로 유행되는 것을 '토착성 유행(endemic epidemic)'이라 한다.
- 대유행성(pandemic): 질병 유행이 한 지역에 국한되지 않고 최소한 두 국가 이상의 광범위한 지역에 동시에 유행되는 질환을 대유행성 질환이라고 한다(그림 4-15).

(2) 지역 간 비교단위

지역적 특성에 따라 질병 빈도를 기술하는 방법의 단위는 지역 분포 비교, 지역 간 비교, 국가 간 비교 등이 있다.

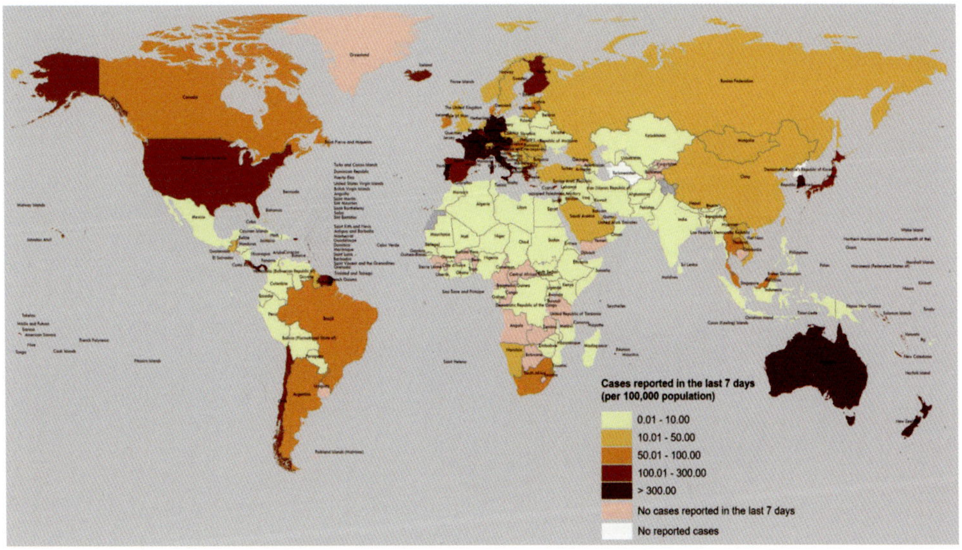

그림 4-15 국가별 인구 10만명당 COVID-19 사례(2022년 5월 9일~15일)

【출처】 World Health Organization. COVID-19 Weekly Epidemiological Update Edition 92; 2022.05.18.

① 지역 분포 비교

콜레라균이 발견되기도 전인 1854년 런던에서 콜레라가 발생하자 John Snow가 지역 내 콜레라 발생 지역을 표시한 '점지도(spot map)'를 통해 사망률의 지역 분포 차이를 관찰하고 사망 빈도가 높은 지역의 펌프를 못 쓰게 함으로써 질병 발생을 막은 것이 대표적 예이다(그림 4-16).

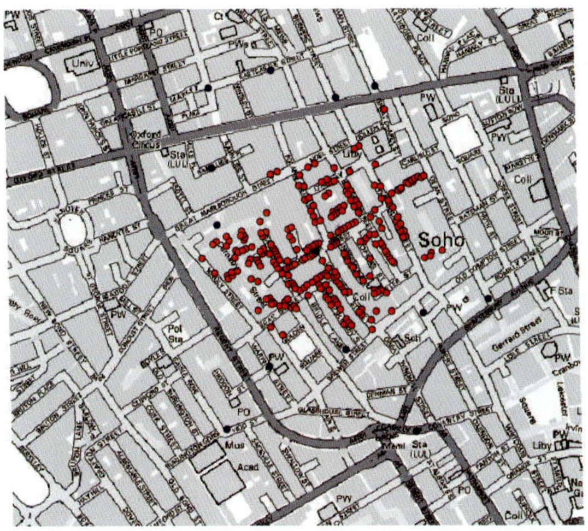

그림 4-16 런던 콜레라 발생 점지도(1854년)

② 지역 간 비교

지역 간 비교 중 흔히 쓰이는 단위는 도시-농촌, 시군구별, 시도별 비교이다. 특히 최근에는 이러한 지리적 정보를 전산화(geographic information system, GIS)하여 지역별 발병양상의 변동 추세를 실시간으로 파악하여 질병관리에 활용하고 있다(그림 4-17).

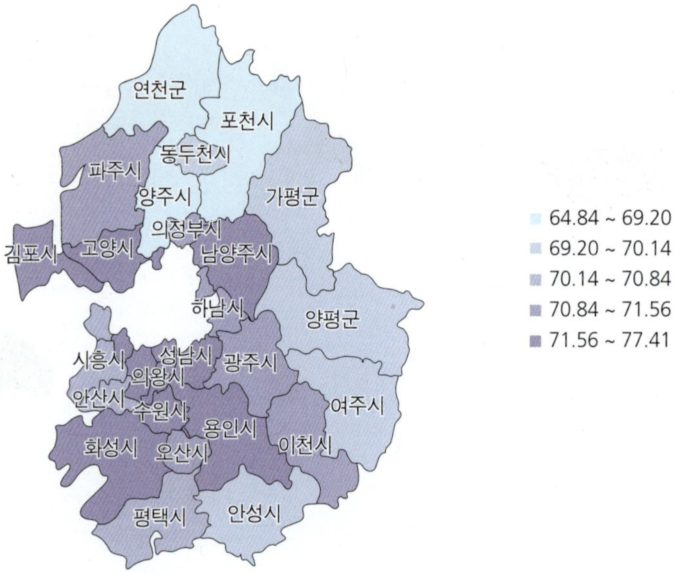

그림 4-17 지역별 건강수명(경기도, 2020년)

【출처】 국민건강증진종합계획 https://www.khepi.or.kr/hpn/healthLife/healthLife.do?menuId=MEN U01597&code=200&year=2020

③ 국가 간 비교

국제암연구소(International Agency for Research on Cancer, IARC)에서는 국가 간 암 발생, 사망, 유병 수준에 대한 자료를 제공하고 있다. 국가 간 질병 분포의 차이는 인종적 · 민족적 차이, 유전적 소인뿐 아니라 여러 환경적 인자의 차이를 의미한다. 그러나 이는 질병 신고나 등록률, 진단의 정확성, 인구센서스자료의 정확성 차이로 인한 부분도 있으므로, 국가 간 질병 분포의 차이를 비교할 때는 이들 요인을 고려하여야 한다(그림 4-18).

3) 시간적 변수

시간의 흐름에 따라 질병 발생의 차이를 보고자 할 때 사용된다.

(1) 추세변동(장기변동)

수십 년 혹은 100년에 가까운 정도의 기간을 취하여 그 기간에 질병 분포의 변화를 연도별로 관찰하고, 장기간의 관찰을 통해 볼 수 있는 이환율 및 사망률의 변동을 추세변동(secular trend)이라 하며, 일반적으로 10년을 단위로 질병의 발생과 사망률을 추적한다(그림 4-19).

(2) 주기변동(순환 변화)

장기간에 걸친 연도별 질병 분포의 관찰과정에서 질병 발생 빈도가 일정한 기간을 두고 반복하여 달라지는 주기성을 나타낼 때 이 변화를 주기변동(cyclic variation) 혹은 순환 변화라 한다. 예를 들면, 홍역은 2~3년, 백일해는 2~4년마다 주기적으로 유행한다.

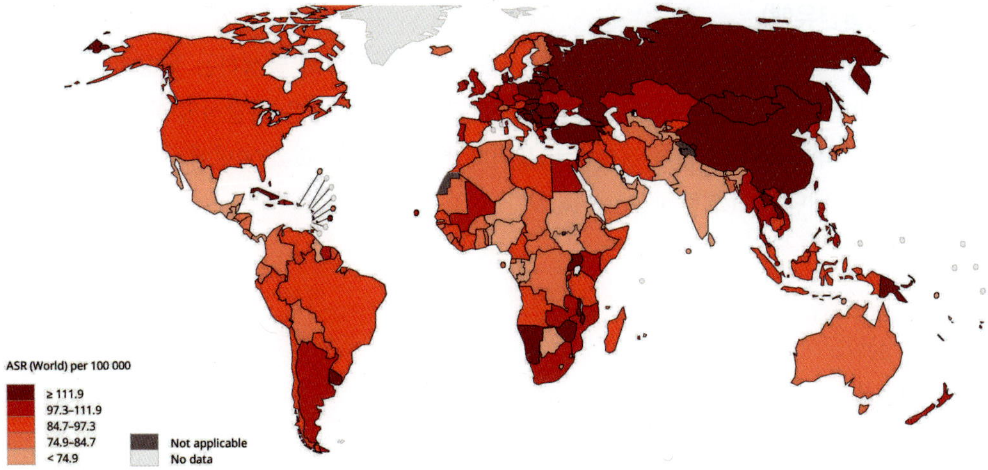

그림 4-18 전 세계 모든 암 연령별 표준화 사망률(2020년)
【출처】 GLOBOCAN https://gco.iarc.fr/today/online-analysis-map?v=2020&mode

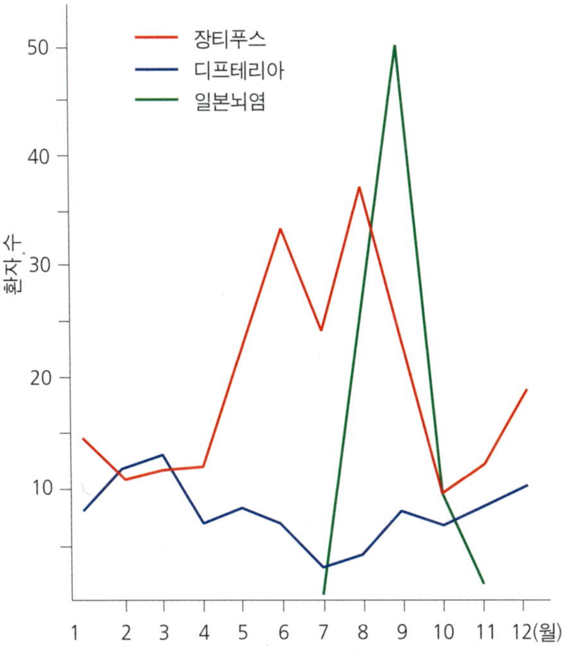

그림 4-19 우리나라 몇몇 감염병의 장기변동
【출처】 김정순. 역학원론(제5판). 신광출판사; 2014.

(3) 계절변동

질병 분포가 1년을 주기로 많이 발생하는 달이나 계절이 있을 때 이러한 현상을 계절변동(seasonal variation)이라 한다. 예를 들면, 매개동물인 모기로 전파되는 말라리아는 6~10월 사이에 가장 많이 발생한다.

(4) 일일변동(돌연유행)

어떤 질병이 국한된 지역에서 일시에 많은 사람에게 돌발적으로 발생하는 현상이 나타날 때 매일의 질병 변화를 나타낸다. 대부분 잠복기가 짧고 환자의 발생은 폭발적일 때이다. 예를 들면, 장티푸스, 콜레라 등의 수인성 전염병 발생이나 식중독, 그리고 2009년에 유행한 신종 인플루엔자의 경우가 해당된다(그림 4-20, 21).

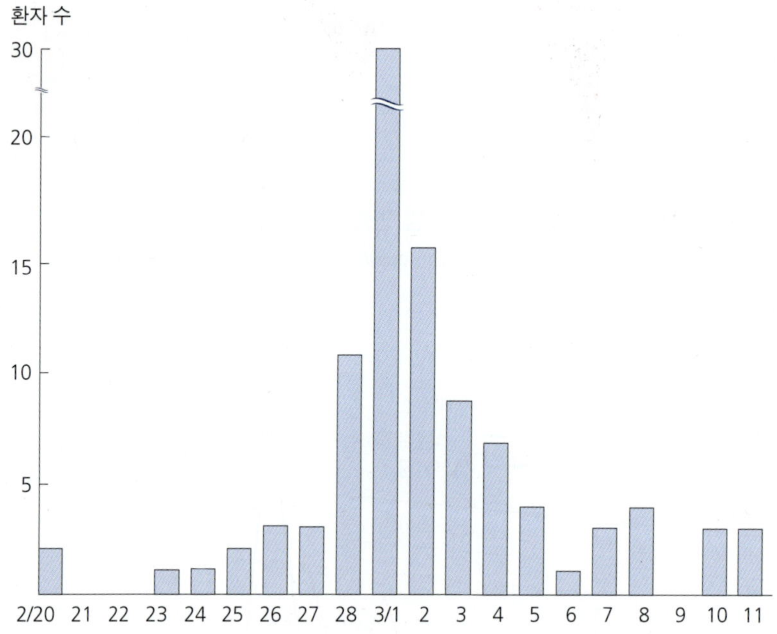

그림 4-20 W시 장티푸스 환자의 발생일별 분포

【출처】 김정순. 역학원론(제5판). 신광출판사; 2014.

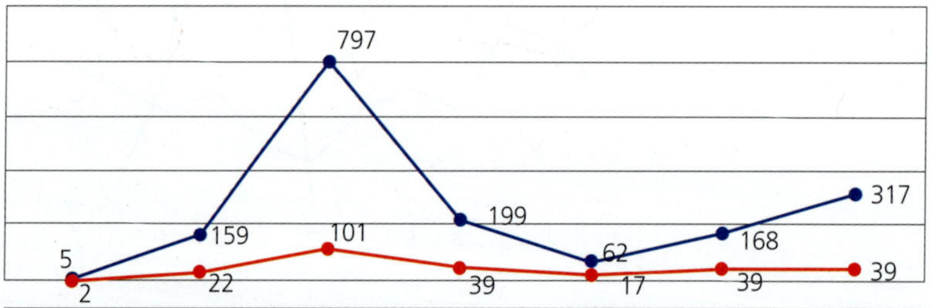

	11월 8일	11월 9일	11월 10일	11월 11일	11월 12일	11월 13일	11월 14일
발생 수(건)	2	22	101	39	17	39	39
환자 수(명)	5	159	797	199	62	168	317

그림 4-21 신종 인플루엔자의 환자 발생현황

【주】 2009년 4월부터 11월 7일까지 합산한 누계는 발생 수(건) 4,205건이며 환자 수는 55,516명이었음
발생 수는 한 집단에서 2건 이상 발생하여도 1건으로 취급하였음

【출처】 질병관리본부. 감염병발생정보; 2009, 11.

3. 분석역학연구

분석역학연구(analytic epidemiologic study)는 관찰을 통해 얻어진 질병 발생과 그 요인 또는 속성과의 인과관계를 규명하는 연구이다. 단면연구, 환자-대조군연구, 코호트연구 등이 있다.

1) 단면연구

단면연구(cross-sectional study)는 일정한 인구집단을 대상으로 특정한 시점이나 일정한 기간 내에 노출요인과 질병 유무를 동시에 조사하여 서로 간의 관련성을 보는 연구방법으로, 상관관계연구(correlation study)라고도 한다. 또한 대상 집단의 특정 질병에 대한 유병률을 확인할 수 있어 유병률조사(prevalence study)라고도 한다. 단면연구의 일반적인 연구설계는 먼저 연구 대상자를 선정한 후 각 대상자에 대하여 노출 유무와 질병 유무를 조사하고 각 대상자를 4개의 소집단으로 나누어 분류한다(그림 4-22).

단면연구는 대상 인구집단에서의 질병과 그와 연관된 위험요인에 대한 정보를 단기간에 얻을 수 있으므로, 상대적으로 비용이 적게 들고 연구 수행이 용이하여 비용, 노력, 시간적으로 경제적인 연구설계이다. 또한 질병의 규모를 파악하는 데 도움을 주므로 지역사회 보건사업 기획 시 유용한 연구라 할 수 있다.

단점으로는, 첫째, 연구 대상자의 노출과 질병 유무가 동시에 조사되므로 노출과 질병 발생 간의 시간적 선후관계가 명확하지 않다. 따라서 단면연구에서 관찰된 노출과 질병 발생 간의 연관성은 인과관계를 나타낸다고 보기 어렵다. 둘째, 단면연구에는 해당 질병을 가진 환자 전체가 아닌, 연구시점에 살아남은, 또는 해당 지역에 남아 있는 환자만이 대상자로 포함된다는 점이다. 연구에서 노출과 질병 간의 연관성이 관찰된다 하더라도, 이것이 질병 발생의 위험요인이 아닌 질병의 생존과 관련된 요인일 수 있다. 셋째, 연구 대상 질병이 매우 드물거나 위험요인의 노출 수준이 매우 낮다면 수행하기 어렵다. 위험요인과 질병 간 연관성을 확인하기 위해서는 통계적으로 충분한 수의 대상자가 필요한데, 이를 충족하지 못하면 통계적 검정력이 떨어진다.

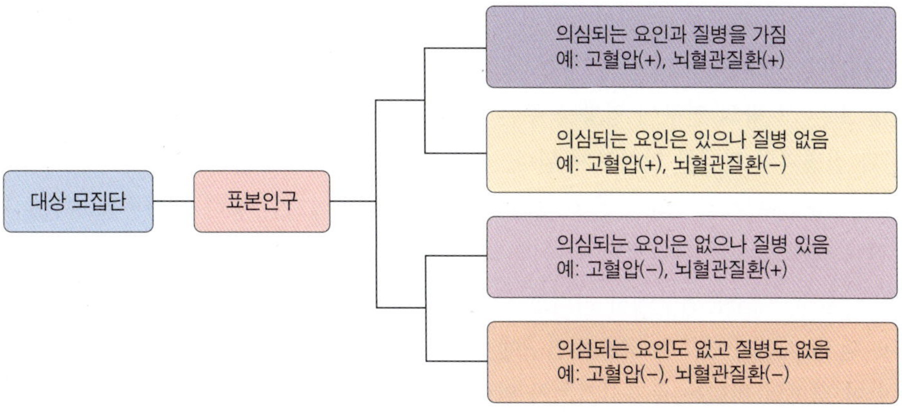

그림 4-22 단면연구 설계

□ 단면연구 사례: 고혈압과 뇌혈관질환의 연관성을 검증하려고 한다. 국민건강영양조사에서 우리나라 만 20세 이상 성인의 고혈압 유병 여부와 뇌혈관질환 유병 여부를 다음과 같이 표로 정리하였다. 이때 고혈압과 뇌혈관질환의 연관성 정도를 유병상대위험비로 구해보자.

□ 단면연구 설계

		뇌혈관질환		전체
		있음	없음	
고혈압	있음	752	188	940
	없음	692	4,567	5,259
전체		1,444	4,755	6,199

□ 단면연구에서의 측정지표

(유병)상대위험비[1] = 노출군에서의 질병 유병률/비노출군에서의 질병 유병률

노출군(고혈압 있음)에서의 뇌혈관질환 유병률 = 752/940 = 0.80

비노출군(고혈압 없음)에서의 뇌혈관질환 유병률 = 692/5,259 = 0.13

(유병)상대위험비 = 0.80/0.13 = 6.15

【해석】 고혈압이 있는 사람이 고혈압이 없는 사람에 비해 뇌혈관질환 유병 위험이 6.15배 높다.

【주】 1) 단면연구에서는 발생률을 구할 수 없으므로 유병률의 비로 (유병)상대위험비를 구한다.

2) 환자-대조군연구

환자-대조군연구(case-control study)는 결과를 먼저 관찰한 다음 이런 결과를 초래한 가능한 원인 혹은 요인을 탐구해 가는 역학연구이다. 연구의 전개방식이 [원인 ← 결과]의 방향이므로 후향적 연구(retrospective study)라고도 한다. 즉, 특정 질병을 가진 환자군과 그런 질병을 가지지 않은 대조군을 선정한 후, 과거 혹은 현재의 특정 요인 노출 정도를 두 군 사이에서 비교하는 방법이며, 환자군과 대조군 사이에 노출의 정도가 다르다면 그 위험요인이 질병과 인과적 관련성을 가진다고 추론할 수 있다.

환자-대조군연구에서 대조군의 성질은 환자군과 비교했을 때 질병이 없다는 점만 다르고, 성 · 연령 또는 그 밖의 연구에 영향을 주는 주요 특성이 같아야 하며(그림 4-23), 교차비를 통해 요인과 질병과의 관계를 알아보게 된다.

환자-대조군연구는 질병의 원인을 찾는 연구의 첫 단계에서 유용하게 활용될 수 있다. 만일 노출요인이 질병 발생과 관련성이 있다면, 대조군에 비해 환자군에서 노출된 사람의 분율이 더 클 것이다. 환자-대조군연구에서 이러한 관련성이 밝혀지면, 다음 단계로 코호트연구를 시행할 수 있다. 환자-대조군연구는 코호트연구에 비해 비용이 적게 들고 단기간에 수행 가능하므로, 노출요인이 질병의 위험을 증가시키는지 알아보기 위한 연구의 첫 단계로 자주 활용된다. 또한 환자-대조군연구는 조사 질병이 희귀 질병일 때 유용하게 이용될 수 있는데, 드문 질병의 경우 질병등록자료나 병원기록 등을 이용하여 환자군을 선정할 수 있다. 반면, 이 연구의 단점은 첫

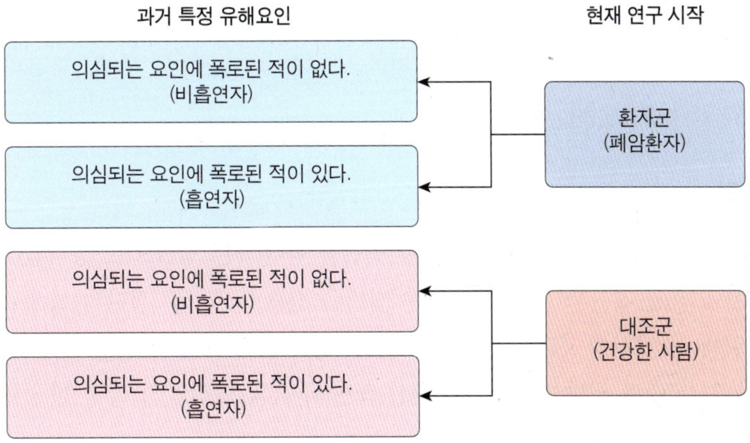

그림 4-23 환자-대조군연구 설계

□ 환자-대조군연구 사례: 흡연력이 폐의 편평상피세포암 위험도와 관련이 있는지 조사하기 위해 서울의 한 상급종합병원에서 실시한 환자-대조군연구 자료이다. 비흡연자에 비해서 과거흡연자와 현재흡연자의 폐의 편평상피세포암 위험도에 대한 교차비를 계산해 보자.

□ 환자-대조군연구 설계

흡연력	환자군	대조군
비흡연	29	101
과거흡연	80	90
현재흡연	320	261

□ 환자-대조군연구에서의 측정지표

1) 비흡연자를 기준으로 과거흡연자의 교차비를 계산하면

교차비 = 환자군에서의 과거흡연 노출비/대조군에서의 과거흡연 노출비

환자군에서의 과거흡연 노출비 = 80/29

대조군에서의 과거흡연 노출비 = 90/101

교차비 = (80/29)/(90/101) = (80 × 101)/(29 × 90) = 3.10

【해석】 환자군에서 과거흡연자 분포의 비는 대조군에서의 과거흡연자 분포의 비보다 3.10배 높다.

2) 비흡연자를 기준으로 현재흡연자의 교차비를 계산하면

교차비 = 환자군에서의 현재흡연 노출비/대조군에서의 현재흡연 노출

비환자군에서의 현재흡연 노출비 = 320/29

대조군에서의 현재흡연 노출비 = 261/101

교차비 = (320/29)/(261/101) = (320 × 101)/(29 × 261) = 4.27

【해석】 환자군에서 현재흡연자 분포의 비는 대조군에서의 현재흡연자 분포의 비보다 4.27배 높다.

째, 비교하려는 요소 이외의 모든 조건이 비슷한 대조군의 선정이 어렵고, 둘째, 연구에 필요한 정보가 과거 행위에 관한 것이므로 각종 편견이 발생할 수 있으며, 셋째, 교차비에 의한 간접 비교만을 할 수 있다는 점이다.

3) 코호트연구

코호트(cohort)는 어떤 특성이나 속성 또는 경험을 공유하는 집단으로 정의된다. 코호트연구는 특정 요인에 노출된 집단과 노출되지 않은 집단을 선택한 후, 두 집단의 발생률 혹은 사망률을 비교하기 위해 두 집단을 추적조사한다(그림 4-24). 만일 노출과 질병 발생 간에 양의 관련성이 존재한다면, 노출된 집단에서의 발생률이 노출되지 않은 집단의 질병 발생률보다 더 높을 것이라고 예상할 수 있다.

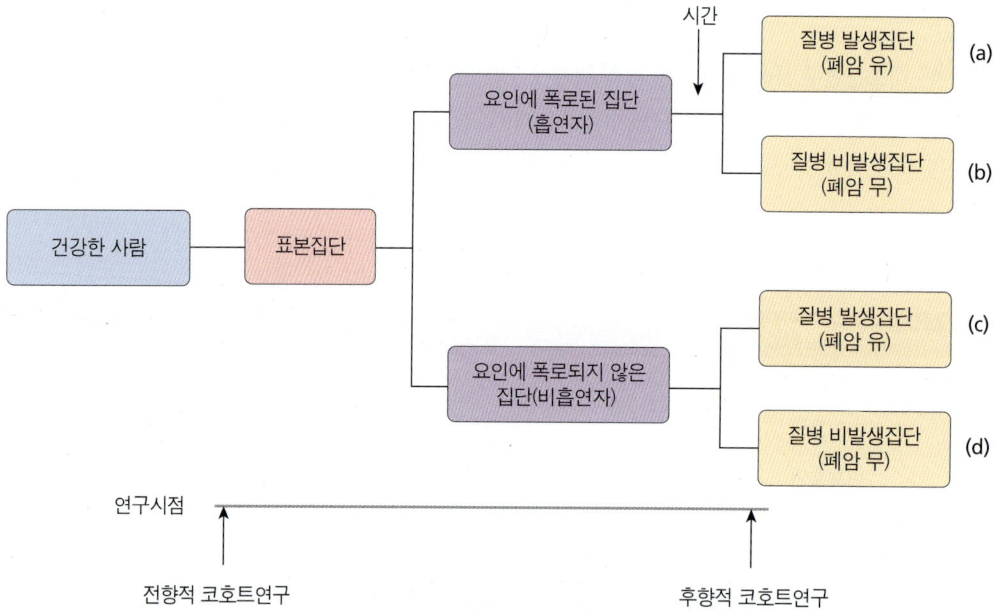

그림 4-24 코호트연구 설계

코호트연구는 어느 시점에서 연구를 시작하느냐에 따라 전향적(계획) 코호트연구(prospective cohort study 또는 concurrent cohort 및 longitudinal study)와 후향적(기왕) 코호트연구(retrospective cohort study 또는 historical cohort study)로 구분된다(그림 4-25). 전자에서는 연구를 처음 시작할 때 모집단을 선정하여 질병 발생을 확인할 때까지 모든 대상자를 시간의 흐름과 함께 동시에 추적한다. 후자에서는 과거에 이미 정의해 놓은 모집단을 이용하여 연구를 시작하며, 과거의 자료를 통해 노출 여부를 확인하고 연구를 시작하는 시점에 질병 발생 유무를 확인할 수 있다.

후향적 코호트연구는 과거에 얻은 자료를 이용하여 연구한다는 점에서는 환자-대조군연구와 다른 점이 없다. 그러나 환자-대조군연구는 질병이 있는 사람과 질병이 없는 사람을 선정한 후 연구를 시작하나, 코호트연구는 노출군과 비노출군을 선정한 후 연구를 시작한다는 데 큰 차이

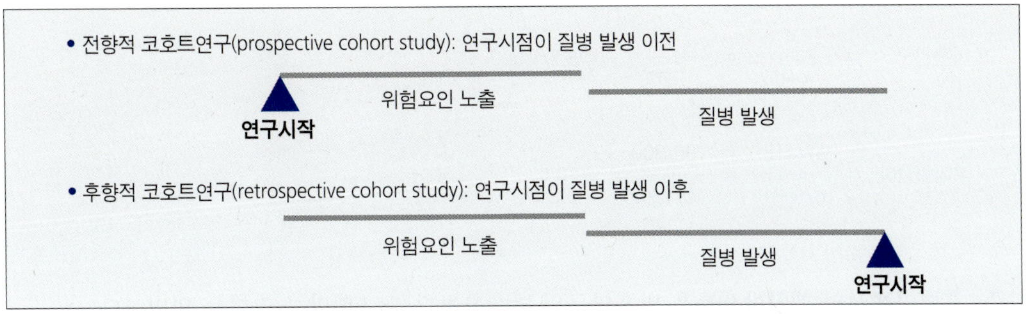

그림 4-25 연구시점에 따른 코호트연구 분류

가 있다. 따라서 후향적 코호트연구는 일본에 대한 원자폭탄 투하나 제1차 세계대전 중 독가스(mustard gas)에 폭로된 사람에게 보상금을 지급하기 위한 등록제도 등 역사적 사건에 활용할 수 있다.

코호트연구는 위험요인 노출에서부터 질병 진행의 전 과정을 관찰할 수 있고, 위험요인과 질병 간의 시간적 선후관계를 비교적 분명히 확인할 수 있으며, 질병의 발생률과 비교위험도를 구할 수 있다는 장점이 있다. 또한 한 번에 여러 가설을 검증할 수 있다. 반면 시간과 노력, 비용이 많이 드는 연구설계이므로 노출이 특정 질병의 위험요인일 가능성이 상당히 커야 시행 가능하며, 대상자 무응답과 장기간 추적 실패 등으로 인한 바이어스(bias)가 생길 수 있다. 또한 얻어진 정보의 질이 노출군과 비노출군에서 차이가 있다면 심각한 바이어스가 발생할 수 있는데, 특히 후향적 코호트연구의 경우 이러한 문제가 발생하기 쉽다. 게다가 발생률이 매우 낮은 질병의 경우, 타당한 분석을 위한 충분한 수의 질병 발생자 수를 얻으려면 처음부터 상당히 많은 수의 노출군과 비노출군이 필요하다.

코호트연구에서는 상대위험비를 구하여 연구 결과를 분석할 수 있는데, 연구의 한 예를 살펴보자(표 4-18).

표 4-18 폐암 발생과 흡연에 관한 코호트연구(2020년)

원인 노출 여부	폐암에 걸림	폐암에 걸리지 않음	계	비고
흡연자	90(a)	710(b)	800(a+b)	X^2=109.6
비흡연자	10(c)	1,190(d)	1,200(c+d)	p<.001
계	100(a+c)	1,900(b+d)	2,000(a+b+c+d)	

발생률은 흡연군과 비흡연군에서 X^2 검증상 통계적으로 유의한 차이를 나타내고 있다(X^2=109.65, p<.001).

• 흡연군 $= \frac{a}{a+b} = \frac{90}{800}$ = 112.5/1,000

• 비흡연군 $= \frac{c}{c+d} = \frac{10}{1,200} = 8.3/1,000$

• 상대위험비 $= \frac{a/(a+b)}{c/(c+d)} = \frac{90/800}{10/1,200} = 13.5$

즉, 흡연군에서의 폐암발생률은 비흡연군의 발생률보다 13.5배만큼 크다는 의미이다.

□ 코호트연구 사례: 3,000명의 흡연자와 5,000명의 비흡연자를 1년간 추적한 가상의 코호트연구 결과이다. 비흡연자에 비해서 흡연자의 관상동맥질환 발생의 상대위험비를 구해보자.

□ 코호트연구 설계

원인 노출 여부	관상동맥질환		계
	발생함	발생하지 않음	
흡연자	84	2,916	3,000
비흡연자	87	4,913	5,000

□ 측정지표

상대위험비 = 노출군에서의 질병 발생률/비노출군에서의 질병 발생률

노출군(흡연자)에서의 관상동맥질환 발생률 = 84/3,000 = 28/1,000

비노출군(비흡연자)에서의 관상동맥질환 발생률 = 87/5,000 = 17.4/1,000

상대위험비 = 28/17.4 = 1.61

【해석】 흡연자가 비흡연자에 비해 관상동맥질환 발생 위험이 1.61배 높다.

4. 실험연구

실험연구(experimental research)는 실험적 방법을 사용하여 질병의 원인을 규명하고자 하는 연구이다. 따라서 실험연구에서는 실험군과 대조군을 선정하여야 하며, 선정할 때는 반드시 모집단을 대표할 수 있도록 무작위로 대상군을 각각 선정하여 선택 바이어스(selection bias)를 없애야 한다. 또한 실험군의 독립변수의 성질을 임의로 조작하여 대조군과의 차이를 검증하여야 한다.

실험연구에는 순수 실험연구와 유사 실험연구의 방법이 있는데, 위 조건이 모두 갖추어진 상태의 연구를 순수 실험연구, 그 중 하나의 조건이라도 이루어지지 않은 상태의 연구를 유사 실험연구라고 한다.

실험연구는 예를 들어, 고혈압환자를 대상으로 염분의 섭취량에 따라 질병상태의 변화를 관

찰함으로써 질병의 예방적 치료방법에 대한 가치를 검증하고자 할 때 실시한다. 그리고 예방접종과 질병 발생의 관계 규명을 통하여 보건사업에 대한 평가를 할 때 활용될 수 있다. 또한 약물(진통제 등)의 효과를 측정하는 연구에서는 실험군과 대조군에 속한 사람들에게 의식적이든 무의식적이든 간에 편견을 갖지 않도록 하기 위하여 자신들이 실험군에 속하였는지 대조군에 속하였는지를 모르도록 하는 이중맹검법(double blinded method)을 실시하는 것이 바람직하다. 이 연구에서는 질병의 원인이나 건강증진, 질병 예방 또는 어떤 방법으로든 건강에 영향을 준다고 생각되는 조건에 한 군을 노출시키는데, 이 노출된 군이 바로 실험군이 된다(그림 4-26).

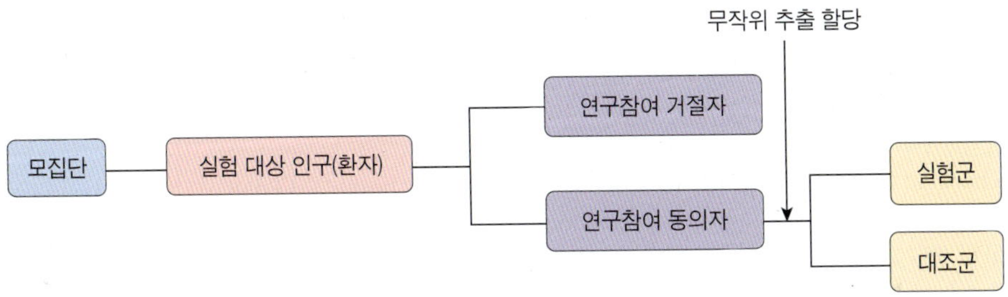

그림 4-26 실험연구 설계

실험연구 설계에서 보여주듯 전체 인구를 대표할 만한 표본집단에서 시행된다면 연구 결과의 일반화가 가능하다. 그러나 지역사회 실험연구는 질병 발생을 예방하기 위한 집단화학요법이나 예방접종의 효과를 측정하려고 할 때 실시할 수 있으나(그림 4-27) 도덕적인 문제로 인해 실험하는 데 제한점이 많다.

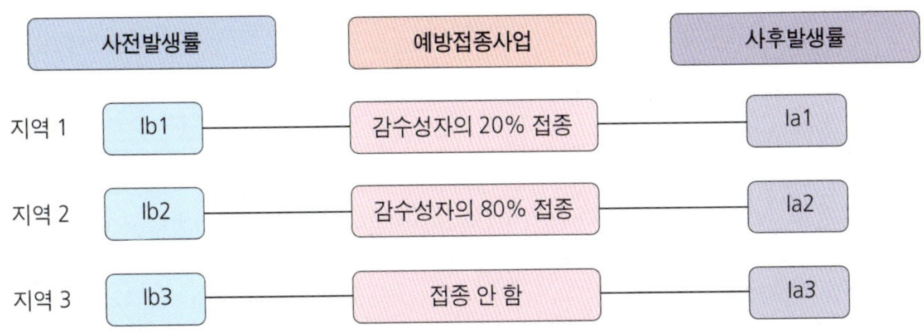

그림 4-27 지역사회 실험연구 설계

참고문헌

간혜수 외. 2020년 국내 말라리아 발생 특성. 주간 건강과 질병. 2021; 14(17):1023-1035.
김정순. 역학원론(제5판). 신광출판사; 2014.
대한예방의학회. 예방의학과 공중보건학. 계축문화사; 2021.
이정렬. 역학과 건강증진. 수문사; 2017.
지방행정연수원, 질병관리본부. 역학 및 감염병관리; 2016.
지역사회보건간호학 편찬위원회. 최신 지역사회보건간호학1. 수문사; 2021.
질병관리본부. 2014 감염병 감시연보; 2015.
질병관리본부. 2017 국민건강통계; 2018.
질병관리본부. 감염병발생정보; 2009.11.
통계청. 장래인구추계: 2015-2065년; 2016.
학국역학회. 고디스 역학. 범문에듀케이션; 2020.
한국역학회. 역학(제4판). Epublic; 2009.
Ann Aschengrau & George R. Seage Ⅲ. Epidemiology in public health(3rd Edition). Bartlett Learning; 2020.
Atkinson W., et al. Epidemiology and prevention of vaccine-preventable disease(CDC), Washington, DC; 2011.
Brownson R. C., et al. Chronic disease epidemiology and control; American Public Health Association; 1998.
Celentano, David, & Moyses Szklo. Gordis Epidemiology(6th ed.). Elsevier; 2019.
Clemen-Stone S., et al. Comprehensive community health nursing. Mosby; 1998.
Friedman, C. E. Primer of epidemiology(3th ed). McGraw-Hill; 1987.
Gordis, L. Epidemiology. Elsevier; 2008.
Grimes D. E. Infectious diseases, Mosby; 1991.
Leavell H. R., & Clark E. G. Preventive medicine for the doctor in his community: an epidemiologic approach(3rd ed.). McGraw-Hill; 1979.
Mausner J. K. & Kramer S. Epidemiology: an introductive text. WB Saunders; 1985.
World Health Organization. COVID-19 Weekly Epidemiological Update Edition 92; 2022.05.18.

참고사이트

국민건강보험 노인장기요양보험 https://www.longtermcare.or.kr
국민건강증진종합계획 https://www.khepi.or.kr/hpn/healthLife/healthLife.do?menuId=MENU01597&code=200&year=2020
법제처 https://www.moleg.go.kr
보건복지부 https://www.mohw.go.kr
통계청 https://www.kostat.go.kr
한국보건사회연구원 https://www.kihasa.re.kr
GLOBOCAN https://gco.iarc.fr/today/online-analysis-map?v=2020&mode
Wikipedia http://en.wikipedia.org/wiki/Herd_immunity
World Health Organization https://www.who.int/multi-media/details/who-press-conference-on-covid-19-and-other-global-health-issues--%20-5-may-2023

5 CHAPTER

보건사업기획

학습목표

1. 보건사업기획의 개요를 설명한다.
2. 보건사업기획의 모형을 설명한다.
3. 지역사회 보건사업 기획과정을 설명한다.
4. 지역사회 보건사업기획의 전략을 설명한다.
5. 지역사회 보건사업의 보건정보와 기술을 설명한다.
6. 지역사회 보건사업의 질 관리 개념을 설명한다.
7. 지역사회 사정의 한 부분으로 특정 집단의 분포, 보건의료서비스의 제공 및 접근성을 보여주는 지리정보시스템(GIS)을 활용한 사례를 제시한다.
8. 지역사회 보건간호에서 Electronic Data Interchange(EDI)의 역할을 설명한다.
9. 지역사회 보건사업의 질 관리전략을 설명한다.
10. 지역사회 보건사업의 질 관리 수행절차를 설명한다.
11. 지역사회 보건사업의 질 관리 평가방법을 설명한다.

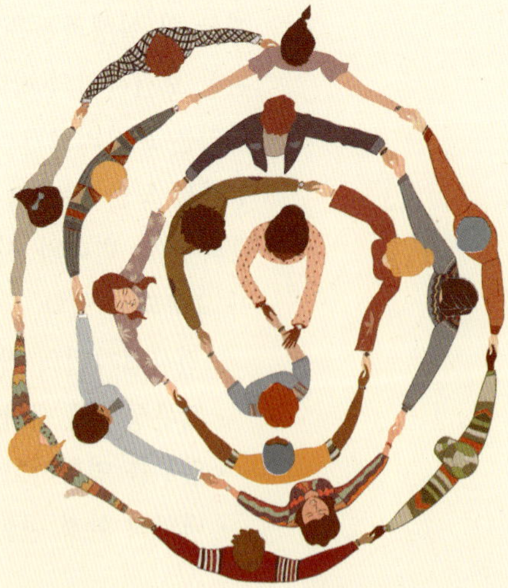

1절 보건사업기획의 이해

보건사업기획은 건강문제를 정의하고 미충족 보건의료요구를 확인함과 동시에 이를 충족할 수 있는 자원을 파악하고 실현 가능한 목표를 설정하고, 보건사업의 적합성, 효과성, 효율성뿐만 아니라 개인과 지역사회의 건강에 영향을 미치는 사회생태학적 요인을 고려하여 실행계획을 수립하는 과정이다.

보건사업기획은 외부환경의 변화에 대응하여 조직이 전략적 우위를 가지고 있는 사업을 선정하고 핵심역량을 강화하는 것이다. 따라서 보건사업기획 시 외부환경 변화에 대응하여 조직이 가진 전략적 내부역량과 약점을 분석하여 조직목표달성을 위해 일관성 있는 실행계획을 수립하는 과정은 필수적이다.

1. 보건사업기획의 개요

1) 보건사업기획의 정의

기획(planning)은 전략적인 의사결정과정으로 사회나 조직을 위한 목표, 정책 그리고 절차나 방법과 같은 수단을 선택하고 결정하는 과정이며, 계획(plan)은 기획과정의 결과로 나타난 최종 산물이다. 즉, 기획은 업무의 목적과 목표 달성을 위한 절차와 과정을 중요시하는 반면, 계획은 기획을 통해 산출되는 결과로서 예산과 일정에 비중을 두고 구체적으로 문서화된 업무 수행계획을 중요시한다.

WHO는 보건기획(health planning)을 “국가가 국민의 보건의료 수요 충족을 위해 자원을 활용하여 보건사업을 체계적으로 개발하는 것”이라고 하였다. 아울러 국가보건정책과 전략 및 계획에는 구성원의 참여, 상황분석과 우선순위 설정, 비전부터 운영까지의 계획, 이해관계자의 참여 유도, 예산 계획 및 모니터링과 평가가 포함되도록 권장하고 있다.

국가의 보건기획 및 전략은 국민의 건강을 유지 · 증진하는 데 필요한 국가의 비전, 우선순위, 예산 및 실행과정을 규정하는 데 필수적인 역할을 하므로 대부분의 국가는 국민의 건강증진을 위한 보건사업의 방향성과 일관성을 갖도록 장 · 단기 전략 및 계획을 개발해 나가고 있다. 보건기획은 보건의료가 국민의 요구와 변화에 효과적으로 부응하기 위해서뿐만 아니라 국민의 건강성과를 도출하는 데 해결해야 할 복잡한 과제를 다룰 수 있는 틀을 제공한다. 특히 보건의료기관의 역할 변화와 지역보건의료계획 및 통합건강증진사업을 추진하기 위해 효과적인 보건기획이 요구되고 있다.

보건사업기획의 필요성은 다음과 같다.

- 업무성과에 대한 평가도구가 된다.
- 업무를 명확하고 효율적으로 실행하여 조직목표의 달성을 가능하게 한다.
- 내외적 환경 변화에 대한 위험을 최대한 감소시키고 적절히 대처할 수 있도록 한다.

• 저비용 고효율의 가용자원 활용으로 예산 절약 및 업무 개선을 가능하게 한다.
• 업무 수행 의지를 북돋우며 성과를 향상시켜 구성원의 업무 수행역량이 증가되도록 한다.

2) 보건사업기획의 특성

보건사업기획은 지역사회 보건사업이 최적의 수단으로 목표를 달성하기 위하여 미래의 활동에 관해 일련의 결정을 준비하는 지속적이고 동태적인 과정으로 그 특성은 다음과 같다.

• 목표지향적, 미래지향적: 미래에 대한 불확실성을 최소화하여 지역사회의 목표에 맞게 미래를 변화하려는 수단이다.
• 행동지향성: 수립한 기획을 실행할 수 있도록 기획자에게 권한과 자원을 부여하여 계획을 성공적으로 이끌게 한다.
• 연속적 의사결정과정: 기획과정의 여러 단계는 위계적인 체계로 연결되어 상호 영향을 미치므로 연속적으로 의사결정이 이루어진다.
• 근거기반: 과학적인 연구 결과를 근거로 필요한 서비스를 예측하여 사업을 기획함으로써 서비스의 효과성과 효율성을 높일 수 있다.
• 접근성: 서비스를 필요로 하는 대상자가 쉽고 편리하게 사업에 접근하도록 기획한다.
• 지속성: 보건사업의 전 과정을 계속적으로 모니터링하여 서비스의 지속성을 유지하기 위해 대상자와의 관계, 서비스 계획 및 진행에 대한 의사소통, 서비스 중단자에 대한 조사 및 사후관리를 증진하기 위한 노력이 필요하다.

보건사업기획의 원칙은 다음과 같다.

• 목적부합의 원칙: 조직의 목적에 맞게 명확하고 구체적으로 기술한다.
• 미래예측의 원칙: 예측자의 선입견과 주관성을 배제하고 비현실적이거나 너무 이상적이지 않게 정확한 정보와 분석을 통한 예측으로 작성한다.
• 탄력성의 원칙: 기획은 융통성 있게 수립하여 변화하는 상황에 대처할 수 있고 실무집행부서에서 창의력을 발휘할 수 있도록 작성한다.
• 포괄성의 원칙: 포괄적인 영역에 대한 철저한 사전검사로 수행 시에 제반요소인 인원, 설비, 물자, 예산 등에 차질이 생기지 않도록 작성한다.
• 균형성의 원칙: 기획과 관련된 다른 계획이나 업무의 소요 자원이나 제반요소들에 대한 상호 균형과 조화를 고려한다.
• 경제성의 원칙: 사용 가능한 자원을 최대한 활용하고 새로운 자원을 최소화하는 경제성의 원칙을 고려한다.
• 계층화의 원칙: 일반적이고 추상적인 하나의 기본 기획과 구체화과정 중에 생성되는 여러 가지 기획 모두가 기본기획과 계층성을 갖도록 성실하게 작성한다.

보건사업기획은 기간별로 단기, 중기, 장기 기획으로 구분한다. 단기 기획은 보통 1년 내외의 기획으로 현실과의 괴리가 적어 현실성이 높지만 여건에 따라서 수정 또는 변동되기도 한다. 중기 기획은 일반적으로 5년 내외의 기간에 걸친 기획이며 이미 설정된 목표와 목적을 달성하기 위하여 어떤 종류의 자원을 어디에 배정해야 할 것인지 그 방법과 수단에 더욱 관심을 기울인다. 장기 기획은 보통 10년 또는 그 이상의 기획을 말하며 인력, 하부구조, 투자 등 변화에 오랜 시간이 소요되는 과제를 다루게 된다. 주로 장래 추계 또는 예후기획이란 용어가 사용되며 장기간에 걸친 여러 조건의 예측에 관심을 기울인다.

2. 보건사업기획의 모형

지역사회 보건사업, 정책 및 지역사회보건서비스를 개발, 수행, 평가하는 단계와 각 단계별로 수행해야 될 사항을 제시하는 기획모형은 여러 가지가 있다. 각 기획모형은 장점과 단점을 가지고 있어서 어느 모형이 가장 적합하다고 단정하기는 어렵다. 지역사회 보건사업이 수행되는 현장의 상황에 따라 각 모형을 적절하게 변화시켜 적용할 수 있다.

보건사업기획의 모형으로는 MAPP, MATCH, PATCH 논리모형 등이 있다.

보건사업기획 모형 중 많이 활용되는 MAPP 모형과 PATCH 논리모형은 다음과 같다.

1) MAPP 모형

미국 시 · 군 단위 보건공무원연합(National Association of County & City Health Officials, NACCHO)과 미국질병통제예방센터(Centers for Disease Control and prevention, CDC)가 공동 개발한 보건사업기획 모형이다. MAPP(Mobilizing for Action Planning and Partnership) 모형은 지역사회 건강 향상을 위한 전략적 접근이며, 지역사회단위의 전략적 기획을 통해 지역주민의 삶의 질 향상을 도모하는 데 활용되는 도구로 6단계로 구성되어 있다.

MAPP 모형은 지역사회를 중심으로 구성된 지역보건체계가 총체적 체계를 통해 해당 지역사회의 보건현황을 파악하고 보건문제에 대응하는 역량 개발에 초점을 맞추고 있다. MAPP 모형은 급격한 환경 변화와 도전에 직면한 지역사회 공중보건 향상을 위한 전략 기획이며, 실제 적용이 용이하다(그림 5-1).

(1) 1단계: 대상자와 동반자적 관계 형성

이 단계에서는 대상자와 동반자적 관계 형성을 위해 조직화하고 기획에 참여할 파트너를 개발하는 데 초점을 둔다. 즉 기획과정에 참여할 조직 및 단체를 파악하고 동참하는 지역사회 주도형 기획과정의 구성에서 시작하며, 실현 가능한 기획안을 개발하는 데 목적이 있다.

(2) 2단계: 비전 설정

지역사회가 공유할 수 있는 비전을 세운다. 비전에는 건강한 지역사회의 의미와 특성이 포함되어야 하고, 5~10년 후의 변화될 모습이 포함되어야 한다.

(3) 3단계: 4개의 MAPP 사정

지역사회의 건강 수준, 지역사회 핵심주제와 강점, 지역보건의료체계 및 환경 변화의 영향력

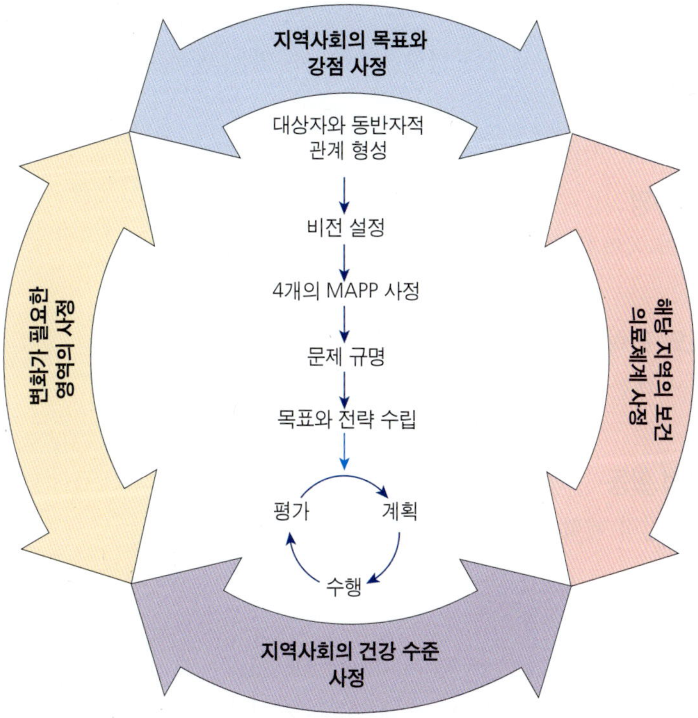

그림 5-1 MAPP 모형의 기획단계

【출처】 배상수. 보건사업기획(제3판). 계축문화사; 2018.

등 지역사회현황 4가지 영역에 대해서 포괄적이고 심층적으로 사정이 이루어진다.

① 지역사회의 건강 수준 사정

인구학적 특성, 사회경제적 특성, 보건자원 유용성, 건강위험요인, 환경지표, 정신건강, 모성건강, 사망, 질병, 부상, 감염성 질환 등을 통해서 지역사회의 건강과 삶의 질과 관련된 주요 쟁점을 확인한다.

② 지역사회 목표와 강점 사정

지역사회주민이 느끼는 핵심주제에 대해 이해하는 것은 매우 중요하다. 지역사회에서 가장 중요한 것은 무엇인지, 지역사회의 건강을 증진시킬 수 있는 어떤 자산을 가지고 있는지 등과 같은 질문을 통해서 확인한다.

③ 해당 지역의 보건의료체계 사정

지역사회주민의 건강에 기여하는 모든 보건조직과 활동에 대해서 포괄적으로 확인한다. 지역사회 공중보건체계의 활동, 장점, 역량은 무엇인지, 우리 지역에 제공되고 있는 필수적인 서비스는 어떤 수준인지 등과 같은 질문을 통해서 확인한다.

④ 환경 변화 영향력의 사정

지역사회의 건강문제와 보건체계에 영향을 미칠 수 있는 법적, 기술적, 기타 관련 문제를 확인한다.

(4) 4단계: 문제 규명

진단 결과에 따라 지역사회 보건전략의 우선순위 이슈를 선정한다.

(5) 5단계: 목표와 전략 수립

우선순위 이슈에 대한 구체적 목표와 전략을 수립한다.

(6) 6단계: 순환적 활동

지역사회 보건사업의 계획, 수행, 평가, 과정이 순환된다.

2) MATCH 모형

MATCH(Multi-level Approach to Community Health)는 보건사업의 중재전략을 생태학적인 여러 수준으로 나누어 다양한 접근법을 채택하는 것이다. 개인의 행동과 환경에 영향을 미치는 요인을 개인에서부터 조직, 지역사회, 국가 등의 여러 수준으로 나누어 지역사회 보건사업을 기획한다. MATCH 모형은 질병이나 사고에 대한 위험요인과 예방방법이 알려져 있고, 우선순위가 정해져 있을 때 실제 실행을 위한 보건사업을 개발할 때 적합한 방법이다. MATCH 모형은 목적 설정, 중재계획, 지역사회 보건사업 개발, 실행, 평가의 5단계로 구성되어 있다.

(1) 1단계: 목적 설정

목적 설정은 유병률과 변화 가능성을 고려하여 설정한다. 그 후에 우선순위 인구집단을 선택하고, 행동요인 및 환경요인과 관련된 목적을 설정한다. 행동요인과 관련된 목적 설정 시에는 건강상태에 영향을 미치는 위험요인 중에서 행동요인을 파악하여 목적을 설정한다. 환경요인과 관련된 문제 설정 시에는 건강행동을 실천하기 위한 접근성, 이용 가능성, 장애요인 등에 근거하여 환경적인 위험요인을 파악한다.

(2) 2단계: 중재계획

중재계획은 중재목표, 중재 대상, 중재 접근방법과 활동을 모두 적합하게 조합하는 것이다. 중재활동의 대상은 중재가 대상에게 어느 수준까지 영향을 미칠 수 있는지를 결정하는 것으로 개인 수준(가족구성원, 친구, 동료 등 가까운 사람), 조직 수준(조직의 의사결정자, 규칙의 변화를 유도하는 조직의 정책), 지역사회 수준(지역사회 지도자), 국가 수준(국가의 의사결정자, 규칙제정자, 집행자) 등으로 다양한 수준별로 나눌 수 있다. 개인 수준에서는 지식과 태도의 변화를 위해 상담과 교육이 적절하고, 정부 수준에서는 정책 옹호활동 등이 적절하게 선택될 수 있다. 중재목표, 중재 대상, 중재방법 간의 적절한 조합이 이루어져야 한다.

(3) 3단계: 지역사회 보건사업 개발

지역사회 보건사업 개발의 구체적인 절차는 다음과 같다.

① 지역사회 보건사업의 단위 또는 구성요소를 결정한다.

② 지역사회 보건사업을 이루는 각 구성요소는 대상의 하위집단(성별, 연령별), 주제(흡연, 운동 등), 세팅, 교육단위와 전달방법 등으로 나누어 자세히 기술한다.

③ 기존의 지역사회 보건사업을 선택하거나 새로 개발한다.

④ 지역사회 보건사업의 각 단위별로 계획안을 세운다.

⑤ 지역사회 보건사업에 필요한 여러 자료를 수집하고 필요한 자원을 준비한다.

(4) 4단계: 실행

지역사회 보건사업을 효과적으로 실행하기 위해 다음과 같은 내용을 준비한다.

① 변화를 위한 계획안을 작성하고 지원활동을 준비한다.

② 변화를 위한 요구, 준비 정도, 환경적인 지지조건 등에 대한 사안을 개발한다.

③ 중재가 효과적이라는 근거를 수집한다.

④ 중재를 통한 변화를 지지하여 줄 수 있는 사회적인 지도자나 기관 단체를 파악하여 이를 알린다.

⑤ 사회적인 의사결정권이 있는 사람들과 협조관계를 유지한다.

⑥ 보건사업 실행자를 모집하여 업무를 훈련시키며, 수행업무를 모니터링하고 지지할 수 있는 시스템을 개발한다.

(5) 5단계: 평가

지역사회 보건사업의 평가는 과정평가, 영향평가, 결과평가를 실시한다.

① 과정평가: 중재계획과정에 대한 유용성, 실제 수행에 대한 정도와 질, 프로그램 수행 후 즉시 나타난 교육적인 효과 등을 평가

② 영향평가: 지역사회 보건사업의 단기적인 결과로 지식, 태도, 기술을 포함한 중간효과와 행위 변화 또는 환경적인 변화를 포함하여 평가

③ 결과평가: 장기적인 지역사회 보건사업의 효과를 평가

3) PATCH 모형

PATCH(Planned Approach To Community Health)는 미국질병통제예방센터에서 주 및 지방 보건기관, 지역사회집단과 함께 개발한 모델로서 건강증진과 질병 예방 프로그램의 계획 및 수행에 사용하고 있다. 이 모형은 지역사회 보건사업을 위한 실무팀을 구성하여 지역의 자료를 수집하고 활용하며, 건강문제의 우선순위를 설정하고 통합적 중재계획을 개발하며, 효과를 평가할 수 있도록 한다.

이 모형에서 건강문제의 중요성은 건강문제가 지역사회에 얼마나 심각한 영향을 주는가와 건강문제를 변화시키면 건강 수준에 얼마나 효과가 나타나는가를 평가하는 기준이 된다. 또한 변화 가능성은 건강문제가 얼마나 용이하게 변화될 수 있는가를 평가하는 기준이 된다. 예를 들

면, 노인의 흡연보다 청소년의 흡연이 변화 가능성이 높다고 보는 것이다. PATCH 모형은 지역사회 보건사업의 기획지침모형이며 5단계로 구성되어 있다.

(1) 1단계: 지역사회의 조직화

지역사회 추진위원회를 조직화하고 지역회의를 개최하며, 실무팀을 구성한다.

(2) 2단계: 자료 수집 및 분석

지역사회의 건강 수준, 주민의견이나 행위 등에 대한 자료를 수집 및 분석하고 회의에서 발표하는데, 지역사회의 주요 보건문제가 무엇인지 결정하기 위한 기초자료가 된다. 자료는 다양한 방법을 통해 수집되며, 양적 또는 질적 자료 모두 가능하다.

(3) 3단계: 우선순위 설정

지역사회주민에게 건강행위자료를 중심으로 우선순위를 확인한다. 우선순위에 따라 지역사회 목표를 설정하고 가장 일차적으로 해결할 우선순위를 선정한다.

(4) 4단계: 포괄적 중재안 개발

지역사회주민에게 제공되는 기존 서비스와 중복을 피하기 위해 기존 자원, 정책, 환경조치 등을 확인하며 포괄적인 건강증진전략을 고안하고, 중재목표를 설정하며 중재안을 개발한다.

(5) 5단계: 평가

평가는 PATCH 과정의 필수 부분이다. 각 단계가 잘 진행되고 있는지, 중재활동은 잘 수행되고 있는지 등을 모니터링해야 한다. 보건사업 결과에 대한 환류를 통해 지역주민이나 집단의 PATCH 참여를 확대하고, 중재안의 향상을 도모한다.

4) 논리모형

논리모형(logic model)은 보건사업 구성요소 간의 관계를 나타내고 보건사업을 도식적으로 표현하는 방법이다. 이 모형은 단기목적과 장기목적 설정의 중요성 및 목표의 각 단계별 활동에 대한 기본가정을 강조하며 투입-과정-산출-성과 간의 관계를 논리적으로 설명하는 도식을 활용하여 프로그램의 성과를 체계적으로 평가하는 모형이다.

논리모형에서 보건사업에 필요한 적절한 자원을 투입하면 계획된 활동을 할 수 있고, 계획된 활동을 하면 산출물을 생산하여 사업이 의도한 결과가 달성되는 논리로 주요 요소는 투입, 활동, 산출, 결과로 구성된다(그림 5-2).

(1) 투입 Input

보건사업에 소비되고 제공되는 투입된 자원을 의미하며 세부지표는 예산, 인력, 시간, 기술, 정보 등이 있다. 금연사업을 실 예로 하면 간호사 2명, 예산 100만 원, 차량 1대, 보조인력 2명, 기관의 하드웨어 등이 해당한다.

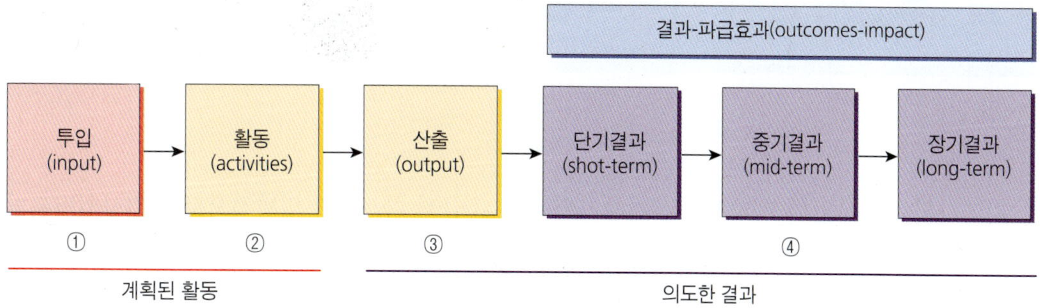

그림 5-2 논리모형

【출처】 배상수. 보건사업기획(제3판). 계축문화사; 2018.

(2) 활동 Activities

투입된 자원을 활용하여 프로그램의 목적을 성취하기 위해 서비스를 계획하는 구체적인 활동으로 인력, 훈련, 자금모집, 보건교육, 상담, 건강서비스 제공, 홍보, 협력 등이 있다. 금연사업을 실 예로 보면 금연교실 운영 등이다.

(3) 산출 Output

보건사업활동으로 기대되는 결과물을 객관적으로 측정 가능한 수치로 제시하며 교육참여 인원 수, 상담서비스 횟수, 교육자료 배포 수, 서비스 제공시간 등이 포함된다. 일 예로 금연교실 참여자 수 등이다.

(4) 결과 Outcome

개인이나 지역사회에 미치는 지식, 태도, 행동의 변화나 건강 수준의 변화를 의미하며 프로그램이나 보건사업서비스활동에 참가하여 무엇을 할 수 있게 되었는지, 상황이나 조건이 어떻게 변화되었는지를 단기결과, 중기결과, 장기결과로 파악하는 것이다.

단기결과(short-term)는 프로그램에 참여하여 첫 번째 이익이나 변화로 산출에 가장 밀접하게 영향을 받으며 대상자의 지식, 태도, 기술의 변화로 인한 개인의 지식 및 태도의 변화, 조직 및 기관의 참여도 변화이다. 금연사업을 실 예로 보면 프로그램 종료 직후/1개월 후 금연자 수 등이다.

중기결과(mid-term)는 프로그램 단기성과를 경험으로 얻는 지식 · 태도, 기술로부터 나오는 행동의 변화로 개인 건강생활습관의 변화, 정책적 변화이다. 금연사업을 실 예로 보면 흡연 경험자, 담배 접근성, 담배 가격 인상 등이다.

장기결과(long-term)는 프로그램이 대상자를 위해 달성하고자 하는 궁극적인 목표로 질병, 사망, 사회적 손실의 변화이다. 금연사업의 경우 흡연 관련 질병 및 사망률 변화 혹은 감소, 프로그램 종료 후 금연자의 삶의 질 변화 등이다.

결과는 단기, 중기, 장기로 명확하게 구분되는 것은 아니며 하나의 보건사업 프로그램에서 중기결과가 다른 이에게는 장기결과가 될 수도 있다.

2절 보건사업의 기획과정

지역사회 보건사업의 기획과정은 전문가에 따라 조금씩 다르지만 일반적으로 보건사업기획팀의 조직, 지역사회 현황분석, 우선순위 설정, 목표 설정, 전략 및 세부계획 수립 등의 단계로 진행한다(그림 5-3). 지역사회 보건사업을 기획하는 과정은 일회적이거나 단편적인 의사결정이 아니라 연속적이고 상호 영향을 주고받는 과정이라는 점이 중요하다. 또한 각 과정은 단계별로 서로 연관되어 있으며, 지속적으로 상호작용을 하게 된다. 지역사회 보건사업의 개발과정을 유지하고 지속적으로 프로그램을 제공하는 데 어려움이 없도록 기획 및 개발의 단계마다 계속적인 전략이 필요한 연속과정으로 이해해야 한다.

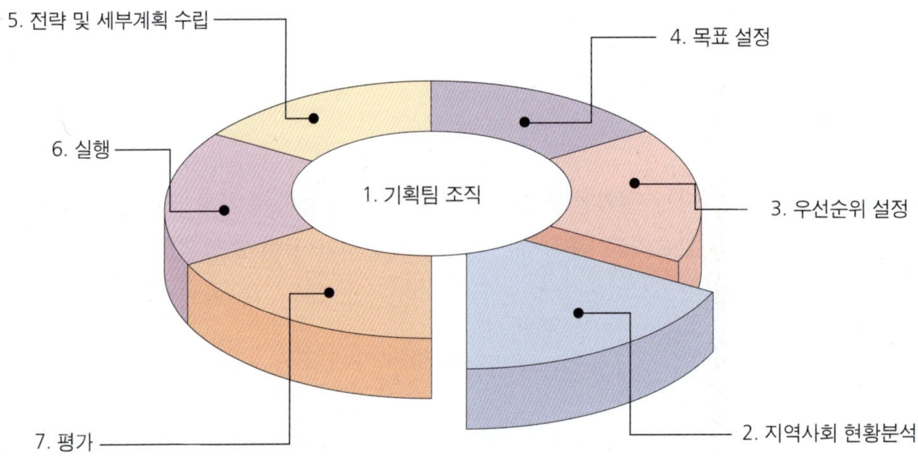

그림 5-3 보건사업의 기획단계

【출처】 배상수. 보건사업기획(제3판). 계축문화사; 2018.

1. 보건사업기획팀 조직

보건사업기획을 위해 지역사회의 이해관계자가 모두 참여하는 기획팀을 조직하는 것이 가장 선행되어야 한다.

1) 보건사업기획의 참여자

보건사업 기획과정의 참여자는 가능한 한 지역사회를 대표할 수 있어야 한다. 지역사회주민 전체를 참여시키는 것은 비용이 많이 소요되므로, 참여를 쉽게 권유할 수 있으며 지역사회의 다양한 집단의 이익이 대변될 수 있는 참여자를 선정해야 한다.

보건사업기획의 참여자는 공동의 관심이나 열정을 공유하는 '공동관심집단(community of interest)' 또는 보건사업에 참여하거나 사업결과에 이해관계를 가지고 있는 사람(또는 조직)인 '이해관계자(stakeholder)'가 있다.

보건사업기획에서 참여자의 관점은 보건사업의 우선순위 결정단계부터 지역사회 참여와 역량 강화 등 실행 및 평가의 모든 단계에 영향을 미친다. 따라서 보건사업 기획과정에 있어 참여자들을 배제하거나 참여범위를 한정하는 것은 바람직하지 않다. 즉, 수집된 정보에 대해 피드백을 받고, 계획에 대한 협의와 의견을 수렴하며, 원활한 의사결정과정을 통한 참여과정이 이루어져야 한다.

2) 이해관계자의 참여

이해관계자라는 개념은 1963년 미국스탠포드연구소(Stanford Research Institute)의 보고서에서 처음으로 사용되었다. 당시에는 기업이 존재하기 위하여 필요한 집단인 기업의 지원자 개념으로 정의되었으며, 1980년대 중반부터 이해관계자이론이 체계화되기 시작하였다(Freeman, 1984).

이해관계자는 보건사업에 포함되었거나, 이해관계가 있거나, 사업 결과에 흥미를 가진 사람 또는 조직으로서 직접적인 이해관계자와 잠재적인 이해관계자로 구분된다.

직접적인 이해관계자는 보건사업을 기획, 실행, 평가하는 주체와 파트너이며, 사업에 의해 영향을 받는 대상자이고 프로그램에 관심이 있는 자이다. 잠재적인 이해관계자는 프로그램관리자와 직원, 지방자치제, 중앙정부 및 기관, 단체, 재원조달기관, 기업, 교육기관 및 단체, 프로그램 비평가, 불평등하게 문제의 영향을 받은 인구집단 대표자 및 개인 등이다.

이해관계자는 직접적인 영향을 받지 않더라도 학문적, 철학적, 정치적 이유로 사업에 대한 노력에 큰 관심을 가진 사람도 포함될 수 있다. 따라서 보건사업기획 유형에 따라 이해관계자를 확인하고 역할과 참여의 수준을 고려하는 것이 좋다(배상수, 2018).

(1) 이해관계자의 유형

첫째, 사업을 기획, 실행, 평가하는 사람 또는 조직 및 이러한 활동 수행에 없어서는 안 될 파트너로, 프로그램 운영에 포함되는 사업관리자, 보건소 직원, 보건소장, 협력자, 재원조달기관 등이 있다.

둘째, 사업 프로그램을 이용하거나 사업에 의해 영향을 받는 사람 또는 조직으로, 대상자, 옹호집단, 지역사회구성원, 선출된 공무원, 학술기관, 지역사회조직 등이 있다.

셋째, 사업에 관심이 있는 사람 또는 조직으로, 정책 담당자나 행정당국자, 협력자, 재원 조달기관, 연합구성원, 옹호자 또는 옹호기관, 납세자 또는 프로그램에 대한 의사결정을 하는 지위의 사람이 해당된다.

(2) 이해관계자의 역할과 참여 수준

이해관계자는 기획단계 전 과정에 모두 적극적으로 참여하는 것이 바람직하며, 참여 정도에 따라 다음과 같이 구분할 수 있다.

- 핵심집단: 참여집단이나 지지집단 중 지역보건문제에 관심이 크고 사업계획이나 평가단계에서 신뢰성을 높이고, 사업의 실행 및 결과의 확산을 위해 필요한 사람으로 반드시 포함시

켜 활동해야 한다. 핵심이해자의 선정은 사업의 신뢰성을 높이고, 사업의 실행에 도움을 주며, 사업에 필요한 변화를 옹호해 줄 수 있고, 사업의 예산 및 확대를 위한 권한을 가진 사람이나 기관인지에 따라 선정한다.

- 참여집단: 지역의 보건의료 관계 전문단체나 건강 관련 시민단체 사람으로 기획 및 평가과정의 필요에 따라 참여시키거나 자문을 얻는 대상으로서 보건사업기획과정의 자문 역할이다.
- 지지집단: 보건사업의 필요성과 사업의 계획에 대한 실행을 위해 사회적 지지 등 여러 형태의 지지를 제공하는 집단으로 여론 지지층이 포함되어야 한다.
- 주변집단: 보건사업의 기획과정에 필요한 정보를 제공하는 이해관계자로 보건사업의 이용자나 보건사업이 시행되는 지역의 일반 주민 등이 해당된다.

이해관계자의 견해를 기획과정에 반영하기 위한 질문은 다음과 같다.

- 이 사업의 목표는 무엇인가?
- 이 프로그램에 대해 어느 정도의 진행을 기대하는가?
- 중요한 평가지표는 무엇인가?
- 사업 결과를 어떻게 사용할 것인가?
- 사업에 관심을 갖는 이유는 무엇이고 누구를 대변하는가?
- 사업 실행 및 평가를 위해 자원(시간, 비용, 전문적 기술, 대상자에 대한 접근, 정책결정자에 대한 접근 등)을 제공할 수 있는가?

3) 보건사업기획에서 참여와 협력관계

보건사업기획 시 지역사회 참여에 대해 알마아타(1978)에서는 "사람은 건강과 관련된 기획과 실행에 개인적 또는 집단으로 참여할 권리와 의무가 있다"고 선언하였다. 또한 오타와헌장(WHO, 1986)에서 지역사회 건강 수준 향상을 꾀하는 모든 사람의 참여를 지역사회 건강증진의 주요 전략의 하나로 강조하기 시작하였다. 최근 지역사회 개발에 대한 관심의 증가와 함께, 전체 지역사회 참여를 중시하는 참여적 기획(participatory planning)에 대한 관심이 증가하면서 보건사업기획에도 참여자 기획의 필요성이 강조되고 있다.

지역사회 보건사업기획을 통한 보건사업 개발은 미래지향적이고 새로운 변화와 발전을 창출하기 위해 사업의 필요성을 확인하고 분석하는 것이다. 지역사회 보건사업을 효율적으로 기획하기 위해서는 사전에 어떠한 절차를 거쳐야 하는지 결정하고 필요한 제반 자원을 예측해야 한다. 지역사회 보건사업 개발에 참여하는 이해관계자는 개발의 각 단계마다 필요한 의사결정이 이루어져야 하므로 개발 절차를 함께 공유하며 각기 개발의 역할을 분담하여야 한다.

2. 지역사회 현황 분석

현황 분석은 보건사업기획을 위해 현재의 상황과 바람직한 목표의 차이를 확인하여, 기획의 대상이 될 지역사회의 건강문제와 그 문제의 영향요인을 찾아내고 지역사회와 조직이 문제를 해결할 수 있는지를 분석하는 과정이다. 따라서 현황 분석에는 지역사회의 건강 수준 및 결정요인 평가, 지역사회 관심과 장점, 지역보건체계와 지역보건사업의 평가, 건강문제와 해결능력에 영향을 미치는 환경의 변화 등이 포함된다.

지역사회 현황 분석을 위해 고려해야 할 내용은 다음과 같다.

- 건강한 지역사회의 가장 중요한 특징은 무엇인가?
- 지역사회에 대해 가장 자부심을 느끼는 것은 무엇인가?
- 지역사회 건강 수준이나 삶의 질 향상을 위해 노력하는 주민, 집단을 알고 있는가?
- 지역사회의 건강 수준과 삶의 질 향상을 위한 지역사회의 노력을 방해하는 것은 무엇인가?
- 지역사회를 구성하기 위해서는 어떤 활동이나 정책, 예산의 우선순위가 필요하다고 생각하는가?
- 지역사회의 개선을 위하여 적극적으로 참여할 만큼 관심을 갖게 하는 활동은 무엇인가?

1) 자료수집

지역사회의 건강 수준을 파악하기 위해서는 건강과 관련된 충분한 자료를 수집하고, 미흡한 자료를 생성하는 것이 우선되어야 한다. 자료가 수집되면 자료를 종합하여 데이터베이스화하는 것이 도움이 된다.

(1) 자료수집 내용

현황 분석을 위한 자료수집 내용은 지역사회의 지역적 특성, 인구학적 특성, 환경적 특성, 건강 특성(질병이환 수준, 사망 수준, 인구 재생산 수준, 의료시설 활용 수준, 건강행태 등)과 지역사회자원 등이다. 지역사회자원으로는 보건의료자원(보건의료 전문인력, 보건의료시설 등), 사회복지 및 공적 서비스 등의 사회적 자원, 안전 및 편의시설 등의 물리적 자원 등을 파악한다.

(2) 자료수집방법

자료수집방법은 1차 자료수집과 2차 자료수집으로 구분되며, 이 방법은 서로 보완적으로 사용되기도 한다.

- 1차 자료수집: 자료수집자가 직접적으로 관찰, 면담, 설문조사 등을 실행하는 것이다. 지역사회주민이나 공식적 및 비공식적 관련자를 정보원으로 선정하여 면담하는 것, 지역 특성을 대표할 조사 대상자를 선정하여 설문조사, 지역사회 모임이나 행사 등에 참여하여 지역사회문화와 인구학적 특성 등을 관찰하는 것과 직접 지역시찰(차창밖조사) 등이 포함된다.
- 2차 자료수집: 이미 보고된 기존자료를 활용하는 것으로 정부나 지방자치단체 수준에서 보고된 자료(국민건강영양조사, 지역사회건강조사, 건강기록, 회의 결과 보고서, 통계자료)가 포함된다.

(3) 자료 분류

현황 분석에 사용되는 자료는 자료원, 자료 성격, 수집방법 및 수집주기 등에 따라 구분할 수 있다.

① 자료원에 따른 분류

- 1차 자료: 현황 분석을 위해 새롭게 수집한 자료이며, 자료수집은 어렵지만 대표성은 높다고 할 수 있다(보건소 주민조사 등).
- 2차 자료: 기존 자료나 연구자료, 관내 행정통계자료, 전국민건강조사자료, 다른 지역 자료, 관련 문헌 등을 이용한 자료로, 자료수집이 쉽지만 대표성은 낮고 타당성은 높다고 할 수 있다(국민건강영양조사 등). 국내 보건의료 분야에서 활용도가 높은 2차 자료원은 국민건강보험공단, 통계청, 보건복지부, 건강보험심사평가원, 국립암센터, 질병관리청, 한국보건사회연구원 등 기관의 자료를 포함한다(표 5-1).

② 자료 성격에 따른 분류

- 양적 조사자료: 대표성을 갖는 표본을 대상으로 전화, 면담, 우편, 온라인 등을 활용하여 구조화된 설문지로 자료를 수집하고 분석한 결과를 일반화한다.
- 질적 조사자료: 적은 수의 대표성 없는 집단을 대상으로 한 구조화되지 않은 자료수집방법으로 포커스그룹 등을 활용한다. 문제제기나 양적 연구의 결과를 심층분석하기 위해 사용한다.

표 5-1 보건사업기획에 사용하는 2차 자료의 종류와 특성

내용	자료 및 자료원	장점	단점
인구자료(census)	• 인구센서스	• 각종 역학지표의 분모로 활용 • 향후 추계인구를 제시	• 기초자치단체별 향후 추계인구는 제시되어 있지 않음
	• 인구동태자료	• 정확성과 완전성이 높음 • 출생, 사망 관련 정보가 일상적으로 수집됨 • 기초자치단체별 분석이 가능	• 사망진단서 기재와 관련한 오류가 많음
등록/신고(registry)	• 사망신고자료	• 정확성과 완전성이 높음 • 사망 관련 정보가 일상적으로 수집됨 • 기초자치단체별 분석이 가능	• 사망진단서 기재와 관련한 오류가 많음 • 사망자료는 지역의 건강문제를 민감하게 반영하지 못함
	• 감염병신고자료	• 감염병의 발생을 신속하게 인지	• 신고율이 매우 낮음
	• 건강보험 수진자료	• 대표성이 높음 • 의료 이용과 의료비 등에 관한 정보 제공	• 정확성에 결함이 발견되는 사례가 있음 • 획득하기가 어려움
	• 의무기록자료	• 진단이 정확함 • 의료 이용과 질에 관한 정보를 제공	• 대표성이 낮음
	• 질병등록자료	• 암 등의 발생률 산출이 가능	• 일부 지역의 경우 자료를 구할 수 없음
설문조사(survey)	• 국민건강영양조사(https://knhanes.kdca.go.kr) • 지역건강조사(https://chs.kdca.go.kr)	• 정확도가 높음 • 건강행태, 장애 등에 관한 정보를 제공 • 영양에 관한 구체적인 정보를 제공 • 지역사회 건강상태문제, 건강관리시스템의 효과, 건강에 미치는 요인조사	• 시·군·구별 조사 대상자 수가 적어 대표성에 문제가 있음 • 1년 주기로 방문면접조사 방식 • 1년 주기로 방문면접조사 방식

【출처】 배상수. 보건사업기획(제3판). 계축문화사; 2018.
경기도 공공보건의료지원단. 보건의료 현황분석을 위한 이차자료원의 종류와 활용방안 보고서; 2018.

③ 수집주기에 따른 분류

- 비정기적 조사
- 정기적 조사: 자료조사기관이 조사주기, 대상범위, 대상지역, 조사항목 및 수집방법을 결정하고 조사체계와 조사실시기간을 공지한 후에 그 결과를 공표하며, 2차 자료로 많이 활용되고 있다. 보건사업기획에 주로 활용되는 2차 자료의 종류와 특성은 표 5-1과 같으며 지방자치단체별로 진행하고 있는 지역사회 건강조사를 통해 가장 기초적이면서도 기본적인 정보를 파악할 수 있다.
  - 지역사회 건강조사는 지역보건의료계획 수립 및 평가를 위한 지역건강통계 생산, 근거중심의 보건사업 수행의 기반 마련, 지역 간 비교 가능하도록 조사지표 및 수행체계 표준화, 지방자치단체 보건사업 통합평가지표를 산출하는 목적이 있다.
  - 지역사회 건강조사 내용은 가구 세대 유형, 건강행태, 예방접종 및 검진, 의료 이용, 사고 및 중독, 활동 제한 및 삶의 질, 보건기관 이용, 사회물리적 환경, 개인위생, 교육 및 경제활동 등 18개 영역 201개 항목이다.
  - 지역사회 건강조사자료를 활용하는 방법은 질병관리청 지역사회 건강조사 홈페이지를 통해 보고된 해당 지역의 자료를 다운 받아 지역사회진단에 유용하게 활용할 수 있으며, 연도별 건강문제의 변화상태도 파악할 수 있어 그 유용성이 크다고 할 수 있다.

(4) 지역사회 건강지표

지역사회 건강 수준분석에 흔히 사용하는 지표를 지역사회 건강지표라고 하며 인구사회학적 특성, 건강 수준과 질병부담, 건강결정요인, 건강형평성 등을 포함한다.

① 인구사회학적 특성

인구의 크기, 연령별 · 성별 인구, 노인가구 및 노인인구 비율, 부양비, 합계출산율 등과 연도별 인구지표의 변화, 소득, 교육 수준, 직업 등이 있다.

② 건강 수준과 질병부담

사망 수준(사망률, 특수사망률, 주요 사망원인, 신생아사망률, 모성사망률 등), 상병 수준의 측정(주요 질환별 유병률과 발생률 등), 신체 기능상태(장애 수준)의 측정(일상활동수행능력, 도구일상활동수행능력, 기능손실 장애일 수), 정신적 건강 수준의 측정(스트레스 인지율, 우울증, 자살시도율 등), 건강 수준의 측정(기대수명, 건강수명 등), 삶의 질, 의료비, 지역의 특수한 건강문제 등이 있다.

③ 건강결정요인

생물학적 요인, 건강행태, 지역사회 네트워크, 생활 및 작업환경, 보건의료자원과 이용, 사회적 · 경제적 문화적 환경, 건강 관련 정책 등이 있다.

④ 건강형평성

사회경제적 특성에 따른 건강 수준 및 결정요인의 격차, 지리적 분포에 따른 건강 수준 및 결정요인의 격차 등이 있다.

(5) 외부환경의 변화요인 사정

지역사회 건강 수준이나 지역보건의료체계, 보건서비스의 제공에 영향을 미칠 수 있는 외부환경의 변화로 어떤 것이 있으며, 앞으로 어떠한 것들이 있을 것인가, 이러한 변화로 인해 조직이나 보건사업에 어떤 기회와 위험을 초래할 것인가 등에 대해 조사한다. 정치, 경제, 사회, 환경, 기술, 법 등을 설명하고 확인된 각 요인이 조직이나 보건사업에 미치는 영향을 파악한다.

2) 자료분석

지역사회 현황분석을 위해 활용하는 SWOT 분석은 Albert Humphrey가 1950년대 기업의 문제점을 진단하고 해결하기 위한 장기 기획의 방법으로 활용한 것이다. 전략적 기획에서 조직이나 사업의 강점과 약점, 주위 환경의 기회요인과 위협요인을 확인하는 것이다. 조직 내외 환경을 분석하기 위해 조직 내 요인은 강점(strengths)과 약점(weakness)으로 평가하고, 조직을 둘러싼 외부환경요인은 기회(opportunities)요인과 위협(threats)요인으로 평가한다.

SWOT 분석을 위한 질문은 다음과 같다.

- 조직의 리더십은 어떠한가?
- 조직이 보유한 자원은 적절하고 충분한가?
- 업무과정이나 시스템의 수준은 적절하고 충분한가?
- 조직문화나 조직구성원의 성향이나 태도는 어떠한가?
- 업무가 효율적으로 수행되고 있는가?
- 조직에 대한 이해 당사자와 지역사회의 평판은 어떠한가?
- 기존 사업이나 서비스에 대한 이용자들의 만족도는 어떠한가?
- 조직의 성과관리는 제대로 이루어지고 있는가?
- 사업의 지속성을 확보할 수 있는가?

(1) 지역보건체계의 역량분석

SWOT 분석을 통해 지역사회 보건기관조직이나 지역사회가 처한 건강문제에 대해 인식할 수 있으며 보건프로그램 개발전략을 수립하기 위한 중요한 자료로 사용될 수 있다.

① 내부역량분석

조직의 강점과 약점을 분석하는 과정으로 보건소 등의 조직분석에 활용할 수 있으며 조직의 노력 여하에 따라 바뀔 수 있다.

② 외부환경분석

조직의 노력과 상관 없이 조직이 통제할 수 없는 미래의 환경적 요인에 대한 분석으로 조직에 도움이 되는 기회와 나쁜 영향을 줄 수 있는 위협으로 구분된다.

지역사회 현황분석을 위해 SWOT 분석을 적용한 예는 그림 5-4와 같다.

강점(Strength)

- 소지역단위 건강증진사업 추진기반 확보
- 주요건강문제와 지역 격차 통계자료 모니터링
- 심뇌혈관질환 특화사업 지속 추진
- 보건의료연구 및 지원조직 존재

약점(Weakness)

- 건강생활 실천 비율 저조
- 지역 간의 보건의료 인프라 및 건강 수준 격차 확대
- 공공보건의료 인프라 및 인력 부족
- 보건의료예산 비중 제자리

기회(Opportunity)

- 건강수준이 취약한 장애인 아동 대상의 정책 확대 노력
- 균형적 공공의료 인프라 확대의 노력
- 건강친화적 환경조성에 관한 관심 증대
- 시민참여 거버넌스 구축에 관한 관심 증대

위협(Threat)

- 고령화로 인한 건강취약인구 증가
- 신종 감염병, 환경문제 등 건강위험요인 증가
- 전국 대비 높은 연령표준화 사망률
- 전국 대비 높은 의료취약계층 비율

그림 5-4 SWOT 분석에 따른 지역사회 현황분석

【출처】 부산광역시, 제8기 지역보건의료계획(2023~2026); 2023.

③ 전략 방향의 도출

지역사회 현황분석을 토대로 보건사업의 성공적 수행과 관련 있는 조직의 강점과 약점, 외부 환경의 기회요인과 위협요인을 분별하여 기술하고 이를 바탕으로 전략 방향을 설정해야 한다. 전략 방향은 SO, ST, WO, WT 4가지로 도출되며, 보건사업의 역량을 강화하고 사업을 효과적으로 성취할 수 있도록 전략을 도출하여야 한다. SWOT 분석을 통한 전략 도출 내용과 사례는 표 5-2, 3과 같다.

(2) 수집된 자료의 정리와 평가

보건사업기획에 사용될 자료는 자료의 완전성, 정확성, 대표성, 시간범위 등의 기준을 확인하여 자료의 질을 평가한다. 또한 2차 자료를 사용할 경우에는 자료의 접근성과 형식, 다른 자료와의 연계 가능성, 조사지침이나 코딩지침의 적절성에 대해서도 주의해야 한다. 평가된 자료는 적합한 분류방법에 따라 자료목록을 작성하여 정리한다.

수집된 자료의 질 평가기준은 다음과 같다.

- 완전성(completeness): 기획에 필요한 정보가 모두 포함되어 있는가?
- 정확성(accuracy): 이용자료가 타당성과 신뢰성이 있는가?
- 대표성(representativeness): 조사 대상자가 모집단을 대표하는가?
- 시간범위(time period covered): 조사의 대상기간이 의사결정에 적합한가?
- 자료의 접근성(accessibility): 활용 가능성, 비용, 자료 이용의 윤리문제 등이 적합한가?
- 자료의 형식(archive form of data): 쉽게 이용할 수 있는 형태로 보관되어 있는가?
- 연계 가능성(linkage possibility): 다른 자료와의 연계가 가능한가?

표 5-2 SWOT 분석을 통한 보건사업전략 도출

	외부기회(O)	외부위협(T)
내부강점(S)	SO(강점-기회)전략 • 조직의 강점이 기회를 극대화하기 위해 사용될 수 있는가? • 공격적이고 적극적인 전략(사업구조, 영역, 시장의 확대 등)	ST(강점-위협)전략 • 확인된 위협을 최소화하기 위해 조직의 강점을 어떻게 사용할 것인가? • 다각화전략(새로운 사업, 새로운 시장, 새로운 기술)
내부약점(W)	WO(약점-기회)전략 • 조직의 약점을 최소화하기 위해 확인된 기회를 활용하여 어떤 행동을 취할 수 있는가? • 국면전환전략(구조조정, 강점 보완, 혁신운동 등)	WT(약점-위협)전략 • 위협을 회피하기 위해 확인된 조직의 약점을 어떻게 최소화할 것인가? • 방어적 전략(사업의 축소, 사업의 폐기 및 철회 등)

표 5-3 SWOT 분석에 의한 일 지역사회의 사업운영전략 사례

[SO전략] 내부 강점의 기회 활용 방안	• 건강행태 및 생활습관 개선을 위한 건강친화적 환경 조성 – 생활체육 활성화를 위한 건강친화환경 조성을 통해 건강 수준을 향상하고자 함 • 공공보건의료 및 환경 분야 정책 모니터링 – 공공보건의료 및 환경 분야 정책에 관한 모니터링을 통해 신규 정책을 발굴하고자 함
[WO전략] 기회를 활용한 약점의 최소화 방안	• 초고령사회 노인맞춤형 건강증진사업 확대 – 치매의 예방과 체계적인 관리 등 통합관리서비스체계를 구축하고 기존에 추진되었던 노인건강 분야 사업 전반의 내실화 및 AI · IOT기반의 사업과 같은 신규사업을 확대추진하고자 함 • 지역 간 건강 격차 완화를 위한 소지역단위 건강증진사업 확대 – 지역 간의 건강 격차를 완화하고 건강관리서비스의 접근성 제고를 위한 마을건강센터의 설치 및 확대를 추진하고자 함
[ST전략] 내부 강점의 외부위협 대처방안	• 코로나19 감염병 대응 – 코로나19 이후 신종 감염병에 대응하기 위해 감염병 대응 전담인력을 확보하고 전문성을 강화하고자 함 • 건강취약계층의 필수의료 보장 확대 – 장애인의 의료접근성 강화를 위한 필수의료시설기반을 확충하고 노숙인, 이주민과 같은 건강취약계층의 의료안전망을 강화하고자 함
[WT전략] 약점과 위협 모두 최소화 방안	• 의료보편성 강화를 위한 15분 도시 조성 노력 – 질병의 발생에 신속한 의료 이용과 건강관리의 접근성 확대를 위해 지역의 공공보건의료 인프라 확대 및 관리체계를 강화하고자 함 • 건강 격차 완화를 위한 평생건강관리체계 구축 – 생애주기별 맞춤형 건강증진사업 수행과 건강친화적 환경조성을 통해 평생건강관리체계를 구축하고자 함

【출처】 부산광역시, 제8기 지역보건의료계획(2023~2026); 2023.

3. 우선순위 설정

우선순위를 설정하는 것은 보건의료비용을 형평성 있게 배분하되 저비용 고효율로 최대 편익을 얻으려는 목적으로 객관적인 기준과 공정한 방법과 절차에 따른다. 실제 우선순위를 결정할 때는 기존의 우선순위 결정기준을 그대로 사용하기보다는 보건사업기획팀에서 독자적인 기준을 정하는 경우가 많으며, 사업의 효과 측정의 경우 기획팀 구성원의 상의를 통하여 결정되는 경우가 많다. 따라서 우선순위 결정을 위해서는 구성원 간의 합의를 도출하기 위한 의사결정과정을 거쳐야 한다. 우선순위 설정기준으로 여러 가지가 있지만 그중에서 가장 적절한 것은 지역사회 특성을 고려한 기획팀 간의 합의된 자체 판단기준이라고 할 수 있다. 보건소의 통합건강증진사업 등에서는 BPRS와 PEARL 기준을 널리 활용하고 있다.

1) BPRS Basic Priority Rating System

건강문제의 절대적 크기에 따라 우선순위가 정해지는 방법이다. 지역사회 내의 보건문제를 목록화하여 문제별 평가항목을 기준공식에 따라 점수화한다. 문제의 크기를 파악하기 위해 만성질환의 경우 유병률을, 급성질환의 경우 발생률의 크기를 이용하여 점수화한다. 문제의 심각도는 긴급성, 중증도, 경제적 손실, 타인에의 영향과 같은 4가지 세부항목을 고려한다. 사업의 추정효과는 정확한 추정은 어렵지만 사업의 최대효과와 최소효과를 추정하여 점수를 부여한다. BPRS 점수 계산은 건강문제에 따라 평가항목별 점수를 기재하고 계산 공식에 의해 점수를 계산하며, 점수 크기에 따라 우선순위를 매기는 것으로 우선순위설정의 예는 표 5-4와 같다.

BPRS의 구체적 적용방법은 제6장 지역사회 간호과정을 참조한다.

2) PEARL Priority, Economics, Acceptability, Resource, Legality

BPRS의 계산 후 사업의 실현 가능성 여부를 판단하는 기준으로 PEARL을 주로 사용한다. 건강문제에 직접적으로 연관되어 있지 않으나 특정 건강문제를 해결할 수 있는가를 결정하는데 크게 영향을 미치는 5가지 항목을 이용하여 계산한다. 각 항목에 0점 또는 1점을 부여한 후, 5가지 항목의 점수를 곱하여 사업의 시행 여부를 결정하며, 평가항목 중 하나라도 0점을 받으면 보건사업은 시작할 수 없다.

- 적절성(propriety): 보건사업이 해당조직의 업무범위에 해당되는지를 보는 것
- 경제적 타당성(economic feasibility): 문제해결이 경제적으로 의미가 있는지를 보는 것
- 수용성(acceptability): 지역사회나 대상자들이 보건사업을 수용할 수 있는지를 보는 것
- 자원의 이용 가능성(resources): 보건사업에 사용할 재원이나 자원이 있는지를 보는 것
- 적법성(legality): 법적으로 보건사업 운영이 문제가 없는지를 보는 것

3) NIBP Needs/ Impact-Based Planning

NIBP는 캐나다 토론토의 지역보건위원회(Metropolitan Toronto District Health Council, MTDHC)가 개발한 것으로 건강문제의 크기와 해결방법의 효과추정을 기준으로 우선순위를 평가하는 방법이다. 이 방법의 장점은 건강문제의 크기와 해결방법의 효과를 예측한 정도에 따라

표 5-4 BPRS를 활용한 우선순위 설정의 예

생애주기	건강문제(행태)	관련 요인	요소			BPRS (A+2B) x C	순위
			문제크기(A)	심각도(B)	측정효과(C)		
영유아	• 실내 간접흡연 노출률 8.8% • 영유아 비만율 6.4% • 아침식사 결식률 64.5%	• 학부모의 간접흡연 피해 인식 부족으로 가정 내 흡연 • 체육활동에 대한 인식 부족 • 균형식에 대한 교육 부족	6	10	8	208	3
어린이	• 흡연 경험률 5.6% • 초등학생 음주 경험 20.6% • 처음 술 마신 평균연령 13.2세 • 소아비만율 14.6% • 식생활실천지침 실천율 86.1%	• 담배에 대한 호기심으로 인한 흡연 경험 시작 • 음주폐해 교육 부족 • 신체활동 시간의 부족 • 건강식 실천에 대한 의지 부족	8	10	9	252	1
청소년	• 현재흡연율 11.2% • 현재음주율 19.3% • 신체활동 실천율 12.7% • 아침식사 결식률 24.3%	• 청소년 담배 구매의 용이성 • 음주폐해 교육 부족 • 주류구매의 편리성 • 신체활동 시간의 부족 • 건강식에 대한 낮은 접근도 • 영양 관련 정보지식 부족	8	8	8	192	4
성인	• 남자 현재흡연율 48.3% • 실내 간접흡연 노출률 22.5% • 남성 고위험음주율 28% • 음주문제 상담 경험률 1.2% • 걷기 실천율 50.1% • 신체활동 실천율 17.5% • 비만율 23%	• 금연서비스 제공의 접근성 부족 • 공공장소 내 간접흡연 인식 부족 • 적정음주량 인식 부족 • 운동에 대한 인식 부족 • 지역사회 내 운동시설 접근율 낮음 • 균형식 실천에 대한 지지 부족	9	9	9	243	2
노인	• 현재흡연율 13.8% • 남성 고위험음주율 14.5% • 걷기 실천율 59% • 신체활동 실천율 9.5% • 식생활실천지침 실천율 88.6% • 비만율 18.1%	• 장기간 습관화된 니코틴중독 • 적정음주량 인식 부족 • 운동에 대한 인식 부족 • 균형식 실천에 대한 지지 부족 • 신체활동실천율 부족	7	7	8	168	5

【출처】 보건복지부, 한국건강증진개발원. 2020년도 지역사회 통합건강증진사업 비대면 수행사례집; 2020.

보건사업을 수행하기 전에 평가하는 것이다. 우선순위의 결정기준인 건강문제 크기는 '중요(질병 유무)'와 '중요하지 않음'으로 구분하고, 해결방법의 효과추정은 '매우 좋음', '좋음', '효과가 있을 것 같음', '효과가 없음'으로 분류하여 보건사업을 '반드시 실행해야 할 문제', '실행하면 좋을 문제', '연구를 촉진해야 할 문제', '실행을 금지해야 할 문제'로 평가한다(표 5-5).

표 5-5 NIBP를 이용한 우선순위 결정

건강문제의 요구 / 해결방법의 효과추정	높음	보통	낮음
매우 좋음	반드시 수행	반드시 수행	수행
좋음	반드시 수행	수행	수행
효과가 있을 것 같음	시행 검토 혹은 연구 촉진	시행 검토 혹은 연구 촉진	연구 촉진
효과가 없음	사업의 중지 혹은 시작 금지	사업의 중지 혹은 시작 금지	사업의 중지 혹은 시작 금지

【출처】 지역사회보건간호학 편찬위원회. 최신 지역사회보건간호학1. 수문사; 2022.

4) CLEAR Community Capacity, Legality, Efficiency, Acceptability, Resource Availability

NIBP 방법으로 결정된 건강문제의 우선순위가 프로그램 실행 가능성 측면에서도 효과를 발휘할 수 있을지를 확인하는 기준으로 세부 평가기준은 다음과 같다.

(1) 지역사회의 역량 Community Capacity

보건사업을 수행할 때, 대상자가 사업에 관심을 가지고 기획단계부터 수행, 평가 등 전 과정에 적극적으로 참여하며, 문제 해결 및 보건사업 수행능력 유무와 환경 변화에 유연하게 대응할 수 있는지를 확인한다.

(2) 합법성 Legality

보건사업과 관련된 법규와 지침을 확인하여 사업 수행에 법적인 제한점이나 문제가 없는지, 법적 책임의 유무를 확인한다.

(3) 효율성 Efficiency

보건사업을 수행하기 전 사업 투입비용 대비 결과가 얼마나 효과적인지 확인한다.

(4) 수용성 Acceptability

대상자가 보건사업 수행 시에 수용적인 태도로 보건사업에 참여하고, 문제를 해결하려는 의지가 있으며, 보건사업으로 인한 불편감도 감수할 수 있는지 확인한다.

(5) 자원의 활용 가능성 Resource Availability

주민이나 보건사업과 관련된 인적자원과 건물, 시설, 도구, 물품과 비품 등의 물적자원과 재원 등이 활용 가능한지를 확인한다.

5) 황금다이아몬드 모델 Golden Diamond Model

건강문제의 우선순위를 정할 때 유병률이나 발생률의 절대적 크기도 무시할 수 없지만, 상대적 크기(전국 평균이나 다른 지역과의 유병률 차이)가 더 중요할 수도 있다. 메릴랜드주에서는 우선순위를 결정할 때 건강문제를 황금다이아몬드 상자에 표시하여 우선순위를 결정하였다. 예를 들어, 어느 지역의 유병률을 조사하였는데 1위는 고혈압, 2위는 당뇨병, 3위는 결핵이었다고 한다면, 절대적 크기인 1순위 고혈압이 중요한 보건문제로 우선순위에서 최상위를 점하게 된다. 하지만, 결핵이 전국 평균치와 비교했을 때 10배 높았고 다른 건강문제(고혈압과 당뇨병)는 전국 평균치와 유사한 수준이었다면, 지역사회 건강문제의 우선순위를 정할 때 결핵이 우선순위 3순위 사업으로 밀려야 하는가? 하는 것에 의문이 제기될 수 있다.

이러한 결점을 보완하기 위해 우선적으로 기획관계자가 우선순위를 결정할 주요 건강문제를 선정하고 건강문제의 이환율과 사망률 그리고 변화의 추세를 미국 전체와 비교하여 황금다이아몬드 상자에 분류한 후 '메릴랜드주가 좋음', '같음', '메릴랜드주가 나쁨'으로 구분하였다. 이 방법을 이용하여 우선순위를 사정한 결과 1순위 사업으로 선정된 것은 미국 전체 평균치 대비 메릴랜드주가 좋지 않은 지표와 변화 추세로 저체중출생, 유방암, 살인문제였다(그림 5-5).

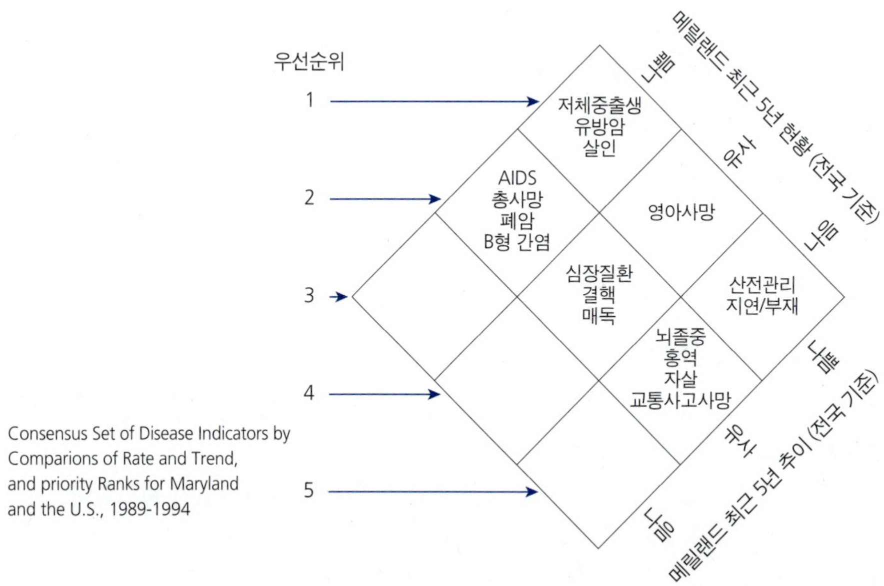

그림 5-5 건강문제의 우선순위를 결정하기 위한 황금다이아몬드 모델 사례

황금다이아몬드 모델은 자치단체별로 건강지표의 자료확보가 가능하고, 질병별 과거의 추세를 알 수 있으면 우선순위를 쉽게 결정하는 방법이어서 형평성을 추구하는 데 매우 적합한 우선순위 결정방법이다. 다만, 그 지역의 유병률과 사망률이 높더라도 기준 지역이나 전국 평균치에 대비하여 양호하면 보건사업의 우선순위에서 후순위로 밀리게 되므로, 건강문제의 절대적 크기와 사업의 효과를 감안하고 보정하여 사용하여야 한다.

4. 목표 설정

목표 설정은 우선순위에 따라 결정된 보건문제의 해결을 위해 누가, 언제, 어디서, 무엇을, 어떻게 할 것인가를 관련성, 실현 가능성, 관찰 가능성, 측정 가능성을 고려하여 기술하는 것이다. 목표 설정을 위해서는 비전과 미션을 확인해야 한다. 비전은 미래에 도달하려는 조직의 궁극적 가치로서 미래전략에 따라 조직의 목표를 정립하고 조직의 운영기준을 제공하여 구성원의 역동적인 참여를 유도한다.

목표는 사업을 통한 변화를 구체적으로 측정 가능한 수치로 표시한 것이다. 목표는 속성에 따라 장기–단기, 상위–하위, 일반–특수, 궁극적–구체적으로 구분할 수 있다. 일반적으로 상위목표는 사업을 통해 하위목표가 작용한 결과로 표현하고, 하위목표는 상위목표 달성을 위한 수단으로 표현한다. 일반적인 목표와 대조되는 개념으로는 특수목표 대신 구체적인 목표로 구분하기도 한다. 지역사회의 보건사업 관련 문제를 해결하기 위하여, 일반적인 목표는 문제 해결 위주로 제시하며, 구체적인 목표는 관련 요인 해결을 위주로 기술한다.

목표 설정 기준 및 고려사항은 제6장 지역사회 간호과정을 참조한다.

1) 목표 설정 분류

(1) 인과관계에 따른 목표 설정

인과관계에 따른 목표는 지역사회 보건문제와 지역사회 보건사업의 결정요인 간의 인과관계를 근거로 설정한다. 건강문제의 인과관계를 고려하여 과정목표, 영향목표, 결과목표로 분류한다.

- 과정목표: 결과목표나 영향목표를 달성하기 위한 보건사업활동을 말한다.
- 영향목표: 결정요인과 기여요인의 변화를 말하는데, 먼저 기여요인을 변화시키면 결정요인 변화로 연결되고, 결정요인 변화는 결과목표인 보건사업 수준의 변화로 귀결된다. 이는 사업목표를 설정할 때 보건사업 수준의 변화뿐만 아니라 결정요인과 기여요인의 변화도 포함할 필요성을 설명해주는 것이다. 지식, 태도, 기술의 변화, 행동, 환경의 변화를 말한다.
- 결과목표: 사망률, 유병률, 장애 등 건강 수준의 변화를 말한다.

(2) 목표달성에 필요한 시간에 따른 목표 설정

목표달성에 필요한 시간에 따라 단기, 중기, 장기목표로 구분한다.

- 단기목표: 2~3개월에서 2년 이내에 달성할 수 있는 목표를 말하며, 중기목표는 목표달성에 장기와 단기 사이의 시간이 필요한 목표이다.
- 장기목표: 5~10년이 소요되는 목표로서 보건사업의 최종목표를 달성하기 위하여 필요한 변화를 측정한다. 보건사업 기간에 따라 장단기로 구분하는데, 문제가 단순하고 세부적인 것은 단기간으로, 문제가 복합적이고 광범위할 경우 문제를 해결하는 데 장기간이 소요되므로 장기간으로 기술한다.

(3) 투입–산출–결과모형에 따른 목표 설정

- 투입은 사업관계자가 사업에 투자하는 인력, 시간, 비용, 장비, 시설 등의 자원에 의해 발생하

는 변화를 말하며, 사업기반 조성에 관한 인력, 예산, 시설, 장비에 대해서 목표를 설정한다.

- 산출은 사업의 결과를 나타내기 위한 활동인 이벤트, 서비스, 사업의 목적을 성취하기 위한 활동 등에 의해 발생하는 변화를 의미한다.
- 결과는 사업의 결과로 나타나는 보건사업 수준이나 건강결정요인의 변화를 말한다.

2) 목표 설정지침

목표가 사업의 방향을 제시하고 평가과정에서 유용하려면 목표를 명료하게 기술하여야 한다. 목표 설정 시 유의사항은 다음과 같다.

- 목표는 단계별로 설정한다.
- 목표 설정기준(구체성, 측정 가능성, 실현 가능성, 관련성, 목표달성 시기)에 맞게 기술한다.
- 목표는 연속성이 있고 비교 가능해야 한다.
- 목표 설정에 이해관계자의 참여와 시간적 여유가 필요하다.
- 사업기획이 체계적인 의사결정과정이 되도록 논리모형을 명확히 한다.

5. 전략 및 세부계획 수립

사업계획은 설정된 목적과 목표를 달성하기 위해 보건사업의 업무활동을 누가, 언제, 어디서, 무엇을 가지고 할 것인가에 대한 전략과 세부계획에 관한 구체적인 활동을 계획하는 것이다.

사업전략 및 세부계획 수립 시 고려사항은 다음과 같다.

- 사업의 추진체계는 자체운영 또는 위탁운영 여부, 내·외부 참여인력과 역할에 대해 기술한다.
- 업무담당자 지정 및 담당자별 업무분담과 관련하여 개인별로 부여된 책임과 권한을 명확히 하기 위해 지침서 및 서식 등을 작성하여 활용한다.
- 사업계획에는 세부 업무별 필요한 예산과 인력, 시설, 장비 등 소요자원의 확보방안을 구체적으로 포함한다.
- 수행 사업에 대한 윤리적 · 법적 고려 및 관련 정책을 고찰한다.
- 조직구조와 회의 및 보고 시스템을 구축한다.
- 사업일정의 계획, 준비, 시작 시기와 종료 시기, 사업 수행의 책임자, 책임팀 및 담당자 결정 등 누가, 무엇을, 언제까지 할 것인가를 명확히 한다.
- 사업이 정해진 일정에 따라 진행되고 있는지 모니터링체계를 마련한다.
- 사업기획단계에서 업무방안마다 기대성과와 평가기준을 명확히 하여 사업의 평가와 평가결과의 활용방안을 마련한다.

1) 보건사업의 전략 수립

인간의 행동에는 다차원적인 요인이 영향을 미치므로 개인과 환경, 건강 사이의 상호관계를 이해하기 위해서는 사회생태학적 모형의 적용이 도움이 되며, 보건사업의 성공을 위해서 각 수준에 영향을 미치는 전략을 다양하게 사용하는 것이 바람직하다. 사회생태학적 모형(social ecological model)은 생물체와 환경 간의 상호관계를 의미하는 생명과학 분야에서 유래된 용어로, 다양한 환경과 개인 간의 관계를 강조한다.

McLeroy(1988)는 개인의 건강과 건강행동에 영향을 미치는 개인적, 환경적 차원을 통합한 다양한 차원의 요인을 고려한 사회생태학적 모형을 제안하였다. 체계 수준이 개인 수준을 중심으로 대인 간, 조직, 지역사회 그리고 공공정책이라는 거시적인 요인이 겹겹이 둘러싸며 중층구조를 이루고 있다. 개인의 생물학적, 심리적, 사회문화적, 지역적, 정책적 요인 등 다 수준의 환경적 요인이 건강행동을 이해하고 변화시키는 데 관련된다고 가정하였다(Glanz, 2008).

사회생태학적 모형에서는 건강증진중재가 개인에게만 초점을 맞추는 것이 아니며, 각 차원에 대한 접근이 가능하므로 개인과 환경을 구분하여 구체적인 건강증진방법과 예방행위를 제시할 수 있다. 특히 지역사회와 조직, 정책 등 다차원적 환경의 영향을 강조하고 있다는 점에서 주로 개인적 특성과 가족이나 친구 등 일부 사회적인 요인에 대한 영향을 살피는 것에 그치고 있는 기존의 이론들과 차별화될 수 있다.

사회생태학적 모형(그림 5-6)을 구성하는 차원으로, 개인요인은 개인에게 영향을 줄 수 있는 요소로서 인구사회학적 특성과 개인이 변화하고자 하는 능력과 욕구 등으로, 개인의 자아효능감, 심각도, 민감도이다. 대인 간 요인은 개인의 행동을 변화시킬 수 있는 사회적, 문화적 지지로 개인의 행동에 영향을 줄 수 있는 개인 간 지지, 사회적 지지, 사회적 기준과 권유이다(Fleury & Lee, 2006). 조직요인은 개인의 건강에 영향을 주는 사회적 환경으로 조직과 개인이 연결되는 곳에서 개인의 행동에 영향을 미칠 수 있는 것이다. 지역사회요인은 개인의 행동을 지지해 줄 수 있고, 개인의 건강을 향상시킬 수 있는 환경적 자산으로 조직이 공식, 비공식적으로 존재하는 것이다. 지역사회의 다양한 성격이 개인의 건강 관련 행위를 하는데 영향을 주므로 지지적인 환경 조성은 건강증진의 촉매제로 작용한다. 정책요인은 환경을 구성하는 요소로 개인의 행동에 영향을 주는 법, 정책, 규제, 로비 등이 속한다.

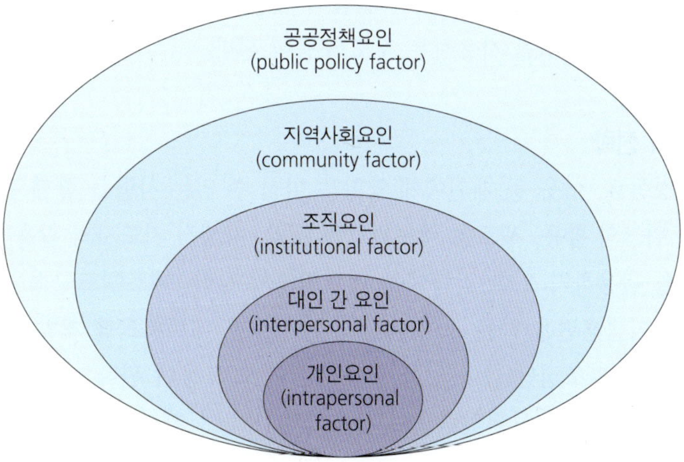

그림 5-6 사회생태학적 모형에 따른 건강영향요인

【출처】 McLeroy, K. R., et al. An ecological perspective on health promotion programs. Health Education Quarterly, 1988; 15:351-377.

사회생태학적 모형의 단계별로 사용되는 전략의 종류는 표 5-6과 같다.

표 5-6 사회생태학적 모형에 따른 전략의 종류

단계		사용되는 전략의 종류
개인 수준		• 교육, 행태 개선훈련, 직접 서비스 제공, 유인 제공
대인 간 수준		• 기존 네트워크의 활용, 새로운 네트워크의 개발(멘토 활용, 동료 활용, 자조집단의 형성), 비공식적인 자생적 지도자의 활용
지역사회 수준	• 조직요인	• 조직개발이론과 조직관계이론의 적용
	• 지역사회요인	• 이벤트, 매체홍보, 사회마케팅, 지역사회 역량 강화
	• 정책요인	• 옹호, 정책개발

【출처】 Glanz, K., et al. Health Behavior and Health Education. CA: Jossey-Bass Publishers; 2008.

(1) 개인 차원의 전략

건강 관련 행동에 영향을 미치는 개인의 지식, 믿음, 태도, 기질을 변화시키기 위해 교육, 상담, 행태 개선훈련, 직접 서비스, 유인 제공 등의 전략을 사용한다.

- 교육: 강좌, 세미나, 워크숍 같은 공식적인 교육과정을 통해 정보를 제공한다. 대중매체를 통한 홍보, 그룹 강의, 인쇄물(소책자, 전단, 포스터, 라벨 등), 시청각교육, 교육방송, 학습 프로그램 등이 있다.
- 행태 개선훈련: 소수를 대상으로 집중적으로 제공되는 정보 제공, 기술훈련과 동기 강화를 위한 훈련일지 작성, 시뮬레이션, 소집단 토의 등이 있다.
- 직접 서비스: 예방접종, 조기검진, 진료, 재활, 방문간호 등 대상자의 건강상태에 따라 보건의료제공자가 직접 서비스를 제공한다.
- 유인: 활동의 기대가치를 증가시키거나 참여를 조장하거나 프로그램 참가자에게 행동 변화의 결단과 목표를 상기시켜준다. 상급자나 동료, 강사 등으로부터 특별한 인정, 칭찬, 격려 등의 사회적 유인을 사용하거나 저렴한 물품의 제공, 추가검진, 적립 점수, 보너스, 작업시간 단축 등의 물질적 유인을 사용하는 것도 도움이 된다.

(2) 대인 간 차원의 전략

가족, 친구, 직장동료, 이웃 등 개인에게 영향을 미칠 수 있는 사람을 함께 관리한다. 이를 위해서는 기존 네트워크의 활용, 새로운 네트워크의 개발, 자생적 지도자의 활용 등이 있다.

기존 네트워크를 활용하기 위한 전략에는 네트워크의 강화, 네트워크구성원에 대한 지지 제공, 지도자에 대한 기술훈련을 하는 것이 해당한다. 새로운 네트워크를 개발하기 위해서는 멘토나 동료를 활용하거나 자조집단(동아리)을 활용하는 것도 도움이 된다. 지역사회에 자생적으로 존재하는 지도자를 비전문가 보건인력으로 활용하여 이들이 자신이 속한 네트워크구성원에게 사회적 지지를 제공하도록 한다.

(3) 조직 차원의 전략

개별 학교나 직장과 같은 조직에 대한 접근은 조직개발과 조직관계 이론을 적용하는 것이 도움이 된다.

(4) 지역사회 차원의 전략

건강박람회나 걷기대회 등의 이벤트를 하거나, 어떤 소식이나 정보를 알리는 홍보활동, 사회마케팅, 환경 개선 및 지역사회 규범 개선, 지역사회 개발이 해당된다.

- 사회마케팅: 지역사회 대상 집단에게 행동을 실천함으로써 얻을 수 있는 혜택을 알려주고 활동실천에 장애가 되는 요인을 줄이도록 하며, 프로그램 활동 참여를 설득하여 자발적으로 행동할 수 있도록 조장하는 과정이다.
- 환경 개선: 환경에 변화를 줌으로써 개인의 인지, 지식, 태도에 영향을 미치려고 하는 활동이므로 행동을 유도하는 환경 조성과 대상자에게 건강 메시지나 특정 행동에 대한 계기나 단서를 제공하는 활동이 있다. 물리적 · 사회적 환경의 변화로, 건강을 지지하는 환경을 만들어내고 건강을 지지하지 못하는 행동을 억제하거나 태도와 행동의 규범적 변화를 지지하는 환경적 변화를 포함한다.

  건강을 지지하는 환경 조성의 예로는 고속도로의 중앙분리대 설치, 범죄를 줄이기 위해 가로등 설치 확대, 저지방유제품의 구매가 용이하도록 상품 진열, 사용하지 않는 철로를 보행자를 위한 도로로 전환, 운동하는 직장인을 위해 직장 내 샤워시설 설치 등이다.

  건강 지지를 방해하는 행동 억제의 예로는 공공건물의 담배자판기 제거 등이다.

  태도와 행동의 규범적 변화 지지의 예로는 차량탑승 시 안전벨트를 착용해야 한다는 규범 확산, 10대는 음주와 흡연을 해서는 안 된다는 지역사회의 규범 확산 등이다.
- 지역사회 규범 개선: 지역사회 문화나 규범을 바꾸어 개인이나 집단의 행태에 영향을 미치도록 한다.
- 지역사회 개발: 건강과 관련된 요인에 대한 의사결정에 지역사회가 참여할 수 있도록 하는 과정이다.

(5) 정책전략

정책 · 규제 · 법 등과 비공식적인 규정이나 합의가 이에 해당되며, 행동을 조장하기 위한 정책과 억제하기 위한 정책이 있다.

- 건강행동 촉진정책: 근로자의 신체적 활동량이 증가되도록 작업시간을 유연하게 운영, 비흡연자에 대한 보험료 감면, 근로자를 위한 진료시간 연장, 대학진료소에서 콘돔 제공, 지역 여가시설의 개장시간 연장 등
- 건강 위해행동 억제 또는 정책 제한: 공공건물에서 담배 관련 상품의 판매 제한, 청소년에 대한 담배 및 알코올 판매를 제한하는 정책, 음주운전에 대한 벌칙, 식당에 대한 규약, 유독 폐기물 취급에 대한 규제 등

2) 실행계획

세부 사업계획 또는 실행계획전략의 구체적인 실천방안을 의미한다.

실행계획 수립을 위한 점검사항은 다음과 같다.

- 사업 수행에 필요한 세부 업무를 빠짐없이 정리한다.
- 세부 업무에 필요한 인원 검토 및 확보방안을 마련한다.
- 필요한 예산추계와 장비 및 시설을 검토한다.
- 업무의 순서와 예상 소요시간을 검토하여 총 소요일수에 따른 사업일정을 결정한다.

세부사업 실행계획 수립을 위한 내용은 다음과 같다.

- 사업의 추진체계: 보건사업의 운영주체, 내외부의 참여인력과 역할을 명확히 한다.
- 담당자별 구체적 업무: 보건사업에 참여하는 개인별로 어떠한 책임과 권한을 가지고 있는지 명확히 기록하고, 필요한 경우 지침서 및 서식을 작성한다.
- 필요한 예산과 자원: 예산, 인력 확보계획, 인력 교육 및 훈련 방안, 장비와 시설의 확보 방안을 마련한다.
- 일정계획: 전략의 준비, 시작시기와 종료시기 결정, 전략 실행의 책임자 및 팀을 결정하여 누가, 무엇을, 언제까지 할 것인가를 명확히 한다.
- 모니터링 및 평가방법: 사업의 진행 정도를 평가하기 위한 모니터링을 준비하고, 활동방안마다 기대성과와 평가기준을 명확히 하여 사업평가가 가능하도록 한다.

(1) 일정계획

업무일정표는 실제 사업을 수행하는 데 필요한 지침서로서 사업진행 순서에 문제가 없는지, 업무별 준비기간은 충분한지, 담당자의 업무처리가 특정 기간에 집중되어 있는지를 사전에 검토하고 일정대로 사업이 진행되는지를 평가하는 데 필요하다.

예상 소요시간은 업무 담당자가 직접 산출하는 것이 바람직하다. 이는 업무담당자의 참여의식을 고취하여 정해진 시간 내에 완수하게 한다. 기획과정에서 일정표를 작성하면 기획 참여자가 중요한 업무목록을 명확하게 작성하고, 어떠한 업무를 언제 수행해야 하는지 시간계획을 분명히 하는 것은 사건이나 업무의 발생 순서를 결정하는 데 도움이 된다.

일정표의 내용은 다음과 같다.

- 해야 할 업무를 구체적으로 기술한다.
- 우선적으로 해야 할 업무를 결정한다.
- 얼마나 오랫동안 각 업무를 수행할지를 결정한다.
- 각각의 업무를 언제 시작할지 결정한다.
- 업무가 끝나고 반복할 것인지, 대체할 것인지를 결정한다.
- 어떤 종류의 시간주기를 사용해야 하는지를 논의한다.
- 업무가 일정보다 앞서 있는지, 뒤처져 있는지 파악할 수 있는 방법을 결정한다.

(2) 세부사업계획서 작성

세부사업계획서는 개요부터 작성한 후 구체적인 세부사업계획서를 작성하는 것이 바람직하다. 세부사항에 많은 시간을 소모하기 전에 전체적인 개요를 사업팀원과 공유하고 의견을 수렴한다. 팀원이 동의하면 사업책임자 외에 몇 명이 모여서 필요한 작업, 시간과 비용 등의 세부사항을 결정한다. 세부사업계획서는 최종적으로 사업명과 책임자, 최종 검토일 등을 기재하고, 이렇게 완성된 세부사업계획서를 기획팀 전체회의에서 검토할 수 있도록 한다.

세부사업계획 작성에 참여할 인원과 절차는 다음과 같다.

- 사업 수행에 실제 참여할 인원(3~5명 정도)을 세부사업 작성팀으로 구성한다.
- 세부사업 개요를 작성하고 사업팀의 의견을 수렴한다.
- 개요를 발전시키고 수행단계에 포함될 작업과 자원에 대해 브레인스토밍을 실시한다.
- 작업 순서를 정한다.
- 일주일 후, 지금까지 작성한 초안을 다시 검토하고 수정한다.
- 수정된 안을 기획팀에 배부하여 검토받는다.
- 기획팀의 검토 결과를 반영하여 최종 사업계획서를 완성한다.

통합건강증진 사업 내용 및 세부사업계획서의 예는 표 5-7, 8과 같다.

표 5-7 통합건강증진 사업영역 및 추진 내용

사업영역	추진 내용
금연	• 금연클리닉 운영(금연지원서비스 제공), 찾아가는 금연클리닉(이동금연클리닉), 지역사회 금연환경 조성(규제정책, 금연구역 지정 및 확대), 금연교육 및 홍보
음주폐해 예방(절주)	• 음주조장 환경 모니터링 및 개선(주류광고 및 과음 경고문구 실태점검 등), 교육 및 상담(음주폐해 예방교육, 절주상담), 홍보 및 캠페인, 전문기관 연계(정신건강복지센터, 중독관리통합지원센터 등)
신체활동	• 신체활동 프로그램 제공(생애주기 · 생활터별), 개인별 신체활동증진서비스, 신체활동 홍보 및 캠페인, 신체활동친화적 환경조성
영양	• 건강식생활실천 국민인식 제고(홍보 및 캠페인), 맞춤형 영양관리서비스(임산부 · 영유아 영양플러스사업, 저소득층 어린이 · 청소년 영양관리사업, 성인 건강위험요인 개선 영양관리사업, 어르신을 위한 영양교육 프로그램)
비만 예방관리	• 비만 예방(교육, 상담, 홍보, 캠페인, 환경 조성), 비만자 관리(기초검사, 조기발견, 교육, 상담, 자조모임, 동아리 등)
구강보건	• 예방사업(구강보건교육, 불소용액 양치사업, 어린이 불소도포, 노인 불소도포 및 스케일링 사업 등), 인프라구축(보건소 구강보건센터 및 학교 구강보건실 설치, 장애인 구강진료사업 등)
심뇌혈관질환 예방관리	• 심뇌혈관질환 교육, 홍보, 심뇌혈관질환 예방(건강행태 개선, 교육자료 제공, 국가건강검진 확인)
아토피 · 천식 예방관리	• 아토피 · 천식 안심학교 운영, 아토피 · 천식 예방관리 교육, 아토피 · 천식 예방관리 홍보, 취약계층 알레르기질환환자 치료 및 관리 지원
여성 · 어린이특화	• 임산부등록관리, 산모건강관리(철분제, 엽산체 지원), 성건강증진사업(성교육, 성상담, 모유수유클릭닉 등)
방문건강관리	• 건강상태 스크리닝, 건강관리서비스, 보건소 내외 자원연계 사업
지역사회중심재활	• 대상자 발굴(회복기 퇴원환자, 재가 장애인) 및 등록, 연계병원 퇴원관리 상담활동, 재활 프로그램(건강보건관리서비스, 사회참여사업, 자원연계사업)
치매관리	• 치매검진사업(찾아가는 치매검사 실시, 치매치료관리비 연계)

【출처】 보건복지부, 한국건강증진개발원. 지역사회 통합건강증진사업 안내; 2021.

표 5-8 보건소의 통합건강증진사업 세부사업계획 사례

사업영역	보건소명	사업 내용
신체활동	A군	• 따로 또 같이 뚜벅뚜벅(Do Walk, Do Walk) – 목적: 지역사회자원과 연계 · 협력하여 걷기 실천율 향상 및 비만율 개선 – 대상: 군민 누구나 – 장소: 참여자 주변 산책길, 걷기 좋은 길 등 – 협업기관: 국민건강보험공단(대전충청지역본부), 충북체육회 – 운영방법: 모바일 걷기 앱 워크온 활용 – 평가방법: 신체계측(체성분분석), 걷기통계지표분석, 인바디, 혈압, 혈당 등 검사
영양	B군	• 영양플러스사업 보충식품활용 건강한 밥상 콘테스트 – 목적: 건강생활실천을 위한 보충식품활용 건강밥상 만들기 체험 · 공유 – 대상: 영양플러스사업 대상자 중 희망자 – 내용: 보충식품 활용 건강밥상차(배송) – 우수가구 선정: 영양플러스 SNS(밴드) 사진 업로드 후 다득표자 선정
비만 관리	C군	• Diet에서 Sports로! 맞춤형 운동처방 교실 – 목적: 맞춤형 운동처방 및 영양상담 제공 등 비대면 건강관리 프로그램 제공 – 대상: 지역주민 중 비만인 자(체지방률 25% 이상) – 내용: 맞춤형 운동처방과 건강식단 및 영양교육을 제공 – 자원연계: 건강증진팀(프로그램 운영 및 밴드 운영), 방문보건팀(건강정보 제공), 모자보건팀(영양정보 제공 및 상담), 정신건강복지센터(정신건강정보 제공 및 연계)
구강보건	D군	• 3살 습관으로 세계 평화를! – 목적: 올바른 건강습관 형성 및 성인질병 예방, 건강한 성장의 기반조성 – 대상: 어린이집 19개소(미취학어린이) – 내용: 건강습관교육자료, 어린이집 교사 1:1 방문교육
심뇌혈관 질환 예방 관리	E시	• 이해하기 쉬운 고혈압 · 당뇨병이야기 – 목적: 혈압 · 혈당 · 콜레스테롤 인지 주민 수 증가, 고혈압 등 만성질환 조기발견 조기치료 – 대상: 만 30세 이상 고혈압 · 당뇨병으로 병 · 의원 등록환자 – 방법 및 절차 · 온라인교육: 고혈압 · 당뇨병등록교육센터 유튜브 채널 활용 · 오프라인: 1인 교육실 운영
아토피 · 천식 예방관리	F군	• 아토피 예방관리 위한 꾸러미 전달 – 목적: 지역사회 중심의 아토피 · 천식 예방관리 환경을 조성함 – 대상: 아토피피부염질환자 등록자 중 보습제 수령자 – 내용: 아토피피부염질환자 자가관리교육자료, 영유아 스티커북 활용 아토피피부염 정복
여성 · 어린이 특화	G군	• 태교 In The Box, 임산부 온라인 운동교실 – 목적: 임산부 감염 예방, 건강관리 – 교육(온라인교육) · 태교활동 재료 가정 내 택배배송 및 온라인 강의 제공 · 임산부운동 영상 제작 및 공식 유튜브 채널에 게시
금연	H시	• 비대면 금연클리닉 운영 – 목적: 금연 유지 및 금연성공으로 폐 기저질환으로의 악화 예방 및 건강증진 도모 – 방법: 비대면 금연클리닉 운영 – 대상: 금연클리닉 등록자 및 등록희망자

(계속)

표 5-8 보건소의 통합건강증진사업 세부사업계획 사례 (계속)

사업영역	보건소명	사업 내용
		– 내용: 금연보조제 사용방법 및 금연 관련 리플릿 제공, 정기적인 모니터링 실시 및 문자서비스 제공으로 정서적 지지 강화
방문 건강 관리	I시	• 방문건강관리사업 – 목적: 건강취약계층(방문건강관리사업 등록 대상)에 대한 건강상담, 정서적 지지 및 만성질환 악화 예방 – 방법 및 내용: 방문건강관리 등록 대상자 중 고혈압, 당뇨 등 만성질환이 있는 65세 이상 독거노인 및 75세 이상 부부노인 가구 등 모니터링 실시, 재가암환자 영양제 및 영양죽 비대면 제공
치매 관리	J구	• 찾아가는 기억안심상자 맞춤형 비대면 돌봄서비스 – 목적: 인지 자극 콘텐츠 지원(인지학습지 및 새싹키트)을 통한 사회적 고립과 인지저하 예방, 치매 어르신의 지속적 모니터링 – 대상: 치매안심센터에 등록된 치매환자, 고위험군, 만 60세 이상 정상군, 독거노인 등 – 지원방법: 비대면 전달 및 우편 발송 – 내용: 인지 악화 방지 및 여가활동증진을 위한 인지학습 도구 제공, 스트레스 감소 및 심리 안정을 위한 새싹 키우기 키트 제공

【출처】 보건복지부, 한국건강증진개발원. 2020년도 지역사회 통합건강증진사업 비대면 수행사례집; 2020.

3) 평가계획

평가계획은 지역사회 보건사업의 목표를 달성하였는지 또는 달성하지 못하였다면 그 이유가 무엇인지를 파악할 수 있도록 사업을 시작하기 전, 계획단계에서 평가계획의 구성요소인 평가자, 평가시기, 평가범주, 평가도구 및 평가기준 등에 대한 계획을 세우는 것이다.

평가영역은 투입평가, 산출평가, 결과평가로 나누어 영역별 평가지표에 의해 평가하고, 평가주기는 수시평가, 중간평가, 최종평가를 시행할 수 있다.

(1) 투입(구조)평가

구조평가는 프로그램에 투입되는 자원의 적절성에 대한 평가로, 인력과 시설 및 장비의 적절성에 대한 평가이다. 인력 및 시설의 평가와 함께 정보에 대한 적합성을 평가할 필요가 있는데, 프로그램에 필요한 정보를 수집 · 산출 · 확산하는 투입(구조)평가기준은 다음과 같다.

- 사업인력의 수와 전문기술의 보유 여부
- 시설 · 장비의 적절성
- 사업정보의 적정성

(2) 산출(과정)평가

과정평가는 프로그램을 실행하는 과정 중에 프로그램의 계획과 진행 정도를 비교함으로써 목표달성이 가능하도록 프로그램의 내용을 조정하고, 목표달성을 저해하는 요인을 조기에 발견하며, 목표달성을 촉진하는 요인을 강화하기 위해 실시한다. 산출(과정)평가기준은 다음과 같다.

- 프로그램의 진행 정도

- 자원의 적절성과 사용의 효율성
- 프로그램 이용자의 특성
- 프로그램전략 및 활동의 적합성과 제공된 서비스의 질

(3) 결과평가

프로그램의 결과평가는 프로그램의 효과를 측정하여 사업의 지속이나 확대 여부를 판단하기 위하여 실시한다. 결과평가기준은 다음과 같다.

- 프로그램이 목적과 목표를 달성하였는가?
- 프로그램에 의해 야기된 의도되지 않은 결과는 없는가?
- 조직과 지역사회의 문제 해결역량이 강화되었는가?
- 프로그램의 가능한 대안은 무엇이며 다른 대안과 비교할 때 프로그램이 얼마나 효과적인가?
- 다른 상황에서는 프로그램이 얼마나 효과적일 것인가?
- 프로그램을 지속하거나 확대할 필요가 있는가?

프로그램의 결과평가에서 반드시 고려해야 할 것은 프로그램을 통하여 조직과 지역사회의 문제 해결능력이 얼마나 향상되었는가를 평가하는 것이다.

평가 내용과 평가지표는 표 5-9, 10과 같다.

표 5-9 평가 내용

투입(input)	과정(process)	산출(output)	결과(outcome)	
• 인력 • 시설/장비 • 정보/자료 • 사업비	• 대상자 참여 • 진행 정도 • 예산집행과 효율 • 사업의 질과 만족도 • 기술 수준 • 문제점	• 사업량	• 기여요인 • 결정요인	• 건강 수준 • 사회지표
구조평가	과정평가		결과평가	

표 5-10 평가지표

평가 영역	평가 항목	주요 평가 내용	배점	평가 결과(해당란 ○ 표시)				
				매우 우수	우수	보통	미흡	매우 미흡
투입 (구조)	• 사업계획서	• 사업계획 및 목표 수립의 타당성	10	10	8	6	4	2
		• 계획의 일관성 및 실현 가능성	5	5	4	3	2	1
		• 사업추진 일정표 작성 및 적절성	5	5	4	3	2	1
		• 평가지표 작성 및 적절성	5	5	4	3	2	1
	• 예산	• 건강증진기금 이외 시 자체 투입 예산	10	10	8	6	4	2
	• 인력/조직	• 전담조직 및 인력확보 및 총 인원 수의 적절성	5	5	4	3	2	1

(계속)

표 5-10 평가지표 (계속)

평가 영역	평가 항목	주요 평가 내용	배점	평가 결과(해당란 ○ 표시)				
				매우 우수	우수	보통	미흡	매우 미흡
산출 (과정)	• 평가 및 기술 지원	• 현장방문 등 사업평가 및 기술 지원 내용의 충실도	10	10	8	6	4	2
	• 인력교육	• 인력교육 등록 및 이수율, 자체교육 실적	5	5	4	3	2	1
	• 정보 생산	• 정기적인 자체 건강지표 생산 여부	5	5	4	3	2	1
	• 지역사회 자원활용도	• 지역사회자원 활용 및 연계 노력	5	5	4	3	2	1
	• 사업의 효율화 및 개선 노력	• 사업의 자체 중간평가 및 개선대책 마련 • 전문가 자문회의나 포럼 개최 여부	5	5	4	3	2	1
결과	• 실천율	• 금연, 절주, 운동, 영양면의 실천율	20	20	16	12	8	4
	• 만족도	• 대상자의 프로그램에 대한 만족도	10	10	8	6	4	2

6. 실행

보건사업 실행은 사업 수행을 위해 수립한 계획을 지침으로 한다. 사업의 실행은 계획된 대로 활동이 이루어지고 이러한 활동의 누적을 통해 보건사업이 수행되는 것이다. 보건사업은 계획에 의해 정해진 우선순위의 전략과 세부계획을 통해 수행되는데, 그 내용은 보건사업의 홍보, 정책적 지지와 재원 마련, 보건사업 지원조직 개발, 시범사업 운영, 보건사업 제공자의 능력 강화, 타 분야와의 협력 강화 등을 포함한다.

보건사업 수행을 위한 지역사회 접근방법으로는 지역사회에 현존하는 조직과 행정, 인력, 시설을 이용하는 것이 효율적이다. 즉, 지역의 지도자 활용, 학교나 주민센터 등을 포함한 공공기관, 지역의 모임 소집단 활용, 의료기관 및 산업체 활용, 대중매체 등을 이용하는 것이 매우 효과적이다. 특히 TV와 신문, 라디오, 인터넷 등의 대중매체는 가장 신속하게 어느 집단에게나 정보를 줄 수 있다.

보건사업 담당자가 계획된 활동대로 실행을 하기 위해서 수행단계에서 요구되는 활동이 있다. 그 활동은 사업 담당자가 해야 할 업무와 보건요원 및 지역사회주민의 업무활동을 조정(co-ordinating)하고 사업의 진행을 감시(monitoring)하고 활동을 감독(supervising)하는 일이다.

보건사업 담당자가 지역사회를 대상으로 중재를 실행할 때는 수행단계에 따라 여러 요소들이 영향을 미칠 수 있으므로, 이러한 영향요소를 사전에 인지하여 사업을 진행해야 한다. 사업 수행에 영향을 주는 요소에는 필요한 지식과 기술 선정, 수행에 대한 책임규정, 수행의 장애요인, 적절한 환경 제공, 계획된 활동 수행 등이 포함된다.

7. 평가

보건사업평가는 설정한 목표에 따른 성취 정도를 비교하는 것이다. 보건사업평가의 목적은 사업의 실행 개선, 사업의 효과 파악, 사업의 효율성 향상, 사업 구성요소의 인과관계분석 및 새로운 지식의 습득, 사업의 향후 방향설정을 위함이다.

평가 유형은 투입-산출모형의 틀에 기반한 평가이며, 구조평가는 투입에 대한 평가를, 과정평가는 변환과정과 산출물에 대한 평가를, 결과평가는 건강 수준과 같은 사업 결과로 분류한다.

보건사업평가는 일반적으로 평가의 범주를 5가지 측면에서 측정하여 평가한다. 평가범주는 투입된 노력에 대한 평가(투입), 사업 진행과정에 대한 평가(과정 · 변환), 목표 달성 정도에 대한 평가(산출), 사업 효율성에 대한 평가(투입 · 산출), 사업 적합성에 대한 평가로 이루어진다.

평가절차는 계획단계에서 수립했던 평가계획에 따라 체계적으로 이루어져야 한다. 무엇을 어떠한 기준에 따라 평가할 것인지, 어떠한 자료를 어디서 수집할 것인지, 목표와 현재상태를 비교하고 가치를 판단하며 재계획에 반영하는 순서로 평가를 진행한다.

3절 보건정보 및 기술활용

오늘날 세계는 노동과 자본의 투입보다는 지식정보의 활용이 부가가치의 핵심 원천이 되는 이른바 '지식기반경제(knowledge-based economy)'로 급속히 변모해가고 있다. 농업혁명과 산업혁명 이후 제3의 혁명으로 간주되고 있는 정보화를 통한 '디지털혁명'에 이어 4차산업혁명의 대표적 기술인 인공지능 및 사물인터넷(AI · IOT), 빅데이터 등 정보통신기술과의 융합을 통해 경제사회 전반에 혁신적인 변화가 나타나고 있다. 따라서 보건의료에서도 정보화기반을 고도화하여 지식과 정보의 생산, 유통, 활용을 촉진하는 것이 핵심과제로 대두되었다. 이에 우리나라 보건의료 분야의 정보화 추진정책에 대해 소개하고자 한다.

1. 지역보건의료정보시스템

보건복지부는 보건행정, 보건사업 관련 기능, 지역주민의 진료, 진료 지원 등 보건기관의 전반적인 업무를 정보화하고, 유관기관과의 연계체계를 도모하는 지역보건의료정보시스템[public healthcare information system(PHIS): 보건소 · 보건진료소 통합정보시스템]의 통합형 정보시스템을 구축하였다(그림 5-7).

지역보건의료정보시스템은 전국 약 3,600여 개 보건기관(보건의료원, 보건소/지소, 건강생활지원센터, 보건진료소)의 업무를 통합 운영하도록 구축한 정보시스템으로 정보화를 통해 보건기관의 업무를 효율화하고 국민 모두에게 언제, 어디서나 질 높은 의료 및 보건서비스를 편리하게 제공하도록 지원함으로써 국민 건강증진에 기여하고 있다.

지역보건의료정보시스템의 주요 서비스는 다음과 같다.

- 보건행정 및 사업: 보건기관에서 시행하고 있는 20개 분야 보건사업 및 행정업무의 자동화
- 진료 및 진료 지원: 전자의무기록(EMR) 적용과 진료 관련 업무(청구, 검사 등)의 전산화를 통한 업무 효율성 향상
- 실적 · 통계: 근거 중심의 정책수립을 위한 각종 실적 · 통계 보고자료 등을 자동화하여 제공
- 정보연계: 실명확인, 건강검진 결과 등 보건기관 업무효율화를 위해 국민건강보험공단 등 유관기관과 연계 제공

지역보건의료정보시스템은 매년 사용자 수요 및 정책환경 변화 등을 반영한 정보시스템 기능개발, 전산장비 교체를 통해 지역보건의료기관의 효율적인 업무 수행을 지원하고 있다.

2020년부터 3년간 지역보건의료정보시스템을 전면 재구축하는 지역보건의료정보시스템 통합구축사업 추진을 통해 기존 보건사업에서 유형별, 기관별로 분절된 정보관리체계를 서비스 대상자 중심으로 통합하여 건강관리서비스 효과성을 높이고 타 시스템 간 연계를 통한 보건소 업무를 효율화하였다.

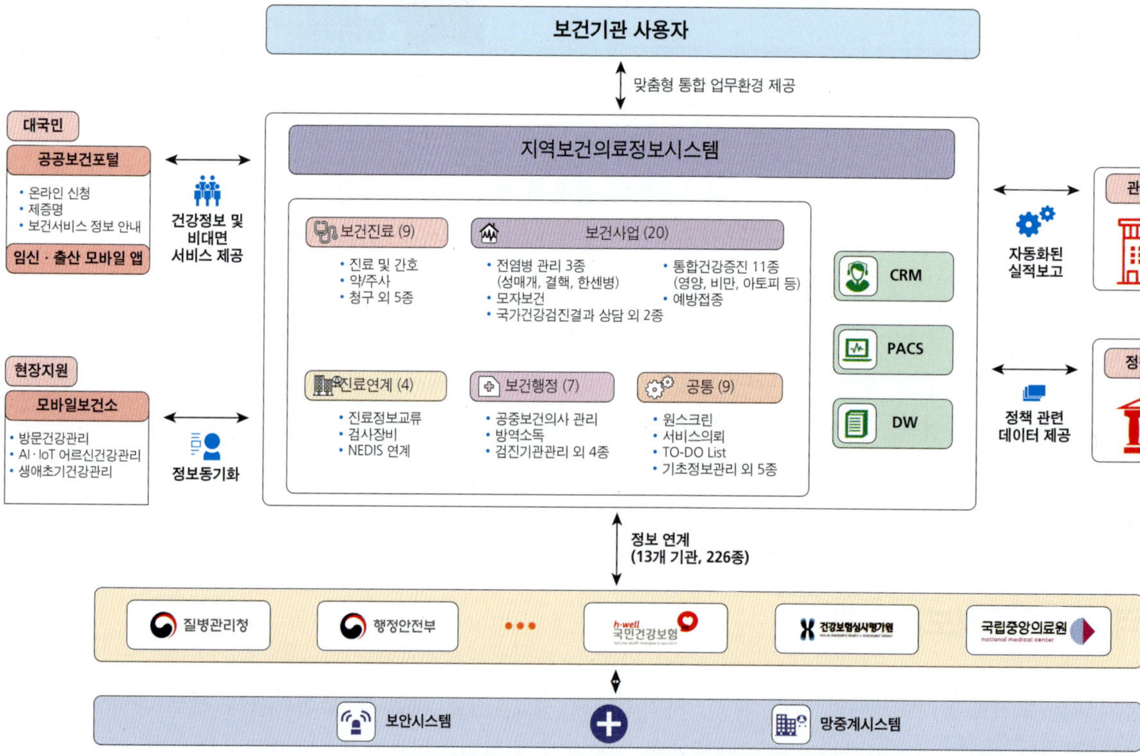

그림 5-7 지역보건의료정보시스템

【출처】 한국사회보장정보원. 지역보건의료정보시스템 구성도; 2023.

2. 질병보건통합관리시스템

질병보건통합관리시스템은 2012년 질병관리본부 및 국립보건연구원의 다양한 시스템을 하나의 정보시스템으로 통합한 것이다. 또한 질병관리본부는 2018년 감염병관리통합정보지원시스템을 구축하여 업무 편의성을 향상시켰으며, 유지보수사업을 병행하여 감염병 관련 7개 분야(환자감시, 병원체 · 매개체감시, 병원체진단, 역학조사, 예방접종, 환자 · 접촉자관리, 방역 · 자원관리)의 통합 기능을 안정적으로 운영하고 있다. 2002년부터 운영된 예방접종통합관리시스템은 지속적인 사업을 통해 대국민 서비스 강화 및 행정업무 효율화를 이루어 휴대폰 문자전송, 예방접종도우미 어플리케이션, 어르신 인플루엔자 국가예방접종지원사업, 12세 이하 어린이 국가예방접종지원사업 등을 위해 운영되고 있다. 예방접종통합관리시스템은 질병관리청, 지자체, 병 · 의원, 약국, 보건소, 학교, 연구소, 검역소 등의 47,000여 명의 보건의료 종사자가 사용하고 있다. 질병관리본부는 2020년 코로나19의 예방 방역과 진단, 대응체계 운영 등에 기여하면서 2020년 9월 12일 질병관리청으로 승격했다.

3. 지리정보시스템

지리정보시스템(geographic information system, GIS)은 지리적 정보를 기초로 수집된 정보를 분석 및 가공하여 지형과 관련된 모든 분야에 적용할 수 있도록 개발된 종합정보시스템이다.

GIS는 인간생활에 필요한 모든 자연적(physical–natural) 및 인문적(human–cultural) 환경을 포함한 지리정보를 효율적으로 활용할 수 있도록 해주며, 의사결정에 필요한 정보를 만들기 위한 제반과정으로서 지리와 관련된 정보를 수집하여 생성, 저장 및 분석하는 것을 포함한다.

보건 관련 분야에서도 GIS를 이용하여 질병의 발생 분포를 확인하는데, 예를 들어, 모기매개 감염병 예방을 위해 모기 발생상황을 감시하여 신속하고 효율적인 모기방제계획을 수립할 수 있고(그림 5–8), 보건의료인력의 지리적 분포를 제시함으로써 의료인력의 불평등 수준을 평가할 수 있다(그림 5–9). 또는 GIS기반 시 · 공간정보를 이용하여 건강 부문의 기후변화 취약성을 평가하는 등에 활용하고 있다. 또한 질병관리청에서는 지역사회 건강조사자료와 GIS를 활용하여 건강지도가 포함된 '지역건강통계 한눈에 보기'를 게재하여 지역사회 건강조사 결과를 지역별로 한눈에 볼 수 있도록 하였다(그림 5–10).

지역사회간호영역에서도 지역주민의 건강 관련 지표나 행태자료, 이와 관련한 인문적 · 자연적 환경요인을 공간적으로 표시하여 상호 연관성을 파악함으로써, 특정 지역사회의 건강 수준, 질병양상과 함께 관련 환경요인 등의 분석에 활용하고 있다. 예를 들면, 지역사회 간호과정의 사정단계에서 지역사회의 인구특성과 여가 공간 및 체육시설 유무가 지역주민의 건강지표(복부둘레, 신체질량지수, 혈압, 혈당 등)와 어떠한 관계가 있는지를 지리정보시스템의 정보를 활용하여 분석할 수 있다.

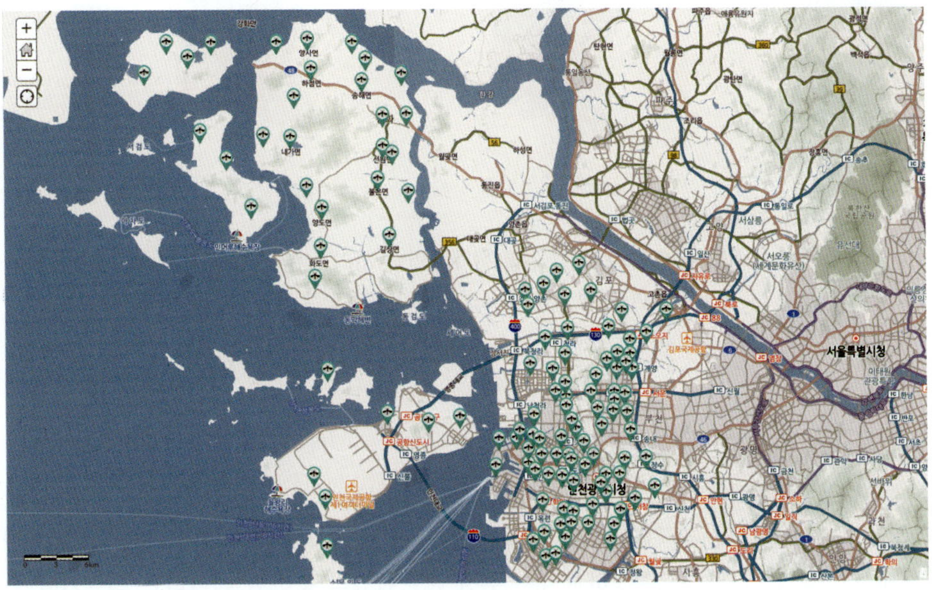

그림 5–8 인천시 Smart GIS Incheon의 모기 발생 모니터링

【출처】 인천광역시 https://icloud.incheon.go.kr

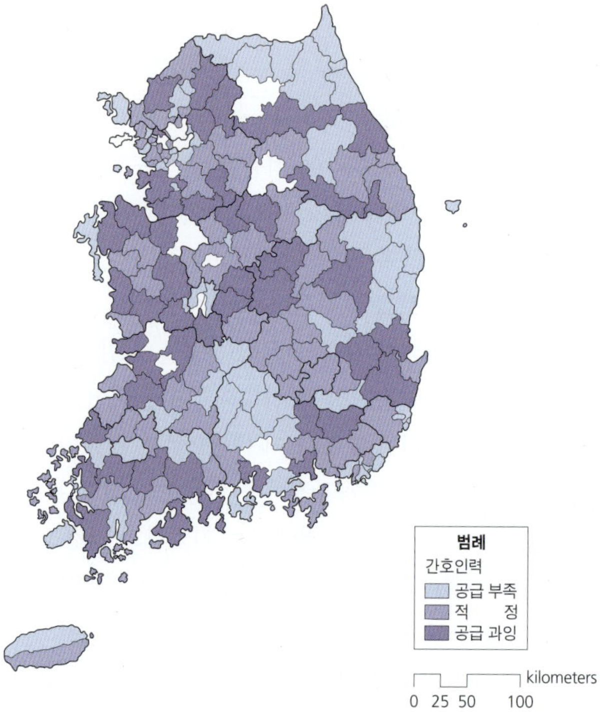

그림 5-9 간호인력 분포의 지역 간 차이

【출처】 오영호. GIS를 이용한 주요 보건의료인력의 지리적 분포에 관한 연구. 보건복지포럼. 2008; 141:59-72.

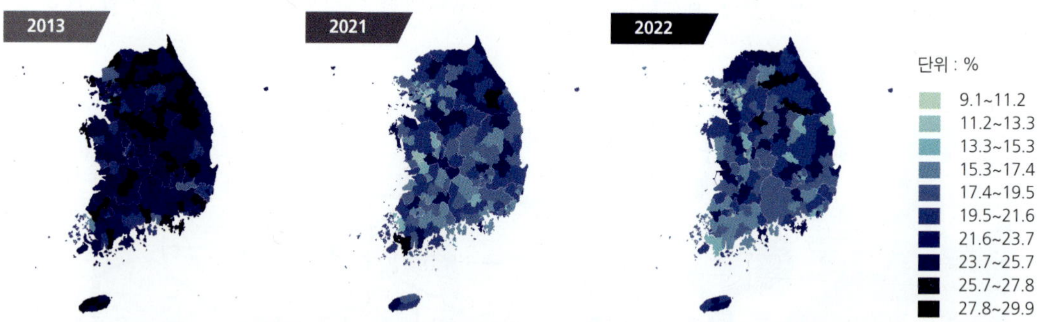

그림 5-10 시 · 군 · 구별 현재흡연율 지리적 분포 추이

【출처】 질병관리청. 2022 지역건강통계 한눈에 보기; 2023.

4. U-healthcare의 원격의료서비스

U-healthcare 서비스는 IT기술과 선진의료기술이 결합된 고부가가치 융 · 복합산업이다. 환자의 생체신호 및 건강정보를 측정하고 유 · 무선 네트워크를 통하여 데이터를 의료기관에 전송한 후 분석하고 다시 피드백을 줌으로써 환자의 질병에 대한 원격관리뿐만 아니라, 일반인의 건강관리가 가능한 서비스로 정의하고 있다. U-healthcare 서비스는 의료비 절감과 사회 · 경제적 비용 감소, 시장규모 증가 등의 경제 · 산업적 파급효과, 공공의료서비스와 예방관리 등에 관

한 사회 · 정책적 효과를 기대할 수 있는 가장 효과적인 대안으로서 많은 국가에서 추진하고 있다.

우리나라는 2018년 4차 산업혁명위원회를 통한 '헬스케어 특별위원회'에서 헬스케어 분야의 검토가 시작되어, 스마트 헬스케어시스템 구축 및 R&D(research and development) 지원, 인공지능 의료기기 가이드라인 발간 등의 활동이 이루어지고 있다. 디지털 헬스케어는 실제로 바이오 헬스케어와 인공지능(AI), 빅데이터, 사물인터넷, 클라우드 등의 기술이 융합된 새로운 개념으로, 기존의 헬스케어영역에서 더 나아가 언제 어디서나 개인이 손쉽게 건강관리를 받을 수 있다는 장점이 있다. 헬스케어 분야는 전통적인 병원 중심의 의료산업영역에서 정보통신기술(ICT)을 의료 분야에 결합해 다양한 수요자들에게 보다 편리하고 다양한 형태의 건강 관련 서비스를 제공하기 위한 여러 시도로 발전하고 있다. 또한 글로벌 ICT 기업의 활발한 국내 · 외 진출로 각국에서는 시장을 선점하기 위한 정책적 지원과 규제정비를 적극적으로 추진하고 있다(Health Care Special Committee, 2018).

우리나라는 공공부문에서 지역적 의료격차 감소와 의료형평성을 증대하기 위해 의료 접근성 강화, 개인별 지속적인 맞춤 의료서비스와 거동불편환자에 대한 의료서비스의 확대, 환자 중심 · 예방 중심의 보건환경 마련을 통한 지역보건환경 향상을 목적으로 시범사업을 추진 중이다. 우리나라의 U-healthcare 서비스 유형은 아래와 같은 형태로 분류할 수 있다.

- 원격 자문: 특별히 전문성을 인정받은 의사를 통해 환자 곁에 있는 의사가 전문적인 의학적 자문을 구하거나 협진을 하는 형태
- 원격(화상)진료: 의사가 아닌 타 의료인과 함께 있는 환자가 화상을 통하거나 생체정보 측정 수치의 공유를 통해 원격지 의사의 진료를 받는 형태
- U-방문간호: 방문간호사의 가정방문을 통해 환자의 상태를 파악한 후 의사의 지침 전달과 간호서비스를 제공하는 형태
- 원격 응급의료: 응급상황에 처한 환자와 함께 있는 의사가 아닌 타 의료인에게 원격지 의사가 적절한 지침을 전달하는 형태
- 재택 건강관리: 거주지에 있는 환자가 직접 본인의 생체정보를 측정하여 의사에게 전달하고 상담함으로써 지속적 모니터링이 가능하게 하는 형태
- U-Health 대사증후군 관리서비스: U-Health센터에서 서비스 이용자의 생체 정보를 측정하고 U-Health센터 소속의 운동처방사와 영양사에게 전달하여 지속적 모니터링과 상담을 실시하는 형태

보건복지부는 2019년부터 외딴곳에 사는 주민, 배에 거주하는 선원, 전방을 지키는 군인 등 보건관리가 쉽지 않은 주민을 대상으로 스마트폰 등을 활용하여 고혈압, 당뇨병 및 생활습관을 상시 관리하는 만성질환관리체계서비스를 제공하는 원격진료시스템 도입을 위해 시범사업을 실시하고 있다(그림 5-11). 이 시범사업은 동일한 질병으로 재진할 경우, 장기간 처방이 동일해 변화의 가능성이 적은 경우, 거동이 불편한 사유를 입증할 증빙서류(입원확인서, 소견성 등)를 가지고 내원한 경우, 주치의 판단 시 안정성이 인정된 경우 중 두 개를 만족해야 한다.

우리나라 정부는 코로나19로 인해 한시적 원격의료를 추진해왔다. 이는 기존 원격의료 대상

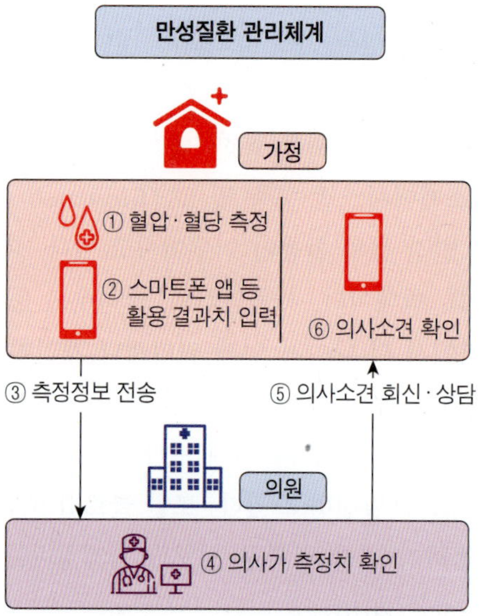

그림 5-11 만성질환관리체계

【출처】 보건복지부. 보건복지부 주요업무계획; 2017.

이 만성질환 및 노인을 대상으로 한 질병의 진단 및 처방, 원격자문(의료상담 및 자문), 원격모니터링(건강상태 체크상담 및 교육)에서 양질의 보건의료서비스를 제공하기 위한 대면진료에 보완되는 차원으로 넓어지고 있음을 의미한다. 다만 U-health를 통한 원격의료의 진료를 포함한 시행범위는 의료법과 의사협회의 원만한 조정이 선행되어야 한다.

U-방문간호서비스는 방문간호사가 대상자의 혈압, 혈당, 체지방율을 '모바일 웹닥' 단말기를 이용하여 측정하고 데이터를 자동으로 전송하면 수치에 대한 단기 분석 및 경향분석 결과를 확인하고 적절한 관리를 시행할 수 있다. 방문간호사는 '모바일 웹닥'을 통해 모니터링된 생체정보에 따른 '방문간호용 맞춤 관리정보'를 확인하고 이에 따라 대상자에게 상담 · 교육을 진행하며, 보건소 관리의사를 주치의로 설정하여 주치의가 통합센터를 통해 모니터링된 생체정보와 결과분석치를 확인하고 이에 따른 적절한 관리 멘트를 기록하여 담당간호사에게 전달한다. 대상자나 보호자는 가정 등에서 웹사이트에 접속하여 자신의 관리내역과 누적 결과를 확인할 수 있다(그림 5-12).

U-health 대사증후군관리서비스는 건강을 위해 시간적 · 경제적으로 관리가 어려운 의료취약계층에 대해 찾아가는 맞춤형 건강관리서비스를 제공한다. 건강위험요인 보유자를 대상으로 정기적인 건강측정, 생활습관 개선을 위한 상담, 영양 · 운동 프로그램과 서비스를 U-health 디바이스를 활용하여 모니터링할 수 있다(그림 5-13).

국외 원격의료의 범위는 미국의 경우 의사-환자 간 진단 · 처방까지 포함하는 원격의료가 허용되고 있으며, 호주에서는 대도시 외곽 · 노인요양시설 거주자, 원주민 의료서비스 대상자 등 의료접근성이 떨어지는 환자에게 질환 제한없이 의사-환자 간 원격의료를 허용하고 있다(Park, 2012). 일본은 '97년 처음 낙도와 산간벽지 주민의 의료접근성 향상을 위해 후생성 통지문(고시)으로 원격의료의 기본 가이드라인을 제시하며 원격의료를 제한적으로 허용하고 있으며, 독일은 '04년부터 공적의료보험에 의한 원격의료 보상을 법으로 허용하고 독일 연방의사협회의

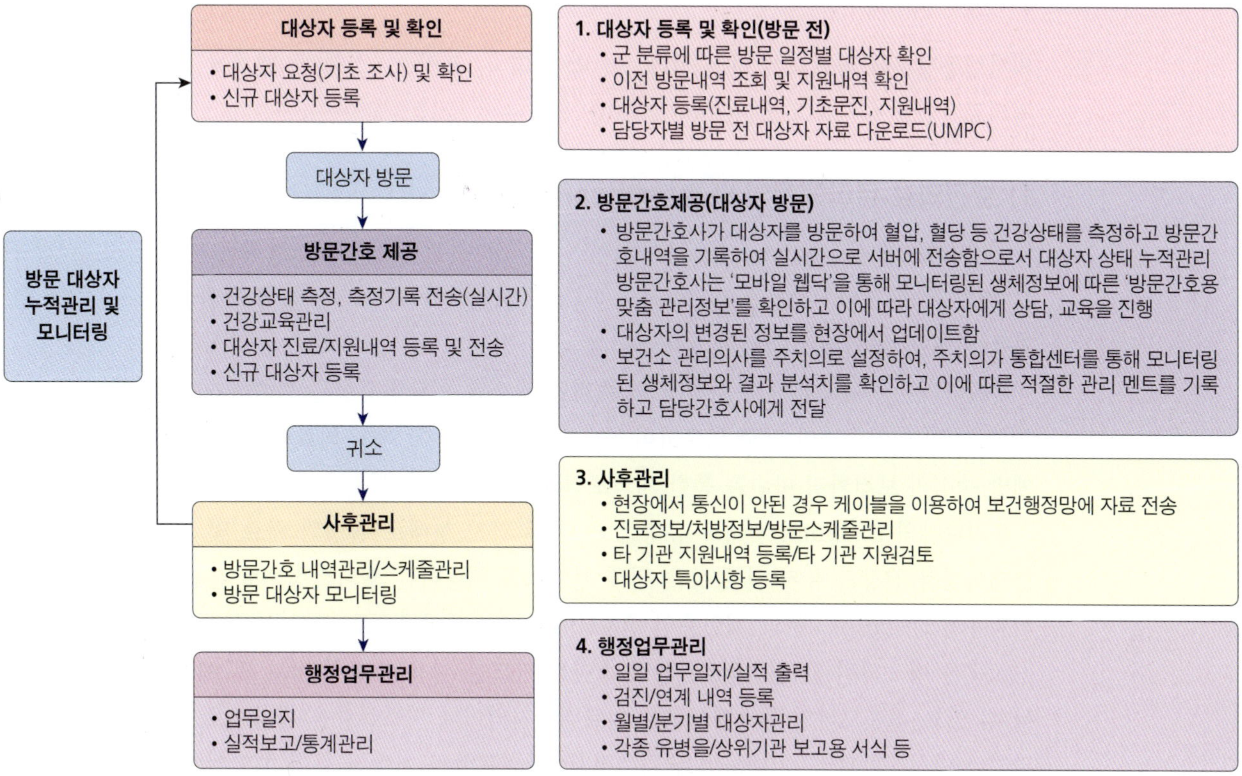

그림 5-12 U-방문간호서비스

【출처】 송태민. U-Health 현황과 이슈. 한국멀티미디어학회지. 2015; 19(3):1-8.

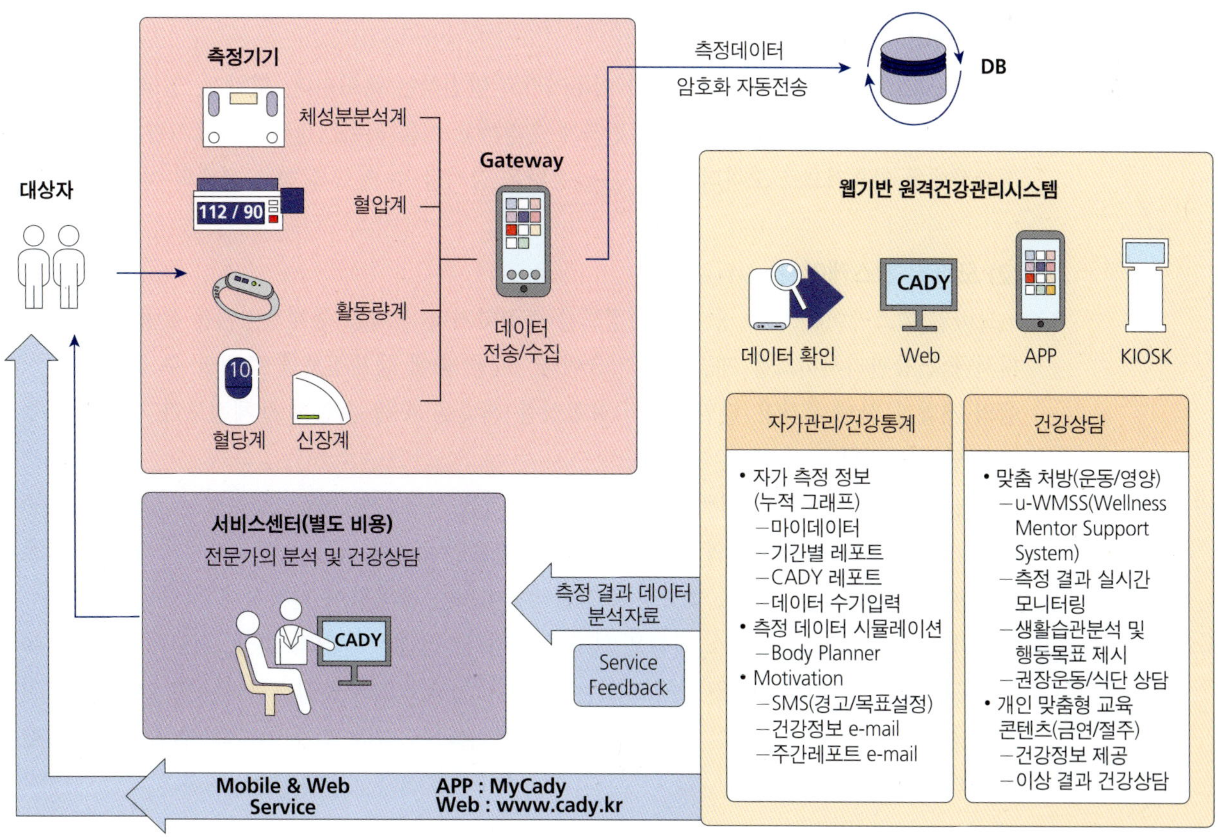

그림 5-13 U-health 대사증후군관리서비스모형

【출처】 송태민. U-Health 현황과 이슈. 한국멀티미디어학회지. 2015; 19(3):1-8.

의사행동강령에 따르도록 하고 있다. 이 밖에 영국, 프랑스, 스웨덴, 벨기에 등에서 다양한 원격의료사업을 실시하고 있다(Kim, 2020).

1) 보건의료 분야에서의 U-healthcare 서비스

U-healthcare(ubiquitous health) 서비스는 의료비 절감과 사회 · 경제적 비용 감소, 시장규모 증가 등의 경제 · 산업적 파급효과, 공공의료서비스와 예방관리 등에 관한 사회 · 정책적 효과를 기대할 수 있는 효과적인 서비스이다.

우리나라는 공공부문에서 지역적 의료 격차 감소와 의료형평성을 증대하기 위해 의료 접근성 강화, 개인별 지속적인 맞춤 의료서비스와 거동불편환자에 대한 의료서비스의 확대, 환자 중심/예방 중심의 보건환경 마련을 통한 지역보건환경 향상 등을 목적으로 사업을 추진 중이다.

우리나라의 U-health 서비스 유형은 크게 두 가지 형태로 질병의 치료 및 관리가 목적인 헬스케어형과 건강의 유지 및 향상을 위해 서비스를 제공하는 웰니스형으로 분류된다. 이는 병 · 의원용인 U-hospital군과 개인용인 홈&모바일 헬스케어군으로 다시 분류할 수 있다. U-hospital군은 병 · 의원 간 원격진료, 의료 스마트 카드를 이용한 병원 정보 및 예약관리 등이 해당될 수 있고, 홈&모바일 헬스케어군은 의료취약지역이나 저소득층을 대상으로 하는 모바일 원격관리나 만성질환관리, 치매노인 위치추적서비스, 모바일 처방전 등이 해당된다. 웰니스형은 일반인의 건강증진에 맞춰진 가정 및 이동공간에서의 건강을 통합관리할 수 있는 카운슬러 화상상담, 모바일 스트레스관리, 비만관리, 운동관리 등이 해당된다.

(1) 홈케어 Home Care

U-health 중 가장 빠르게 실용화가 이루어지고 발전하는 분야이다. 혈압계, 혈당계, 체중계 등의 생체정보 측정기를 가정 내에서 간편하게 측정하고 이를 서비스센터나 의료기관으로 전송하여 건강상태를 지속적으로 모니터링하고 응급상황을 감시할 수 있도록 하는 형태의 서비스이다.

(2) 모바일 헬스케어 Mobile Healthcare

모바일 헬스케어는 이동 중에 생체정보를 측정하거나 휴대용 생체측정기를 활용하여 언제 어디서나 건강관리서비스를 제공받는 기술이다. 이동 중에 생체정보를 측정할 수 있는 센서시스템의 개발과 함께 휴대용 단말기와의 융합상품 개발을 통해 손쉽게 생체정보가 전송되는 형태로 발달되고 있다.

보건소 모바일 헬스케어서비스는 건강검진 결과를 이용하여 혈압, 공복혈당, 허리둘레, 중성지방, HDL 콜레스테롤 5개의 만성질환 건강위험요인이 1개 이상인 대상자에게 모바일 어플리케이션과 디바이스를 활용한 맞춤형 건강관리서비스를 제공하여 건강상태 개선을 유도하는 서비스이다(그림 5-14). 서비스 대상은 환자는 아니나, 건강검진 결과 혈압, 혈당이 높거나, 복부비만 등 만성질환 위험요인을 가지고 있는 자이다. 보건소 모바일헬스케어는 총 24주 동안 건강관리서비스가 제공되며 24주 이후 건강상태 개선 결과에 따라 추가 24주의 추구관리를 진행하고 있다(그림 5-15).

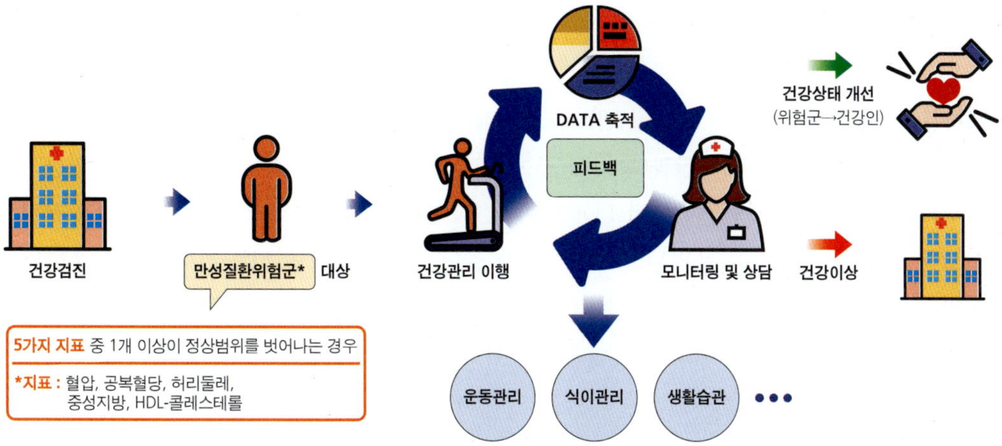

그림 5-14 보건소 모바일 헬스케어서비스 개요

【출처】 한국건강증진개발원. 보건소 모바일 헬스케어; 2023.

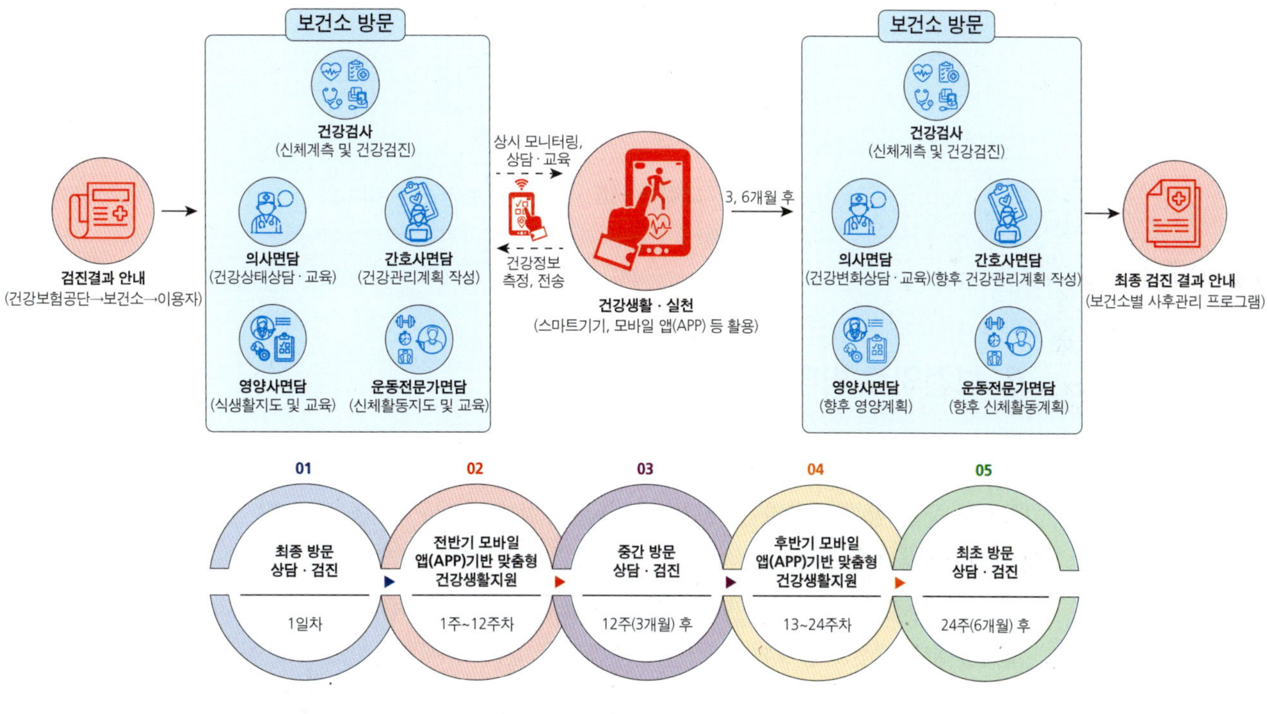

그림 5-15 보건소 모바일 헬스케어서비스 절차

【출처】 한국건강증진개발원. 보건소 모바일 헬스케어; 2023.

(3) 웨어러블 헬스케어 Wearable Healthcare

언제 어디서나 건강상태를 모니터링하는 의복형 생체신호측정시스템으로 연속측정이 가능한 것이 장점으로 24시간 모니터링이 필요한 경우에 유용하게 활용될 수 있다. 양말이나 신발, 벨트, 시계, 반지, 귀걸이, 목걸이 등 다양한 형태의 생체정보 측정 디바이스가 개발되고 있다.

5. 전자문서교환서비스

전자문서교환(electronic data interchange, EDI)서비스는 인편 · 우편 등 기존의 서식 전달체계를 대신해서 인터넷으로 시간과 장소에 구애받지 않고 편리하게 업무를 처리할 수 있는 전자민원서비스를 말한다. 국민건강보험 EDI 서비스, 국민연금 EDI 서비스, 고용보험 EDI 서비스, 사회보험 EDI 서비스 등이 운영되고 있다. 예를 들어 국민건강보험 EDI 서비스를 이용하면 직장가입자 자격취득, 상실, 내역 변경신고는 물론 보험료 산정 및 부과 관련 업무와 건강검진에 관한 업무 등 다양한 건강보험업무를 신속하고 간편하게 처리할 수 있다(그림 5-16).

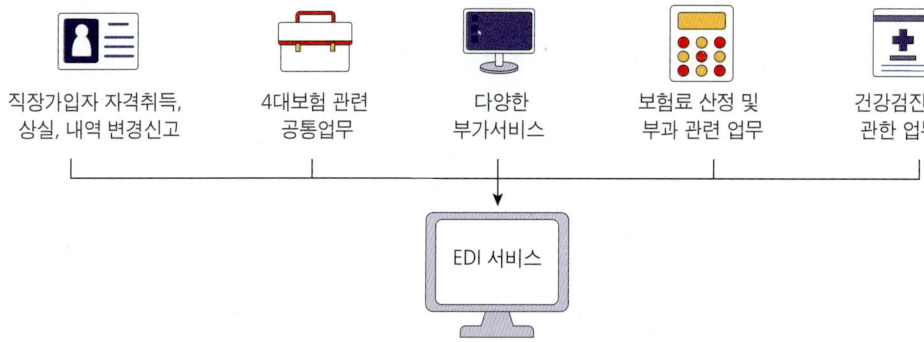

그림 5-16 국민건강보험 EDI 서비스

【출처】 국민건강보험 EDI서비스 https://edi.nhis.or.kr/

6. 보건의료 빅데이터

보건의료 빅데이터(big data)는 단순히 데이터의 크기가 큰 것이 아니라 데이터의 형식과 처리속도 등을 함께 포함하는 개념으로 기존의 방법으로는 데이터의 수집, 저장, 검색, 분석 등이 어려운 데이터를 총칭하는 것이다. 빅데이터 활용을 위해 적용되는 기술은 대용량의 데이터 보관, 다양한 출처와 형식의 데이터 통합, 공유하는 데이터관리 등이다. 보건복지부는 국가승인 조사통계를 생산 · 관리하고 있으며 보건복지 분야 통계 중 활용도가 높고 유용한 통계지표를 수록한 '보건복지통계연보', '보건복지부 길잡이 통계'를 매년 발간하여 정책 참고자료로 활용하고 있다.

보건의료 분야에서의 데이터는 반복적인 패턴을 가지거나 고정되어 있지 않고, 질병의 종류와 그 종류에 따른 데이터의 양도 증가하는 특징이 있으므로(Weber et al., 2014), 지역사회간호사는 대상자에게 최상의 보건서비스를 제공하기 위한 빅데이터 적용기술 및 자신이 찾고자 하는 정보가 어떤 자료원에 있는지를 파악하고 있어야 한다.

보건의료 빅데이터는 다음의 공익적 또는 시민의 공통 목적을 위하여 활용될 수 있다.

- 보건의료서비스의 품질을 향상시키는 것
- 의료의 안전성, 대응성 및 환자지향성을 높이는 것

- 공공의료의 위험을 감소시키는 것
- 새로운 진단방법과 치료방법을 발견하고 평가하는 것
- 보건의료서비스 자원을 효율적으로 관리하는 방안을 마련하는 것
- 의료과학과 의료기술의 진보에 기여하는 것
- 공공의료정책의 계획수립과 평가체계를 개선하는 것
- 보건의료서비스의 전달과 수혜과정에 환자가 참여할 수 있도록 개선하는 것

보건의료데이터의 활용실무에서는 환자 및 개인정보와 관련된 건강데이터의 수집, 연계 및 분석으로부터 얻는 이익을 고려해야 하며, 반드시 환자의 사생활을 보호하고 자료 보안과 관련된 위험을 최소화해야 한다는 책무를 보건행정당국과 보건의료기관이 공동으로 담당한다는 것을 유념해야 한다(표 5-11).

표 5-11 보건의료정보활용 권고사항(OECD)

구분	보건의료정보활용 OECD 이사회 권고사항
정보시스템 역량의 점검	• 공공의 이익을 보호하고 촉진하기 위하여 개인 보건데이터를 처리하는 데 사용되는 공공부문의 보건데이터시스템의 처리역량을 점검한다. • 데이터 가용성, 품질, 사용 적합성, 접근 가능성, 사생활 보호 및 데이터 보안을 점검한다. • 보건시스템의 관리, 연구, 통계 또는 기타 보건 관련 공공의 이익을 목적으로 허용되는 데이터 처리에 관련된 요소들의 처리와 관련하여, 특히 데이터 세트의 전송 및 데이터 세트 레코드에 연결될 때 적절한 안전장치를 확보한다.
데이터 정보 제공	• 각 개인에게 명확하게 정보를 제공하여야 한다. 정보 제공은 다음 사항을 보장해야 한다. • 개인 보건데이터가 개인으로부터 수집되는 경우, 제3자가 적법하게 접근할 수 있는 가능성을 포함한 개인의 보건데이터 처리에 관한 정보, 처리의 전제가 되는 기본적인 목적, 처리를 통한 유익 및 법적 근거에 관한 정보가 명확하고 정확하며 쉽게 이해할 수 있는 용어를 사용하여 제공되어야 한다. • 중요한 데이터 유출이나 기타 개인 보건데이터의 오용에 대한 정보는 개인에게 적정한 시점에 통지되어야 한다. 개별적으로 통지할 수 없는 경우에는 효과적인 공중송신의 방법으로 통지할 수 있다.

【출처】 왕승혜. 보건의료정보의 공공적 데이터거버넌스를 위한 입법 지침. 한국법제연구원; 2018.

보건의료 빅데이터 활용의 유용성이 높은 주요 기관은 국민건강보험공단, 건강보험심사평가원, 질병관리청, 국립암센터 등이다. 보건의료 빅데이터 활용의 대표적인 예로 국민건강보험공단은 빅데이터분석을 기반으로 2013년부터 '국민건강알람서비스(http://forecast.nhis.or.kr)'를 통해 감기, 눈병, 식중독, 천식, 피부염의 5개 질병에 대해 위험, 경고, 주의, 관심 등 4단계로 위험 정도를 제공하고 있다(그림 5-17). 또한, 광역시, 시 · 군 · 구별로 의료자원현황, 의료자원 분포, 질병통계 등을 제시하고 있어 지역별로 상급종합병원 쏠림현상이 뚜렷하여 지역 간 의료격차를 해결하기 위한 정책과 지원이 필요함을 알 수 있다(그림 5-18). 지역사회간호사는 각 기관의 광범위한 보건의료 데이터베이스(DB) 내용을 확인하고, 데이터의 사용 및 정보활용 지침을 잘 파악하여 지역사회 대상자의 요구에 적합한 데이터 활용이 이루어져야 한다.

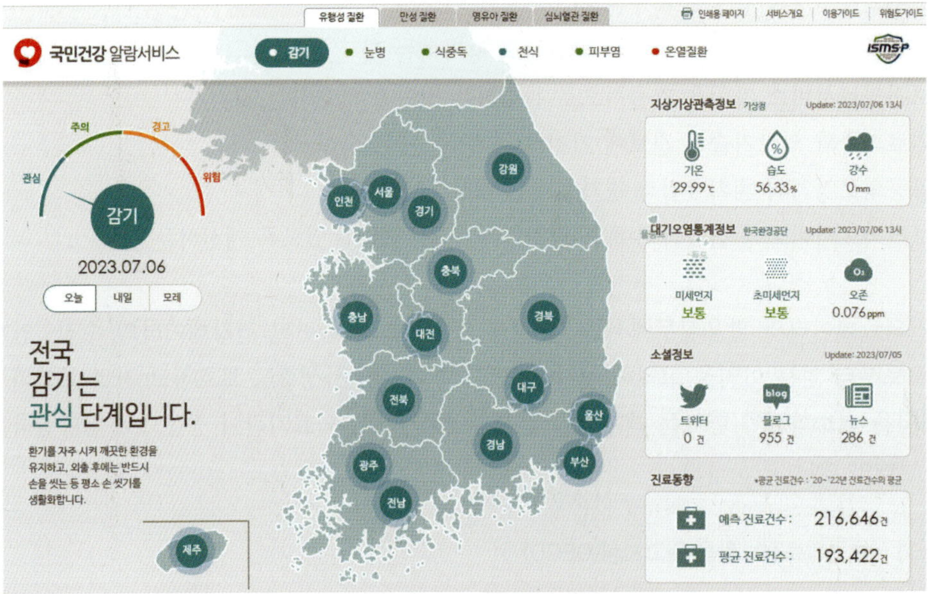

그림 5-17 국민건강알람서비스 유행성 질환 알람서비스 예

【출처】 국민건강알람서비스 http://forecast.nhis.or.kr

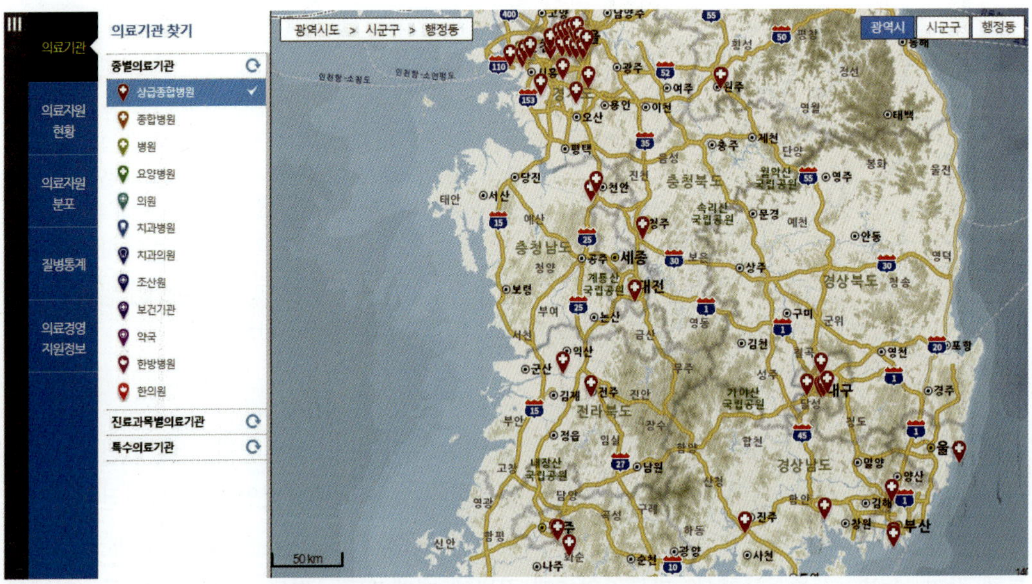

그림 5-18 의료기관현황 의료 이용지도 지원 예

【출처】 보건의료빅데이터 개방시스템 https://opendata.hira.or.kr

4절 보건사업의 질 관리

1. 질 관리의 개요

질 관리를 통한 질 보장과 질 향상의 목표는 대상자에게 질적인 보건의료전달을 보장하고, 최상의 결과를 산출하기 위한 보건의료제공자의 노력을 보여주는 것이다. 미국의학연구소(Institute of Medicine, IOM)에서는 보건의료의 질 개념을 개인과 인구집단에 대한 보건의료 제공으로 건강상 바람직한 결과를 증진시키는 정도라고 정의하였다. 보건의료의 질은 보건의료제공자, 환자와 대상자, 병원행정가, 보험자, 정부 등 각각의 입장에 따라 다양하게 정의한다. 예를 들어, 환자와 대상자는 보건의료의 질을 의사의 진단과 치료능력에 따라 평가하고, 병원행정가는 최소의 비용으로 최대의 서비스를 제공할 수 있는 능력으로 평가할 수 있다. 따라서 보건의료의 질 개념은 보건의료의 질 구성요소를 어떻게 설정하느냐에 따라 달라질 수 있다.

1) 질 관리의 개념

최근 보건의료사업에서 질 관리가 중요하게 대두된 이유는 보건의료서비스에 대한 국민의 요구 증가와 권리의식 증가, 보건의료기관 급증에 따른 경쟁력 강화, 보건의료서비스에 대한 평가 필요성 증가 등으로 볼 수 있으며, 질 관리는 지역사회 보건사업의 과정과 시스템을 향상시킴으로써 궁극적으로 보건사업의 질 관리가 이루어질 수 있을 것이다.

질 관리의 목적은 대상자에게 질적인 보건의료 전달을 보장하고 최상의 결과를 산출하기 위해 보건의료제공자의 노력을 보여주는 것이다. 지속적인 질 향상과 보장은 보건의료를 이용하는 대상자의 요구 충족을 파악하는 도구가 될 수 있다. 미국의학연구소(IOM, 2001)에서는 질 관리를 보건정책, 서비스 및 연구가 인구집단이 건강할 수 있는 조건을 증가시키는 도구가 될 수 있다고 하였다.

지속적인 질 관리는 현재의 문제점을 알고 다시 발생하지 않도록 예방적 활동을 수행함과 동시에 문제가 발생하는지를 지속적으로 검토하여 업무 수행능력을 향상시키는 것을 말하며 지속적인 질 향상이라는 목적하에 수행되는 과정이다.

2) 질 관리의 구성요소

질 관리에 대한 정의가 다양하고 추상적인 측면이 있기 때문에 보건사업의 질을 구성하는 요소를 파악하는 것은 보건사업의 질 관리를 이해하는 데 도움이 된다.

(1) Mayer의 구성요소

Mayer는 보건의료체계의 궁극적인 목표는 모든 주민이 이용할 수 있는 좋은 보건의료를 만드는 것이라고 하였으며, 양질의 보건의료를 접근성, 질, 지속성, 효율성의 4가지 요소로 설명하였다.

① **접근성**: 시간이나 공간적인 접근의 용이성을 의미한다. 대상자가 보건의료를 필요로 할 때 쉽게 접근하여 적절한 보건의료를 이용할 수 있어야 하며, 포괄적인 보건의료서비스를 받을 수 있어야 한다.

② **질**: 가능한 범위 안에서의 최신 지식과 기술을 보건의료에 적용하는 것이다. 보건의료의 질에서는 의료인의 전문적인 능력이 가장 중요한 요소이며 의료인은 항상 최신의 지식과 기술뿐만 아니라 윤리적인 면에서도 부족함이 없어야 한다.

③ **지속성**: 보건의료의 전문화와 세분화로 인한 단편적인 진료가 아니라 예방, 치료, 사회로의 복귀가 연결되고, 보건사업에서도 지속적 결과로 성취해야 한다.

④ **효율성**: 보건의료서비스의 제공에 있어서 자원이 불필요하게 소모되지 않는 정도를 의미하는 것으로 최소의 비용으로 최대의 효과를 얻을 수 있도록 함을 말한다.

(2) 미국의학연구소의 구성요소

① **효과성**: 서비스를 제공하여 기대한 목적과 편익이 달성되는 정도를 의미하며, 서비스로 인해 건강 수준의 향상에 기여한다고 인정된 정도이다.

② **효율성**: 서비스의 제공에 있어서 자원이 불필요하게 소모되지 않는 정도, 적은 비용으로 많은 효능과 효과를 달성한 정도이다.

③ **적정성**: 보건사업의 기술적인 수준, 의료인의 전문적 지식, 의료서비스기준 등을 말한다.

④ **접근성**: 시간이나 거리 등의 용인에 의하여 의료서비스 이용에 제한을 받는 정도이다.

⑤ **가용성**: 필요한 보건사업을 제공할 수 있는 여건이 준비된 정도이다.

⑥ **합법성**: 윤리적 원칙과 가치, 법, 규제에 대해 개인이 수용할 수 있는 범위이다.

⑦ **형평성**: 보건사업의 분배와 지역사회 대상자에게 공정한 혜택을 제공하기 위한 결정의 원칙이다.

⑧ **포괄성**: 의료서비스의 시간적, 지리적 연결 정도와 상관성을 말한다.

⑨ **적합성**: 대상 인구집단의 필요성에 부합하는 정도이다.

⑩ **이용자 만족도**: 보건사업에 대해 이용자의 기대 수준이 충족된 정도이다.

3) 질 관리전략

보건사업의 질 관리는 보건사업이 효율적이고 효과적인지 확인하기 위한 방법이다. Health Plan 2020에서는 다양한 건강증진사업의 추진을 위한 수단을 정비하고, 효과적으로 관리하기 위하여 보건사업관리체계에 따라 추진전략을 제시하여 국가보건사업의 질 관리를 위한 체계를 구축하였다.

총체적 질 관리(total quality management,)는 보건의료 분야에서도 널리 적용하고 있다. TQM은 지속적 질 향상(continuous quality improvement, CQI)과정이다. CQI는 TQA의 하나의 지원기법으로서 이 두 용어는 동의어로 사용되고 있다(한성숙 외, 2006). 총체적 질 관리과정은 PDCA[계획(plan) → 실행(do) → 확인(check) → 조치(act)]의 순환적 관리기법에 의해 진행된다(그림 5-19). 계획단계는 질을 어떻게 개선할 것인지 계획을 수립하고 이에 따른 자료수집을 계획한다. 실행단계에서는 계획된 질 향상활동을 수행하고, 자료를 수집한다. 확인단계에

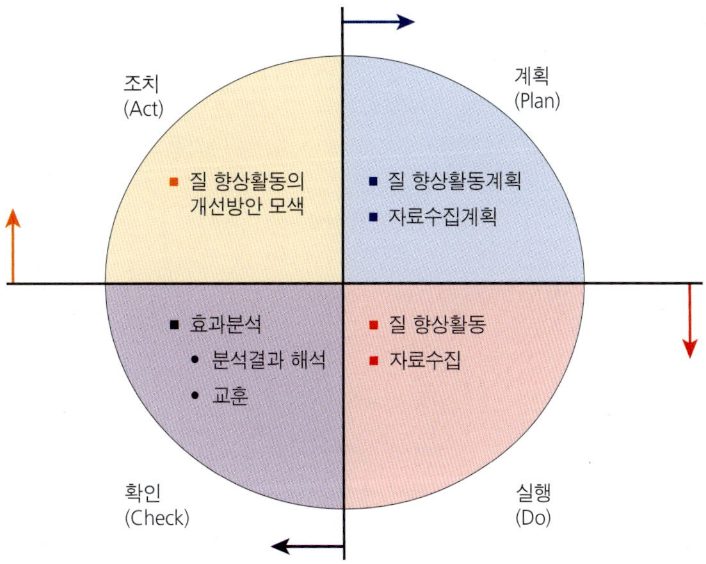

그림 5-19 지속적 질 관리를 위한 PDCA 모델

【출처】 Stanhope M., & Lancaster J. Public Health Nursing: Population-centerd Health Care in the Community(9th ed.). Elsvier; 2015.

서는 질 관리 향상활동에 대한 결과치와 예측치 간의 비교분석을 하여 효과를 분석한다. 마지막으로 조치단계에서는 질 향상활동의 개선방안을 모색한다.

- 계획(Plan): 변화를 계획하고 기회를 파악한다.
- 실행(Do): 변경사항을 테스트한다. 실행방안을 구상하고 적용한다.
- 확인(Check): 자료를 검토하고 결과를 분석하며, 학습한 내용을 확인한다.
- 조치(Act): 확인단계에서 학습한 내용에 기초하여 조치를 취한다.

이 과정에서 변화가 일어나지 않았다면 다른 계획으로 주기(cycle)를 다시 진행한다. 만약 성공적이라면, 확대 적용한다. 새로운 질 향상을 계획하기 위해서는 학습한 내용을 활용하여 다시 주기를 시작한다.

2. 질 관리절차

보건사업의 질 관리를 위해 TQM/CQI와 관련되어 있는 CHIP(Community Health Improvement Process)를 적용할 수 있다(그림 5-20). CHIP의 1단계에서는 다양한 자료원을 통해 지역사회의 주요 건강문제를 확인하고 이들 건강문제의 우선순위를 결정한다. 정부의 Health Plan 2020과 각 시 · 군 · 구의 지역사회 건강조사자료가 활용될 수 있다. 2단계에서는 선정된 건강문제에 대해 분석하고 건강문제 해결을 위한 수행전략을 개발, 수행, 평가의 순환과정을 거친다. 즉, 지역사회의 건강문제분석, 활용 가능한 자원의 목록 구성, 건강문제 해결을 위한 개선 전략 개발 및 수행, 이러한 일련의 과정 및 결과에 대한 지속적인 모니터링 및 평가 등의 순환과정으

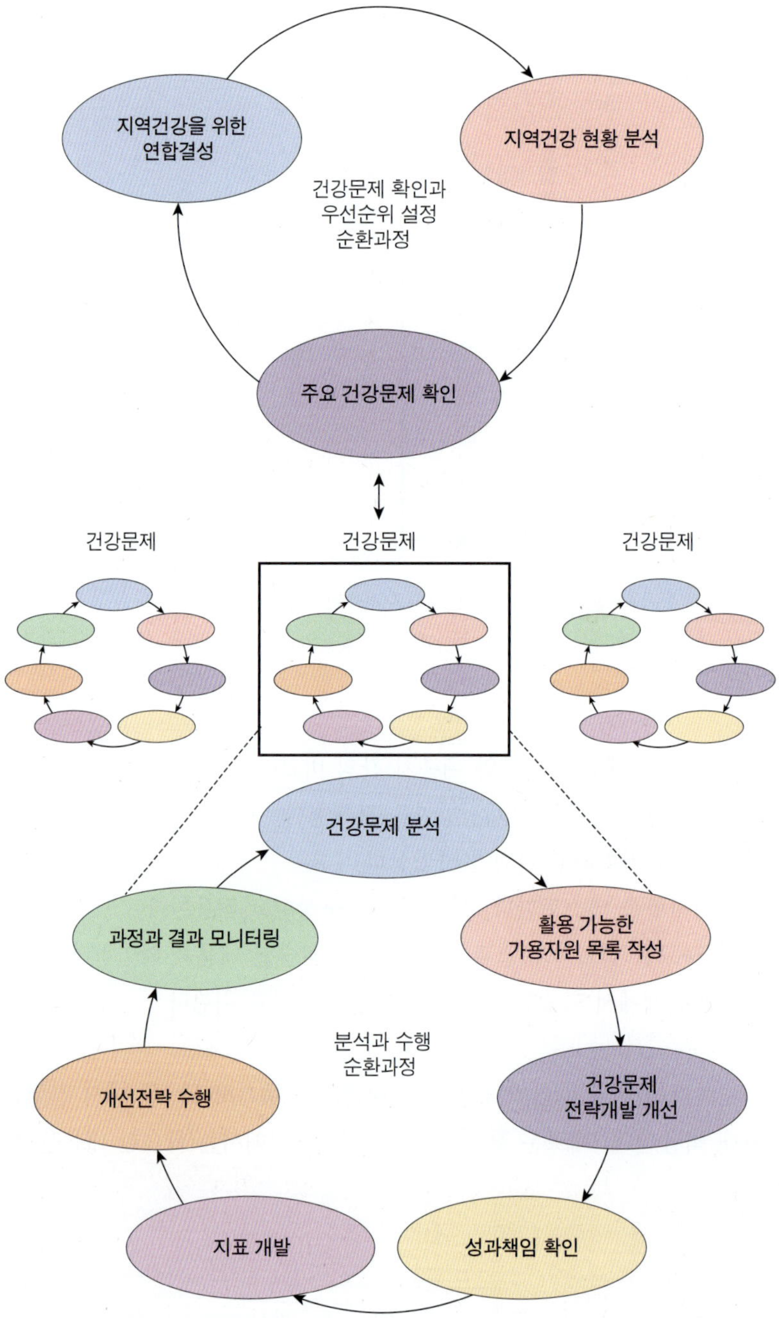

그림 5-20 CHIP(Community Health Improvement Process)

【출처】 Durch, J. S., et al. Improving health in the community: a role for performance monitoring. National Academy Press; 1997.

로 이루어진다.

1) 준비단계: 건강문제 확인과 우선순위 설정과정

(1) 건강문제의 발견

팀을 구성하여 다양한 자료원을 통하여 건강문제를 발견한다.

(2) 건강문제의 우선순위 결정

우선순위를 결정하는 기준에 따라 건강문제의 우선순위를 정한다.

- 의학적 중요성: 유병률과 건강에 미치는 영향, 드물지만 위중한 문제
- 사회적 중요성: 비용, 가족과 사회에 미치는 영향이 큰 문제
- 문제 확인의 가능성
- 개선과제의 실현 가능성
- 현재 존재하는 비효율성의 개선 가능성

2) 분석 및 수행

(1) 건강문제분석

인식된 문제의 원인 혹은 영향을 미치는 요인을 규명하고 인식된 문제와 기여요인과의 관계를 확인한다. 문제의 존재 여부, 크기, 성격 등을 규명한다.

(2) 활용 가능한 자원목록 작성

분석을 위한 자원목록을 작성하여 질 관리에 활용한다.

(3) 건강문제 개선전략 개발

문제연구의 결과를 근거로 가장 효과적인 개선전략을 개발한다.

(4) 성과책임 확인

질 관리 성과와 전략 수행 책임을 확인한다.

(5) 지표 개발

건강문제와 요구분석을 통한 질 관리지표를 개발한다.

(6) 개선전략 수행

개선과제에 따른 실행계획을 제시하고 직접 실행한다.

(7) 지속적인 모니터링 및 재평가

과정 및 결과에 대한 지속적인 모니터링 및 재평가를 통해 개선사업의 효과를 측정하고 개선과제 문제점이 발견되면 이를 수정한다.

질 관리는 대상자의 보건의료요구가 있어 실무자의 중재가 제공되는 한 지속적으로 이루어져야 하므로 모든 기록은 감시되어야 하고, 과정상의 문제를 발견하기 위해 총체적인 데이터분석이 필요하다. 질 관리에 활용되는 전략은 의료 이용 검토, 동료 검토, 위험관리, 감시평가, 대상자 만족도평가 등이며 기관의 다양한 평가위원회에서 이루어질 수 있다.

3. 질 관리평가

질 관리평가는 평가를 위한 기준이나 표준을 설정하여 실제로 행해진 실무가 그 기준과 비교하여 어떻게 진행되었는지 과정과 결과에 대한 해석을 통해 향후 질 향상 방안을 제시하여 적용하게 된다.

총체적인 질 관리 접근에서 사용되는 질 관리 평가기준 사례는 미국간호협회의 지역사회 건강간호표준(1999)과 대한간호협회의 간호표준(2003)을 적용할 수 있다. 가장 많이 사용되고 있는 질 관리 평가방법에는 투입-산출모형에 의한 평가, 성과관리에 의한 평가가 있다.

1) 질 관리 평가기준 및 평가도구

(1) 질 관리 평가기준

질 관리평가를 위한 기준은 보건사업이나 간호표준을 적용할 수 있으며, 일반적인 질 관리 평가기준으로 다음과 같은 요소들이 유용하게 적용된다.

- 보건사업서비스 제공 및 접근성
- 대상자 만족도
- 사업 수행인력관리
- 예산 및 자원 효율성
- 법률 및 규정지침 준수

(2) 평가도구

질 관리평가를 위한 평가도구로는 서비스 수행 만족도와 정보관리, 인력 및 역량 평가, 재정 및 예산 분석과 법률 및 규정 준수 등에 대한 평가도구가 적용될 수 있으며 다음의 평가요소들을 포함한다.

- 서비스 수행 만족도평가: 보건사업 이용 대상자의 설문조사를 통해 만족도 평가와 피드백을 수집하여 평가
- 정보관리: 기록 및 자료 관리, 의료기록, 처방, 예방접종 기록 등을 검토하여 정확성과 완전성을 평가
- 인사 및 역량 평가: 수행 직원의 자격기준, 업무조정, 지도력, 교육, 훈련, 업무 성과 등을 검토하여 평가
- 재정 및 예산 분석: 예산관리 및 자원 할당 효율성을 분석하여 평가
- 법률 및 규정 준수 검토: 관련 법률 및 규정 준수를 검토하고 필요시 적절한 조치에 대한 평가

2) 투입 · 산출모형에 따른 평가

Donabedian의 보건의료서비스의 질 평가를 위한 구조(structure), 과정(process), 결과(outcome) 틀은 간호와 건강관리 분야에서 널리 알려져 있는 질 관리 평가모델이다. 이 중 결과(outcome)는 보건의료서비스 제공자와 기관을 평가하는 요소이기 때문에 가장 중요시한다.

(1) 구조평가

구조는 보건의료가 제공되는 조건을 구성하는 요소를 말하는 것으로 인적, 물적, 재정적 자원이 포함된다. 구조는 보건의료의 질에 대하여 간접적인 영향을 미치며 직접적인 서비스 제공에 영향을 미치는 요인이라고 할 수 있다.

- 시설 및 장비와 같은 물적자원
- 전문인력의 수, 종류 및 자격요건과 같은 인적자원
- 의사인력과 간호인력의 조직, 교육 및 연구 기능 유무, 감독과 업무검토의 종류 및 의료비 지불방법과 같은 조직적 특성

구조평가의 예는 의료기관 인증제도(JCI 국제의료기관인증 포함), 면허와 자격부여제도 등이 있다.

(2) 과정평가

과정은 보건의료 질 평가의 주된 관심영역으로 보건의료서비스 제공자와 대상자 간에 혹은 보건의료서비스 제공과정과 행위의 적절성에 대해 평가하는 것이며, 질 평가에서 관심이 높아지고 있는 부분이다. 과정은 두 가지 측면에서 살펴볼 수 있다. 첫째, 보건의료서비스 제공자의 행위에 초점을 맞춘 평가이고, 둘째, 대상자가 받은 보건의료서비스에 초점을 맞춘 평가이다. 과정에는 의약품의 사용 여부와 같은 기술적인 측면부터 대상자들에게 바람직한 태도를 취하였는가 하는 인간관계의 문제까지 포함될 수 있다.

과정평가의 예는 의료 이용도조사, 서비스 제공자의 상호감사, 임상지침의 개발과 보급, 의료감사 등이 있다.

(3) 결과평가

결과는 선행되는 보건의료서비스 행위에 의한 현재 혹은 미래의 건강상태를 말하는 것으로 건강을 구성하는 제반요소, 즉 신체적인 것뿐만 아니라 사회적 · 심리적 요소와 대상자의 만족도가 포함된다. 결과는 건강상태의 변화에 대해 보건의료서비스 행위 외에 구조와 과정의 다른 요소들의 영향을 받기 때문에 정확하게 분리하여 측정하기 어렵고, 과정보다는 간접적인 지표라고 할 수 있다.

- 건강 수준의 변화
- 앞으로의 건강에 영향을 미칠 수 있는 대상자나 가족의 지식 및 행태 변화
- 대상자나 가족구성원의 보건의료서비스 및 그 결과에 대한 만족도

결과평가의 예는 질병이환율, 사망률, 발병률 등의 자료를 산출하여 제공하는 것이 있다.

3) 경제성평가

경제성평가란 어떤 사업에 투입된 비용과 그 결과 나오는 산출물을 비교, 검토함으로써 경제적 효율성을 평가하는 분석방법을 말한다. 제한된 자원으로 보건사업을 수행하는 상황에서 자

원 할당과 보건사업 수행에 대한 합리적인 의사결정을 위해 중요성이 점점 증가하고 있다.

일반적으로 경제성평가에서 사용되는 분석방법으로 비용–효과분석, 비용–편익분석, 비용–효용분석을 들 수 있다.

(1) 비용–효과분석 Cost-Effectiveness Analysis, CEA

비용–효과분석은 분석 대상 보건사업에서 같은 방법으로 측정한 하나의 효과에 대해 각각의 관련된 비용을 비교하여 어느 사업이 효과단위당 비용이 덜 드는지 판단하는 것이다. 즉, 어떤 프로그램 혹은 중재가 비용 대비 효과가 더 좋은지에 대한 평가를 할 수 있다. 예를 들면, 평균 혈압 감소 정도, 예방접종 완료 아동 수, 증가된 기대수명 등이 있다.

비용–효과분석은 평가 대상 보건사업이 동일한 효과를 측정할 수 있어야 하고 프로그램에 투입된 비용을 측정할 수 있어야 적용이 가능하다. 따라서 투입된 비용을 측정할 수 없거나, 각 프로그램의 효과 측정도구가 다르거나, 중요한 건강 결과가 두 개 이상인 경우에는 비용–효과분석을 적용하기가 곤란하다.

(2) 비용–편익분석 Cost-Bendfit Analysis, CBA

비용–편익분석은 비용–효과분석과 달리 비교하고자 하는 프로그램이 산출하는 건강 결과가 동일하거나 하나일 필요는 없다. 비용–편익분석에서 편익은 프로그램의 결과로 얻은 직접적인 편익뿐만 아니라 사회적 편익과 같은 간접적인 편익을 포함하여 측정한다. 비용–편익분석에서 비용과 편익은 모두 화폐단위로 측정하며, 총 편익에서 총 비용을 빼서 구한 순편익으로 어느 프로그램이 더 좋은지를 평가한다. 따라서 비용–편익분석을 통해 비교 대상 프로그램 중 어느 프로그램이 비용 대비 편익이 더 큰지를 알 수 있다.

(3) 비용–효용분석 Cost-Utility Analysis, CUA

비용–효용분석은 비용–편익분석과 마찬가지로 결과가 다른 사업들을 비교할 수 있다. 효용은 건강에 대한 개인의 선호도를 나타내며, 일반적으로 질보정생존년수(quality adjusted life years, QALYs)와 같은 표준화된 단위로 측정한다. 비용–효용분석의 산출식은 QALYs당 비용이다.

표 5–12 경제성 평가방법 비교

유형	적용조건	기본공식	비용 측정	결과측정
비용–효과분석	동일한 산출효과 비교	총 비용/효과단위	화폐단위	자연단위(예: 연장수명, 혈압 변화, 예방접종완료 아동 수 등)
비용–편익분석	동일하거나 다른 형태의 산출효과 비교	순편익=총 편익–총 비용	화폐단위	화폐단위
비용–효용분석	동일하거나 다른 형태의 산출효과 비교	총 비용/효용단위	화폐단위	질보정생존년수(QALYs)

【출처】 최은숙 외. 보건프로그램 개발 및 평가(제3판). 학지사메디컬; 2023.

비용-효용분석은 다양하고 이질적인 산출물을 하나의 복합적이고 종합적인 산출물로 통합할 수 있어, 이질적인 프로그램에 대해 광범위한 비교가 가능하다. 따라서 비용-효용분석은 비교하고자 하는 프로그램이 건강과 관련된 삶의 질이 유일하거나 중요한 산출물일 때 사용할 수 있으며, 산출물의 단위가 넓어서 공통의 측정단위를 가지게 되는 경우에 적용할 수 있다(표 5-12).

4) 성과관리에 의한 평가

일정기간 내에 어느 정도의 목표를 달성했는지 성과관리에 의한 평가를 할 수 있는데, 성과평가와 프로그램평가로 분류한다. 지역사회 보건사업의 경우 프로그램평가를 통하여 성과평가를 하며, 자원을 이용하여 어느 정도의 목표를 달성했는지 여부에 대해 효과성과 효율성, 두 가지 요소를 평가한다. 이로써 지역사회 보건사업의 효과성과 비용효율성, 질 관리를 평가할 수 있을 것이다.

참고문헌

경기도 공공보건의료지원단. 보건의료 현황분석을 위한 이차자료원의 종류와 활용방안 보고서; 2018.
김광숙 외. 지역사회간호학 이론과 실제. 현문사; 2019.
김조자 외. 방문간호서비스 질 평가도구 개발: 한국노년학회. 2008; 28(2):377-394.
김춘미 외. 지역사회보건간호학. 수문사; 2019.
김한울, 정민재. 지역보건 의료정보시스템 성과분석. 사회보장정보원; 2016.
남현철 외. 보건프로그램 개발 및 평가. 메디시언; 2013.
박미경. 보건의료 빅데이터 활용에 관한 법 · 정책적 개선방안 연구. 한국의료법학회지. 2018; 26(1).
배상수. 보건사업기획(제3판). 계축문화사; 2018.
백학영 외. 자활사업 성과관리에 대한 비판적 접근: 논리모델을 적용한 자활사업 성과평가 체계 분석을 중심으로. 보건사회연구. 2011; 31(2):3-35.
보건복지부, 한국건강증진개발원. 2020년도 지역사회 통합건강증진사업 비대면 수행사례집; 2020.
보건복지부, 한국건강증진개발원. 지역사회 통합건강증진사업 안내; 2021.
보건복지부. 2018 보건복지백서; 2019.
보건복지부. 보건복지부 주요업무계획; 2017.
보건복지부. 지역보건의료정보시스템활용안내(보건소 통합정보시스템, 보건진료소 통합정보시스템); 2015.
부산광역시. 제8기 지역보건의료계획(2023~2026); 2023.
송태민. U-Health 현황과 이슈. 한국멀티미디어학회지. 2015; 19(3):1-8.
안양희 외. 지역사회보건간호학. 현문사; 2016.
염영희 외. 학습성과기반 간호관리학. 수문사; 2014.
오영호. GIS를 이용한 주요 보건의료인력의 지리적 분포에 관한 연구. 보건복지포럼. 2008; 141:59-72.
왕승혜. 보건의료정보의 공공적 데이터거버넌스를 위한 입법지침. 한국법제연구원; 2018.
유광수 외. 지역사회보건간호학I. 정담미디어; 2014.
유성진 외. GIS기반 시공간정보를 이용한 건강부문의 기후변화취약성 평가. 한국공간정보학회지. 2012; 20(2):13-24.
유호신 외. 지역사회간호학I. 수문사; 2017.
이종식. 코로나 팬더믹 사태(COCID-19)에서 원격의료 활성화 방안에 관한 연구. 한국지식정보기술학회. 2020; 15(5).
전경자 외. 간호대상자로서의 지역사회개념 및 지역사회간호 사정에 관한 문헌 분석. 지역사회간호학회지. 2000; 11(1):3-20.
조원정 외. 오마하 시스템을 이용한 지역사회주민들의 건강관리요구조사. 간호학탐구. 2002; 11(1):168-190.
지역사회보건간호학 편찬위원회. 최신 지역사회보건간호학1. 수문사; 2022.
질병관리본부. 2008~2018 지역건강통계 한눈에 보기(1권~4권); 2019.
질병관리본부. 2016 지역사회건강조사문항지침서; 2017.
질병관리본부. 2017년 지역사회건강조사 원시자료 이용지침서 및 지역별코드; 2018.
질병관리청. 2022 지역건강통계 한눈에 보기; 2023.
최애숙 외. 지역사회보건간호학1. 학지사메디컬; 2023.
최연희 외. 지역사회보건간호학1. 수문사; 2014.
최은숙 외. 보건프로그램 개발 및 평가(제3판). 학지사메디컬; 2023.
한국건강증진개발원. 보건소 모바일 헬스케어; 2023.
한국사회보장정보원. 지역보건의료정보시스템 구성도; 2023.
한영란 외. 최신 지역사회보건간호학. 현문사; 2022.
Donabedian, A. An Introduction to quality assurance 9n health care. NY: Oxford University Press; 2013.
Durch, J. S., et al. Improving health in the community: a role for performance monitoring. National Academy Press; 1997.
Glanz, K., et al. Health Behavior and Health Education, CA: Jossey-Bass Publishers; 2008.
Health Care Special Committee. Healthcare Development Strategy based on the 4th Industrial Revolution, The 9th Agenda 2: 4th Inderstrial Revolution Committee(Online); 2018. https://www.4th-ir.go.kr

Institute of Medicine. Crossing the quality chasm. Washington DC: National Academy Press; 2001.
Jonas, S. Measurement and control of the quality of health care. In Kovner. A. R. Editor, Health care delivery in the United States. NY: Springer; 2002.
McLeroy, K. R., et al. An ecological perspective on health promotion programs. Health Education Quarterly, 1988; 15, 351-377.
Nieger, B. L, et al. Basic priority rating model 2.0: current applications for priority setting in health promotion practice. Health Promotion Practice. 2011; 12(2):166-171.
Park, G. S. A study on the activation of remote health care for rural elderly using u-health service. e-business research. 2012; 13(1):463-486.
Stanhope M., & Lancaster J. Public Health Nursing: Population-centerd Health Care in the Community(9th ed.). Elsvier; 2015.
Weber GM, et al. Finding the missing link for big biomedical data. JAMA. 2014; 311(24):2479-2480.

참고사이트

국민건강보험 EDI 서비스 https://edi.nhis.or.kr
국민건강알람서비스 https://forecast.nhis.or.kr
보건의료빅데이터 개방시스템 https://opendata.hira.or.kr
사회보장정보원 지역보건의료정보시스템 https://www.ssis.or.kr
인천광역시 https://icloud.incheon.go.kr
질병관리청 https://www.kdca.go.kr
Medigate News Japan https://m.medigatenews.com/news 25613367

6 CHAPTER

지역사회 간호과정

학습목표

1. 체계이론의 주요개념을 설명한다.
2. 교환이론의 주요개념을 설명한다.
3. 기획이론의 주요개념을 설명한다.
4. Betty Neuman 이론의 주요개념을 설명한다.
5. Orem 이론의 주요개념을 설명한다.
6. Roy 이론의 주요개념을 설명한다.
7. 지역사회의 특성, 건강 수준 및 자원을 사정한다.
8. 지역사회 사정자료를 분석하여 건강요구도가 높은 개인, 집단, 지역사회를 규명한다.
9. 지역사회 간호사업의 법적 기준 및 지침을 확인한다.
10. 지역사회 간호진단을 도출한다.
11. 지역사회 간호진단의 우선순위를 설정한다.
12. 지역사회 간호사업의 목표를 수립한다.
13. 지역사회간호 대상자에게 적합한 자원 및 매체를 선택한다.
14. 지역사회 간호사업 수행에 필요한 기술, 방법, 매체에 대한 간호 대상자의 수용성 수준을 확인한다.
15. 지역사회간호 수행과정을 지속적으로 관찰한다.
16. 지역사회간호 수행활동과 목표와의 관련성을 조사하고 수행목표 또는 활동을 조정한다.
17. 평가계획에 의거하여 지역사회간호 평가자료를 수집하고 분석한다.
18. 평가 결과에 근거하여 간호사업 목표달성 수준을 조사한다.
19. 지역사회 간호사업평가 결과에 근거하여 개선점을 제시하고 간호사업의 유지 및 개선에 적용한다.
20. 오마하체계에 따른 간호과정을 적용한다.

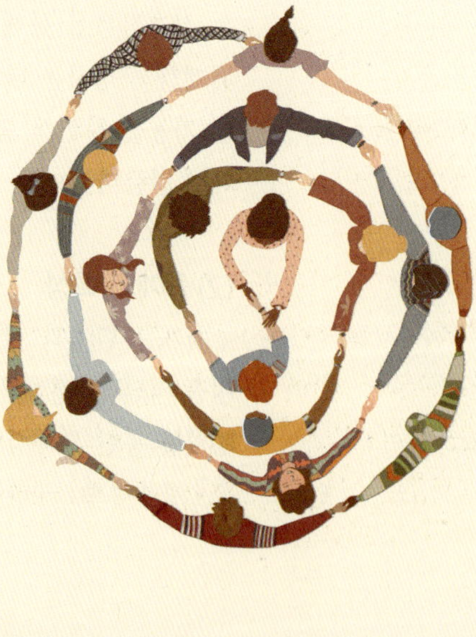

1절 지역사회 간호이론

간호는 실무능력을 위한 지식과 과학의 이론적 구조에 근거를 두고 있다. 따라서 간호학은 실무뿐만 아니라 이론에 근거를 둔 간호학문으로서 간호의 기초가 되는 이론을 정교화하는 데 높은 관심을 가지고 발전해 나가야 한다. 즉, 간호현상을 구성하는 기본요소가 무엇인가를 규명하고, 이에 대하여 구체적으로 설명할 수 있어야 한다.

이론이란 관련된 지식을 축적하여 의미있는 전체로 규명하고 조직한 것으로 연구자나 실무자가 체계적이고 일관된 방법으로 제시된 문제에 초점을 맞출 수 있도록 돕는다. 지역사회 간호이론은 지역사회와 지역사회현상을 바라보는 간호의 개념틀이며, 간호의 개념틀은 인간, 환경, 건강과 간호라는 네 가지 주요 개념들 간의 다양한 상호작용과 상호관계를 구체화하는 토대가 된다.

1. 체계이론

체계이론(System theory)은 간호이론 개발에 가장 많이 사용되는 원형이론으로, 생물학자인 Von Bertalanffy(1952)가 개발하였다. 체계이론은 인간 개인단위의 생물학적인 체계뿐 아니라 가족, 지역사회가 간호과정을 통해 건강의 목표를 달성하는 일련의 과정을 하나의 체계로 이해할 수 있게 하므로, 이 이론의 적용범위는 매우 다양하다. 체계이론은 지역사회의 구성, 지역사회 구성요소 간의 관계, 지역사회와 외부환경과의 관계, 측면에서 지역사회를 이해하고 설명하는 데 유용한 이론이다.

1) 주요 개념

(1) 체계의 개념

Von Bertalanffy(1952)는 모든 유기체는 하나의 체계로, 체계는 구성물(component), 자원(resource), 상호작용(interaction), 경계(boundary), 목표(goal)로 구성되며, 체계의 구성요소는 상호작용을 통해 밀접한 관계를 맺고 있으므로 체계 내 부분의 변화는 전체로서의 체계 및 체계를 구성하는 다른 모든 구성요소에 영향을 미친다고 하였다. 그 결과 각 부분이 서로 독립된 기능을 하면서 함께 작용하기 때문에 각 구성요소의 상호작용은 부분의 합 이상으로 전체체계를 만든다.

(2) 체계의 특성

체계는 환경과 상호작용하면서 존재하지만 동시에 외부환경으로부터 자신을 구별하려는 속성을 지닌다. 경계를 통해 체계를 환경과 구분하는데, 체계는 개방체계와 폐쇄체계로 구분되며, 경계를 통한 투과성이 높은 경우에는 개방체계, 투과성이 낮은 경우에는 폐쇄체계라고 한다.

- 개방체계(open system): 경계를 통해 환경과 상호 교환되는 요소의 집합체이며, 끊임없이 물

질, 에너지, 정보의 투입과 산출작용을 거쳐 또다시 회환되면서 체계의 항상성을 유지한다.
- 폐쇄체계(closed system): 환경과의 상호관계가 닫혀 있는 요소의 집합체이며, 투입에 의한 산출의 최종 결과가 처음의 조건에 따라 나타난다.

(3) 체계의 구조

체계를 구성하는 기본구조는 경계(boundary), 환경(environment), 계층(위계, hierarchy), 속성(attribute)으로 설명될 수 있다.

① 경계 Boundary

경계는 외부체계로부터 투입되고 산출되는 에너지, 정보, 물질 등의 흐름을 여과하는 기능을 하며 체계 간의 영역을 결정한다. 경계는 체계를 환경으로부터 구별하며, 경계의 환경과 상호작용하는 개방성 정도에 따라 개방체계와 폐쇄체계로 구분한다.

② 환경 Environment

환경은 경계 외부의 세계로서 속성의 변화가 이루어지는 요소이다. 환경은 끊임없이 체계에 영향을 미치고, 체계의 행동이 환경에 영향을 미친다.

③ 계층 Hierarchy

체계는 계층적 질서를 가지고 있으며, 하나의 체계는 하위체계들로 구성되고 하위체계의 끊임없는 상호작용과 활동으로 체계 유지계층의 구조를 유지한다.

④ 속성 Attribute

속성은 체계의 부분이나 요소들의 고유한 특성 및 기능을 의미한다. 체계는 내부 구성체들의 관계만으로 유지되지 못하고, 외부환경과 상호 교환관계를 맺으면서 유지되는 속성을 가진다. 다시 말해 체계는 외부로부터 투입물을 받아들여 산출물을 생산하고 그 산출물을 외부환경으로 다시 내보내는 활동을 통해 존립하는 속성을 가진다.

(4) 체계의 기능

체계의 기능은 체계에 의해 행해지는 활동으로, 체계는 에너지를 필요로 하며 에너지는 물질, 정보와 함께 존재한다. 일반적으로 개방체계는 외부로부터 에너지, 물질, 정보를 받아들여 투입-변환-산출-회환의 과정을 거친다(그림 6-1).

- 투입(input): 체계 내로 에너지(물질, 정보 등)가 유입되는 과정
- 변환(throughput): 체계 내에서 에너지, 정보, 물질을 사용하는 과정
- 산출(output): 체계 내에 보유하지 않고 변화과정의 결과로 생산된 에너지, 물질, 정보
- 회환(feedback): 체계가 완전한 기능을 발휘하기 위해서 산출의 일부가 재투입되는 과정

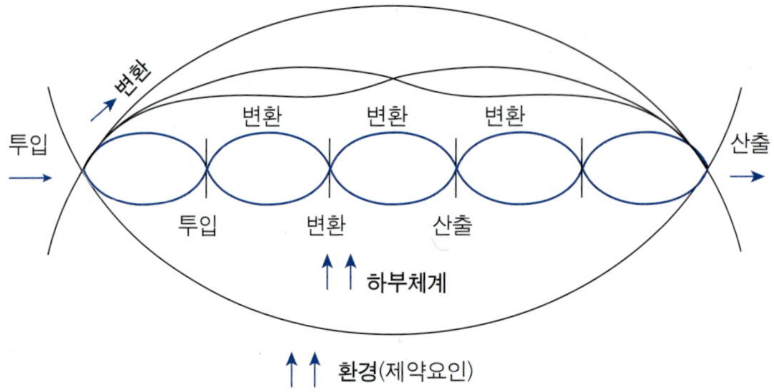

그림 6-1 일반체계모형

【출처】 김정남 외. 지역사회간호학. 수문사; 2011.

개방체계는 능동적으로 변화하려는 속성이 있기 때문에 정보, 에너지, 물질이 체계의 경계를 통해 안팎으로 움직이면서 끊임없이 회환하는 역동적인 체계이며, 대부분의 유기체는 계속적인 성장을 위하여 이러한 과정을 반복한다. 지역사회는 개방체계에 속하며, 개인, 가족, 사회집단, 지역사회 등도 이에 속한다.

(5) 기본개념

살아있는 생존체계는 생존과 성장을 위해 투입-변환-산출을 포함하여 적응(adaptation), 통합(integration), 의사결정(decision making)의 세 기능을 수행해 나간다. 이 세 과정이 상호작용하여 체계는 체계 내와 환경의 끊임없는 변화에 대응한다. 또한 체계의 변화는 엔트로피(entropy), 네겐트로피(negentropy), 항상성(steady state), 궁극적인 평형성(균등종국, equifinality)의 특성을 갖는다.

① 물질과 에너지

물질은 질량을 갖고 공간에 존재하며, 에너지는 일할 수 있는 능력을 말한다. 에너지는 한 형태에서 다른 형태로 전환하거나 이전될 수 있고, 물질과 에너지는 동등하여 서로 변환이 가능하다. 체계의 에너지는 엔트로피, 네겐트로피로 구분되는데, 엔트로피는 '무질서의 에너지'로 표현되며 체계가 자신을 유지하기 위해 사용하는 에너지를 의미한다. 이에 반해 네겐트로피는 체계의 유지와 성장발달을 위해 외부에서 유입되는 에너지를 의미하며, 개방체계는 네겐트로피에 의해 물질유입이 가능하기 때문에 폐쇄체계와는 달리 고도의 질서와 분화를 통해 발달과 진화가 이루어질 수 있다.

② 항상성 Steady State

항상성은 생성과 파괴가 일어나는데도 변화하지 않고 체계 내 요소가 균형을 유지하는 것으로, 자기조절능력에 의해 안정상태를 이룬다. 지역사회는 하위체계의 이러한 변화적 성격에 대해 적응하고 조정하며 통합하는 과정을 스스로 진행한다.

③ **균등종국** Equifinality

균등종국은 시작상태와 관계없이 과정에 장애가 있어도 동일한 목표에 도달한다는 것이다. 초기조건이 다르거나 또는 종국상태에 도달하는 방법이 다르다고 하더라도 종국상태의 결과는 같을 수 있다는 것을 의미한다.

2) 지역사회간호 적용

지역사회도 하나의 체계이다. 그러므로 지역사회는 건강에 대한 목표가 있고, 지역사회라는 경계가 있으며, 지역사회 구성물인 지역사회주민과 지역사회자원인 지역사회 내 건강과 관련된 인적 · 물적 · 사회환경적 자원 등이 있다. 이들은 상호작용하여 건강의 목표를 달성하고자 노력한다. 지역사회체계는 항상 투입, 변환, 산출의 과정을 통해 목표를 달성하기 위하여 움직이고 있는데, 이것을 체계과정이라고 한다. 구성원과 상호작용의 예로는 주민이 지역사회자원을 이용하는 과정, 보건의료인의 보건의료시설 이용, 상담 횟수, 보건간호사의 가정방문 실적 등을 들 수 있다.

투입에서는 구성물과 자원이 체계 속으로 들어가고, 변환은 체계 속에 들어온 구성물과 자원이 상호작용하는 일련의 현상을 의미하며, 산출은 구성물과 자원이 상호작용을 하여 만들어낸 결과를 뜻한다. 예를 들면 지역사회간호사업의 체계는 지역사회 구성물(지역사회주민)과 자원(지역사회간호사, 지역사회자원 등)을 투입하여 간호과정을 통한 변환과정을 거쳐 산출로서 지역사회 간호목표를 달성하게 된다(표 6-1, 그림 6-2).

표 6-1 체계이론의 지역사회에의 적용

구성요소	지역사회에의 적용
구성물(components)	지역사회주민
자원(resource)	지역사회 내에 건강과 관련된 인적 · 물적 · 사회환경적 자원
상호작용(interaction)	지역사회주민과 인적 · 물적 · 사회환경적 자원과의 상호작용
목표(goal)	적정 기능 수준의 향상, 건강의 유지, 증진, 삶의 질 향상
경계(boundary)	지역사회의 경계(예: 도시의 행정구역)

2. 교환이론

1950년대 시작한 사회이론의 하나인 사회적 교환이론(Exchange theory)의 선구자는 G. Gimmel이지만 George C. Homans와 Peter M. Blau가 체계화하였다. 교환이론의 기본은 인간은 합리적인 동물이며, 최대의 이익을 추구하려는 경향이 있다는 심리적인 요인에 가정을 두고 있다. Homans의 교환이론은 개인 간의 관계에 중점을 둔 미시적 방법으로, Blau는 사회적 구조에 중점을 둔 거시적 분석방법으로 접근하였다.

Homans는 인간의 사회관계를 비용과 보상에 기반을 두고 인간행동의 상호작용을 주고받는 것의 교환으로 보았다. 교환은 줌으로써 잃는 것보다, 받음으로써 얻는 것이 가치나 효용 면에서 높다고 생각하는 경우 성립된다.

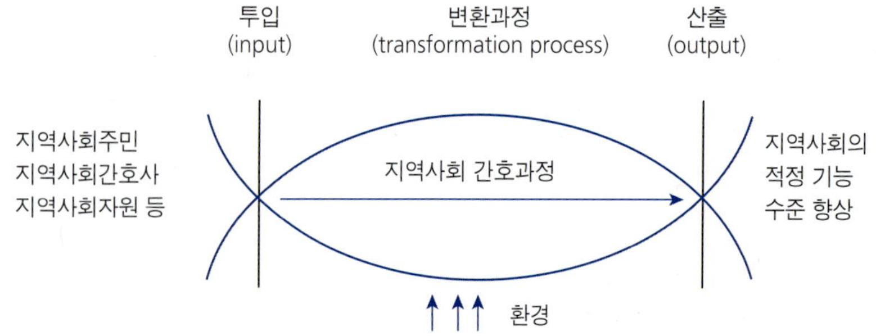

그림 6-2 지역사회간호사업 체계모형

교환이론은 인간의 사회적 행동에 초점을 두고 발전하였는데, 인간행위가 차별적인 강화(reinforcement)에 의해 형성된다는 행동심리학과 인간은 비용과 보상을 비교하여 유리한 행동노선을 선택하는 경향이 있다는 기초경제학의 영향을 받았다.

1) 주요 개념

교환은 경제적 측면뿐만 아니라 사회적인 관계에서도 이해득실을 따져 행해지는 경우가 많다. 즉, 인간은 정신적 · 시간적 · 경제적으로 손해를 보거나 비용이 많이 드는 일은 피하고, 이득이 있거나 보상이 큰 일을 추구하는 경향이 있다. 그러나 모든 교환이 반드시 큰 보상이 따라야 이루어지는 것은 아니다. 사회적 교환이론은 이해득실을 따지기보다 개인의 자유의사에 입각하며, 교환에는 호의가 포함되어 있다는 견해를 보인다. 즉, 인간의 많은 사회적 행동 중에는 비용에 비해 보상이 적어도 수행하는 경우가 있다.

교환과정은 주고 받는 과정을 말하며, 물질적 교환과 비물질적 교환이 있다. 물질적 교환은 물건 값을 주고 물건을 사는 행위와 같은 것이며, 비물질적인 경우는 미소를 짓는 사람에게 함께 미소를 짓고 두 사람의 관계가 원만해지는 것을 들 수 있다.

교환자원도 물질적인 자원과 비물질적인 자원으로 구분되며, 보상은 교환을 통해 얻을 수 있는 것으로 심리적 · 사회적 · 물질적 · 신체적 보상이 있다. 보상을 얻기 위해 지불하는 비용은 시간, 비용, 노력 등을 말한다. 교환에 영향을 미치는 요소로 권력은 상대방에게서 보상을 얻어내는 능력을 말하며, 규범은 상호관계에서 인정되는 행동규칙이다.

교환이론은 간호 수행 시 가장 많이 적용되는 이론으로, 교환과정은 간호과정 중 수행단계에서 가장 잘 이루어진다.

2) 지역사회간호 적용

지역사회간호사와 주민 간의 교환과정에서는 물질적인 것과 비물질적인 것이 함께 이루어지는데, 이 과정에서 바람직한 결과, 즉 상호관계가 좋은 방향으로 변화하도록 노력할 수 있다. 예를 들면, 예방접종을 주민에게 실시하면서 그에 대한 비용을 지불 받는 동시에 예방접종의 주의점이나 필요성에 대한 대화를 나눔으로써 두 가지 형태의 교환이 바람직하게 이루어진다. 반면, 지역주민이 거부감을 갖는 식이요법을 시행하도록 강요할 경우에는 간호사와의 협조적인 관계가 형성되기 어려울 것이다.

지역사회간호사는 보건의료서비스가 지역사회에 전달되고 지역사회는 전달된 서비스에 대한 합당한 보상이 이루어질 수 있도록 상호 교환과정을 적절하게 적용해야 한다. 즉, 교환과정을 위한 조직과 기준을 확립하고 교환 결과는 회환을 통해 다음 과정에 참고해야 한다. 일방적인 교환이 되지 않도록 주민과 함께 보건사업 내용을 계획하고, 정기적으로 평가함으로써 긍정적인 교환과정이 이루어지도록 한다.

3. 기획이론

1) 기획의 개념

기획은 실행을 하기 전에 미래를 예측해서 어떤 일을 어떻게 할 것인지 바람직한 목표달성을 위한 효율적인 수단을 강구하는 합리적인 결정과정이라고 할 수 있다. 기획은 미래를 예측하는 과정이고, 현재보다 더 좋은 미래를 만들고, 미래의 일에 대한 불확실성을 경감시킬 목적을 가지고 계획적으로 의사결정을 하는 과정이다. 계획한 목표를 달성하기 위해서 이용할 수 있는 방법 중 최적의 방법을 개발하는 조직적이고 동적인 과정이라고 할 수 있다.

2) 기획의 필요성

기획은 효율성증진을 위해 필요하다. 조직의 인력과 자원은 제한되어 있어 최소의 비용과 노력으로 목표를 달성하는 것이 바람직하므로 효율적인 서비스를 제공하기 위해서는 치밀한 기획이 필요하다.

기획은 효과성증진을 위해서 필요하다. 대상자에게 제공된 서비스는 대상자의 문제나 욕구를 해결하는 데 효과가 있어야 하며 계획된 활동이 아니라면 그 결과는 바라는 대로 달성되지 않을 수도 있다.

기획은 책임성증진을 위해서도 필요하다. 목표하는 서비스를 효과적이고 효율적으로 제공할 책임성 있는 집행을 해야 하고 이러한 책임 수행을 위해서 서비스 기획이 필요하다.

기획은 조직의 사기진작을 위해서 필요하다. 기획과정에서 많은 조직구성원이 회의를 통해 참여할 수 있고 참여를 통한 조직 구성원의 기여와 구성원들의 의견수용이 수반된다. 구성원들은 자신들의 참여로 계획을 수립한 것에 대한 인정과 성취감을 얻을 수 있기 때문에 조직 구성원의 사기를 높일 수 있다.

기획은 불확실성을 감소하기 위해서 필요하다. 기획과정이 없다면 조직은 급변하는 환경과 미래상황에 대한 불확실성이 증가된다. 이로 인하여 조직의 목표가 혼돈되거나 조직구성원과 대상자가 권력지향적인 행정책임자에게 희생당할 가능성도 있다.

기획은 합리성을 증진하기 위해서 필요하다. 문제 해결과 의사결정을 위해 경험적으로 증명되고 보다 타당하게 적용될 수 있는 수단을 제공함으로써 합리성을 높여준다.

3) 기획과정

기획과정(planning process)은 기획을 하는 절차로서 일의 궁극적 목표를 달성하기 위해 구체적인 계획을 수립하여 시행하고 그 결과를 평가하고 이를 다음의 계획에 반영하는 반복적 순환 과정이며, 구체적인 단계와 방법을 제시하여 준다. 일반적인 기획과정은 전제조건의 사정, 보건현황의 분석, 우선순위 결정과 각종 사업방법의 연구, 목적과 목표 설정, 계획의 작성, 사업 수행, 평가 및 재계획 단계로 구분할 수 있다.

■ 1단계: 전제조건의 사정

기획을 하기 전에 사업을 기획할 수 있는 단계인지를 결정하는 준비단계이다. 사업을 기획할 수 있는 조건을 확인한다. 즉, 보건기획을 위한 정부의 정책과 관심, 법적 뒷받침, 기획을 위한 담당기구 및 행정능력 등을 사정하는 단계이다.

■ 2단계: 보건현황의 분석

면담, 관찰, 설문조사, 기존 자료를 활용하는 방법 등을 통해 자료를 수집한다. 지역사회의 건강지표와 외부환경 변화요인 등을 확인한다. 지역사회의 보건의료자원과 사회적 자원, 물리적 자원 등을 파악하고 자료를 분석한다. SWOT 분석을 통해 지역사회보건체계가 갖추고 있는 역량으로서 지역사회 보건기관의 강점, 약점, 기회와 위협을 확인한다.

■ 3단계: 우선순위 결정과 각종 사업방법의 연구

지역사회의 한정된 자원을 형평성 있게 배분하기 위해서는 우선순위를 설정해야 하며, 우선순위를 정할 때는 구성원 간의 의사결정을 통해 합의를 도출한다. 보건현황을 분석하여 얻은 자료를 기반으로 어느 사업을 우선적으로 할 것인지 선정한다. 선정된 사업을 어떤 방법과 수단으로 수행할 것인지 각종 방법 및 수단에 대한 장점과 단점을 고려하여 가장 효과적이고 효율적인 방법을 선정하는 단계이다.

■ 4단계: 목적과 목표 설정

건강문제의 원인을 고려해서 목적과 목표를 설정한다. 목표달성에 필요한 시간을 확인하고 시간에 따라 단기목표, 중기목표, 장기목표로 나누어 목표를 정한다. 목표를 설정할 때는 목적을 확실하게 하여 단계별로 설정한다.

■ 5단계: 계획의 작성

보건사업의 세부적인 수행계획을 세운다. 사업방법의 구체적인 내용과 각종 방법과 수단 및 수행방법을 확실하게 정하여 구체적인 계획서를 작성하는 단계이다. 계획을 세울 때 미리 평가계획도 세운다.

■ 6단계: 사업 수행

세부 사업계획이 마련되면 계획대로 각종 사업들을 실시한다.

■ 7단계: 평가 및 재계획

수행한 사업 결과를 일정한 기준에 의하여 평가하고, 평가된 결과에서 목표를 달성하지 못한 경우 다음 사업을 재계획할 때 활용한다.

4. Betty Neuman의 건강관리체계이론

Betty Neuman은 체계이론을 바탕으로 1972년에 건강관리체계이론(Health Care System Model)을 발표한 이후 이론 개발을 위하여 재정비하였고, 1982년 《The Neuman Systems Model: Application to Nursing Education and Practice》이라는 저서로 발간되었다. 뉴만의 이론은 다른 이론과 달리 간호활동을 예방의 개념으로 설명하여 다른 어느 간호이론보다 지역사회영역에서 많이 활용된다.

Neuman은 간호 대상을 총체적 인간으로 접근하며, 생리적 · 심리적 · 사회문화적 · 발달적 · 영적 변수로 구성된 하나의 체계로서 생존의 필수요소로 구성된 기본구조와 이를 둘러싼 3가지 보호막, 즉 저항선, 정상방어선, 유연방어선으로 구성된다고 본다. 이 대상체계는 환경과 접하고 있으며 이들 환경은 내적 환경과 외적 환경으로 이루어졌고, 대상체계와 계속 상호작용을 하며, 스트레스원으로부터 지속적으로 영향을 받는다.

외부에서 들어오는 스트레스원은 대상체계의 가장 밖을 둘러싼 유연방어선과 접하며, 이때 스트레스원이 유연방어선보다 약하면 여기에서 영향이 차단된다. 그러나 유연방어선보다 스트레스원이 강하면 이를 뚫고 들어와 정상방어선에 침입한다. 스트레스원이 정상방어선을 뚫고 저항선에 접근함으로써 대상체계는 반응을 나타낸다. 이때 이러한 반응이 잘 처리되고 저항선이 스트레스원을 잘 막아내면 여기에서 중단된다. 그러나 스트레스원이 저항선을 뚫고 기본구조에 침입하면 기본구조가 파괴된다. 기본구조가 파괴된 것을 그대로 방치하면 결국 사망에 이르며, 이를 잘 중재하면 다시 재구성할 수 있다(그림 6-3).

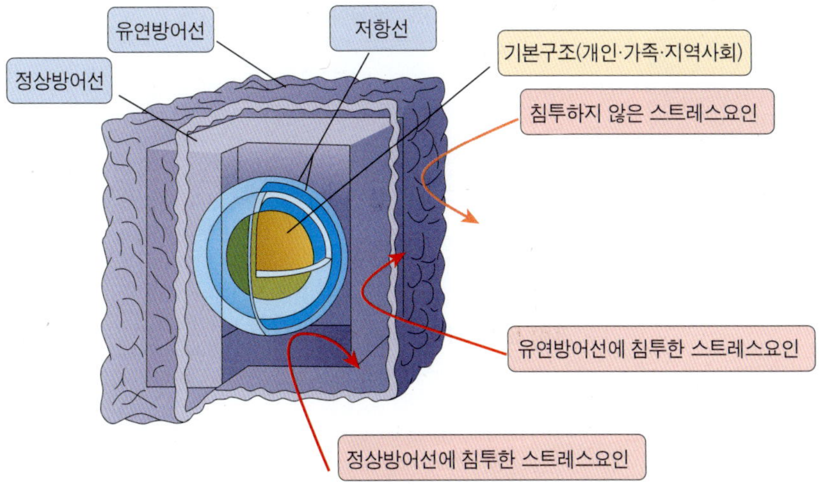

그림 6-3 Neuman 이론에서 대상자의 주요 요인

【출처】 Clark MJ. Community Health Nursing. Stamford: Appleton & Lange; 1999.

간호의 목표인 건강은 인간체계 속에 기본구조와 방어선이 스트레스원을 막아내 안정상태를 이루는 것이라고 할 수 있다.

간호활동은 기본구조를 보호하기 위하여 스트레스원을 제거 또는 약화시키거나 유연방어선 및 정상방어선을 강화하는 일차 예방활동과, 저항선을 강화하고 나타나는 반응에 대하여 조기 발견하고 빠르고 정확한 처치를 시행하는 이차 예방활동, 그리고 기본구조에 손상이 왔을 때 이를 재구성하도록 돕는 삼차 예방활동으로 대별할 수 있다.

1) 주요 개념

Neuman 이론의 주요 개념은 다음과 같다(그림 6-4).

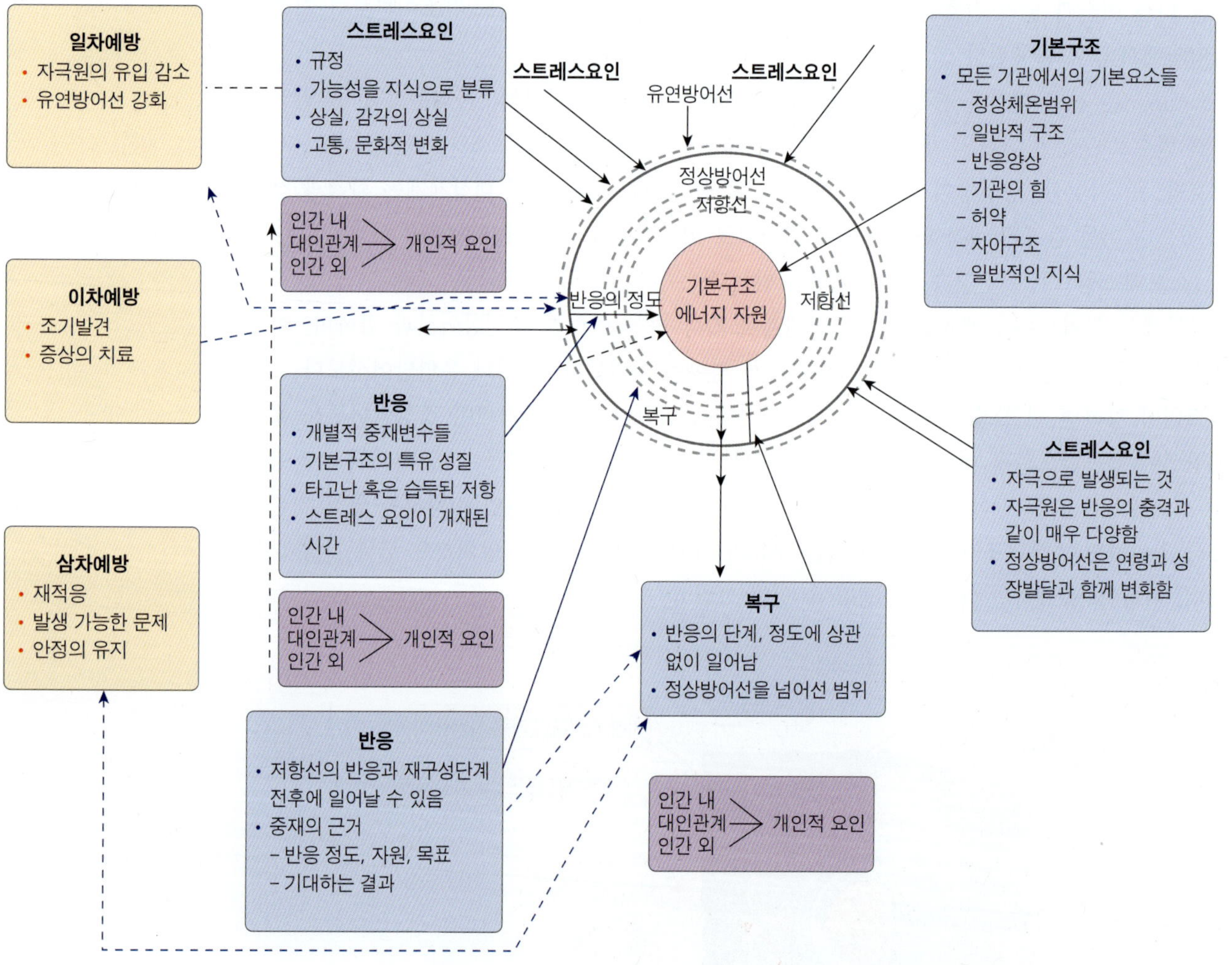

그림 6-4 Neuman의 체계모형

【출처】 Neuman B. The Neuman System Model: Application to Nursing Education and Practice. 3rd ed. Norwalk: Appleton & Lange; 1995. p.17.
이소우 외. 간호이론의 이해. 수문사; 2009: p.83.

(1) 기본구조

기본구조는 간호대상을 구성하는 필수적인 구성요소로 대상자의 생존요인, 유전적 특징, 강점과 약점이 모두 포함된 생존에 필요한 에너지 자원이라고 볼 수 있다. 간호대상은 생리적, 심리적, 사회문화적, 발달적, 영적 요소들이 서로 관련을 맺어 역동적으로 변화하는 구성물로 개인의 고유한 특성을 나타내며, 이 기본구조에 문제가 생기면 더 이상 존재할 수 없다.

(2) 저항선

저항선(line of resistance)은 대상체계가 스트레스원에 의해 기본구조가 침투되는 것을 보호하는 내적 요인으로 신체 면역반응체계를 예로 들 수 있다. 스트레스원이 저항선을 뚫는 것은 기본구조를 위험에 빠트려 대상체계에 잠재적으로 치명적인 위협이 된다.

(3) 정상방어선

정상방어선(normal line of defense)은 한 체계가 오랫동안 유지해 온 평형상태로서 어떤 외부의 자극이나 스트레스에 대해 정상적으로 반응하는 상태를 나타내는 정상적 반응의 범위를 의미한다. 개인이 가지고 있는 지식, 태도, 문제해결능력, 대처능력, 발달단계와 같은 행위적 요소와 신체상태, 유전적 요인 등 변수의 복합물이라 할 수 있으며, 이는 대상체계가 기능하는 동안 경험하는 모든 스트레스원에 대처하는 근본적인 방법이다.

(4) 유연방어선

유연방어선(flexible line of defense)은 기본구조를 둘러싼 선 중 가장 바깥에 위치하는 것으로, 외적 변화에 방어할 잠재력을 가지고 환경과 상호작용하여 수시로 변화하는 역동적 구조이다.

유연방어선은 외부자극으로부터 대상체계를 일차로 보호하는 쿠션과 같은 기능을 한다. 즉, 유연방어선은 외부자극이나 변화에 신속하게 축소되거나 확장되는 등 대처함으로써 스트레스원이 정상방어선을 침범하지 못하도록 완충적 역할을 한다.

(5) 스트레스원

스트레스원(stressors)은 대상체계가 균형이나 평형을 유지하는 데 방해가 되는 요인으로, 확인할 수 있는 스트레스원 외에도 가능한 것, 잠재되어 있는 것 등도 포함한다. 스트레스원의 영향력은 다음 2가지 측면과 밀접하게 관계가 있는데 하나는 스트레스원의 강도와 수에 따라 달라지며, 또 하나는 스트레스원에 반응하기 위해 3가지 방어선을 사용하는 대상자의 방어능력이다. 따라서 유사한 스트레스원에 대한 대상자의 반응은 다양하게 나타난다.

Neuman의 스트레스원은 내적 요인, 대인적 요인, 외적요인으로 구분된다.

① 내적 요인

개체 내 또는 내적 요인(intrapersonal factor)은 개체 내에서 일어나는 요소로서 다시 대상체계에 영향을 줄 수 있는 자극을 의미한다. 예를 들면, 통증 · 상실 · 분노 등이 있다.

② 대인적 요인

체계 간 또는 대인적 요인(interpersonal factor)은 개체 간에 일어나는 자극요인으로서 역할기대 등을 포함한다.

③ 외적 요인

체계 외 또는 외적 요인(extrapersonal factor)은 개체 외부에서 발생하는 요인으로서 관습의 변화, 경제상황, 실직 등을 예로 들 수 있다.

(6) 예방단계

간호중재의 예방단계는 일차 예방, 이차 예방, 삼차 예방으로 구별된다.

① 일차 예방 Primary Prevention

일차 예방은 대상체계에서 어떤 증상 즉, 반응이 생기지 않은 상태에서 수행되는 간호중재이다. 따라서 Neuman 모델에 의한 일차 예방활동은 스트레스원 자체를 중재하여 없애거나 약화시키는 것이다. 만약 스트레스 자체를 약화시키거나 중재할 수 없는 종류인 경우에는 유연방어선을 강화함으로써 스트레스원이 정상방어선을 침범하지 못하게 보호하려는 간호중재이다.

② 이차 예방 Secondary Prevention

이차 예방은 스트레스원이 정상방어선을 침입하여 저항선에 도달함으로써 증상이 나타나기 시작했을 때 시행하는 중재방법이다. 신체의 적정 기능에 영향을 미치거나 미칠 수 있는 위험요인과 악화요인 및 악화된 상황을 감소시키거나 최소화하는 것이다. 따라서 우선적으로 증상을 완화하거나 저항선을 강화하여 스트레스원이 저항선을 뚫고 기본구조를 손상시키지 못하도록 보호한다. 저항선과 정상방어선의 재구성이 빨리 이루어지도록 강화하고, 반응 정도를 파악하고 증상을 치료하여 기본구조의 침입을 방지하도록 한다.

③ 삼차 예방 Tertiary Prevention

삼차 예방은 스트레스원에 의하여 대상체계의 균형이 깨진 상태에서 다시 체계의 균형상태를 재구성함으로써 바람직한 안녕상태로 되돌리기 위한 중재를 의미한다. 기본구조가 파괴되었을 때 합리적인 적응 정도를 유지하는 것으로, 각 대상자의 기본 에너지 자원을 적당히 활용하여 재구성되도록 적응과정을 돕는 중재활동이다.

2) 지역사회간호 적용

Neuman의 건강관리체계이론은 간호 대상자인 인간을 체계로 보는 개념틀을 제공하고 환경과 상호작용하며 안녕상태를 유지하려는 대상자를 3가지 간호중재활동을 통해 도울 수 있다고 설명하는 이론이다. 특히 대상자를 개인에 국한하지 않고 가족, 집단, 지역사회를 포함하고 있어 지역사회간호학을 비롯한 실무환경에 쉽게 적용할 수 있는 강점이 있다. 가족치료 · 보건 · 재활 등에 적용되었고, 간호관리자를 위한 관리과정 도구 개발 및 간호교육에도 활발히 적용되는 이론 중 하나이다.

Neuman의 건강관리체계이론을 적용해보면, 기본구조는 지역사회를 구성하는 개인이고, 인구학적 소견 외에 가치, 신념, 역사를 포함하며 지역사회의 하부체계와 상호작용을 한다.

저항선은 지역사회와 정상상태를 보호하고 안정시키기 위해 스트레스원에 대항하여 작용하는 내적 기전으로, 지역사회주민들의 유대관계, 결속력, 지역사회주민의 건강에 대한 태도, 신념, 가치관 등이 해당한다.

정상방어선은 지역사회가 오랜 기간에 걸쳐 도달한 건강 수준을 유지하기 위해 생활자극요인에 대처하는 방법으로, 지역사회주민의 건강 수준, 예방접종률, 문제해결능력과 교육 및 소득 수준, 교통 및 통신 상태, 주거 및 고용, 물리적 환경요소 등이 해당한다.

유연방어선은 지역사회체계의 경계로 외부자극에 대해 역동적으로 반응함으로써 외부에서 들어오는 스트레스원이 지역사회의 정상방어선을 파괴하지 않도록 완충 역할을 한다. 예를 들면, 지역사회의 보건의료체계, 의료기관의 분포상태, 의료서비스의 질, 중앙정부의 비용절감, 사회적 · 환경적 스트레스원에 대처하는 주민들의 활동 등이 해당한다.

따라서 Neuman의 건강관리체계이론을 지역사회에 적용한 예는 다음과 같다(그림 6-5).

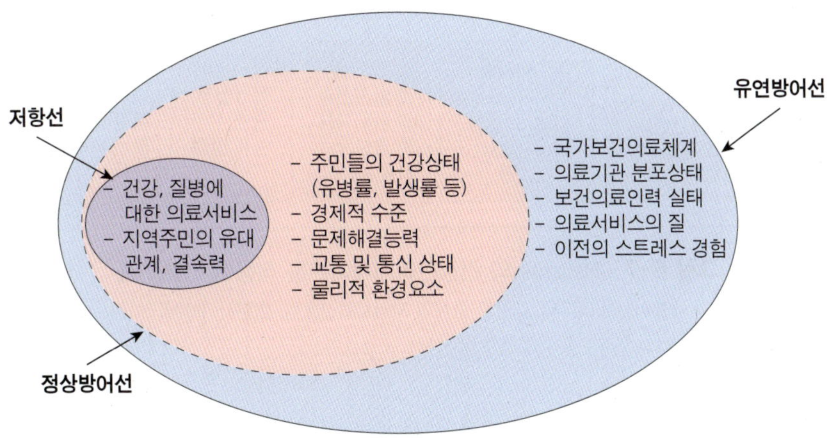

그림 6-5 Neuman 이론의 지역사회 적용

또한 Neuman 이론을 COVID-19 상황에 따라 적용한 예는 다음과 같다(그림 6-6).

지역사회간호사가 간호과정에 적용한 예는 그림 6-7과 같다.

Neuman의 이론을 적용한 지역사회 간호과정활동을 사례 중심으로 설명하면 다음과 같다.

K 지역은 인구 1,080명으로 노인인구가 많으며 고혈압, 당뇨, 관절염 등 만성질환자가 많다. 교통수단으로 버스가 하루 7차례 운행한다. 주민의 대부분은 밭농사를 짓고 있다. 마을에는 교회 1개소, 초등학교 1개소, 마을회관 2개소가 있다. 쓰레기는 분리수거를 안 하고 있으며 소각하기도 한다. 보건진료소에서 노인건강교실이 운영되고 있으나 요즘 밭농사로 바빠 참석 인원이 많지 않다.

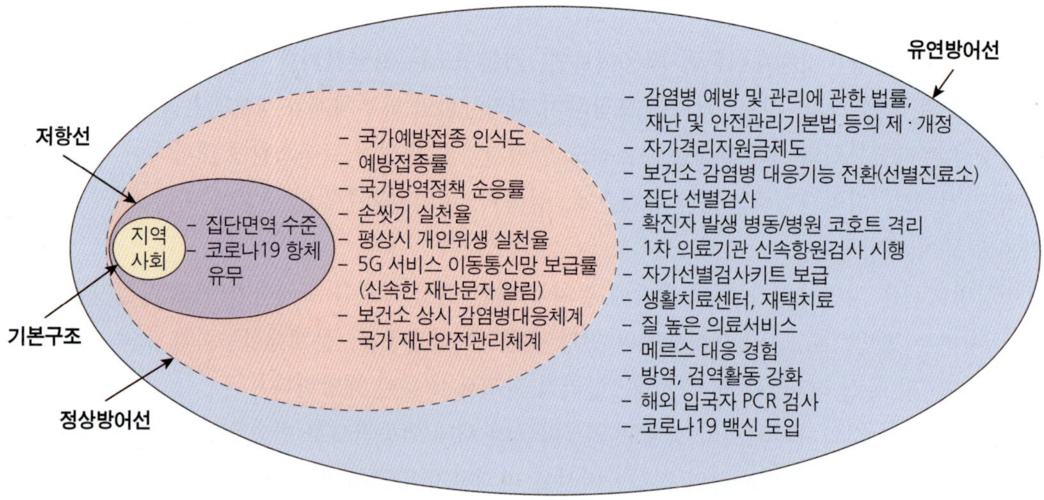

그림 6-6 Neuman 이론의 코로나19 상황 적용

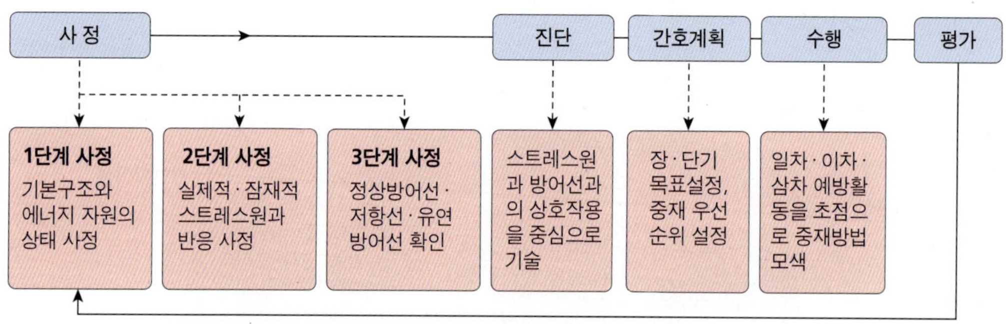

그림 6-7 Neuman의 건강관리체계이론을 적용한 간호과정

【출처】김모임 외. 대상자 중심의 지역사회간호학. 현문사; 2004.

(1) 간호사정

1단계로 기본구조와 에너지 자원의 상태를, 2단계로 실제적 · 잠재적 스트레스원과 반응 사정을, 3단계로 유연방어선 · 정상방어선 · 저항선을 사정한다.

① 기본구조 사정

생리적 · 심리적 · 사회문화적 · 발달적 · 영적 변수가 상호 관련을 가지고 모여 있는 총합체로서 체계가 생존하는 필수요건을 의미하므로 지역사회가 존재하는 데 필수요건의 상태를 사정한다.

• 생리적(물리적) 특성 – 지역사회의 물리적 구조와 기능, 주민들의 인구구조, 건강 및 질병상태 등을 사정	• 만성질환 유병률이 높음 • 고혈압과 당뇨 조절률이 60~70% • 건강생활(운동, 식습관) 실천 정도가 낮음 • 65세 이상 노인의 저작불편 호소율이 47%
• 심리적 특성 – 지역사회 의사소통, 독립성, 지적 수준, 결속력, 전반적 안녕감 등을 사정	• 건강관리 지식이 부족함 • 건강생활실천 의지가 부족함 • 마을회관이 의사소통의 중심처가 됨

(계속)

• 사회문화적 특성 – 안전, 교통, 통신, 교육, 경제, 문화, 산업, 보건사업 등 필수여건을 사정	• 초등학교와 교회가 있음 • 주로 밭농사를 지음
• 발달적 특성 – 지역의 역사, 지역사회 산업발달과정, 자조력 등을 사정	• 마을 형성의 역사가 깊음
• 영적 특성 – 종교, 가치관, 신념, 건강신념 등을 사정	• 교회에 다니는 주민이 있음 • 건강을 중요하게 인식하고 있으나 건강사업에 대한 참여는 부족함

② 스트레스원 사정

• 내적 요인 – 지역사회 자체가 가지고 있는 스트레스요인	• 건강관리 지식 및 실천의지 부족 • 만성질환 유병률이 높고 고혈압과 당뇨 조절률 미흡 • 노인의 구강 건강문제 • 쓰레기 분리수거 미실천
• 대인적 요인 – 타 지역사회와의 관계나 정부와의 관련에서 나타날 수 있는 스트레스요인	• 보건지소와 연계하는 사업의 경우 주민참여가 적음
• 외적 요인 – 지역사회 외부에서 지역사회 전체로 영향을 주는 스트레스요인	

③ 방어선 사정

• 유연방어선 – 일시적으로나 과외요인으로 기본구조를 보호하는 데 도움이 되는 요인을 사정	• 보건진료소의 보건사업 • 마을 지도자(부녀회장, 이장, 마을회관 회장)의 리더십이 높은 편임
• 정상방어선 – 가장 기본이 되고 평상시에 지역사회 기본구조를 보호하는 역할을 하는 요인을 사정	• 경제상태는 몇 가구 제외하고 밭농사로 수입이 있음 • 마을회관 중심으로 의사소통이 원활함
• 저항선 – 기본구조를 보호하는 최후의 요인이 무엇인지 사정	• 지역주민의 응집력이 좋음 • 오래 전 형성된 마을로 상부상조하는 편임

(2) 간호진단, 계획, 수행

스트레스원과 방어선과의 상호작용을 중심으로 간호진단을 하고 일차, 이차, 삼차 예방활동을 초점으로 중재방법을 계획하여 수행한다.

간호진단 (문제)	증상/징후	일차 예방	이차 예방	삼차 예방
건강관리감시	• 높은 만성질환 유병률 • 낮은 고혈압/ 당뇨 조절률(60~70%) • 낮은 건강생활 실천율	• 지역주민 건강교육 • 건강생활 실천을 위한 다양한 교육자료 개발 • 건강생활 실천을 위한 캠페인	• 건강검진을 통한 만성질환 조기발견 • 보건진료소 중심 고혈압/당뇨교실 운영	• 만성질환 합병증 대상자에 대한 재활교육
구강건강	• 노인의 높은 저작불편호소율(47%)	• 마을회관에 구강세트 배부 • 칫솔질 교육	• 치과와 연계하여 의치보철 시술 • 틀니 교정	
위생	• 쓰레기 분리수거 미실천	• 분리수거에 대한 교육 • 수거함 설치		

5. Orem의 자가간호이론

Dorothea Orem은 간호의 대상인 인간을 생물학적, 사회적, 상징적으로 기능하는 하나의 통합된 개체로서, 자가간호라는 행동 형태를 통하여 계속적인 자기유지와 자기조절을 수행하는 자가간호요구를 가진 자가간호행위자(self care agent)로 보고 있다.

자가간호란 인간이 자신의 생과 건강과 안녕을 유지하기 위해 솔선하여 수행하는 행동으로서 인간 내부에는 자가간호를 위한 요구와 자가간호를 수행할 수 있는 역량이 있다. 자가간호요구가 자가간호역량보다 높을 경우 자가간호결핍현상이 일어난다. 따라서 간호는 자가간호결핍이 있는 사람에게 제공되는 것으로, Orem은 간호역량을 개인을 위한 간호의 필요성을 결정하고 간호체계를 설계하여 제공하는 간호사들의 복합적인 능력으로 설명하였다. Orem의 이론을 간단히 도식화하여 개괄적으로 설명하면 그림 6-8과 같다.

1) 주요 개념

Orem 이론의 주요 개념은 다음과 같다.

(1) 자가간호요구

자가간호요구(self care requisite)는 인간이 개인의 안녕, 삶, 건강을 유지하기 위하여 자신의 일상생활활동을 스스로 수행하는 활동으로 Orem은 자가간호요구를 3가지로 구분하였다.

① 일반적 자가간호요구

모든 인간이 공통적으로 가지고 있는 자가간호요구로서 인간의 구조, 기능을 유지하는 내적 · 외적 조건과 관련된 요구를 의미한다. Orem은 인간의 일반적 자가간호요구(universal self care requisite)로 공기, 물, 음식(영양), 배설, 휴식과 활동, 고립과 사회적 상호작용, 위험으로부터의 예방, 기능증진 등을 포함하였다.

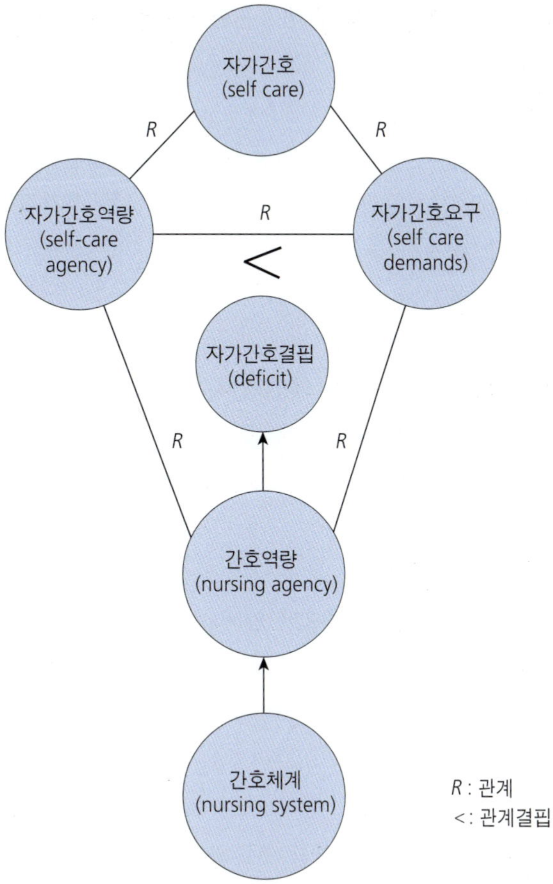

그림 6-8 Orem의 자가간호이론

【출처】 Tomey AM, & Alligood MR. Nursing Theorists and Their Work(6th ed.). St. Louis: Mosby; 2006.

② 발달적 자가간호요구

발달적 자가간호요구(developmental self care requisite)는 처음에는 일반적 자가간호요구에 포함되었으나 그 중요성을 강조하기 위하여 분리되었다. 이 요구는 발달과정에서 특별히 요구되는 것으로 일반적 자가간호요구 중 특수한 것이거나 상황과 관련해 필요한 새로운 요구이다. 예를 들면 어머니가 배변훈련을 할 아이의 발달과업을 도와주기 위해 만들어놓은 어떤 활동에 참여하는 것을 의미한다. 또는 임신, 배우자와 부모의 사망과 같은 발달과 관계된 상황에서 필요한 자가간호요구를 의미한다.

③ 건강이탈 자가간호요구

질병상태, 진단, 치료와 관계된 비정상적 상태에 대한 자가간호요구를 의미한다. 즉, 질병·장애·불능 등을 포함하는 특정한 병리적 형태를 가진 사람, 의학적 진단, 치료를 받는 사람에게 필요한 생명과 안녕을 유지하려는 요구 등과 관련되어 나타나는 자가간호요구를 의미한다. 건강이탈 자가간호요구(health deviation self care requisite)는 적절한 의학적 도움을 찾는 것, 병리적 상태의 결과에 대하여 아는 것, 진단 및 치료, 재활을 효율적으로 수행하는 것, 특수한 건강상태에 처해 있는 자신을 수용하기 위해 생활유형을 조정하는 것과 관련이 있다.

(2) 자가간호역량

자가간호역량(self care agency)은 자가간호활동을 수행하는 개인의 힘이다. 대상자가 자신의 요구를 알고 그 요구를 충족시키는 복합적이고 습득된 능력으로 자가간호를 수행할 수 있는 지식, 기술과 태도, 신념, 가치, 동기화 등을 말한다.

(3) 자가간호결핍

자가간호결핍(self care deficit)은 대상자 개인의 자가간호역량과 치료적인 자가간호요구 간의 관계를 나타낸 것이다. 기능을 유지하고 발달을 증진시키는 치료적 자가간호요구가 자가간호역량보다 클 때 나타나는 현상이다.

(4) 간호역량

간호역량(nursing agency)은 자가간호결핍이 일어난 사람들에게 자가간호요구의 종류와 이를 충족할 수 있는 자가간호역량의 정도에 따라 대상자를 위한 간호의 필요성을 결정하고 간호체계를 설계, 제공하는 간호사들의 복합적인 능력이다.

(5) 간호체계

간호체계(nursing system)는 자가간호요구를 충족하고 자가간호역량을 조절하여 결손을 극복하도록 돕는 간호상황에서, 대상자를 위하여 처방하고 설계하고 직접간호를 제공하는 체계적인 간호활동으로 다음 3가지 간호체계가 있다.

① 전체적 보상체계

전체적 보상체계(wholly compensatory system)는 개인이 자가간호활동을 거의 수행하지 못하는 상황으로, 간호사가 전적으로 환자를 위하여 모든 것을 해주거나 활동을 도와주는 경우를 말한다.

② 부분적 보상체계

부분적 보상체계(partly compensatory system)는 개인 자신이 일반적인 자가간호요구는 충족시킬 수 있으나 건강이탈요구를 충족하기 위해서는 도움이 필요한 경우로, 간호사와 대상자가 함께 건강을 위한 간호를 수행한다.

③ 교육지지적 체계

교육지지적 체계(educative supportive system)는 환자가 자가간호요구를 충족하는 자원은 가지고 있으나 의사결정, 행위조절, 지식이나 기술을 획득하는 데 간호사의 도움이 필요한 경우를 말한다. 이 체계에서 돕는 방법은 주로 지지, 지도, 발전적 환경 제공 및 교육 등이다.

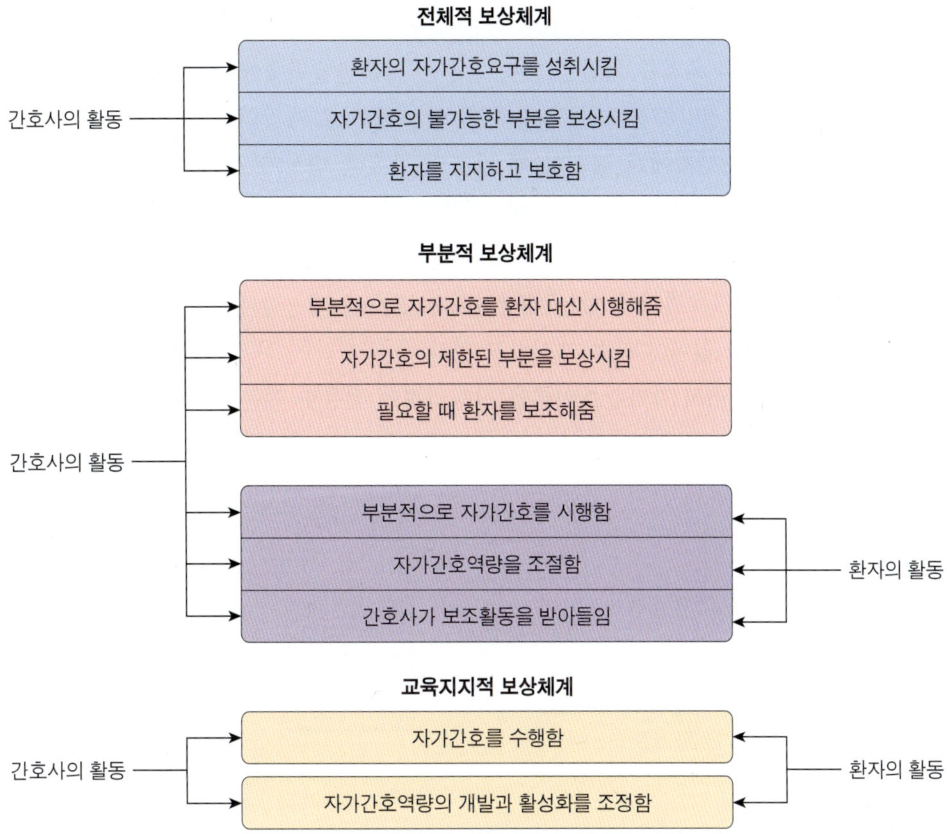

그림 6-9 Orem의 간호체계

【출처】 Tomey AM, Alligood MR. Nursing Theorists and Their Work. 6th ed. St. Louis: Mosby; 2006.

Orem은 3가지 간호체계에서 간호사와 대상자가 해야 하는 활동을 그림 6-9와 같이 제시하였다. 다시 말해, 간호가 궁극적으로 도달하여야 할 목표, 즉 건강상태는 대상자가 자가간호를 잘 수행하는 상태를 의미한다. 자가간호란 인간의 구조적 통합성이나 기능, 인간발달을 조절하기 위하여 사회적 경험과 인지적 경험이 복합되어 나타나는 행위로서 대인관계, 의사소통, 문화를 통하여 학습된 행위로 보고 있다.

이를 위하여 간호사가 해야 하는 활동은 자가간호요구를 저하시키거나 자가간호역량을 증진시켜 자가간호결핍을 감소시키는 것이다. 간호활동을 제공할 때는 자가간호결핍의 정도에 따라 간호체계를 적합하게 선택하여 제공해야 한다.

Orem이 제시한 3가지 종류의 간호체계는 자가간호능력을 조정하고 완성하기 위하여 간호사와 대상자가 함께 협조하여 행동해야 함을 보여주고 있다.

2) 지역사회간호 적용

Orem의 자가간호이론도 인간 개인을 간호대상으로 하여 개발하였기 때문에 구체적으로 가족이나 지역사회에 적용할 수 있는 가능성을 제시하고 있지는 않다. 그러나 오렘의 자가간호이론을 자가간호요구나 자가간호역량 등 구체적 개념설명에서 가족과 지역사회의 전반적 요구에 맞게 수정한다면 가족이나 지역사회를 단위로 하는 접근에도 적용할 수 있다. 즉, 가족의 일반적 자가간호요구로 가족체계 유지를 위한 기본적 요구는 가족발달단계에 따른 발달과업, 건강이탈 요구는 가족질병력, 가족건강증진행위, 환경위생, 안전 등으로 재정의할 수 있다.

이 이론은 간호사가 대상자에게 접근할 때 간호의 목표를 대상자 스스로 자신의 삶 · 건강 · 안녕을 위해 자가간호를 유지하는 것에 두며, 이를 위하여 간호활동은 대상자의 자가간호요구와 자가간호역량 그리고 이들 간의 관계로 나타나는 자가간호결핍에 초점을 맞추어야 함을 나타내고 있다. 또한 자가간호결핍이 있는 대상자에게 간호를 제공할때는 적합한 간호체계를 설계, 처방하는 간호역량이 있어야 함을 제시하고 있다.

지역사회간호사가 Orem의 자가간호이론을 간호과정에 적용한 예는 그림 6-10과 같다.

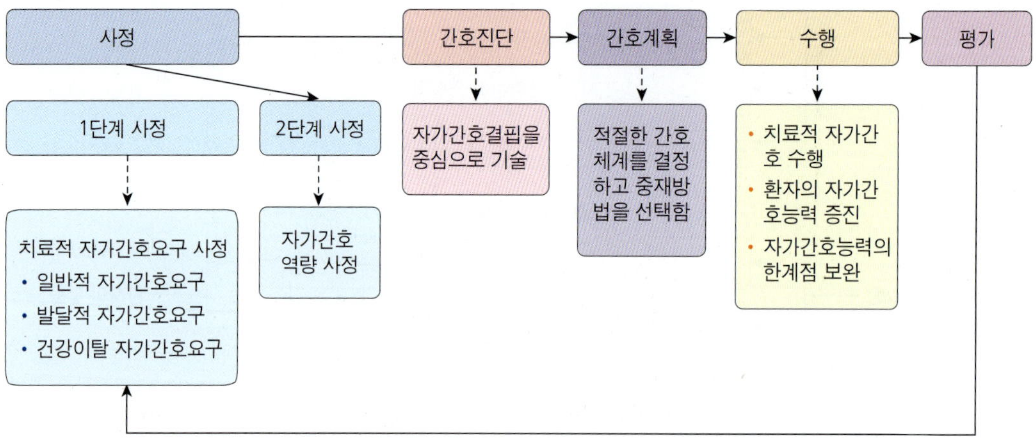

그림 6-10 Orem의 자가간호이론을 적용한 간호과정

【출처】 김모임 외. 대상자 중심의 지역사회간호학. 현문사; 2004.

Orem의 이론을 적용한 지역사회 간호과정활동을 사례 중심으로 설명하면 다음과 같다.

김 씨(68세, 여성)는 독거노인으로 기초생활수급자이며 임대아파트에서 살고 있다. 3달 전 고혈압으로 진단받아 현재 혈압약을 처방받았으나 약보다는 민간요법에 의지하고 있다. 증상이 있을 때 약을 복용하고 있으며, 혈압관리에 대한 지식이 거의 없다. 자녀들은 타지에 살고 있어 왕래가 거의 없는 편이다.

(1) 간호사정

자가간호요구와 자가간호역량을 사정한다.

일반적 자가간호요구	• 공기/물: 화장실이 어둡고 환기가 안 되어 냄새가 남. 화장실 바닥에 물기가 많고 정리정돈이 안 되어 있음. 수도 사용 • 영양: 짜고 자극성 있는 음식을 좋아하며, 하루에 평균 두 끼 식사함 • 배설: 소변과 대변에 문제 없음

(계속)

	• 활동과 휴식: 주 4~5회 아파트 내 경로당과 복지관에 다니는 것 외에 규칙적인 운동은 하고 있지 않음 • 고립과 사회적 상호작용: 경로당에 다니고 있으며 이웃 할머니와 왕래가 있음 • 위험 예방: 고혈압에 대한 지식이 없으며 약값을 절약하기 위해 증상이 있을 때 약을 복용함 • 기능상태증진: 혈압 때문에 뇌졸중이 일어나는 일은 없어야 한다고 함
발달적 자가간호요구	• 김 씨는 노년기로 건강문제에 대한 대처가 필요함
건강이탈 자가간호요구	• 혈압 170/100 mmHg, BMI 25이며, 두통과 어지럼을 호소함 • 김 씨는 약 복용을 제대로 하고 있지 않으며 고혈압에 대한 지식이 부족함 • 식이나 운동 등을 실천하고 있지 않음
자가간호역량 사정	• 김 씨는 뇌졸중에 대한 두려움이 있어서 교육이 이루어지면 자가간호할 수 있는 잠재력이 있음 • 거동이 자유롭기 때문에 보건소에서 실시하는 고혈압 프로그램에 참여할 수 있음

(2) 간호진단, 계획, 수행

자가간호결핍상태를 중심으로 간호진단을 기술하고 이에 따라 간호를 계획하고 수행한다. 자가간호결핍 부분에 대해 자가간호역량이 활성화될 수 있도록 Orem의 간호체계 중 교육지지적 체계에 따른 간호활동을 계획하여 수행한다.

간호진단(문제)	증상/징후	간호계획
건강관리감시	• 짜고 자극성이 있는 음식을 좋아함 • 규칙적인 운동은 하지 않음 • 증상이 있을 때만 고혈압 약 복용 • 혈압이 170/100 mmHg, BMI가 25 • 두통과 어지럼 호소	• 고혈압관리의 중요성 교육 • 교육자료를 통하여 약물, 식이, 운동 등에 대한 교육 • 보건소 고혈압교실에 연계 • 지속적인 자가관리계획 수립
주거	• 화장실이 어둡고 환기가 안 되어 냄새가 남 • 화장실 바닥에 물기가 많고 정리정돈이 안 되어 있음	• 집안 내 낙상 위험요인 설명 및 감소방안 계획 • 낙상이 건강에 미치는 영향에 대한 교육 • 낙상 예방교육 실시 • 화장실 환경 개선을 위해 복지관이나 지역사회기관에 연계

6. Roy의 적응이론

Callista Roy가 개발한 적응이론은 다양한 기존의 이론을 개념화한 것이다. 이 이론은 적응수준이론, 체계이론 및 스트레스적응이론 등을 바탕으로 체계화되었고, 영향을 받았다.

Roy는 간호 대상인 인간은 하나의 체계로서 주위 환경으로부터 계속적으로 투입되는 자극을 받으며, 이러한 자극에 대하여 내부의 과정인 대처기전을 활용하여 적응양상을 나타내고, 그 결과로 반응을 나타낸다고 보고 있다. 이 산출물인 반응은 회환되어 다시 자극의 형태로 투입원이 된다(그림 6-11). 즉, Roy는 인간을 변화하는 환경과 끊임없이 상호작용하는 생물적 · 심리적 · 사회적 존재로서 환경에 긍정적으로 반응하기 위해서 인간 스스로가 환경 변화에 효과적으로 적응하여야 한다고 본다.

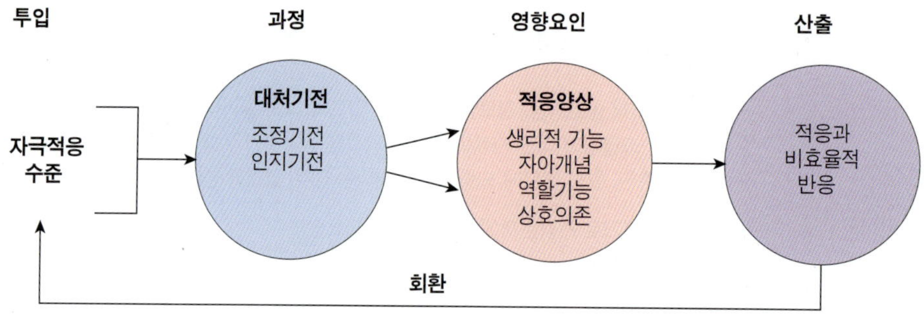

그림 6-11 Roy의 적응체계로서의 인간

【출처】 Tomey AM, & Alligood MR. Nursing Theorists and Their Work(6th ed.). St. Louis: Mosby; 2006.

인간이 자극에 적응하는 과정에는 2가지 서로 상호관계가 있는 대처기전과 적응양상이 작용을 한다. 대처기전은 적응을 하는 방법으로 이 대처기전의 활동으로 적응양상이 활성화되며, 이 적응양상이 반응으로 이어진다. 이러한 적응양상이 일어나는 목적은 환경적 자극에 대하여 생리적, 정신적, 사회적으로 통합된 총체적 상태를 이루기 위함이다.

인간이 접하고 있는 환경은 인간행위의 발달과 관련된 주변을 둘러싼 모든 상태나 상황을 의미하며, 환경 내의 모든 것은 자극으로써 인간에게 영향을 미친다. 따라서 Roy의 적응이론에 의하면 인간이 궁극적으로 도달하여야 할 목표, 즉 간호의 목표는 인간이 통합된 총체적 상태인 적응상태를 유지하는 것이며, 간호활동은 자극 자체를 감소시키거나 내적 과정인 적응양상에 영향을 주어 인간이 적응반응을 나타낼 수 있게 돕는 것이다.

1) 주요 개념

Roy의 적응이론을 구성하는 주요 개념은 다음과 같다.

(1) 자극

인간의 행동과 발달에 영향을 주는 모든 상황인 주위 여건이나 인간 내부에서 일어나는 상태는 적응체계인 인간에게 투입으로 작용하는 내 · 외적 자극이 된다.

Roy는 이를 초점자극, 관련자극, 잔여자극의 3가지로 분류하였다.

① 초점자극

초점자극(focal stimuli)은 자극 중에서 인간의 행동유발에 가장 큰 영향을 미치는, 즉각적이며 직접적으로 직면하고 있는 사건이나 상황 변화이다.

② 관련자극

관련자극(contextual stimuli)은 초점자극 이외에 행동유발과 관련된 다른 모든 자극을 말하는 것으로, 현재 상태에 영향을 주며 대개 측정될 수 있는 내 · 외적 세계에 존재하는 자극이다. 예를 들면, 피곤, 일이 늦어질 것에 대한 근심 등은 초점자극에 대한 대상자의 반응에 영향을 준다.

③ 잔여자극

잔여자극(residual stimuli)은 인간행동에 간접적으로 영향을 줄 수 있는 요인으로, 대부분 측정되기 어려운 신념, 태도, 성격, 과거의 경험 등 개개인의 특성이 해당된다.

Roy는 인간체계에 영향을 주는 모든 자극은 이 3가지가 서로 복합되어 있으므로 자극을 사정할 때는 3가지를 구분하여 사정해야 한다고 하였다.

(2) 대처기전

인간은 변화하는 환경에 대처하는 생물학적 · 심리학적 능력이 있는데, 이를 대처기전(coping mechanism)이라고 한다. 일부 생물학적 대처기전은 유전으로 결정되기도 하나, 대부분 후천적으로 학습을 통해 습득된다.

Roy는 이 대처기전을 2가지로 나누어 설명한다.

① 조정기전

조정기전(regulation)은 자극이 투입되었을 때 중추신경계의 통로를 통하여 척수 · 뇌를 중심으로 하는 자율신경계 반응 또는 내분비계를 중심으로 하는 호르몬계 반응, 지각을 중심으로 하는 정신신체반응을 주로 관장하는 기전으로, 대개 자동적이고 무의식적인 반응을 나타낸다.

② 인지기전

인지기전(cognator)은 자극이 투입되었을 때 인지적 정보처리과정, 학습, 판단, 정서과정을 통하여 사회심리적 반응을 관장하는 기전이다. 인지적 정보처리과정은 주의집중 · 기억에 대한 행동을 포함하고, 학습은 모방 · 강화의 행동을, 판단은 문제해결과 의사결정에 관한 행동을, 정서과정을 통해서는 애착 · 애정 · 불안해소 등의 행동을 관장한다.

이들 대처기전의 작용은 4가지 적응양상과 관련되며, 조정기전은 생리적 적응양상과 연관되고, 인지기전은 자아개념 · 역할 기능 · 상호의존 적응양상과 주로 연관된다.

(3) 적응양상

적응양상(adaptive model)이란 대처기전의 활동으로 나타나는 적응방법의 종류로서, 인간의 기본적인 욕구를 나타내는 행위들의 모임이라고 할 수 있다. Roy는 이 적응양상을 4가지로 분류하였다.

① 생리적 양상

생리적 양상(physiological model)은 환경 자극에 대해 인간이 신체적으로 반응하는 방법으로, 신체의 기본욕구에 반응하는 방법이다. 따라서 이 적응양상은 생리적 통합성에 대한 인간의 기본욕구를 다루며, 이에 포함되는 욕구는 수분과 전해질, 활동과 휴식, 배설, 영양, 순환과 산소 그리고 감각, 체온 및 내분비계 조절 등이다.

② 자아개념양상

자아개념양상(self-concept model)은 정신적 통합성을 유지하기 위하여 일어나는 적응양상으로, 자아개념은 신념과 느낌의 복합체로서 신체적 자아(physical self)와 개인적 자아(personal self)로 구분할 수 있다.

신체적 자아란 신체적으로 자신을 지각하고 형성하는 능력 또는 자신의 신체에 대한 주관적인 생각으로, 감각과 신체상이 포함된다. 개인적 자아란 자신의 성격, 기대, 가치에 대한 평가로서 도덕-윤리적 자아, 자아일관성, 자아이상, 기대가 포함된다.

③ 역할기능양상

역할기능양상(role function model)은 사회적 통합성에 대한 적응방식이다. 사회적 통합성을 유지하기 위해서는 환경 내의 다른 사람과 상호작용하고, 적합한 행동으로 능숙하게 역할을 수행하여야 한다.

Roy는 인간의 역할 기능을 1차 역할, 2차 역할, 3차 역할의 3가지 유형으로 세분하였다. 역할이행에 대한 역할결핍이 생기면 역할상실과 역할갈등의 문제가 나타난다.

④ 상호의존양상

상호의존양상(interdependence model)은 사회적 통합성 중에서도 특히 상호작용에 초점을 둔 적응방법이며, 상호의존감이란 독립심과 의존심 사이의 균형으로 의미 있는 타인이나 지지체계와의 관계, 사랑, 존경, 가치를 주고받는 것과 관련된다. 인간은 상호의존을 통해 생의 목적과 의미를 찾게 되는데, 이에 대한 문제로는 분리 · 거부 · 미움 · 고독 · 경쟁 등이 있다.

(4) 반응

반응(response)은 생존 · 성장 · 재생산 · 자아실현 등과 같이 개인의 통합성을 증진하는 효율적 적응반응과 통합성을 증진시키지 못하거나 방해하는 비효율적 반응이 있다.

적응과정은 인지기전과 조정기전이 잘 기능하도록 촉진하여 적응반응을 가져오는 적응양상을 형성한다. 만일 초점자극이 개인의 적응 수준 범위 내에 있다면 반응은 적응적이지만, 적응수준을 벗어나는 자극인 경우에는 비효율적으로 반응한다. 이러한 비효율적 반응은 적응문제를 일으키고 개인의 통합성과 일반적 목표달성을 방해한다고 보았다.

Roy는 건강을 '통합된 전체로 되어가는 과정 또는 상태'로 보았는데, 이 정의는 적응이 생리적 · 심리적 · 사회적 통합성을 증진하는 과정이라는 점에서 비롯된 것이다. 즉, 건강은 환경 변화인 자극에 대해 긍정적인 반응이 나타난 적응상태를 말하며, 적응반응의 결과로 생존 · 성장 · 성숙과 같은 인간의 통합성을 형성시켜 나가는 것이다.

살아 있는 개방체계로서 인간은 자신과 환경으로부터 초점자극, 연관자극, 잔여자극을 계속적으로 투입받는다. 자극이 투입되면 인간 내부에서는 이 자극에 대하여 스스로를 조정하기 위해 조정기전과 인지기전으로 이루어진 대처기전을 활성화하며, 이들 활동은 4가지 적응양상으로 나타난다. 이러한 4가지 적응양상은 반응으로 표현되며, 이 반응은 적응적인 경우에는 인간의 통합성을 촉진시키기도 하지만, 비적응적인 경우에는 통합성을 깨뜨리기도 한다.

2) 지역사회간호 적용

적응이론의 간호목표는 인간의 통합성의 상태인 적응상태를 유지하게 하는 것이며, 이를 위하여 간호활동은 자극과 적응양상의 반응에 초점을 맞추어야 함을 제시하고 있다.

또한 적응이론은 인간, 즉 개인을 주요 대상으로 하여 적응기전을 중심으로 개발한 이론이기 때문에 가족이나 지역사회단위로 접근하기보다는 지역사회나 가족 내의 환자를 중심으로 하는 개인 접근에 쉽게 적용될 수 있다. 따라서 지역사회사업에서도 개인 중심의 사업에 적용하는 것이 바람직하다. 즉, 적응이론은 개인의 건강을 위한 간호를 수행할 때 생리적인 문제뿐 아니라 자아개념, 역할 기능, 상호의존양상을 사정하며, 이에 영향을 미치는 자극원도 관련 자극과 잔여 자극을 함께 고려함으로써 지역사회 접근에 매우 바람직한 방향을 제시해준다.

지역사회간호사가 간호과정을 이용하여 접근하는 방법을 제시하면 그림 6-12와 같다.

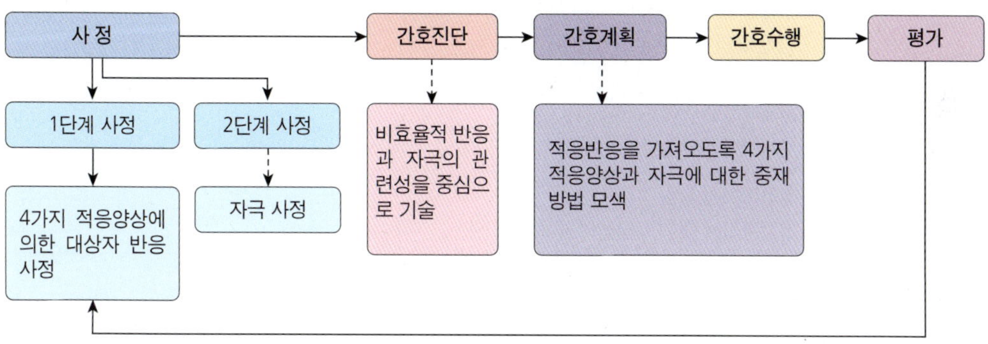

그림 6-12 Roy의 적응이론을 적용한 간호과정

【출처】 김모임 외. 대상자 중심의 지역사회간호학. 현문사; 2004.

Roy의 이론을 적용한 지역사회 간호과정활동을 사례 중심으로 설명하면 다음과 같다.

박 씨 할머니(75세)는 기초생활수급자이며 허름한 주택에 거주하는 독거노인이다. 5년 전 퇴행성관절염 진단을 받았고 통증이 있을 때마다 병원에서 처방받은 약을 복용하고 있다. 가끔 물리치료를 받고 있으나 진통제에 대한 의존도가 높은 편이다. 요즘 다리 통증이 심해져 병원 다니는 횟수가 증가하였고 통증과 거동이 불편하여 집안일을 힘겨워 한다. 또한 자신이 쓸모없다고 하면서 우울해 하고 있다. 큰딸과 왕래하는 것 외에 외부교류는 없다.

(1) 간호사정

1단계 사정으로 4가지 적응양상의 행동반응을 사정한다.

생리적 양상	• 오른쪽 무릎에 통증이 심함. 관절염관리를 위하여 약을 복용하고 있으며, 약에 대한 의존도가 높음 • 관절염관리를 위한 스트레칭, 운동, 찜질 등에 대해 지식이 부족함 • 집안 정리정돈이 안 되어 있고 비위생적임 • 하루 두 끼 정도 식사를 하고 있음

(계속)

자아개념양상	• 자신이 쓸모 없고 자식에게 짐이 된다고 느낌 • 우울감이 있음
역할기능양상	• 부모 역할을 충분히 못하였다고 느낌
상호의존양상	• 큰딸에게 의존하고 있음 • 인근 병원에만 다니고 복지관이나 경로당에 다니지 않음

2단계 사정으로 대상자의 행동반응에 영향을 주는 자극을 사정한다.

초점자극	• 관절염 • 통증
관련자극	• 운동을 하지 않음 • 관절염 관리에 대한 지식이 부족함 • 집 안팎의 주거환경이 비위생적임 • 우울감이 있음 • 경제적으로 어려운 편임 • 지지자원이 부족함
잔여자극	• 성격이 소극적임 • 건강관리에 대한 적극성이 부족함

(2) 간호진단, 계획, 수행

비효율적인 반응과 자극의 관련성을 중심으로 간호진단을 기술하고 4가지 적응양상이 적응반응으로 변화할 수 있도록 중재방법을 계획하여 수행한다.

간호진단(문제)	증상/징후	간호계획
통증	• 관절염으로 오른쪽 무릎에 심한 통증 • 관절염관리에 대한 지식 부족 • 진통제 의존도가 높음 • 건강관리에 대한 적극성 부족	• 퇴행성관절염의 증상, 통증 정도를 주기적으로 사정 • 퇴행성관절염의 관리방법(스트레칭, 운동, 냉/온찜질)에 대하여 시범/교육 • 통증이 심한 경우 병원방문을 권하고 약물 복용에 대하여 모니터링 • 보건소에서 실시하는 관절염 교실에 연계
정신건강	• 자신이 쓸모없고 자식에게 짐이 된다고 하는 등 자존감 저하 • 우울감 있음 • 부모 역할을 충분히 못했다고 함 • 소극적 성격	• 대상자가 자신에 대한 느낌을 표현하고 회복하도록 자존감 향상교육 • 주기적으로 우울감 관찰 • 자원봉사자를 연계하거나 경로당, 복지관을 소개하여 또래집단과의 상호작용을 격려 • 우울감 해소를 위한 활동계획
위생	• 집안 정리정돈이 안 되어 있고 집 안팎의 주거환경이 비위생적 • 큰딸 외에는 교류 없음	• 자원봉사자를 연계하여 집안일을 도와줌 • 복지관이나 행정복지센터와 연계하여 주거환경 개선

2절 지역사회 간호과정

지역사회 간호과정은 지역사회에 초점을 둔 것으로, 간호사가 일반적으로 병원간호에서 개별 환자를 중심으로 간호를 제공할 때 사용하는 간호과정과 유사하다.

지역사회 간호과정은 체계적이고 순환적인 과정으로, 지역사회주민에게 영향을 미치는 여러 하부체계와 이들 하부체계의 상호관련성, 이로 인하여 나타나는 건강문제 등을 규명하여 지역사회가 건강을 회복하고 성취하도록 간호계획을 세워 실천하는 활동이며, 궁극적으로 지역사회가 최적의 건강을 유지 · 증진하도록 하는 하나의 과정이다(그림 6-13). 즉, 지역사회 간호과정은 간호사가 지역사회를 대상으로 접근하려 할 때 이용하는 문제해결과정에 기초한 체계적인 방법으로 사정, 진단, 계획, 수행, 평가의 단계를 포함한다.

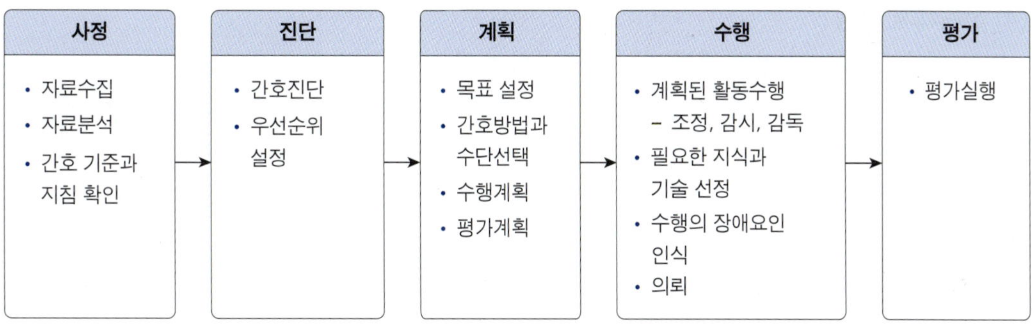

그림 6-13 지역사회 간호과정

1. 지역사회 간호사정

지역사회 간호사정은 지역사회를 진단하기 위해 필요한 자료를 수집하고 분석하는 지역사회 간호과정의 첫 단계이다. 즉, 지역사회를 대상으로 건강문제를 확인하고 간호를 계획해서 평가하는 데 이용되는 중요한 관련 자료를 체계적으로 수집하고 분석하는 과정으로 다양한 자료수집 방법을 활용한다. 지역사회간호사는 먼저 지역주민의 건강 수준이 어느 정도인지, 지역의 보건문제와 관련 요인이 무엇인지 등 정확하고 포괄적인 정보를 수집하고 분석하는 것이 필요하다.

1) 사정 유형

지역사회 사정은 대상자에 대한 지원이나 프로그램의 개발, 지역사회 중심의 서비스를 준비하는 데 안내 역할을 하는 예비수단이자 하나의 과정으로서 의미가 있으며 자료의 내용에 따라 포괄적 사정, 친밀화 사정, 문제 중심 사정, 하위체계 사정 등으로 다양한 방법을 적용할 수 있다.

(1) 포괄적 사정

철저한 방법론에 기초하여 지역사회 관련 자료 전부를 찾아내는 방법이다. 1차 자료의 생성과 함께 전체 지역사회를 포함하므로 시간과 비용이 많이 들고 다른 방법과 중복되는 경우가 많아 사용하는 경우가 드물다.

(2) 친밀화 사정

지역사회와 익숙해지기 위하여 건강기관, 사업장, 정부기관 등을 시찰하여 필요한 자료를 수집하고, 자원을 파악하는 방법이다.

(3) 문제 중심 사정

전체 지역사회와 관련되지만 지역사회의 중요 문제에 초점을 두어 사정하는 방법이다. 예를 들어 아동보호, 정신건강 등 지역사회의 특정 문제를 중심으로 파악한다.

(4) 하위체계 사정

전체 지역사회를 사정하는 것이 아니라 지역의 특정 부분, 일면을 조사하는 것이다.

예를 들어 학교, 종교기관, 보호기관 등 대상자와 관련된 지역사회의 하위체계에 초점을 둔 사정이다. 하위체계를 정태적 또는 평면적으로 이해하기보다는 하위체계의 역동성을 고려하여 옹호지향적 하위체계와 서비스지향적 하위체계 사정 등 어떤 하위체계에 초점을 둘 것인가에 따라 다양하다.

2) 사정영역

지역사회간호사가 지역사회에 대해 충분히 알기 위해서는 지역사회에 대한 자료를 포괄적으로 수집해야 한다. 이때 각각의 지역사회는 독특하고 특별한 속성이 있다는 것을 기억해야 한다. 지역사회를 대상으로 자료를 수집하기 위해서는 지역사회를 하나의 체계로 이해하여 접근하는 것이 필요하다. Nies와 McEwen(2015)은 지역사회간호사가 체계적으로 지역사회를 사정하기 위한 사정영역(그림 6-14)과 사정인자를 제시하였다(표 6-2).

(1) 사정영역 및 내용

① 지역사회 특성

a. 지정학적 특성

행정구역, 위치와 면적, 유형(도시, 농촌, 주택가, 상업지역 등), 역사적 배경과 발전과정

b. 자연환경 특성

주요 산과 강, 수자원, 토양의 특성, 기후와 지형의 특성, 동물(식물)의 특성

c. 인구 특성

인구규모(인구 수, 가구 수, 세대 수), 인구구조(성 · 연령별 분포, 성비, 영유아비, 노인인구

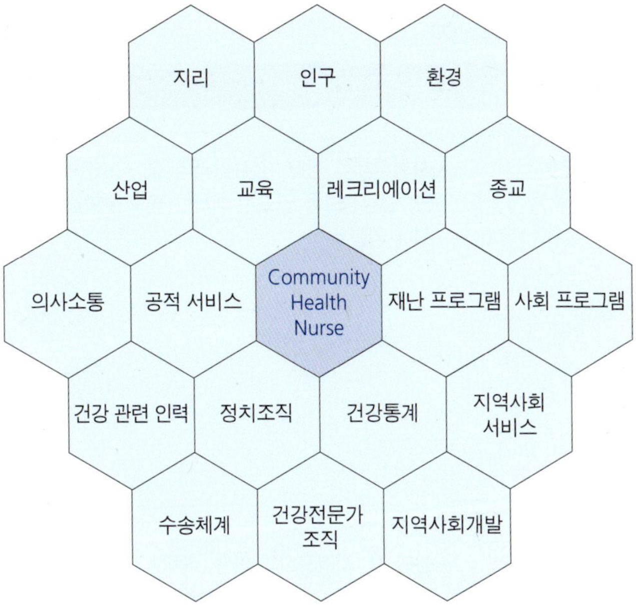

그림 6-14 지역사회 사정영역

【출처】 Nies MA, McEwen M. Community/Public Health Nursing. Promoting the Health of Populations. St. Louis: Saunders; 2015.

표 6-2 지역사회 사정영역 및 사정인자

사정영역 및 인자	지역사회간호 의의	자료원
지리		
• 지형 • 기후(예: 극한 혹은 열대)	• 건강문제의 특성과 건강간호에 대한 접근성에 영향	• 연감 • 상공회의소
인구		
• 크기 • 인구학적 특성(예: 노령 혹은 청년) • 경향 • 이주 • 밀도	• 제시된 인구 묘사: 건강 위험 및 요구 제시 • 성장 혹은 감퇴 여부 시사 • 스트레스 증가: 감염성 질환에 대한 노출이 증가할 수 있음	• 인구조사문서 • 상공회의소
환경		
• 물(상수원, 불소 함유) • 하수와 폐기물 • 대기 질(오존, 오염물질) • 식품 질과 이용 • 주거(단독 혹은 다세대 거주) • 동물관리(광견병 혹은 기타 동물매개질환에 노출)	• 삶의 질과 환경적 건강문제의 본질에 영향을 미침 • 지역사회자원을 반영 • 사회경제적 이슈를 시사	• 지방 자치단체 및 국가 보건복지부 • 신문 • 지역의 환경운동집단
산업		
• 고용 수준 • 제조업 • 사무직 대 노동자 • 수입 수준	• 사회계급, 건강관리 및 자원의 접근에 영향 • 건강문제의 특성에 영향	• 상공회의소 • 고용위원회, 인구조사문서

(계속)

표 6-2 지역사회 사정영역 및 사정인자 (계속)

사정영역 및 인자	지역사회간호 의의	자료원
교육		
• 학교(시설관리실, 운동장 안전) • 교육 유형 • 문맹률 • 특별 교육 • 건강서비스 • 성교육 • 학교급식 프로그램(영양식이) • 방과 후 프로그램 • 주간 돌봄 • 고등교육 접근방법	• 사회경제적 상태, 건강관리의 접근, 건강정보를 읽고 이해하는 능력에 영향	• 인구조사문서 • 학군 및 간호사
레크리에이션		
• 공원 및 운동장 • 도서관 • 공공과 사적인 오락 • 특별시설	• 삶의 질, 지역사회의 이용 가능한 자원 그리고 젊은이와 가난한 사람에 대한 고려를 반영	• 공원 및 레크리에이션 관련 부서 • 신문
종교		
• 교회 및 회당 • 종파 • 지역사회 프로그램 • 건강과 관련된 프로그램 및 교구 건강 프로그램 • 지역사회조직	• 공동의 관심과 고려사항을 조직화함으로써 지역사회 가치에 영향 • 지역사회요구에 대한 구성원, 지역사회 기술, 자원의 참여를 반영	• 상공회의소 • 신문 • 지역센터 소식지
의사소통		
• 신문 • 주민 근황 • 라디오 및 텔레비전 • 전화 • 인터넷 • 긴급직통전화 • 의학 매체 • 공공서비스 안내	• 지역사회 고려와 요구를 반영 • 건강과 관련하여 이용 가능한 네트워크와 자원을 포함	• 지역 도서관 • 신문 • 지역보건 관련 부서 • 의학 및 간호협회
수송		
• 시외 및 시내 간 수송 • 장애인 • 응급수송	• 서비스, 음식, 기타 자원의 접근에 영향 미침 • 활용 가능한 자원 반영	• 시내버스 및 기차 서비스 • 지역병원의 응급의료서비스
공적 서비스		
• 화재 예방 • 경찰 보호 • 응급의료서비스 • 성폭력치료센터 • 지원 프로그램	• 지역사회 안전에 영향 • 사용 가능한 자원을 반영	• 지역 경찰부서

(계속)

표 6-2 지역사회 사정영역 및 사정인자 (계속)

사정영역 및 인자	지역사회간호 의의	자료원
정치조직 • 구조 • 충원방법 • 직위에 따른 책임 • 수입원 • 선거인 등록	• 시민의 행동, 참여, 가치, 관심사의 수준 반영 • 간호사 행동 및 로비를 위한 기전	• 신문 • 지역 경찰조직 • 지역 선거관리위원회 • 지역 국회의원
지역사회 개발 혹은 계획 • 활동 • 주요 이슈	• 지역사회요구 및 관심사 반영 • 이슈에 대한 전문가 참여 수준의 영향	• 신문 • 지방 및 주 경제기획원 • 지역사회조직
재난 프로그램 • 적십자사 • 재난계획 • 재난의 잠재적 요소	• 준비, 조정, 가능한 자원 지원 • 자원과 계획에 영향	• 지역 적십자사 • 지역 응급조정위원회 • 지역 소방서
건강통계 • 사망률 • 이환율 • 출생률 • 죽음의 주요 원인	• 건강문제, 지역사회건강상태 반영 • 제공되는 지역사회간호서비스 및 필요한 자원에 영향	• 지역 및 국가 건강부서 • 건강시설 및 프로그램 • 국가 생정통계 보고서 • 보건통계보고서를 위한 국가센터 • 질병 및 사망 주보
사회적 문제 • 정신건강문제 • 알코올중독 및 약물남용 • 자살 • 범죄 • 학교 중퇴 • 실업률 • 비행집단	• 건강문제 및 요구된 서비스의 양에 영향 • 지역사회간호 프로그램의 우선순위에 영향	• 국가 및 지역 사회서비스 부서 • 지역 정신건강센터 • 지역 긴급직통전화 • 도서관
건강 관련 인력 • 인구당 의사, 치과의사, 간호사의 수	• 가능한 건강자원 및 지역사회간호실무에 영향	• 지역 및 국가 건강부서 • 건강전문조직 • 지역사회서비스관리자
건강전문조직	• 지역사회간호실무에 대한 지지를 제공	• 지역건강협회
지역사회서비스 **(비용과 적격성, 접근성 그리고 수용성)** • 시설간호(병원 및 너싱홈) • 정신건강간호 • 보행간호 • 예방적 건강서비스 • 간호서비스 • 복지서비스	• 이용 가능한 자원을 반영	• 지역 자선단체협회 • 지역 자원봉사서비스목록 • 주 병원 • 지역 건강부서

【출처】Nies MA, & McEwen M. Community/Public Health Nursing. Promoting the Health of Populations. St. Louis: Saunders; 2015.

비, 생산 연령비, 결혼상태, 교육 수준, 종교, 가족구조 및 기능, 평균 가족구성원 수, 가족발달 단계), 인구 밀도

d. 교육 특성

교육 유형, 문맹률, 학교(시설, 운동장 안전), 성교육, 학교급식 프로그램, 방과 후 프로그램, 주간 탁아, 고등교육 접근법

e. 사회경제적 특성

생활 수준, 경제상태(수입 및 지출), 직업 분포, 취업 특성(취업률, 실업률), 주요 생업, 부업, 부양비(총 부양비, 유년부양비, 노년부양비, 노령화지수 등), 문화 및 관습, 가치관 및 신념, 사회적 문제(정신건강, 자살, 범죄, 학교 중퇴, 비행집단, 알코올중독 및 약물남용)

f. 종교 특성

종교시설, 종파, 교구 건강 관련 프로그램, 지역사회조직

g. 레크리에이션

지역사회 휴식 공간(공원, 운동장, 체육관, 공공도서관, 영화관, 여성회관, 경로당), 오락시설 및 종류

② 지역사회 건강 수준

a. 건강상태

출생률, 사망양상(사망률, 연령별 사망률, 모성사망률, 영아사망률, 주산기사망률, 비례사망률, 비례사망지수, 평균수명, 연령별 사망 수 및 원인 등), 상병 및 질병이환 수준(급 · 만성질환), 감염병, 정신질환 등의 발생률 및 유병률, 상병자료-특정 질병, 국민건강조사, 특수집단의 상병자료, 병원자료 등

b. 건강행태

질병치료 및 예방행위, 생활습관(식습관, 음주, 흡연, 운동, 관습 등), 보건의료 이용률(건강검진율, 예방접종률, 보건의료기관 이용률, 건강보험상태, 마약중독상태 등)

c. 건강 관련 환경

상 · 하수도 보급률 및 시설-식수원(불소 함유), 분뇨, 하수 및 쓰레기처리시설, 주택, 부엌의 구조 및 채광, 청결상태, 화장실 형태, 위치, 종류 및 위생상태, 주택의 소유, 구조, 방의 수, 거주 가구 수(단독 혹은 다가족 거주), 식품의 질, 환기 및 채광, 위생상태, 공해, 환경오염원, 대기(오존, 오염), 동물관리(해충 · 동물 매개질환에 노출), 사고 가능성, 문화기구 소유상태 등

③ 지역사회자원

a. 보건의료자원

보건의료시설의 종류(병 · 의원, 약국, 보건소, 보건진료소, 조산소, 한방 병 · 의원, 치과, 너싱홈 등)와 수, 시설규모, 서비스 내용과 문제점

b. 인적자원

보건의료 전문인의 종류(의사, 한의사, 치과의사, 간호사, 조산사, 약사 등)와 수, 특정 전문가, 보건사업에 영향을 줄 수 있는 사회지도자, 자원봉사자, 지역주민 조직 및 활동(조직의 종류, 구성원 기능) 등

c. 사회적 자원

각종 사회복지기관, 경로당, 양로원, 탁아소, 보육원의 서비스 내용과 문제점, 지역사회 내 조직 및 단체(지역사회 개발위원회, 노인회, 부녀회, 주민단체, 자원봉사단체 등), 공적 서비스(경찰, 화재 예방, 응급의료서비스, 공익사업), 재난 프로그램(적십자사 등), 지역사회 개발활동, 지역사회서비스(시설간호, 정신건강간호, 예방적 건강서비스, 복지서비스)

d. 정치자원

주민의 건강과 관련된 정부기관, 지방자치단체의 활동

e. 물리적 자원

안전시설(소방서, 파출소, 대피소, 응급구조 예방시설, 재난방지시설 등), 편의시설(시장, 관공서, 우체국, 은행, 위생업소 등), 교통(대중교통수단, 자동차 보급률, 수송장애지역), 통신(전화/라디오/TV/인터넷 보급률, 스마트폰/컴퓨터 보유율, 우편서비스, 방송, 게시판 등)

④ 주민요구도 사정

지역사회 건강 수준 향상을 위해 주민들이 중요하게 생각하는 문제나 우선적으로 해결해야 한다고 생각하는 문제 등을 설문조사나 공청회 등을 통해 확인하고, 이를 사업계획에 반영한다.

(2) 자료수집방법

지역사회간호사는 지역사회 간호진단을 내리기 위하여 다양한 방법으로 자료를 수집해야 한다. 왜냐하면 조사하여야 할 자료에는 양적인 자료 외에 지역사회 규범 · 가치관 · 의식 등과 같이 쉽게 파악될 수 없는 질적인 자료가 있기 때문이다. 자료수집의 각 방법은 나름대로 강점과 약점이 있으므로 여러 방법을 이용하여 상호보완하는 것이 필요하다.

실무현장에서 간호사가 자신의 오감, 활력징후, 체계적인 신체검사, 다양한 검사소견 등으로 환자의 상태를 파악하는 것과 마찬가지로 Anderson과 McFarlane(2000)은 지역사회간호사가 간호사의 오감, 지역시찰, 지역주민에 대한 청취, 지역사회에 대한 관찰, 다양한 조사보고서와 자료 등을 활용하여 지역사회 간호문제를 파악할 수 있다고 하였다.

① 간접정보수집

a. **기존 자료조사** Secondary Analysis

기존 자료를 활용하는 것은 간접정보수집으로 정부나 각종 관련 기관에서 발행된 보고서나 통계자료로서 국민건강영양조사, 지역사회건강조사, 국민보건의료실태조사, 청소년건강행태조사, 각종 패널조사(청소년건강패널, 다문화청소년패널, 한국의료패널 등), 건강기록(의료기관의 의무기록 등), 공공기관 공유자료(헬스맵, 건강보험자료 공유서비스 등), 연구논문 등의 자료를 이용하는 것으로 지역사회의 문제를 규명하기 위한 경제적이고 효율적인 자료수집방법이다. 이때 표준화된 통계자료인가를 검토하는 것이 중요하다.

② 직접정보수집

a. **지역시찰(차창밖조사)** Windshield Survey

지역사회를 둘러보면서 지역사회의 특성, 환경(주택, 쓰레기 처리상태, 위생상태 등), 지역주민의 특징, 지리적 경계, 교통상태, 주요 기관의 위치 등을 파악하고, 지역사회의 생활 리듬, 분위기 등 지역사회의 전반적인 사항에 대하여 신속하게 관찰할 수 있다. 관찰하는 방법으로 걸어서 다니거나 자동차를 이용할 수 있다.

b. **지역지도자 면담(정보원 면담)** Community Leaders Interview

지역사회 보건의료사업에 영향을 줄 수 있는 지역사회 내 공식 · 비공식적인 지역지도자나 지역의 유지들을 통하여 지역사회의 건강문제, 문제해결과정 등의 자료를 수집한다. 행정기관의 장(면장, 동장, 구청장, 시장, 군수 등)과 지역사회 단체장(부녀회장, 청년회장, 노인회장), 종교계의 지도자 및 사회사업가 등을 통하여 자료를 수집한다. 면담할 때 구조화된 설문지를 이용하면 자료수집하는 데 더 효과적이다.

c. **참여관찰** Participant Observation

지역사회주민들에게 영향을 미치는 의식 · 행사 등에 직접 참여하여 관찰하는 방법으로, 특히 지역사회의 가치, 규범, 신념, 권력구조, 문제해결과정 등에 대한 정보를 수집하는 데 적절하다.

d. **설문지를 근거로 한 지역조사** Survey

지역사회주민의 가정을 방문하여 직접 면담하거나 질문지를 활용하여 자료를 수집하는 것으로, 매우 구체적이고 직접적인 자료수집방법이지만, 시간과 비용이 많이 든다. 지역조사를 보다 정확하고 효율적으로 실시하기 위해서는 설문지 내용과 구성을 치밀하게 계획해야 한다.

e. **지역 공청회** Public Hearing

공청회는 국가 또는 지방자치단체의 기관이 일정한 사항을 결정함에 있어서 지역주민이나 관계 전문가들의 의견을 청취, 수렴하여 이를 국가시책이나 사회제도 입안에 반영하는 방법으로 전형적인 주민참여의 한 형태이다.

f. **포토보이스** Photovoice

연구참여자의 목소리를 사진에 반영한 후, 사진을 통해 참여자가 직면한 문제와 자원을 함께 분석하는 기법이다. 현실사안의 당사자들이 그 사안에 대한 인식과 경험을 사진으로 표현하고 논의함으로써 공감대를 형성하고 의제화하여 사안과 상황을 개선하고 해결하여 발전시키는 과정에 직접 참여하는 실천연구의 한 유형이다. 계량적으로 드러나지 않는 지역사회나 공동체의 문제점을 발견하기 위해 적용할 수 있다.

3) 자료분석

지역사회간호사는 수집된 자료를 기초로 지역사회의 건강요구를 찾아내고, 지역사회의 건강관리 양상, 지역사회의 강점 등을 분석하여야 한다(표 6-3). 자료분석은 분류단계(categorize), 요약단계(summarize), 확인 · 비교단계(compare), 결론단계(draw inference)로 이루어진다.

(1) 분류단계

지역사회 사정에서 수집된 모든 정보를 특성별로 범주화하여 서로 연관성 있는 것끼리 분류하는 단계이다. 분류방법은 지역사회간호사가 사용하는 자료수집의 개념틀과 경험 등에 따라 달라질 수 있는데, 일반적으로 지역사회의 지리적 특성, 인구 · 사회학적 특성, 건강행태, 건강수준, 의료 이용, 환경 특성, 지역사회자원 등으로 범주화할 수 있다.

표 6-3 지역사회 간호사정 자료분석 사례

분류	요약	확인 · 비교	결론	필요한 자료
1. 지리적 특성	OO광역시의 서부에 위치 • 6개 자치구 중 가장 넓은 면적(광역시 면적의 35% 차지) • 5개의 산업단지와 2개의 농공단지 조성 • 21개의 행정동, 36개 법정동으로 구성	• 보건서비스 이용에 차이를 가져올 수 있는 제반 특성 비교	• 농촌동과 도시동 간 의료접근성 격차 존재	• 농촌동과 도시동 간 종별 의료기관의 분포와 수
2. 인구 · 사회학적 특성	• 총 인구 수 45만여 명 • 남자 54%, 여자 46% • 도시동 인구 40만여 명, 농촌동 인구 5만여 명 차지 • 합계출산율 0.95명, 65세 이상 노인 인구비율 16% • 독거노인비율 8.5%, 기초생활수급권자 4.0%, 의료급여수급권자 5.4%, 차상위계층 0.6%, 장애인구비율 5.5%	• 인구 · 사회학적 지표의 추이 검토 • 타 지역 및 전국 취약계층현황	• 타 지역에 비해 노인인구비율 및 독거노인 비율 높음 • 장애인구비율 높음	• 최근 5년간 노인인구와 독거노인의 수와 비율 추이 • 장애인구현황 및 원인 분석
3. 건강행태	• 현재흡연율 21.1%, 남자 현재흡연율 38.0% • 고위험음주율 12.8% • 걷기 실천율 52.3% • 비만율 28.0% • 어제 점심식사 후 칫솔질 실천율 72.0%	• 건강행태 지표별 시간적 추이 검토 • 인구 · 사회학적 특성별(소득, 연령 등) 수준 비교 • 타 지역 및 전국 통계치와의 비교	• 현재흡연율 및 남자 현재흡연율이 개선되지 않음 • 걷기 실천율이 감소 추세를 보임	• 최근 5년간 전국 및 지역 건강행태 지표 자료

(계속)

표 6-3 지역사회 간호사정 자료분석 사례 (계속)

분류	요약	확인 · 비교	결론	필요한 자료
4. 건강 수준	• 기대수명 84.3세 • 총 사망률 298명(10만 명당) • 암 사망률 83명(10만 명당) • 자살 사망률 36명(10만 명당) • 암 발생률 287명(10만 명당) • 우울 증상 유병률 4.0% • 고혈압 진단 경험률 16.0% • 당뇨병 진단 경험률 8.5% • 치매환자 추정유병률 7.5%	건강 수준 지표별 시간적 추이 검토 • 인구 · 사회학적 특성별(소득, 취약계층 등) 수준 비교 • 타 지역 및 전국 통계치와의 비교	• 타 지역에 비해 사망 수준은 양호함 • 자살 사망률이 증가 추세를 보임 • 고혈압 및 당뇨병 진단 경험률이 꾸준히 증가함	• 최근 5년간 전국 및 지역 조사망률 및 표준화 사망률자료 • 최근 5년간 전국 및 지역 자살 사망률자료 • 최근 5년간 고혈압 및 당뇨병 진단 경험률 자료
5. 의료 이용	• 암검진 통합수검률 51.5% • 1차 일반 · 생애건강검진수검률 73.0% • 고혈압 치료율 92.0% • 당뇨병 치료율 86.2% • 당뇨병 진단 경험자의 합병증 안과검진율 32.5% • 연간 인플루엔자 예방접종률 48.0% • 치매 조기검진수검률 35%	• 의료 이용 지표별 시간적 추이 검토 • 인구 · 사회학적 특성별(소득, 취약계층 등) 수준 비교 • 타 지역 및 전국 통계치와의 비교	• 취약계층의 암검진 통합수검률이 저조함 • 당뇨병 치료율이 감소추세임 • 당뇨병 진단 경험자의 합병증 안과검진율이 타 지역에 비해 저조함	• 최근 5년간 전국 및 지역 의료 이용 지표 • 지역 내 의료기관 분포자료 • 인플루엔자 예방접종 및 치매 조기검진 요구도 조사자료
6. 환경 특성	• 시민공원 1곳 • 인터넷 보급률 65%(농촌동 45%, 도시동 85%) • 도시동의 경우 계속적인 아파트건설로 건설현장이 많음(건설현장 주변 초등학교 3곳 위치). • 연이은 가뭄으로 농촌동의 경우 지하수 이용 증가	• 시민 공원 이용률 • 타 지역과의 인터넷 보급률 비교 • 건설현장 주변 초등학교 안전 확보 검토 • 농촌동 내 지하수의 식수활용 여부 및 수질검사 결과 확인	• 시민 휴식을 위한 공간 부족함 • 정보통신 인프라의 지역 간 격차가 큼 • 건설현장 주변 초등학교 안전사고 위험성 증가함 • 농촌동 내 식수 부족 가능성 높음	• 시민휴식을 위해 활용 가능한 공간에 대한 자료 또는 개발계획 • 지역 간 인터넷 보급률 및 이용률 비교 • 건설현장 주변 초등학교 안전 확보를 위한 관련 법률 확인 및 위험성 감소에 대한 사례조사 • 농촌동 내 지하수 식수 이용 비율 확인
7. 지역사회 자원	• 상급종합병원 1개, 종합병원 6개, 병원 20개, 응급의료기관 10개 • 보건소 1개, 건강생활지원센터 2개, 보건진료소 5개 • 관내 간호대학 2개교, 그 외 보건의료 및 사회복지 관련 대학 3개교 • 노인복지시설 130곳, 장애인복지시설 50곳 • 건강증진사업 추진 관련 협의체 5개 운영 • 시민자원봉사단체 3곳	• 건강증진사업전략 개발을 위한 지역자원 및 거버넌스 구축 현황 검토	• 타 지역에 비해 지역자원 연계 · 협력체계를 위한 자원이 다양함	• 지역사회자원의 협력 시 역할 • 지역사회자원과의 협력체계

(2) 요약단계

분류된 자료를 근거로 지역사회의 전반적인 분위기, 역사적 배경 및 지리적 특성을 요약 서술하고, 지도에 표시(위치, 가구 및 공공시설 분포, 지역사회 · 자원의 분포)하거나 자료의 특성에 따라 비율을 구하고 표 · 그림 · 그래프 등을 작성하여 자료를 요약하는 단계이다.

(3) 확인 · 비교단계

규명된 자료 간의 불일치, 누락된 자료, 자료 간의 차이(gap) 등을 고려하면서 수집된 자료에 대해 부족하거나 더 필요한 자료가 무엇인지 재확인한다. 다른 지역의 자료나 전국 규모의 자료, 과거의 통계치와 비교하여 포괄적이고 총체적인 지역사회의 문제를 평가하기 위한 단계이다. 이때 지역주민의 견해나 동료의 의견을 들어보는 것이 도움이 된다.

(4) 결론단계

자료가 분석되고 통합되는 과정을 통하여 수집된 자료의 의미를 찾는 단계이며, 지역사회간호사의 전문적 견해를 포함하여 지역사회의 건강요구 및 구체적 문제를 찾아 결론 내리는 단계이다.

지역사회의 현재 상황을 과거 자료와 비교하여 문제에 대한 경향을 알아본다. 국가 전체의 자료나 타 지역 자료와 비교하여 대상 지역만의 문제인지 국가적 문제인지 알아본다. 분석 결과를 우리나라 통계청의 인구동태연보나 보건복지부의 보건복지통계연보, 국민건강보험공단의 자료, 보건사회연구원의 자료 등과 비교하여 결론을 내린다.

지역사회의 건강문제에 어떤 것들이 있는지 요약하여 종합 결론을 내리고 문제를 기술한다.

4) 간호사업의 법적 기준과 지침 확인

지역사회간호사의 기본적인 역할과 기능은 어느 지역사회에서나 같지만 지역사회나 기관의 목적에 따라 지역사회간호사의 역할 및 기능이 다를 수 있다. 지역사회간호사는 지역보건법과 시행령 및 시행규칙, 각종 업무규정, 기준, 업무분장표 등의 보건관련법을 분석하여 자신의 역할과 기능의 범위와 깊이를 정한다. 지역사회주민의 건강문제 중에서 자신이 해결할 수 있는 간호문제로 한정하여 선택하고 해결할 수 없는 지역사회 건강문제는 관련된 전문기관에 의뢰한다.

예를 들면, 보건교사는 학교보건사업을 전개하면서 학교보건관리기준을 확인한다. 산업간호사는 산업안전보건법과 시행령 및 시행규칙, 산업체 내의 각종 업무지침 및 기준을 확인한다. 보건진료전담공무원은 지역주민에게 제공할 수 있는 직접치료의 범위와 치료에 사용할 수 있는 처치와 약품의 종류 및 범위를 확인한다.

지역사회간호사는 간호사업의 기준 및 지침을 통해 제공하는 간호사업의 범위를 결정하고, 법적인 책임문제에 활용할 수 있도록 확실하게 알아야 한다. 또한 사업의 기준 및 지침에 대해 계속 연구하고 발전시켜서 간호의 발전에 기여해야 할 것이다.

간호사업의 법적 기준과 지침을 확인하기 위한 구체적 고려사항으로, 첫째는 간호사업과 관련된 전체 보건사업의 목표와 수준, 둘째는 관련 법규, 규정, 기준, 업무지침, 셋째는 관련 사업의 예산범위와 사업기간, 넷째는 해당 사업과 관련된 부서와 타 전문직 활동범위와 지역사회간호사의 법적 · 윤리적 기준 등을 들 수 있다.

2. 지역사회 간호진단

지역사회 간호진단은 지역사회간호사의 과학적 지식과 경험을 바탕으로 치밀한 분석과 비판적인 의사결정이 필요한 복합적인 과정이다. 또한 한 가지 이상 공통된 특성을 가진 인구집단인 지역사회에 대한 진단이다.

지역사회 간호진단은 지역사회 간호사정의 분석과정에서 도출된 결론 중 그 지역이 가지고 있는 중요한 건강문제와 관련 요인이 무엇인가를 정의 내리는 것이다. 이러한 과정은 마치 의사가 환자의 질병을 파악하고 치료대책을 수립하기 위해 진단과정을 거치는 것과 기본적인 원리가 같은데, 그 대상이 개인 환자가 아니고 지역사회라는 점에서, 접근방법이 치료가 아니고 간호라는 점에서 지역사회 간호진단이라고 한다.

지역사회간호사는 동시에 여러 가지 지역사회 간호진단에 직면하며, 진단된 문제들은 한번에 해결할 수 없기 때문에 우선순위를 정하고 우선순위가 높은 순서로 해결해야 한다.

1) 지역사회 간호진단의 특성

지역사회 간호진단은 자료분석의 복잡한 과정을 기초로 자료분석의 결론단계에서 제시된 진술들이 종합되면서 도출된 결론을 말한다. 즉, 수집된 자료에서 지역사회 건강규범 또는 평균에서 벗어난 것을 문제로 뽑아 관련 정보를 묶고 정리하여 지역사회 건강문제로 기술한다.

지역사회 간호진단은 지역사회문제 중 잠재적이거나 실제적인 건강문제들이며 지역사회 간호사업을 실시함으로써 변화를 가져올 수 있는 문제들이다. 타당성 있고, 논리적으로 완벽하게 도출된 지역사회 간호진단은 다음 단계인 간호계획의 기초가 되고 간호중재 선택의 기준이 된다.

2) 지역사회 간호진단에 활용되는 분류체계

지역사회 간호진단 시 널리 활용될 수 있는 간호진단 분류체계로는 오마하체계, 가정간호분류체계(HHCC), 북미간호진단분류체계(NANDA), 국제간호실무분류체계(ICNP) 등이 있다. 이러한 간호진단분류체계는 간호문제를 명확히 하고 고유의 전문영역을 구체화하며, 이를 통해 간호지식을 확장하고 연구를 촉진하기 위해 필요하다. 또한 간호정보시스템의 개발과 간호행위 수가보상을 위한 객관적 정보제공 및 지역사회 보건사업을 함께하는 다른 전문직들과의 의사소통을 원활하게 도와준다(표 6-4).

(1) 오마하체계

오마하체계(Omaha System)는 오마하 방문간호사협회가 11년간 연방정부로부터 기금을 받고 수행한 연구와 많은 방문간호사들이 20년 이상 공동 작업한 노력의 결과로 개발되었다. 오마하 체계는 지역사회 간호실무영역에 가장 효율적으로 적용할 수 있고, 미국 내 75%의 가정간호기관과 보건소에서 사용되고 있다.

표 6-4 지역사회 간호진단에 유용한 간호진단 분류체계

	오마하 문제분류체계 The Omaha Poblem Classification Scheme (Omaha System)	가정간호분류체계 Home Health Care Classification System (HHCC)	북미간호진단분류체계 North American Nursing Diagnosis Association (NANDA)	국제간호실무분류체계 International Classification for Nursing Practice (ICNP)
연구 주체	Omaha 방문간호사협회	Georgetown 대학교 간호대학	NANDA 분류위원회	국제간호협회
연구 시기	1975~2005 지속적으로 수정보완됨	1988	1973	2005
목적	지역사회보건 간호실무영역에 적용 가능하며 간호과정에 기초를 둔 간호진단	가정간호 제공 시 요구되는 자원을 결정하기 위하여 대상자를 사정, 분류하는 방법 개발	급성관리상황에 초점을 둔 간호진단	간호실무를 기술하는 데 국제적으로 통용될 수 있는 공동의 언어와 분류체계 개발
간호 진단 정의	환자문제(Client Problem) 건강증진 또는 환자의 안녕에 실제적, 잠재적으로 불리한 영향을 미치는 문제를 나타내는 간호진단 *4단계로 분류 제1단계 영역(4영역) 제2단계 문제(42개) 제3단계 수정인자(2세트) 제4단계 증상/증후(378개)	간호진단(Nursing Diagnosis) NANDA와 동일 *4단계로 분류 제1단계 요소(20개) 제2단계 대분류(50개) 제3단계 하부분류(95개) 제4단계 수정인자(3개)	간호진단(Nursing Diagnosis) 건강증진 또는 실제적 건강문제, 잠재적 건강문제 또는 삶의 과정에 대한 개인, 가족, 지역사회의 반응을 임상적으로 판단하는 것 *5단계로 분류 제1단계 인간반응양상(9개) 제2단계 진단명 제3단계 진단명 제4단계 진단명 제5단계 진단명	간호현상(Nursing Phenomena) 간호현상은 환자 및 환자 주변의 상태에 대해서 간호사가 하는 간호진단을 의미 A축: 간호현상의 초점(focus) B축: 판단(judgement) C축: 빈도(frequency) D축: 기간(duration) E축: 위치(topology) F축: 신체부위(body site) G축: 가능성(likelihood) H축: 분포(distribution)
구조	예) 제1단계 환경 제2단계 주거 제3단계 가족/실제적 제4단계 경사진 계단	예) 제1단계 역할관계 제2단계 역할수행장애 제3단계 부모역할갈등 제4단계 향상될 수 있는 부모역할갈등	예) 제1단계 관계 제2단계 역할장애 제3단계 역할수행장애 제4단계 부모역할장애	

【출처】윤순녕 외. ICNP의 후향적 개발방법에 의한 한국가족 현상. 지역사회간호학회지. 1999; 10(2):275-290.
박인혜 외. 오마하체계 입문. 현문사; 2018.
International Council of Nurses http://www.icn.ch/inp-Vibook.ch4.htm#3

오마하체계는 문제분류체계와 중재체계 및 결과에 대한 문제등급척도를 위한 체계 등 3가지로 구성되어 있으며, 지역사회진단에 가장 유용하게 사용되고 있다.

- 문제분류체계(problem classification scheme): 대상자문제 진단 시 활용(부록 2)
- 중재체계(intervention scheme): 간호사가 서비스를 하는 간호활동목록
- 결과에 대한 문제등급척도(problem rating scheme for outcomes): 특정 문제나 간호진단과 관련된 대상자의 경과를 측정하는 평가도구로 오마하체계의 구성은 표 6-5와 같다.

표 6-5 오마하체계의 구성

구성	영역	문제(진단)	수정인자		증상/징후
문제분류체계	I. 환경 II. 심리사회 III. 생리 IV. 건강 관련 행위	• 4종 • 12종 • 18종 • 8종	I. 대상자 • 개인 • 가족 • 지역사회	II. 심각도 • 건강증진 • 잠재적 결핍/손상 • 실제적 결핍/손상	문제의 증상 및 징후
	총 42종				
중재체계	1. 범주(Category): 1) 교육 안내 상담 2) 치료 및 절차 3) 사례관리 4) 감시 2. 대상(Targets): 간호중재와 활동 내용(75개 목록) 3. 대상자에 대한 구체적 정보				
결과에 대한 문제등급척도	서비스 전 과정을 통하여 대상자의 발전과정을 측정 5점 Likert 척도로 점수가 높을수록 양호한 상태				

(2) 가정간호분류체계

가정간호분류체계(Home Health Care Classification, HHCC, 표 6-6)는 가정간호서비스를 코딩하고 범주화한 것이다. 1988~1991년 Georgetown University School of Nursing의 Virginia Saba 교수가 전국 646개의 가정간호기관에서 퇴원한 8,961명의 medicare 환자들에 관한 자료를 반영하여 개발하였으며, 지역사회와 가정간호에 주로 적용된다.

표 6-6 가정간호분류체계(HHCC)

가정간호 영역(4)	구성요소 (20)	간호진단	
		상위(50)	하위(95)
건강행위 (3)	투약	• 투약 위험성	• 여러 약 복용
	안전	• 신체손상 위험성 • 폭력 위험성	• 기도흡인 위험성, 비사용증후군, 중독 위험성, 질식 위험성, 외상 위험성
	건강행위	• 성장발달장애 • 건강유지능력 변화 • 건강추구행위장애 • 가정유지능력 변화 • 불이행	• 진단적 검사 불이행, 식이처방 불이행, 체액량 불이행, 투약처방 불이행, 안전 불이행, 치료처방 불이행
정신(4)	인지	• 대뇌장애 • 지식 부족 • 사고과정장애	• 진단적 검사, 식이, 질병과정, 체액량, 투약처방, 안전, 치료처방에 대한 지식 부족
	대응	• 임종과정 • 가족의 비효율적 대응 • 비효율적 대응 • 외상 후 반응 • 영적 상태 변화	• 가족대응손상, 가족대응의 무능력 • 대응장애, 의사결정 갈등, 방어적 대응, 부정 • 강간상해증후 • 영적 고뇌

(계속)

표 6-6 가정간호분류체계(HHCC) (계속)

가정간호 영역(4)	구성요소 (20)	간호진단 상위(50)	간호진단 하위(95)
	자아개념	• 불안 • 두려움 • 의미부여장애 • 자아개념장애	• 절망감, 무력감 • 신체상 장애, 자아정체성 장애, 만성적 자긍심 저하, 상황적 자긍심 저하
	역할관계	• 역할수행장애 • 의사소통장애 • 가족기능장애 • 슬픔 • 성문제 호소 • 사회화장애	• 부모역할갈등, 부모역할장애, 성기능장애 • 언어소통장애 • 슬픔의 기대반응, 슬픔반응장애 • 사회적응장애, 사회적 고립
신체(8)	심장	• 심박출량 변화 • 심혈관계장애	• 혈압장애
	호흡	• 호흡장애 • 내분비장애	• 기도유지장애, 호흡양상장애, 가스교환장애
	대사	• 면역장애	• 방어능력 저하
	배변	• 배변장애 • 소화기장애	• 변실금, 변비, 설사, 매복변, 상상변비, 기타 변비
	배뇨	• 배뇨장애 • 신장장애	• 기능성, 신경인성, 복압성, 긴박성, 전요실금, 요정체
	신체조절	• 신체조절장애	• 반사장애, 고체온, 저체온, 비정상적 체온 변화, 감염 위험성, 기타 감염
	피부통합	• 피부손상 • 말초순환장애	• 구강점막손상, 피부손상, 피부손상 위험성, 피부열창
	조직관류	• 조직관류 변화	
기능(5)	활동	• 활동장애 • 근골격계장애	• 활동지속성 장애, 활동지속성 장애 위험성, 여가활동 부족, 피로, 운동장애, 수면장애
	체액	• 체액량 변화	• 체액 부족, 체액 부족 위험성, 체액과다, 체액과다 위험성
	자가간호	• 목욕/위생 결핍 • 옷입기/몸치장 결핍 • 식사 결핍 • 자가간호 결핍 • 용변 결핍	• 모유수유결핍, 연하장애 • 일상생활장애, 수단적 일상생활장애
	영양	• 영양장애	• 영양 부족, 영양 부족 위험성, 영양과다, 영양과다 위험성
	감각	• 감각지각 변화 • 안위 변화	• 청각, 미각, 운동감각, 후각, 촉각, 시각장애, 편측경시급성통증, 만성통증, 기타 통증

【출처】 소애영. 가정간호분야 간호진단분류체계 및 사정도구 분석. 지역사회간호학회지. 2001; 12(1):1-21.
Saba VK. Nursing classifications: Home Health Care Classification System(HHCC): an overview. Online journal of issues in nursing [Internet]. 2002; 7(3):9. Available from http://search.ebscohost.com/login.aspx?direct=true&db=cmedm&AN=12410634&lang=ko&site=eds-live

■ 가정간호분류체계의 수준

- 수준 1: 영역(domain). 건강행위, 정신적 양상, 신체적 양상, 기능적 양상 등 네 가지로 구성된다.
- 수준 2: 구성요소(care component). 20개의 간호구성요소로 이루어져 있다.
- 수준 3: 상위간호진단(major nursing diagnostic categories). 50개의 간호진단으로 구성된다.
- 수준 4: 하위간호진단(subcategories nursing diagnostic categories). 95개의 간호진단으로 구성된다.

(3) 북미간호진단분류체계

북미간호진단분류체계(North American Nursing Diagnosis Association, NANDA)는 임상에서 환자관리에 초점을 둔 분류체계로, 임상에서의 적용은 적합하나 지역사회영역에서는 개인, 가족, 집단 및 지역사회 전체의 건강상태를 서술하기 위한 진단명들이 필요하므로 지역사회 간호진단으로 활용하기에는 한계가 있다.

(4) 국제간호실무분류체계

국제간호실무분류체계(International Classification for Nursing Practice, ICNP)는 전 세계 112개국 간호협회가 1989년 국제간호협회 서울총회 때 그 필요성을 제안하여 개발에 합의한 것이다. 간호실무를 기술하는 데 국제적으로 통용될 수 있는 공통의 언어와 분류체계를 개발하는 데 목적이 있으며, 환자상태를 서술하는 간호진단(간호현상)과, 간호실무의 다양성을 서술하는 간호중재(간호활동), 간호에 의한 환자의 변화를 나타내는 결과(간호 결과) 등의 세 가지 체계가 1996년에 합의되어 발표된 후 1999년에 수정 · 보완되었다.

이와 같이 다양한 진단분류체계들이 있는 바, 지역사회영역에서 사용할 수 있는 표준화된 분류체계를 도출할 수 있도록 지속적인 노력을 기울여야 할 것이다.

3) 우선순위 설정

보건의료서비스의 우선순위 설정은 '부족한 보건의료자원의 분배기준'을 마련하는 것으로, 객관적인 기준과 공정한 방법 및 절차에 따라야 하며, 보건의료비용을 형평성 있게 배분하되 최소의 지출에서 최대의 편익을 얻으려는 데 목적이 있다.

합리적인 분배를 위해서는 간호진단이나 관련 정책이 해당 인구집단의 종합적인 건강 수준 향상을 위한 것인지 합리적인 평가를 해야 한다. 지역사회간호사는 자원이 제한된 여건 속에서 여러 간호진단을 한 번에 해결하지 못한다. 따라서 문제가 규명되면 체계적이고 효율적인 문제 해결을 위해 긴급하거나 우선적 해결이 필요한 정도에 따라 우선순위를 결정하여 우선순위가 높은 문제부터 해결해야 한다.

문제는 두 가지로 구분할 수 있는데, 존재하는 문제를 인식하지 못하는 것과 문제를 인지하면서도 해결할 수 없는 장애나 어려움이 있는 경우이다. 예를 들어, 주민들이 음용수가 오염되어 설사를 한다는 것을 인식하지 못하는 것이 문제이며, 오염된 물이 문제라고 인식하지만 소독된

물을 공급하는 데 필요한 상수도 설치와 그에 따른 필요한 예산, 기술, 인력 및 법이나 제도적인 면에서의 어려움도 문제라 한다.

핵심 건강문제를 선정하려면 지역의 주요 건강문제와 결정요인에 대한 자료를 검토하고, 핵심전략을 선정하려면 가능한 대안 전부를 검토해야 한다. 우선순위 결정에는 문제의 근거와 명확성이 전제되어야 하므로 측정되거나 판단이 가능한 선택기준이 요구되며, 결정하는 절차와 방법도 유의해야 한다.

문제의 우선순위 설정이 어려울 때는 간호에 대한 신념, 가치, 목표에 따른 방향에 따라 재고해 보면 해결할 수 있다. 또한 우선순위 결정 시에는 대상자들과의 원활한 의사소통을 통해서 대상자의 가치관이나 감정문제 해결능력 등도 고려해야 한다.

(1) 우선순위 설정기준

우선순위를 설정하는 데는 전문가에 따라 여러 기준이 제시되고 있지만, 가장 적절한 기준은 기획팀 간에 지역사회 특성을 고려하여 합의한 자체 판단기준이라고 할 수 있다.

보건사업의 기획과정에서 사용되는 우선순위 설정기준은 학자마다 의견이 다양하며, 일반적으로 사용되는 우선순위 설정기준에는 PATCH, Bryant, BPRS 기준 등이 있다.

① PATCH

PATCH(Planned Approach To Community Health)는 미국의 질병관리본부에서 사용하는 것으로 건강문제의 중요성과 변화 가능성을 본다. 문제의 중요성은 건강문제가 지역사회에 얼마나 심각한 영향을 주는가와 건강문제를 변화시키면 건강 수준에 얼마나 효과가 나타나는가를 평가하는 기준이다. 변화 가능성은 건강문제가 얼마나 용이하게 변화될 수 있는가를 평가하는 기준이다. 예를 들면, 노인의 흡연보다 청소년의 흡연이 변화 가능성이 높다고 보는 것이다.

② Bryant 기준

Bryant 기준은 PATCH에 주민의 관심도를 추가하여 문제의 크기, 문제의 심각도, 사업의 기술적 해결 가능성, 주민의 관심도 등으로 구성된다.

③ BPRS 기준

BPRS(Basic Priority Rating System)는 John Hanlon과 George Pickett이 개발한 것으로, 지역사회 내 서로 다른 건강문제의 상대적 중요성을 객관적 방식으로 제시하기 위해 공식에 따라 점수를 계산한다(표 6-7~9).

- BPRS=(A+2B)×C

A: 문제의 크기　　B: 문제의 심각도　　C: 사업의 추정효과

BPRS는 평가항목별로 점수가 계량화되므로 우선순위 결정에 객관적인 방법으로 보이지만, 질병 간의 우선순위를 결정하기 위해 개발된 방법으로서 건강증진사업의 경우 우선순위 대상은 질환이 아니라 건강행태이므로 그대로 적용하는 데는 무리가 있다. 또한 우선순위에 가장 크게 영향을 미치는 것이 사업의 추정효과이고, 문제의 심각도, 문제의 크기 순이므로 객관적 자료가 부족한 사업효과가 BPRS 점수에 가장 큰 영향을 미친다는 것이 타당성을 저해할 위험이 있다. 이러한 단점을 보완하기 위해서는 문헌이나 연구보고서를 통한 확인이 필요하다.

a. 건강문제의 크기

건강문제의 크기는 문제에 의하여 직접적으로 영향을 받는 인구집단의 비율을 이용하여 계산한다. 만성질환은 유병률, 급성질환은 발생률의 크기를 이용하여 점수화한다.

표 6-7 BPRS 방식에서의 건강문제의 크기 계산

건강문제를 지닌 인구의 비중	점수
25% 이상	9 또는 10
10~24.9%	7 또는 8
1.0~9.99%	5 또는 6
0.10~0.9%	3 또는 4
0.01~0.009%	1 또는 2
0.001%	0

b. 문제의 심각도

다음과 같은 4가지 항목을 통해 문제의 심각도를 평가하며, 평기기준은 표 6-8과 같다.

- 긴급성(urgency): 문제가 긴급한 정도, 발생이나 사망, 위험요인의 경향, 주민입장에서의 상대적 중요도, 문제해결에 필요한 서비스에 대한 현재의 접근도 등
- 중증도(severity): 생존율, 사망 당시의 평균수명, 조기사망률, 잠재수명 손실연수, 장애 정도 등
- 경제적 손실(economic consequences): 국가, 지역사회, 가구, 또는 개인에 대한 경제적 손실 등
- 타인에의 영향(willingness or involvement of others): 문제 해결을 위한 정치적 지지, 문제에 대한 대중의 인지 정도 등

심각도를 평가하는 기준의 예는 표 6-8과 같다.

표 6-8 BPRS방식에서의 문제심각도 계산

심각도 정도	점수
매우 심각	9 또는 10
심각	6~8
심각성 작음	3~5
심각하지 않음	0~2

c. 사업의 추정효과

사업의 추정효과는 다음과 같이 추정한다.

표 6-9 BPRS 방식에서의 사업의 추정효과 계산

사업의 추정효과	점수
매우 효과적, 80~100%(예: 예방접종)	9 또는 10
상대적으로 효과적, 60~80% 효과적	7 또는 8
효과적, 40~60% 효과적	5 또는 6
조금 효과적, 20~40% 효과적(예: 금연사업)	3 또는 4
상대적으로 비효과적, 5~20% 효과적	1 또는 2
거의 전적으로 비효과적, 5% 미만 효과적	0

- BPRS 점수 계산을 위한 작업지

표 6-10에 건강문제별로 평가항목별 점수를 기재하고, BPRS 계산 공식에 의해 최종 점수를 계산한다. 계산된 BPR 점수의 크기에 따라 우선순위를 정한다.

표 6-10 BPRS 점수 계산 작업지

건강문제	요소			BPRS (A+2B) X C	순위
	A(0-10)	B(0-10)	C(0-10)		
#1					
#2					
…					

【출처】 배상수. 보건사업기획(제3판). 계축문화사; 2016. pp.129-134.

④ PEARL

BPRS 방식에 의해 중요한 문제라고 판단되었다 하더라도 정치적 · 경제적 · 행정적 · 시간적 및 윤리적인 이유 등으로 인해 보건사업을 통한 문제 해결이 어려운 경우도 있다. 따라서 건강문제의 우선순위와 보건사업의 실행 가능성은 반드시 동일하다고 할 수 없다.

BPRS의 계산 후 사업의 실현 가능성 여부를 판단하는 기준으로 PEARL을 주로 사용한다. PEARL의 각 항목에 0점 또는 1점을 부여한 후 5가지 항목의 점수를 곱하여 사업의 시행 여부를

결정한다. 한 가지 항목이라도 0점을 받으면 사업은 시작될 수 없다(표 6-11).

표 6-11 BPRS와 PEARL을 사용한 우선순위 점수화체계

<table>
<tr><th>분류</th><th colspan="6">BPRS</th><th colspan="5">PEARL</th></tr>
<tr><td rowspan="2">내용</td><td rowspan="2">(A)
문제의 크기</td><td colspan="4">(B) 문제의 심각도</td><td rowspan="2">(C)
중재의 효과성</td><td colspan="5">(D)</td></tr>
<tr><td>긴급성</td><td>중증도</td><td>경제적 손실</td><td>타인에의 영향</td><td>적절성
(P)</td><td>경제적 타당성
(E)</td><td>수용성
(A)</td><td>자원 이용 가능성
(R)</td><td>적법성
(L)</td></tr>
<tr><td rowspan="2">점수화 등급</td><td rowspan="2">0~10</td><td>0~10</td><td>0~10</td><td>0~10</td><td>0~10</td><td rowspan="2">0~10</td><td>0 or 1</td><td>0 or 1</td><td>0 or 1</td><td>0 or 1</td><td>0 or 1</td></tr>
<tr><td colspan="4">0~40점
(10점 만점으로 평균을 구한다)</td><td colspan="5">P×E×A×R×L
(모두 곱한다)</td></tr>
</table>

【주】 BPRS와 PEARL을 사용한 우선순위 점수화체계=(A+2B)×C×D
A: 문제의 크기, B: 문제의 심각성, C: 중재의 효과성, D: PEARL

【출처】 Nieger BL, et al. Basic priority rating model 2.0: current applications for priority setting in health promotion practice. Health Promotion Practice. 2011; 12(2):166-171.
안양희 외. 지역사회보건간호학(제2판). 현문사; 2019.

⑤ 국가정책 등 7가지 면을 고려한 기준

간호문제에 영향을 주는 인구집단의 범위, 대상자의 취약성, 문제의 심각성, 자원동원 가능성, 주민의 관심도, 간호사의 준비도, 국가정책과의 연관성 등 7가지를 기준으로 설정한다. 항목별로 최고 3점부터 1점까지 할당하여 최고 점수가 21점까지 가능하도록 하고, 가장 높은 점수의 문제가 우선순위 1위가 되도록 제시한 것이다(표 6-12).

이러한 우선순위표를 이용하면 체계적인 문제 해결이 더욱 용이하다.

표 6-12 건강문제의 우선순위 척도(사례)

간호문제	인구 집단 범위	대상자 취약성	문제의 심각성	자원 동원 가능성	주민의 관심도	간호사의 준비도	국가정책과의 연관	총점
부적절한 쓰레기 처리	2	1	1	3	3	1	2	13
높은 성인병 유병률	2	3	3	3	2	3	3	19
수인성 감염병 우려	3	2	3	1	2	1	2	14

⑥ Stanhope & Lancaster의 기준

- 지역사회주민들의 지역사회 건강문제에 대한 인식 정도(awareness)
- 지역사회가 건강문제를 해결하려는 동기 수준(motivation)
- 지역사회간호사의 건강문제 해결에 미치는 영향력(influence)
- 전문가들의 건강문제 해결에 관련된 준비도(expertise)
- 건강문제 해결이 안 될 때의 심각성(severity)

• 건강문제 해결에 소요되는 시간(speed)

(2) 우선순위 결정 시 유의사항

지역사회 간호사업에서 간호문제의 우선순위 결정 시 유의사항은 다음과 같다.

① 비교대상 건강문제 선정

주요 건강문제 선정을 위해서 질병에 의한 사망 또는 유병의 크기를 비교하거나 건강 위험요인을 비교한다. 단, 고혈압과 흡연같이 건강 수준과 건강결정요인을 같이 비교하는 것은 기획가의 주관적 판단에 좌우될 수 있으므로 객관적 판단이 어렵다.

② 우선순위 판단기준

기존 전문가들의 기준보다는 기획팀의 합의하에 지역 현실에 맞는 자체적인 판단기준을 결정하는 것이 바람직하다.

참고로 사업의 효과 측정은 건강문제의 성격을 고려하여 치료적 효과, 예방적 효과, 사회적 효과로 분리할 수 있다.

③ 평가기준별 점수 부여

유병률이나 사망률의 절대적 수치에 의해 점수 부여가 어려우면 비교 대상 건강문제를 크기에 따라 나열하고, 상 · 중 · 하 등 상대적 순위를 이용하여 점수를 부여한다. 또한 건강문제의 상대적 중요성도 고려하여 기준지역과의 크기 차이나 과거와 비교를 통해 점수를 부여할 수도 있다.

④ 의사결정의 공정성과 전문성

의사결정의 전문성을 고려하여 전문가(보건소, 보건사업기관 담당자 포함)들을 계량적 판단을 요하는 의사결정(역학적 판단, 사업효과의 추정 등)에 참여시킨다.

우선순위 결정을 위한 의견수렴은 다음 단계를 거치면 효과적이다.

• 전문가의 지도하에 사업팀 토의: 필요한 자료 수집과 분석, 결정
• 필요하면 외부전문가 자문
• 주민에게 공람
• 지역사회의 역량에 맞추어 해결할 문제를 선정

⑤ 투입 가능한 자원을 고려한 사업 대상

선정된 건강문제는 포괄적인 해결방법을 제공해야 하므로, 협력/활용이 가능한 기관, 지역의 전문조직, 자원봉사, 지역사회의 건강문제 해결을 위한 지지 정도 등을 고려하여 사업 대상 건강문제를 선정한다.

3. 지역사회 간호계획

지역사회 간호계획은 지역사회 간호진단에서 확인된 간호문제에 따라 해결전략을 개발하는 단계로, 목표 설정, 방법과 수단 선택, 수행계획, 평가계획 등으로 구성된다. 목표 설정은 관련성, 실현 가능성, 관찰 가능성, 측정 가능성 면을 고려하여 누가, 언제, 어디서, 무엇을 어느 범위까지 달성할 것인지를 기술한다. 방법과 수단의 선택은 기술적 · 경제적 · 사회적 · 법률적 타당성을 고려하여 가장 효과적이며 효율적인 것을 택한다. 수행계획은 간호업무활동을 누가, 언제, 어디서, 무엇을 가지고 할 것인가를 정하는 것이다. 평가계획은 사업 수행 전에 수립하는 계획의 마지막 단계로, 간호사업 수행 후에 처음에 설정한 목적에 어느 정도 도달했는가를 파악하기 위하여 누가, 언제, 어디서, 무엇을 가지고 어떤 범위로 어떻게 평가할 것인지 계획하는 것이다.

1) 간호사업 목적과 목표 설정

(1) 목적과 목표

목적(goal)은 실현하려는 의도가 강조된 추상적인 표현이며, 목표(objective)는 목적을 달성하기 위해서 의도했던 일이나 사업의 성취 결과를 명확하고 구체적으로 진술한 것이다.

목표는 상황에 따라 상위-하위, 장기-단기, 일반-특수, 궁극적-구체적으로 구분될 수 있다. 흔히 상위목표는 하위목표가 작용한 결과로 표현하고, 하위목표는 상위목표 달성을 위한 수단으로 표현한다. 사업기간에 따른 목표 수준은 장기와 단기로 구분되는데, 이는 건강문제의 범위와 관련된다. 문제가 광범위하고 복합적이면 문제해결에 소요되는 시간이 장기적이 될 것이고, 문제가 단순하고 세부적인 경우에는 단기간이 요구될 것이다.

또한 간호목표는 일반 및 특수 목표로 구분되는데, 특수목표 대신 구체적 목표로 구분하여 활용한다. 일반적 목표(노력의 결과로 이루어지는 의도된 특정 상태나 조건이며 구체적 목표보다 상위목표이다)는 지역사회간호진단 중 '문제'를 해결할 수 있는 목표로 제시하고, 구체적인 목표(사업목적을 달성하기 위한 종속적이고 세부적인 목표로, 일반적 목표에 대한 하위목표이다)는 '관련 요인'을 해결할 수 있는 목표로 기술한다(표 6-13).

표 6-13 목표 설정의 예

- 지역사회 간호진단: 높은 성인남성 현재흡연율
- 일반적 목표: 성인남성 현재흡연율을 2024년 31.0%에서 2030년까지 25.0%로 낮춘다. 성인남성 현재흡연율을 연간 1% 이상 감소시킨다.
- 구체적 목표
  - 보건소 금연클리닉에 연 500명 이상 등록시킨다.
  - 보건소 금연클리닉 등록 대상자의 6개월 성공률을 25% 이상 달성한다.
  - 금연 홍보 · 캠페인을 연 6회 이상 운영한다.

사업의 목적과 목표는 위계에 따라 투입-산출모형에 따른 목표분류법, 인과관계에 따른 목표분류법, 목표달성에 필요한 시간에 따른 목표분류법 등 3가지로 분류할 수 있으며, 이들은 서로 배타적이 아니라 연결성을 지니고 있다(배상수, 2016).

즉, 투입–산출모형에 따른 투입목표와 산출목표는 인과관계모형의 과정목표에 해당하고, 결과목표를 보다 세분화한 것이 인과관계모형의 영향목표와 결과목표에 해당한다. 인과관계모형의 영향목표는 시간에 따른 분류에서 단기 및 중기 목표에, 결과목표는 장기목표에 해당한다.

① 투입–산출모형에 따른 목표 분류

이 모형은 자원 및 정보를 특정한 제품 또는 산출(output)로 변환시키는 데 필요한 활동(activity)과 과업(task)들을 체계화시켜 주는 모형으로 다음과 같이 분류한다.

- 투입(input): 사업기반 조성에 관한 지표로, 사업관계자가 사업에 투입하는 인력, 시간, 돈, 장비, 시설 등의 자원
- 산출(output): 사업의 결과 나타나는 활동, 이벤트, 서비스 생산물 등(의도하는 사업량, 즉 목적을 성취하기 위한 활동)
- 결과(outcome): 사업의 결과 나타나는 건강 수준이나 건강결정요인의 변화

특히 이 모형에서는 산출(output)을 결과(outcome)로 혼동하지 말아야 한다. 예를 들어, 배가 고파 음식을 만들 경우 만들어진 음식은 산출이며, 음식을 먹어 배고픈 것이 해결되는 것이 결과이다. 여기서 음식이 맛이 없거나 조리가 잘못되면 음식을 못 먹을 수도 있는 것이다(표 6–14).

표 6–14 금연사업의 목표 설정의 예

사업목표분류	목표	비고
투입목표	• 시설: 금연클리닉을 2개소 설치한다. • 인력: 전담인력을 10명 확보한다(읍 · 면 통합보건요원을 포함). • 장비: 흡연모형 2종을 확보한다. • 예산: 30,000천 원을 확보한다.	
산출목표	• 청소년 보건교육을 월 1회 실시한다. • 금연교실을 매 1회/주, 8주간 운영한다. • 공공시설 100개소에 금연구역을 지정한다. • 금연이동상담실을 3개월간 5개 지역에서 운영한다. • 금연캠페인을 월 1회 실시한다.	
결과목표	• 청소년 흡연율을 7%에서 6%로 낮춘다. • 성인 흡연율을 40%에서 35%로 낮춘다.	

예 보건교육

- 투입목표: 인력, 시설, 예산, 정보 등
- 산출목표: 이용건수, 교육건수, 사업건수 등
- 결과목표: 지식 · 태도 · 행동의 변화, 사망률 저하, 평균수명 연장, 건강 수준 및 삶의 질 향상 등

② 인과관계에 따른 목표 분류

보건사업의 궁극적인 목표는 대상자의 건강 수준을 향상시키는 것이다. 이를 위해서는 건강결정요인과 기여요인을 변화시켜야 한다. 건강에 직접적으로 영향을 미치는 요인을 건강결정요인(health determinants) 또는 위험요인(risk factor)이라고 부르며, 건강결정(위험)요인에 직·간접으로 영향을 미치는 요인을 기여요인(contributing factor)이라고 한다.

> **예 심장질환**
> - 건강결정요인: 가족력, 고지질 식사
> - 기여요인
>   - 직접적 요인: 저지방식이에 대한 지식 부족, 저지방식품의 비싼 가격
>   - 간접적 요인: 세금이나 유통문제 등

인과관계에 따라 목표를 분류하면 다음과 같다.

- **과정목표(process objectives)**: 산출(활동)의 양적 수준과 투입 및 산출의 적절성
- **영향목표(impact objectives)**: 건강결정요인과 기여요인의 변화
- **결과목표(outcome objectives)**: 건강 수준(사망률, 유병률, 장애 등)의 변화

> **예 뇌혈관질환 사망률 감소**
> - 과정목표: 70세 이하 성인 고혈압환자의 지속적 투약인구를 2년 이내에 20% 증가시킨다.
> - 영향목표: 70세 이하 성인 고혈압 유병률을 3년 내에 10% 감소시킨다.
> - 결과목표: 70세 이하 성인 뇌혈관질환 사망률을 5년 내에 10% 감소시킨다.

이 모형에서 영향(impact)은 보건사업의 기획이나 지침서에서 건강결정요인이나 기여요인의 변화를 의미하며 구체적으로 보건사업 결과 나타나는 지식·행태·환경·정책 등의 변화를 말하는 것으로, 사업 결과 나타나는 사회적·경제적·환경적 변화인 최종결과(outcome)와는 혼동하지 말아야 한다.

③ 목표달성에 필요한 시간에 따른 목표 분류

목표달성에 필요한 시간에 따라 장기목표(상위목표), 중기목표, 단기목표(하위목표)로 분류한다.

- **장기목표(long-term objectives)**: 목표달성에 5~10년이 소요되는 목표로서 보건사업의 최종목적을 달성하기 위해 필요한 변화를 측정한다(예: 사망, 상병 등 건강상태의 변화, 사회적 가치의 변화).
- **중기목표(intermediate objectives)**: 2~5년 이내 서비스 이용의 변화 정도, 행동의 변화
- **단기목표(short-term objectives)**: 장기적인 변화를 위해 단기적으로 필요한 2~3개월에서 2년 이내의 결과 변화에 대한 목표이다. 대상자에 대한 보건사업의 직접적 효과를 측정하며, 행태 변화를 위한 지식 수준의 변화, 정책수립을 위한 정책에 대한 동의/지지 수준의 변화

등을 들 수 있다(정책에 대한 지지의 변화, 지식, 태도, 믿음의 변화).

예 당뇨관리사업

- 장기목표: 당뇨환자들의 입원 감소, 하지절단 감소, 시력상실 감소, 건강 관련 삶의 질 향상, 사망의 연기 등
- 중기목표: 당뇨관리환자 비율 증가
  - 매년 눈 검사, 매년 발 검사, 독감 및 폐렴 정기 예방접종
  - 자가관리능력의 향상, 육체적 활동의 증가, 체중관리의 개선, 개인 행동의 변화
- 단기목표: 보건의료기관의 당뇨관리사업 강화
  - 보건의료계획과 시책, 사업의 질, 홍보, 감시와 평가, 재원, 지식 · 태도의 변화
  - 위험인구, 의료서비스 공급자, 보험자 등

(2) 목표 설정의 기준

일반적으로 좋은 목표가 갖추어야 할 기준으로 윤순녕 등(2008)은 관련성, 실현 가능성, 관찰 가능성, 측정 가능성의 4가지 요소를 제시하였다.

- **관련성**: 해결할 문제가 국가 및 지역사회 보건정책과 관련성이 있어야 한다. 지역사회 건강진단 결과 드러난 보건문제 해결을 위해 설정된 목적과 지역사회 간호사업의 기준과 지침을 확인하면 정책과 일관성 있는 목적을 설정할 수 있다.
- **실현 가능성**: 문제의 성격이 해결 가능한 것인가와 지역사회자원의 동원 가능성과 제공자의 문제해결능력을 확인하는 것으로, 목적은 성취할 수 있을 만큼 실현 가능해야 한다. 목표는 현실적이고 구체적일수록 실현 가능하며, 모든 목표는 성취되었을 때 대상자를 동기화할 수 있고 다음 사업을 진행할 수 있는 의욕을 갖게 한다.
- **관찰 가능성**: 사업이나 일의 성취 결과를 명확히 눈으로 확인할 수 있는 것으로, 관찰 가능한 가시적 결과이다. 목표 수준이 객관적으로 관찰 가능할 때 누구나 정확한 판단을 할 수 있는 것이다. 애매한 추상적 표현보다는 행동용어로 표현하면 효과적이다.
- **측정 가능성**: 성취된 결과를 양적으로 수량화하여 숫자로 표시하면 정확하게 판단할 수 있는 객관적인 목표가 된다.

또한, 목표 설정 시 고려할 사항으로 Vollman 등(2002)은 구체성, 측정 가능성, 행위 중심, 실천 가능성, 명확한 기간의 5가지로 설명하는 스마트방식(SMART formula)을 제시하였으며, 구체적 설명은 다음과 같다.

- Specific(**구체성**): 목표는 구체적으로 기술되어야 한다.
- Measurable(**측정 가능성**): 목표는 측정 가능해야 한다.
- Aggressive & Achievable(**적극성과 성취 가능성**): 목표는 성취 가능한 수준이어야 하되, 별 노력 없이 성취 가능한 소극적인 목표는 안 된다.
- Relevant(**연관성**): 목적 및 문제 해결과 직접 관련성이 있어야 한다. 즉, 해당 건강문제나 목적과 인과관계가 있어야 한다.

- Time limited(기한): 목표달성을 위한 기한이 명시되어야 한다.

(3) 목표의 기술

목표를 실제로 기술할 때는 무엇을(what), 언제까지(when), 어디서(where), 누가(who), 얼마나(how much) 또는 범위(extent) 등의 사항을 포함한 진술문으로 기술하여야 한다.

- **무엇(what)**: 변화 또는 달성해야 하는 상태나 조건을 말한다.
- **어디서(where)**: 사업이 시행되는 장소를 의미한다.
- **누가(who)**: 바람직하게 변화되어야 할 인간이나 환경의 부분으로 사업의 대상(target population)이다.
- **언제까지(when)**: 상태나 조건이 수행되어야 할 기간이나 시기를 말한다.
- **얼마나(how much) 혹은 범위(extent)**: 달성하려는 상태나 조건의 양을 의미한다.

이 중 특히 무엇(what)과 범위(extent)는 생략할 수 없는 중요 항목이다.

예

2024년 1월 1일부터 2024년 12월 31일까지	대한민국	성인남성
언제	어디	누가

현재흡연율을	32.3%에서 29.0%까지 낮춘다
무엇	범위

2) 간호방법과 수단 선택

지역사회간호사는 설정된 목적달성을 위해 가장 효과적이고 효율적인 방법과 수단을 선택한다. 가장 활용하기 쉽고 자원 동원이 용이한 방법이 이상적이다. 사업에서 활용할 수 있는 자원에는 인력, 조직, 자본, 시설과 장비 등을 들 수 있다. 자원의 여건이 어려울 때는 지역사회가 수용하고 정치적 · 법적으로 허용되며 그 지역 경제발전에도 기여할 수 있는 방법을 선택한다.

지역사회 간호활동에는 간호 제공, 보건교육 및 관리가 있으며, 동원되는 간호수단에는 가정방문, 건강관리실 운영, 상담, 계약, 의뢰활동, 보건팀 운영, 대상자 참여유도 등이 있다.

간호활동과 수단의 선택절차는 네 단계로 구분된다.

첫째, 목표달성을 위한 여러 가지 방법과 수단을 찾는다.

둘째, 문제해결을 위해 요구되는 자원과 동원 가능하고 이용 가능한 자원을 파악한다.

셋째, 가장 최선의 방법과 수단을 선택한다.

넷째, 구체적인 활동을 기술한다.

간호활동과 수단을 선택할 때는 지역사회 간호사업의 실현성을 위하여 기술적, 경제적, 사회적, 법률적 타당성을 고려해야 한다. 기술적 타당성은 방법이 기술적으로 가능하고 효과가 있는 것을, 경제적 타당성은 경제적으로 시행 가능하고 경제적으로 분명한 효과가 있는 것을, 사회적 타당성은 사업 대상자들의 수용도, 즉 얼마만큼 받아들여 줄 것인가를, 법률적 타당성은 목표달성 행위가 법률제도적으로 보장이 되는 것인가를 보는 것이다. 한 가지 유의할 사항은 보건기획에서는 법률적 타당성 대신 정치적 타당성을 고려하는데, 정치적 타당성은 각계각층의 지지도를 의미한다.

3) 수행계획

지역사회간호에서의 수행계획은 간호업무활동을 누가, 언제, 어디서, 무엇을 얼마만큼 어떻게 할 것인가를 결정하는 것이다. 수행계획을 세우기 전에 대상자의 의견을 존중하면서 고려할 사항은 다음과 같다.

첫째, 장애요인을 해결할 수 있고 목적달성이 용이한 가장 적절한 방법인가?

둘째, 대상자의 요구와 동원 가능한 자원의 균형이 맞는가?

셋째, 많은 간호방법과 수단 중에서 문제 해결에 가장 적절한 것을 선택했는가?

넷째, 선택한 간호방법의 세부적인 활동을 규명한 것인가?

(1) 수행계획 구성요소

① 누가

업무분담을 말하는 것으로, 어떤 지식과 기술을 가진 어느 요원 몇 명이 업무를 담당할 것인가를 결정한다.

② 언제

업무가 언제 시작해서 언제 끝나는지 각 업무활동단계마다 시작시간과 끝나는 시간을 기록하여 시간표를 작성하는 것이다.

- 연간계획: 월별 분기별로 균등하게 업무를 구분하되, 농촌에서는 농번기와 집단적 행사를 고려하여 그 사업의 성격과 지역 특성에 따라 계획한다.
- 월간계획: 그 달의 업무를 구체적으로 주별로 나누어 계획한다. 장날이나 예비군 훈련일 등의 특별한 행사 날을 고려하면 효과적이다.
- 주간계획: 주 단위의 업무를 구체적으로 매일 무엇을 할 것인가를 계획하는 것으로 자세한 월간계획이 있으면 생략할 수도 있다.

③ 무엇

간호활동으로 무엇을 할 것인지 선택하는 것으로 홍보활동, 방문활동, 클리닉활동, 교육활동, 상담활동, 의뢰, 연계 등의 간호활동에 필요한 도구와 예산을 파악하는 것이며, 이용 가능한 도구목록과 더 청구할 도구를 작성한다.

④ 어디서

업무활동을 수행할 지역 즉, 장소, 마을, 빌딩의 명칭을 명확히 기술한다.

⑤ 얼마만큼

홍보활동, 방문활동, 클리닉활동, 교육활동, 상담활동, 의뢰, 연계 등의 간호활동을 수행할 때 그 범위를 명확히 기술한다.

⑥ 어떻게

간호 수행방법 선택으로 홍보활동, 방문활동, 클리닉활동, 교육활동, 상담활동, 의뢰, 연계 등의 간호활동방법을 어떻게 진행할 것인지 명확히 기술한다.

(2) 수행계획 작성의 예

지역사회 간호사업계획의 예로는 표 6-15~18을 참조한다.

표 6-15 지역사회 금연사업계획의 예1

• 간호문제: 높은 남성 현재흡연율

• 일반적 목표: 2023년 성인남성 현재흡연율을 1% 이상 감소시킨다.

구체적 목표	수행계획					평가계획			
	수행 내용	수행자	수행방법	기간	장소	평가기준	평가자	평가시기	평가방법
보건소 금연클리닉에 연 500명 이상 등록시킨다.	성인 남성 현재흡연자 등록	금연상담사	금연클리닉에 관한 홍보자료 부착(아파트) 라디오 방송 송출(월 1회) 사업장 이동금연 클리닉 운영	연중	보건소 대상자 생활터	등록인원	보건복지부	7월 중간평가 12월 최종평가	통합관리 시스템 등록인원
보건소 금연클리닉 등록 대상자의 6개월 성공률을 25%이상 달성한다.	대면 · 전화 상담	금연상담사	6개월 간 상담횟수 총 9회(대면상담 5회 이상)	연중	보건소 대상자 생활터	평균 상담 횟수	보건복지부	7월 중간평가 12월 최종평가	통합관리 시스템 산출자료
	동기 강화 프로그램 운영	금연상담사	자조모임(연 2회 이상) 금연교육(연 4회 이상)	연중	보건소 대상자 생활터	운영 횟수 및 참여 인원	보건복지부	7월 중간평가 12월 최종평가	운영일지 참여자 서명자료
금연 홍보 · 캠페인을 연 6회 이상 운영한다.	금연클리닉 홍보 및 금연캠페인 운영	금연상담사 학생간호사 유관기관	지역 내 행사 참여 유관기관 협조를 통한 홍보	연중	지역 내	개최 건수	보건복지부	7월 중간평가 12월 최종평가	운영일지

표 6-16 금연사업 추진 일정

사업명	추진일정(월)											
	1	2	3	4	5	6	7	8	9	10	11	12
대상자 등록	↔	↔	↔	↔	↔	↔	↔	↔	↔	↔	↔	↔
이동금연클리닉 운영	↔	↔	↔	↔	↔	↔	↔	↔	↔	↔	↔	↔
자조모임 운영					↔						↔	
금연교육			↔			↔			↔			↔
홍보 · 캠페인 운영	↔		↔		↔		↔		↔		↔	

표 6-17 필요시설 및 장비

세부사업명	시설 및 장비명	용도	수량
금연교육	흡연 패널	전시홍보용	10개
금연홍보 · 캠페인	흡연 폐 모형	전시홍보용	2개
금연상담	CO 측정기	금연클리닉 상담용	2개

표 6-18 지역사회 금연사업계획의 예2

항목	금연사업
대상자 유형	초 · 중 · 고등학생, 지역주민, 노인, 공공시설
대상자 수	주민 2,000명
대상자 선정 이유	생애주기별로 지역 주민에게 금연교육을 실시하여 지역사회 내에 금연 분위기를 조성하고 금연 실천율을 향상시키기 위함
사업목적	지역 주민의 흡연율을 23%에서 20%로 낮춘다.
사업목표	• 청소년 현재흡연율을 7%에서 6%로 낮춘다. • 성인남성 현재흡연율을 32.3%에서 29.0%로 낮춘다. • 성인여성 현재흡연율을 6%에서 5%로 낮춘다.
사업 내용	1. 교육 및 홍보 • 청소년 금연 교육 • 금연지도자 교육 • 금연교실 운영 2. 정책 개발 • 금연구역 지정 및 지도 점검 • 금연 이동상담실 운영 3. 환경 조성 • 캠페인 전개 • 금연 홍보관 운영
사업평가	중간평가, 사업 종료 시 평가
인력	금연 전담요원 10명, 보조요원 2명
시설장비	흡연 모형, 흡연 패널, CO 측정기, TV, DVD 등
사업예산	2,000만 원

4) 평가계획

평가계획은 누가(평가자), 언제(평가시기), 무엇(평가도구)을 어떤 범위(평가범주)로 평가할 것인가를 정하는 것이다. 평가란 사업 수행 결과를 파악하고 측정하여 사업의 성과를 판단하는 것이므로 평가를 하기 위해서는 이를 측정할 도구와 기준이 있어야 한다. 평가시기는 사업의 계획단계, 수행단계, 사업이 끝난 단계 등 다양하므로 평가계획은 사업을 시작하기 전에 계획단계에서 수립해야 한다(표 6-19).

표 6-19 지역사회 금연사업 평가계획의 예

평가항목	평가지표	배점
• 사업목표 달성도	등록자 수	15
	6개월 금연성공률 평균	15
• 사업 수행방법의 적절성	금연 프로그램 사업 내용이 적정한가?	15
• 예산 및 인력의 적절성	예산을 지침에 맞게 집행하였는가?	10
	예산이 계획대로 집행되었는가?(예산 집행률)	5
	금연상담 전담인력의 교육 이수율(%)	5
• 질 관리의 적절성	금연 프로그램 진행과정에서 발생하는 문제점을 주기적으로 점검하였는가?	10
	문제점 개선을 위한 결과환류가 이루어지고 있는가?	5
• 자원활용	지역 내 유관기관과 사업 수행을 위한 연계 및 협조가 이루어지고 있는가?	10
• 이용자 만족도	금연 프로그램 이용자 만족도 평균(점)	10
합계		100

(1) 평가계획 구성요소

① 평가자

평가를 누가 할 것인가를 정하는 것이다. 예를 들어, 평가위원회를 구성하면 누구를 포함할 것인가를 정한다.

② 평가시기

평가를 언제 할 것인지, 즉 연말, 분기말, 월말, 주말 등 미리 시간표를 작성한다.

③ 평가도구

무엇을 가지고 평가할 것인지 결정하는 것으로, 평가도구는 타당성과 신뢰성이 있어야 한다. 타당성은 조사하려는 내용을 어느 정도 정확하게 검사 결과가 반영해 주는지, 즉 평가 내용을 올바르게 평가하고 있는지를 나타내는 것이다. 신뢰성은 측정하려는 목표나 내용을 얼마나 사실과 가깝게 오차 없이 정확하게 측정하는지를 알아보는 것으로, 동일 대상에게 같은 도구로 반복 측정하였을 때 일관된 결과가 나타나면 신뢰성이 높은 것이다.

④ 평가범주

평가범주로는 사업의 성취도, 투입된 노력, 사업의 진행 정도, 사업의 적합성, 사업의 효율성 등을 평가할 수 있으며 자세한 내용은 지역사회 간호평가를 참조한다.

(2) 평가 유형

평가 유형은 목표 설정 시 활용한 투입-산출평가나 인과관계에 따라 평가할 수 있으며 구체적인 내용은 지역사회 간호평가를 참조한다.

4. 지역사회 간호수행

간호과정 중 네 번째 단계로 진행되는 간호수행은 수립된 목적과 목표를 달성하고자 실행하는 활동이나 작업이며, 간호계획에 따라 활동하고 실행하는 것이다. 수행효과는 목적과 목적을 달성시킨 간호사 개인이나 간호사와 다른 인력으로 구성된 팀에 의해 나타난다.

지역사회간호사가 담당하는 역할과 대상자가 지니고 있는 건강문제의 종류, 문제해결을 위한 지역사회의 참여 정도, 그리고 지역사회 변화의 특징 등에 따라 간호수행의 형태가 정해진다.

1) 간호수행활동

수행단계에서 지역사회간호사에게 요구되는 활동은 지역사회간호사가 해야 할 업무와 보건요원 및 지역사회주민들의 업무활동을 조정하고, 사업의 진행을 감시하고, 활동을 감독하는 일이다.

(1) 조정

지역사회간호사는 각 요원이 분담된 업무를 세분화하여 실행할 때 전체 지역사회 간호사업의 목적에 도달하도록 서로 다른 요원과의 업무를 관련성에 따라 조정(coordinating)하여야 한다. 즉, 요원이 분담된 업무활동을 수행함에 있어 업무의 중복이나 결핍이 오지 않도록 요원들 간의 관계를 명확히 하고, 업무를 분담하며 그때그때의 결정사항에 대해 의사소통을 통한 조정을 시행한다.

지역사회간호사의 조정활동의 의미는 다음과 같다.

- 계획한 목표의 재검토
- 각 목표에 필요한 활동의 재검토
- 시간표에서 일의 시작, 진행과정 및 종결 확인
- 책임자의 기술 수준이나 능력별 분배 여부 대조
- 관련 요원과의 논의 및 대상자를 포함한 지역사회의 참여방법 모색
- 육하원칙에 따른 모든 사항의 점검

(2) 감시

지역사회 간호사업 수행단계에서 감시(monitoring)라 함은 사업의 목적달성을 위하여 계획대로 진행되는지를 확인하는 것이다. 즉, 업무활동표준(standard)을 유지하기 위하여 업무의 수행 수준, 수행 절차, 수행 결과에 대한 결여를 규명하고 결여의 원인이 무엇인지를 찾는다. 업무의 감시는 크게 투입, 과정, 결과에 대한 감시가 있으며, 감시활동의 방법으로는 계속적인 관찰, 기록의 검사, 물품 또는 자원의 점검, 요원과 지역사회와의 토의 등이 있다. 계속적인 감시를 위하여 정보체계를 통한 감시목록(check list)을 기록하기도 한다.

(3) 감독

업무활동의 감독(supervising)은 감독계획을 만들어 정기적으로 지역사회를 방문하여 실시하는 것으로 목표 진행 정도의 평가, 주어진 업무 수행 수준의 관찰, 사업 진행 동안 발생한 문제와 개선점을 토의하고 필요시 조언하는 활동을 의미한다. 지역사회간호사의 감독 활동은 사업 목적의 적절성, 수행에 영향을 미치는 요인, 업무를 수행하는 직원의 능력과 동기부여 수준 및 자원의 상태 등을 확인하며, 업무 수행자들을 지원하고 격려해주기 위한 수단으로 활용된다.

어느 정도 자주 방문하여 감독을 할 것인가는 지역사회의 상태, 지역사회 간호사업의 수준, 교통망과 자원의 동원 가능성에 의하여 결정된다.

지역사회 감독활동 전 점검사항은 다음과 같다.

- 감독해야 할 지역사회가 도달해야 할 목표량
- 요원들이 해야 할 활동
- 목표량과 관련된 사업진행 정도
- 사업진행 동안 발생할 문제
- 요구되는 물품

지역사회 감독활동은 다음과 같다.

- 목표가 달성되도록 잘 진행되고 있는지 기록부를 확인한다.
- 주어진 업무활동(도구소독, 물품반출, 상병자 간호, 보건교육)을 어떻게 수행하고 있는지 관찰한다.
- 주민의 요구가 주어진 사업과 잘 부합되는지를 지역사회주민들과 대화를 통해 확인하고, 사업 수행에 대한 이해와 요구를 파악한다.
- 지역사회간호사가 발견한 문제점과 개선사항에 대하여 요원들과 의견을 나누고 조언한다(예: 지역사회 청결문제, 물품의 안전관리문제, 사업증진을 위해 개선되어야 할 문제 등).
- 다음 방문날짜를 재확인한다.

2) 지역사회 간호활동 및 수단

(1) 방문활동

방문활동은 지역사회 간호사업에서 가장 오래된 간호수단으로써 보건전문인력이 지역사회주민의 가정에 직접 방문하여 건강문제를 가진 구성원에 대해 건강인식 제고, 자가건강관리능력 향상, 건강상태 유지 및 개선을 목적으로 보건의료서비스를 직접 제공하거나 의뢰·연계하여 지역사회주민의 건강행태를 개선하고 건강문제를 관리하는 활동이다. 지역사회간호사는 가정 방문활동을 통해 가족과 원만한 관계를 형성하고 가족의 건강관리를 포괄적으로 접근할 수 있으며, 가족은 잠재적으로 가진 장점과 제한점을 확인하고 가족 스스로 문제를 해결할 수 있는 능력을 증진시킬 수 있다.

① 방문활동 원리

방문활동은 지역사회의 의뢰와 요청에 의해서 이루어지거나 지역사회간호사가 간호문제를 파악하고 간호를 제공하는 등 간호사업을 위해 세운 계획에 따라 이루어진다. 방문건강관리 대상자로 등록 및 관리하는 데 동의한 경우 다음의 원리에 따라 방문한다.

- 정확한 업무계획하에 시행해야 한다.
- 방문 시 반드시 자신의 신분을 밝히며 대상자의 비밀을 지켜야 한다.
- 개인이나 가족의 상황을 충분히 이해하고 접근해야 한다.
- 간호기술은 전문적이고 숙련되어야 하며 과학적 근거를 가져야 한다.
- 지역사회자원을 적절히 활용하고 다른 업무활동과 종횡적으로 연결성이 있어야 한다.
- 연계방문의 경우 보건소의 상황에 따라 결정하며 방문간호사 외 의사, 물리치료사, 사회복지사, 영양사, 운동사, 작업치료사 등이 방문하여 서비스를 제공한다.
- 대상자의 방문활동 참여는 자발적이어야 하며 대상자와 함께 간호계획을 세우며 평가하는 것을 원칙으로 한다.
- 방문활동은 식사시간이나 휴식시간을 피하여 시간대를 정하는 것이 바람직하다.
- 여러 대상을 방문해야 하는 경우 간호사가 감염병의 매개자가 되지 않도록 비감염성 질환부터 우선순위를 정하여 방문계획을 세워야 한다.
- 방문 횟수는 간호인력 수, 가용시간, 예산 등과 대상자의 건강상태나 조건, 대상자의 시간 등 여러 조건을 고려하여 결정한다.
- 일반적인 방문활동의 우선순위는 개인보다는 집단이, 비감염성 질환보다는 감염성 질환이, 만성질환보다는 급성질환이 우선한다.
- 방문 시 안전에 대한 주의사항을 지킨다.

② 방문활동 내용

방문활동은 방문 전 활동, 방문 중 활동, 방문 후 활동으로 이루어진다(표 6-20).

③ 방문활동 시 안전을 위한 주의사항

지역사회간호사가 가정방문 시 안전을 위협하는 사건이 발생될 잠재적 요소는 항상 존재하므로 다음과 같은 주의가 필요하다.

- 안전이 취약한 지역 방문 시 지역 내 신변보호를 해 줄 수 있는 사람과 동행한다(예: 농촌인 경우 이장, 마을건강원, 청년회장 등)
- 사람을 해칠 수 있는 동물이 있는 경우에는 출입문에서부터 우선적으로 확인하고 들어간

표 6-20 방문활동단계에 따른 활동 내용

활동단계	활동 내용
방문 전 활동	• 가정기록부, 상담일지 등 대상자와 가족에 대한 전반적인 정보를 수집하고 구체적인 간호계획을 세운다. • 전화로 방문이 가능한 날짜와 시간을 대상자와 상호 협의하여 정하고 방문 전 재확인한다. • 방문가방을 준비한다. • 방문목적, 행선지, 가능한 교통수단, 출발시간 및 돌아올 예정시간을 다른 보건요원들에게 보고하고 명확히 기재하여 놓는다. • 복장은 정해진 유니폼을 입거나 간호활동에 편리한 복장을 취한다.
방문 중 활동	• 개인, 가족, 지역사회와 우호적인 상호 신뢰관계를 형성한다. 방문자 자신을 소개하고 방문 목적을 충분히 설명하며 도움을 준다는 분위기 조성과 관심을 표명한다. • 대상자 조사도구를 활용하여 질병에 대한 가족력, 질병 관련 증상 또는 합병증, 최근 의료서비스 이용 유무, 투약 이행 등의 자가관리상태, 질병에 대한 지식 수준, 영양관리 등을 포함한 대상자의 요구를 조사한다. • 신체적 건강문제 외에도 환경적 · 사회적 · 교육적 측면의 간호문제를 포괄적으로 확인하여 건강문제 목록을 작성하며 중재목표를 설정한다. • 동원 가능한 가족 및 지역사회자원을 최대한으로 활용하여 우선순위에 따른 적절한 방문건강관리서비스계획을 대상자와 함께 세운다. • 제공되는 간호 내용을 대상자와 가족이 이해하기 쉽도록 충분히 설명하며 정확하고 효과적이며 능숙하게 간호기술을 제공한다. • 간호수행 시 문제해결을 위해 다른 가족구성원의 도움이 필요할 경우 함께 참여시킨다. • 제공한 간호에 대해 대상자의 만족도를 확인하고 다음 방문 날짜와 시간을 대상자와 협의하여 정한다.
방문 후 활동	• 방문가방의 약물과 물품을 정리한다. • 방문활동에서 확인된 대상자의 특징, 건강문제 및 앞으로의 계획 등을 기록한다. • 의뢰가 필요한 대상자의 경우 의뢰해야 할 기관에 연락을 취하고 추후관리가 필요한 대상자인 경우 추후관리카드를 작성한다. • 다른 보건요원이나 상급자에게 방문결과를 구두나 서면으로 보고한다. • 방문활동의 진행과정, 적합성, 목표달성 정도 등을 평가하며 필요에 따라 다음 계획에 반영한다.

다. 추후방문을 위해 기록부에 표기를 해 둔다.

- 정신질환자나 약물중독자가 가족 없이 혼자 있거나, 위험상황이 발생하면 꼭 필요한 조치만 취하고 빨리 나온다.
- 응급상황에 대비해 집의 모든 출구를 미리 확인해 두고 응급상황 발생 시 바로 연락할 수 있는 개인 및 기관의 전화번호를 기억해 둔다(예: 경찰서, 병원, 보건소 등). 또한 응급호출기를 호주머니나 옷에 부착하여 이용할 수 있도록 하는 것도 도움이 된다.
- 가능한 간호 대상자의 가족이 함께 있는 시간에 방문한다.
- 2인 1조 방문을 권장한다.

④ 방문가방

지역사회간호사가 방문활동을 할 때는 언제 어디서든 즉각적이며 필수적인 간호를 제공할 수 있도록 방문가방을 가지고 다녀야 하며, 방문 시에는 물품의 오염방지를 위해 가장 안전한 장소에 방문가방을 놓는다. 방문가방의 내용물은 방문 목적에 따라 달라질 수 있으나 기본적으로 필

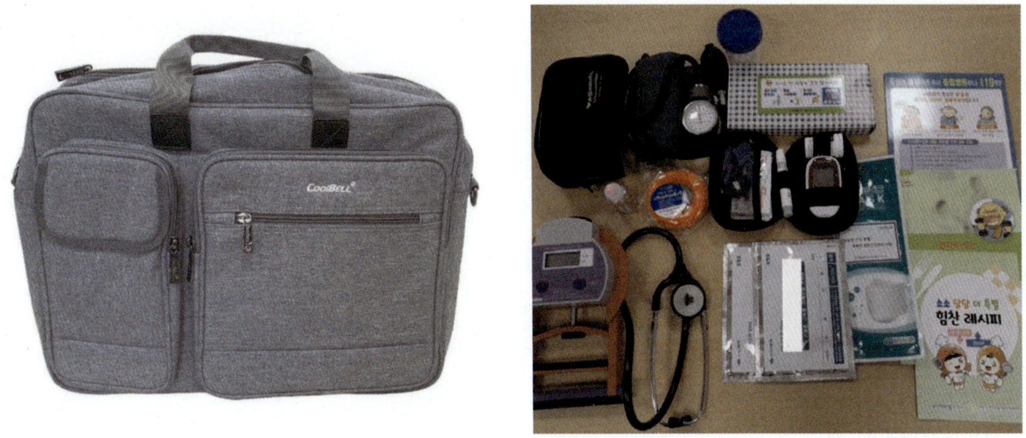

그림 6-15 방문가방 예시

요한 약품과 처치기구 및 검사 기구를 준비하며, 구체적으로는 다음과 같다(그림 6-15).

- 검사용구: 진공채혈관, 소변검사용 스틱, 시험관, 객담통, 소변컵 등
- 간호용품: 주사기(주사용, 혈액검사 채취용), 일회용 주사침, 증류수, 반창고, 붕대, 거즈, 면봉, 온수팩(hot bag), 설압자, 전지, 연고, 소독솜 등
- 드레싱용품: 드레싱용 멸균 소독용품, 드레싱 포, 소독캔, 지혈집게(hemostat), 집게(kelly), 의료용 가위(forcep), 가위, 장갑(소독, 일회용) 등
- 측정용구: 혈압기, 체온계, 청진기, 혈당측정기, 줄자 등
- 기타: 일회용 소독포, 필기도구, 가족건강기록부를 포함한 기록 서식 등

⑤ 방문활동의 장 · 단점

a. 장점

- 대상자는 본인의 집에서 서비스를 받으므로 건강관리실에 비해 긴장감이 덜하고 편안하게 느낀다.
- 가정방문을 통해 가족에 대한 전반적인 정보를 포괄적으로 수집할 수 있으며 가족의 상황에 맞는 교육과 상담을 제공할 수 있다.
- 대상자에게는 자신의 건강결정권과 통제력을 향상시키는 계기가 되며 지역사회간호사와 우호적인 관계를 증진시킬 수 있다.
- 거동이 불편한 대상자에게 서비스 제공의 기회와 접근성을 높여줄 수 있다.
- 가족자원 활용이 용이하다.

b. 단점

- 시간과 비용이 많이 소요된다.
- 간호 제공 시 건강관리실의 물품이나 기구들을 충분히 활용하지 못한다.
- 같은 문제를 가진 사람들끼리 서로 정보를 공유할 수 있는 기회가 적다.
- 대상자가 지역사회간호사의 방문에 대해 부담감을 느낄 수 있다.

- 교육이나 상담 중 전화나 다른 가족들로 인하여 산만하거나 혼란스러운 상황이 발생할 수 있다.

(2) 건강관리실 활동

지역사회간호사업의 많은 부분이 건강관리실에서 이루어지고 있다. 지역사회 건강관리실은 그 지역사회의 특징을 반영하여 지역사회 중심으로 운영되고, 많은 사람이 이용할 수 있도록 운영체계를 구축해야 한다. 지역사회간호사는 건강관리실을 찾아온 지역주민들에게 질병 예방, 조기검진, 조기치료, 재활 등의 다양한 서비스를 제공하고 있다.

① 건강관리실 형태

건강관리실은 지역사회간호사가 간호계획을 수립하고 실행하는 활동장소이다.

건강관리실은 고정되어 있는 건강관리실 형태와 이동 가능한 건강관리실 형태로 나눌 수 있다. 보건소의 가족보건실(모자보건실), 방문보건실, 건강증진실, 예방접종실, 결핵관리실 등과 지역사회 정신보건센터, 학교의 보건실, 산업장의 건강관리실 등은 고정되어 있는 건강관리실이며, 이동 건강관리실은 이동 버스 등을 이용하여 건강관리를 하는 경우이다.

② 건강관리실 설치장소

건강관리실은 지역주민에게 널리 알려지고 이용하기 편리한 곳에 설치되어야 한다. 모든 건강관리실은 지역주민의 상담이나 건강검진 시 비밀이 보장되어야 하며, 건강관리 대상자의 특성에 따라 배치하는 것이 중요하다. 예를 들어 보건소의 모자보건실은 채광이 잘 되는 1층이 적합하며, 산전관리실과 재활치료실은 계단을 오르내리는 불편감을 줄이도록 저층에 배치하고, 결핵관리실은 감염 가능성을 고려하여 예방접종실과 거리를 두는 것이 좋다.

③ 건강관리실 운영

a. 기구 및 물품관리

건강관리실에 비치할 기구 및 물품은 사용량과 예비수량을 고려하여 구입하고, 이동 건강관리실에서 소요되는 기구 및 물품은 감염관리와 효율성을 고려하여 일회용으로 준비하는 것이 편리하다. 기구나 기계의 사용, 소독방법, 소모품에 대한 관리와 준비과정 등은 함께 일하는 보건요원들과 의논하도록 한다.

건강관리실의 물품관리 절차는 주문, 보관, 출고, 관리 및 유지의 4단계가 있다.

- 물품주문: 이전 사용량을 참고로 현재 사용량, 예비수량을 고려하여 목록 작성, 청구양식 작성 후 주문한다.
- 물품보관: 물품보관소에 보관하며 매일 수량을 확인하고 물품대장과 일치시킨다.
- 물품출고: 출고목록을 기록, 유지하고 서명한 뒤 출고한다.
- 물품관리와 유지: 물품 사용과 관리방법을 주지하며 점검계획표와 점검표를 만든다.

b. **대상자관리**

지역주민이 이용하는 데 불편함이 없도록 건강관리실 이용절차를 안내해 준다. 지역사회간호사는 접수를 한 대상자의 건강상태를 사정한 뒤 필요에 따라 의사에게 의뢰하고, 의뢰 결과에 따라 검사실 등으로 안내한다. 또한 상담 및 지도, 다음 방문일정 등을 정하고, 제공된 모든 간호 내용과 건강교육 내용 등을 기록 · 보고한다.

c. **추후관리**

건강관리실 활동은 지속적으로 이루어져야 하므로 방문해야 할 대상자가 건강관리실에 오지 않았을 경우의 관리방법을 계획한다. 대상자와의 관계는 계속 유지하면서 대상자가 부담감을 느끼지 않도록 배려해야 한다. 대상자의 상황이 급하지 않을 경우에는 일주일 정도 기다렸다가 연락하고, 대상자의 상태가 중요하거나 즉각적인 조치가 필요할 때에는 다음날 가정방문한다.

④ 건강관리실 활동의 장 · 단점

a. **장점**

- 다른 활동에 비해 지역사회간호사의 시간과 비용을 절약할 수 있다.
- 비치된 다양한 비품, 기구, 소모품 등을 이용할 수 있다.
- 산만하지 않은 환경으로 건강관리에 집중할 수 있다.
- 특수한 상담 및 의뢰활동을 즉각적으로 실시할 수 있다.
- 같은 문제를 가진 대상자끼리 서로의 경험을 나눌 수 있다.

b. **단점**

- 대상자가 처한 상황을 직접적으로 파악하기 곤란하다.
- 건강관리실 방문이 불가능한 대상자는 접근성이 떨어진다.
- 대상자가 심리적으로 긴장하는 경우 자신의 문제를 솔직히 드러내지 않는다.
- 대상자의 실제 가정환경과 상황에 적합한 간호행위 시범을 보일 수 없다.
- 개별적인 공간확보가 안 되는 경우 상담이나 건강검진 시 비밀보장이 어렵다.

(3) 지역사회자원 활용 및 의뢰

지역사회자원이란 업무를 수행하는데 이용할 수 있는 인적, 물적, 정보 등을 포함한 모든 수단을 의미한다. 지역사회간호사는 지역사회자원을 적절히 활용하여 간호사업을 수행해야 한다. 따라서 지역사회간호사는 지역사회의 유용한 자원을 파악하고, 새로운 자원을 찾기 위한 노력을 항상 기울여야 한다. 지역사회자원을 활용할 때는 지역사회와 가까운 것, 이용하기 편리한 것부터 사용해야 하며, 기존의 자원목록을 정리하고 필요한 경우에는 즉시 사용할 수 있도록 해야 한다. 그러나 자원, 지식, 시간 부족 등으로 해결하지 못하는 문제는 다른 자원을 활용하거나 다른 전문가 또는 기관에 의뢰해야 한다.

① 자원의 종류

a. 가족과 지역사회의 자원

지역사회 간호문제를 해결하고자 할 때 활용할 수 있는 가장 좋은 자원은 가족과 지역사회가 가지고 있는 자원이다. 이는 쉽게 이용할 수 있으며, 스스로 자신들의 문제를 해결할 수 있도록 하는 데 큰 도움이 된다. 가족과 지역사회가 보유하고 있는 자원을 살펴보면 다음과 같다.

- 인적자원

가족 중에 가족의 건강문제를 해결하는 데 도움이 될 수 있는 사람이 누구인지를 찾아 그들을 교육하고 가족 간호인으로 활용할 수 있다. 또한, 지역사회가 가지고 있는 인적자원, 예를 들어 자원봉사자들을 찾아 목록을 만들고 이들을 활용할 수 있다.

- 물적자원

지역사회주민의 건강관리를 위한 건물, 시설, 도구, 기구 및 자료 등으로 보통 가정 및 지역사회에 이미 있는 것을 상황에 맞게 재조정하거나 재적응시킴으로써 문제해결에 활용할 수 있다.

- 사회적 자원

지역사회 내 각종 자조모임, 전문직업인단체, 자원봉사단체, 종교단체 등의 사회적 자원과 가족 및 지역사회의 건강에 대한 지식, 기술 수준, 지역사회 및 가족의 조직과 건강에 대한 가치관 등이 자원으로 활용된다. 이들의 건강지식과 기술 수준 정도, 건강정보 및 기술 습득방법 및 경로, 활용방법 및 활용능력 등을 파악하여 지식과 기술 수준을 향상시키는 데 적용할 수 있다.

- 경제적 자원

지역사회 간호사업에 필요한 경제적 자원은 건강문제의 종류, 지역사회 내의 기존 시설 이용 가능성 여부, 총 수입 및 재정적 책임 등에 따라 차이가 날 수 있다. 지역사회간호사는 가족 및 지역사회가 재정적 능력이 없을 경우 사회사업단체 등의 새로운 재원을 고려할 수 있다. 그러나 최대한 가족과 지역사회 자체가 해결하도록 유도하는 것이 좋다.

b. 지역사회간호사의 자원

가족 및 지역사회 건강문제 해결에 지역사회간호사는 매우 중요한 자원이다.

- 건강평가기술

지역사회간호사는 지역사회 및 가족을 관찰, 건강사정, 정보수집 등을 통해 분석, 평가한 후 그들의 건강문제 및 간호요구를 파악한다.

- 간호기술

지역사회 대상자의 요구를 숙련된 간호기술로 충족시킨다. 여기에는 분만 및 신생아 간호기술, 응급처치기술, 예방접종기술 등이 있다.

▪ 보건교육기술

지역사회간호사는 개인, 가족 및 지역사회의 건강행태를 변화시킬 수 있는 각종 보건교육 수단을 동원하여 건강과 관련된 교육을 한다. 예를 들어, 상담기술, 면접기술, 시범 및 지도 등이 이에 해당된다.

c. 기타 자원

우리 지역을 대상으로 지역사회 간호사업을 할 경우 우리 지역 이외의 다른 지역이나 단체에 있는 각종 자원을 의미한다. 공공기관 및 개인기관, 종합병원, 개인병원, 영리 및 비영리단체 등이 있으며 이를 지역사회간호사가 이용하기 편리하도록 목록을 만들어 활용한다.

② 자원활용의 효과

지역주민은 지역사회 자원활용을 통해 자원봉사의 개념을 터득하고, 지역사회간호사업과 관련된 다양한 정보를 습득함으로써 만족감을 갖고 지역사회 활성화에 기여할 수 있다. 또한, 지역사회간호사가 자원을 활용함으로써 인력, 시간, 비용을 절감할 수 있으며, 지역주민의 참여로 인한 이해가 증진되어 변화에 잘 대응할 수 있게 되고, 타 지역주민의 참여를 이끌어낼 수 있는 계기가 되기도 한다.

③ 자원의 활용 및 의뢰

지역사회간호사업을 효과적으로 운영하려면 지역사회간호사는 여러 종류의 자원을 이용하여야 한다. 이용 가능한 지역사회의 적절한 자원을 찾아서 연계하고 조정하여 적극적인 활용방안을 모색하고, 지속적으로 자원 개발을 위해 노력하는 것은 지역사회간호사업의 성패를 좌우하는 중요한 요인이다. 연계망을 구축하는 것은 전문직으로서의 문제를 규명 · 해결하고 아이디어를 증진하기 위해 자원을 발견하고 활용하려는 노력으로, 도움을 받는 것과 타인에게 필요한 도움을 제공하는 것을 포함한다. 자원을 유효적절하게 이용하기 위해서는 여러 보건자원에 대한 정보를 잘 정리해서 보관해 두었다가 필요시에 즉시 사용할 수 있도록 대비한다. 대상자를 의뢰할 때는 서비스 연계 의뢰 · 회신서(그림 6-16)를 작성하여 함께 보낸다.

a. 자원활용을 위한 준비

- 이용 가능한 보건자원을 파악하여 목록을 작성하고 보관한다.
- 각 보건사업의 목적, 적용 가능한 사업과 제한점을 파악한다.
- 간편하고 편리한 자원의 활용 및 의뢰방법을 결정한다.
- 의뢰 전에 먼저 대상자와 협의하여 대상자 스스로 의뢰 여부에 대한 결정을 할 수 있도록 한다.

b. 자원 서류철에 필요한 내용

- 자원의 명칭, 주소, 연락처
- 자원이 제공하는 사업의 목적 및 업무

방문 00 – 00호

의뢰 · 회신서

의뢰일자			결 재	전문인력	담 당	팀 장
대 상 자	성 명		주 소			
	주민등록번호		연 락 처			
	의뢰의견					
수 신 처	○○○과 ○○○팀			담 당 자		

상기 대상자를 의뢰하오니 ○월 ○일까지 처리 결과를 회신하여 주시기 바랍니다.

2022년 월 일

○○○보건소장

회신일자			담 당 자	
회 신	처리 결과			

의뢰한 대상자에 대한 처리 결과를 회신하오니 업무에 참고하시기 바랍니다.

2023년 월 일

○○○과

그림 6-16 의뢰 · 회신서

【출처】 보건복지부. 2023년 지역사회통합건강증진사업안내(방문건강관리); 2023.

- 접촉방법: 의뢰할 담당자, 담당자와 접촉 가능시간, 접촉하기 위한 방식(전화, 편지, 서식 등)
- 자원을 이용할 수 있는 대상범위 및 조건: 거주지역, 연령, 경제 상태 등
- 의뢰방법: 의뢰양식, 의뢰기관 이용시간(진료시간, 입원 가능 요일 등), 의뢰절차(입원절차 등)
- 의뢰하는 개인 및 기관 보고방법: 보고의 종류, 보고 횟수, 보고 양식 등

c. 의뢰 시 주의사항

- 의뢰하기 전 반드시 개인, 가족, 지역사회와 먼저 의논하여 대상자가 의뢰된다는 사실을 납득하도록 하며, 의뢰 여부에 대한 결정은 반드시 대상자 본인이 하도록 한다.
- 의뢰하기 전에 관련된 모든 사실을 파악한 후 의뢰하는 기관과 그 담당자를 접촉한다.
- 가능하면 먼저 연락하거나 개인적으로 방문하여 의뢰서에 필요한 정보를 기재한 후 개인, 가족에게 전달하여 직접 그 기관으로 가도록 한다.

- 개인이나 가족에게 의뢰하는 기관에 대해 설명을 해주고 필요한 정보를 제공한다.
- 위치를 정확하게 알려주고 담당자를 만날 시간과 장소를 정확히 알려 준다.
- 의뢰는 가능한 한 개개인을 대상으로 한다.
- 의뢰 직전에 대상자의 상태를 한 번 더 확인하도록 한다.

(4) 교육매체 활용

지역사회간호사는 대상자와 효과적인 의사소통을 하기 위해 다양한 의사소통매체를 활용한다. 지역사회간호사가 흔히 사용하는 일반적인 매체로는 전화, 서신, 전시 등이 있으며, 많은 대상자에게 빠른 시간 내 의사소통을 하기 위해 방송, 인터넷, 스마트폰, SNS(social network service) 등을 활용하고 있다.

① 전화

전화는 가장 광범위하게 이용되는 매체로 즉각적이면서도 쌍방향 의사소통이 가능한 매체이다. 시간과 비용 면에서 경제적이며, 서신 접촉보다 개인적이고 덜 사무적이어서 대상자의 부담감이 적다. 그러나 전화로는 가정상황에 대한 전반적인 파악이 불가능하다는 단점이 있다.

② 서신

서신을 통한 접촉방법은 약속 날짜를 어겼을 경우 다음 날짜를 알려줄 때 쓸 수 있으나 많이 사용하는 매체는 아니다. 서신은 비용이 저렴하고, 독립성 있는 대상자에게는 문제 해결을 위한 행동을 하도록 책임감을 느끼게 하는 장점이 있다. 그러나 직접 방문하거나 전화를 하는 방법에 비해 가정상황 관찰과 파악이 불가능하며 상호 대화를 통한 새로운 문제 발견의 기회가 없고, 수신인이 전달받았는지 확인하기 어렵다.

③ 전시

전시는 실물이나 모형을 이용하여 간접 경험을 하도록 하는 매체 활용방법이다. 보건소는 고혈압환자 식단, 당뇨병환자 식단, 노인의 이상적 권장 식단 등을 상시 전시하여 교육하고 있다.

④ 방송

방송은 빠른 시간에 새로운 지식이나 정보를 대상자에게 전달할 수 있고, 인쇄물과 같은 매체에 노출되지 않는 대상자에게 적합한 매체이다. 특히 감염병과 같은 긴급한 건강문제가 발생한 경우 적절한 매체로, 효율성이 매우 높다. 그러나 시간이 지나면서 기억이 상실되고 방송망의 활용이 번거로우며 비용문제도 발생한다.

⑤ 인터넷

인터넷은 홈페이지나 이메일로 정보전달 및 의사소통을 할 수 있는 매체로 보건교육이나 홍보를 위해 최근에 많이 활용되고 있다. 인터넷은 신속한 내용 전달이 가능하며 정보의 저장 및 관리가 용이하고, 원거리에서도 동일한 교육매체 활용이 가능하다. 단, 컴퓨터 활용이 불가능한 대상자에게는 적합하지 않다.

⑥ 스마트폰

스마트폰은 강력한 멀티미디어 기능이 있고 다양한 어플리케이션을 사용할 수 있으며, 사용자들의 필요에 의해 설치와 삭제가 자유롭고, 편리하게 휴대할 수 있다. 언제 어디서든 다양한 정보를 저장 · 확인 · 제작할 수 있으며, 이를 교육이나 상담의 매체로 활용할 수 있다. 다양한 교육용 어플리케이션을 통해 시간과 장소에 구애 받지 않고 손쉽게 정보 전달과 학습이 가능하다.

최근에는 보건소 및 보건의료기관에서 스마트폰 이용자들을 위한 보건교육 홍보매체로 QR코드(quick response code)를 많이 활용하고 있다. 스마트폰은 대상자에 따라 활용능력에 많은 차이가 있으며, 특히 노인 대상자는 스마트폰의 기능을 익히고 어플리케이션을 활용하는 데 제한이 있을 수 있다.

⑦ SNS 메신저

SNS 메신저를 이용하면 신속하게 많은 사람에게 내용을 전달할 수 있으며, 컴퓨터 활용에 대한 기술이 없어도 정보를 공유할 수 있다. 대상자들의 다양한 의견을 들을 수 있다는 장점이 있으나 잘못된 정보의 파급효과가 크며, 정보에 대한 판단력 부재, 정보보호의 문제 등이 있다.

(5) 건강상담과 보건교육활동

상담과 보건교육은 지역사회간호사가 개인 및 가족을 대상으로 건강에 관한 지식 습득과 태도 변화, 건강행위를 할 수 있는 환경을 조성하고, 당면한 건강문제를 해결하는 데 필요한 능력이 개발되도록 지원하는 활동이다.

① 건강상담

상담의 목적은 대상자가 자신의 문제를 인식할 수 있는 힘을 얻도록 하며, 문제 해결방안을 스스로 찾도록 도와주는 데 있다. 상담은 대상과 목적에 따라 다양한 단계로 나눌 수 있다. 일반적인 단계는 다음과 같다.

- 초기단계: 대상자와의 상호 신뢰감 형성과 경청하는 단계
- 중간단계: 상담의 목적 탐색과 대상자가 자신의 문제를 직면하는 단계
- 종결단계: 실천행동을 하도록 돕고, 실천 결과의 평가와 대상자의 긍정적인 변화에 대해 격려하는 단계

② 보건교육

보건교육은 개인이나 집단의 건강과 관련된 행동 변화를 유도하는 계획적인 학습 경험을 제공하는 과정이다. 개별 교육을 포함하여 토론회, 심포지엄, 패널토의, 시범, 분임토의, 역할극 등이 있다. 보건교육에 대한 구체적인 내용은 7장에서 자세하게 다룰 예정이다.

(6) 홍보활동

홍보(public relations, PR)란 개인이나 조직체가 그와 관계되는 공중(public)의 이해와 협력을 얻고자 커뮤니케이션의 수단을 통해 지향하는 목표를 전달, 이해, 설득하거나 공중의 의사를 반영하여 상호 우호적인 관계를 구축하는 것으로, 상호 간의 이해와 친선을 도모하기 위한 계획적인 커뮤니케이션 활동이다.

지역사회 간호사업 홍보활동이 올바르게 인식되기 위해서는 대중의 동의를 얻어야 하며, 반대로 동의를 얻지 못하는 경우 지역사회 간호사업은 존립의 위기를 가져올 수도 있다.

① 홍보활동의 방법

홍보방법은 크게 매체를 통한 홍보활동, 대면관계를 통한 홍보활동으로 구분할 수 있다.

a. 매체를 활용한 홍보

매체를 활용한 홍보는 사회적 가치나 행동 유형을 택하도록 촉구하는 장점이 있으며, 인쇄매체(신문, 잡지), 전파매체(TV, 라디오), 설치매체(옥외광고, 디스플레이), 온라인매체(이메일, 온라인 뉴스레터, SNS, 건강 관련 어플리케이션), 기타 매체(화보, DM) 등이 있다. 스마트폰은 기능이 점차 다양해지면서 좀 더 편하고 쉽게 대상자에게 홍보하고, 건강을 관리하는 데 사용될 수 있도록 발전하고 있다. 따라서 지역사회간호사가 홍보매체를 기획할 때는 사용 가능한 매체를 파악하고, 홍보 대상, 홍보 내용, 계절, 지역 등에 따른 홍보 노출 정도 등을 고려하여 매체를 선정한다.

b. 대면관계를 통한 홍보

대상자와 직접적인 접촉을 통해 홍보하고자 하는 내용을 전달하는 방식이며, 회의, 방문, 좌담회, 집회, 캠페인 등이 있다. 효과적인 홍보활동을 위해서는 과대 홍보를 피하고, 기획된 프로그램을 대상자에게 잘 이해시킬 수 있어야 한다.

(7) 지역주민 참여와 조직

① 지역주민 참여

지역사회의 가장 큰 자원은 주민이다. 지역주민 참여는 지역주민이 관심을 갖고 수행하는 프로그램 혹은 지역사회 간호활동에 참여하는 것을 의미한다.

지역주민 참여는 현실에서 어느 정도 한계를 보이고 있지만, 활발해진 시민운동과 시민단체의 증가, 복지요구의 증대, 지역사회 복지관과 민간기관의 증설, 자원봉사활동 등에 힘입어 지역사회 전반에서 중요하게 다루고 있다.

지역사회 참여의 의의를 구체적으로 살펴보면 다음과 같다.

- **자원의 확보:** 어느 국가나 지방자치단체도 지역사회의 모든 문제를 해결하는 데 충분할 만큼의 수단을 가지고 있지 못하다. 하지만 지역사회는 주민이 필요로 하는 기본적인 보건요구와 지역사회 발전을 실현하기 위한 필수적인 자원을 스스로 보유하고 있는 경우가 있다. 아무리 빈곤한 지역이라도 지역사회 고유의 전통과 역사, 정체성, 그리고 유형과 무형의 자

원과 역량을 가지고 있는데, 이를 활용하기 위해서는 주민의 참여가 필수적이다.

- **문제해결 가능성**: 지역사회주민은 그들을 둘러싸고 있는 문제에 대한 지식과 통찰력을 가지고 있다. 따라서 지역사회 참여를 통해 그들은 보다 나은 의사결정을 내릴 수 있다.
- **지역사회 공동체의 건설**: 지역사회주민들은 함께 일하고 무엇인가를 공동으로 성취하는 과정을 통해 공동체 정신이 만들어지며 이를 통해 지역사회 공동체를 형성할 수 있다. 공동체는 무한한 가능성을 가지며 공동체가 존재하는 지역사회는 건강하다고 할 수 있다.
- **주민의 권리**: 자신들의 삶에 영향을 미치는 의사결정에 참여하는 것은 주민의 권리이다. 따라서 지역사회 참여는 이를 실현하는 수단이다. 또한 이는 민주화에 부합하는 중요한 요소이며, 신뢰는 매우 중요한 사회적 자본으로서 다양한 편익을 낳는다. 지역사회 보건사업에 참여한 주민들은 보건사업서비스를 더 많이 이용하고 관심과 책임의식을 갖게 된다.
- **지역사회역량 강화**: 지역사회 참여는 주민의 신뢰와 역량, 협동의 기술과 능력을 구축시키고 증진시킨다. 그들은 자신의 문제에 대한 긍정적 해결책을 모색하고, 자신의 삶에 영향을 미치는 문제를 다룰 수 있다는 확신을 가지게 된다. 또한 사업을 계획하고 실행하는 방법을 배운다. 이를 통해 주민들은 개인뿐만 아니라 지역사회 전체 차원에서 도전에 극복할 힘을 기른다. 지역사회역량 강화는 지역사회기반 건강증진사업의 핵심요소이며, 이를 촉진하기 위한 다양한 실천적 전략들이 제시되고 있다.

a. 지역주민의 참여 수준

■ 과정 수준에 따른 분류

주민 참여는 지역사회주민이 관심을 갖고 수행하는 프로그램 혹은 활동에 지역사회구성원이 참여하는 과정으로 참여 수준에 따라 3가지로 분류할 수 있다. 첫째 수준은 제공되는 서비스와 시설을 이용하는 것이고, 둘째 수준은 외부기관에 의해 계획된 사업에 협조하는 것이며, 셋째 수준은 사업의 계획 및 운영에 참여하는 것이다.

■ 참여 결과에 따른 분류

참여 결과에 따라 실질적 참여와 형식적 참여가 있다. 보건사업과정을 분석해 볼 때 항상 실질적 참여를 주민 참여의 이상적 형태로 내세우지만 지역사회주민들은 보건사업 계획과 조정과정의 참여에서는 소외되고, 사업 시행과정의 참여에만 머무르는 경우가 많다. 그러나 보건사업의 시행과정뿐만 아니라 보건사업의 계획 및 조정과정에서 지역사회주민의 의사가 얼마나 반영되었는가에 따라 형식적 참여인가 실질적 참여인가를 구별하게 된다.

■ 주민의 주도 정도에 따른 분류

지역주민 참여는 지역보건의료체계의 보건의료인과 지역주민 간의 관계구조에서 파생되는 사회적 과정이다. 이러한 관계구조에서 지역주민이 보건사업의 과정에서 가지는 주도성에 따라 주민참여단계를 주도(initiative), 개입(involvement), 협력(cooperation), 협조(assistance), 동원(mobilization)의 5단계로 구분할 수 있다(표 6-21).

표 6-21 주민의 주도 정도에 따른 주민 참여단계

단계	주요 내용
주도	• 주민의 주도적 접근이 최고조인 형태로 주민 스스로의 자주 관리가 강조되는 단계이다. • 지역주민의 주도성이 강할수록 주민들이 보건사업의 계획과 조정, 평가에 개입하기를 요구한다.
개입	• 주민 측에서 개발사업과정이 공개되기를 주장하고 의사결정과정에 개입하려는 참여 형태이다.
협력	• 설득방식에 의한 주민 참여가 강조되는 형태로, 보건사업을 계획하고 조정하는 과정에서 주민들의 의사가 반영되도록 하는 단계이다.
협조	• 주민의 참여를 유도하나 보건사업의 계획과 조정과정이 제공자 측에 여전히 독점되어 있는 단계로 협력단계보다 강제성이 강화된 주민참여 형태이다.
동원	• 주민의 자발적 참여 정도가 아주 낮은 형식적이고 강요된 참여로서 주민에 대한 권한 이양의 정도가 가장 낮아 형식적 참여에 머물고 있는 단계이다.

【출처】 Arnstein, sherry R. A Ladder of citizen Participation. JAIP. 1969; 35(4):216–224.

■ 참여 유형에 따른 분류

주민 참여가 어느 정도까지 이루어질 수 있는가와 관련하여 Arnstein은 8단계의 모형을 제시하였다(표 6–22). 주민의 참여 수준에 따른 비참여 단계, 형식적·명목적 참여단계, 주민권력단계로 나누고 있으며 이들 각 단계마다 세부적 단계를 포함하고 있다. Arnstein이 제시한 주민권력단계에 도달하기 위해서는 정책의 계획과 조정과정에 주민의 의사가 제대로 반영될 수 있도록 제도적 장치 등이 필요하다. 이는 의사결정에 주민의 권한이 어느 정도인지에 따라 결정되며 사회의 민주화 정도와 연관성이 크다. 주민의 참여 통로가 많을수록 주민의 다양한 의견을 반영할 수 있는 기회가 증가하므로 주민의 참여 수준은 향상된다.

b. 지역주민 참여 활성화전략

■ 정보의 공개와 홍보

방송, 전시회, 마을신문, 포스터 등 다양한 형태의 주민 참여통로를 활성화하여 주민 참여를 촉진한다.

■ 여론의 정확한 수집 및 수용

주민의 의식과 생각을 직접적으로 주의 깊게 들을 뿐만 아니라 대상자의 기분이나 비형식적(informal)인 대화에도 주의를 기울인다. 설문조사, 조직적 면접, 공청회 등을 이용할 수 있다. 만약 주민들의 의견이 회환되지 않고 사장된다면 주민들은 보건사업에 대한 의견을 제시하지 않는다는 것을 명심해야 된다. 따라서 주민의 의견을 수렴하고 환류할 수 있는 정보체계가 있어야 한다.

■ 위원회의 활성화

위원회는 실질적인 주민대표기구이다. 위원회 구성 시 지역사회 내 각 집단별 대표성을 가진 주민대표들로 구성한다. 또한 취약집단의 의견을 반영할 수 있도록 지역 내 취약집단의 대표도 포함하는 것이 좋다. 지역사회 참여위원회에 기관장, 행정관료, 지역의 유지 등을 주요 구성원

표 6-22 Arnstein의 주민 참여 8단계

참여성격	참여단계	참여의 중심 내용
비참여단계 (degree of non participation))	1	조작(manipulate): 주민들의 정책지지를 이끌어내기 위한 의사결정자의 책략이 이루어짐 예: 주민교육, 설득, 계몽
	2	임상치료(therapy): 참여자를 치료의 수용자로서 제한시킴(동의하지 않는 자는 교육 또는 정보 제공 안 함)
형식적 · 명목적 참여단계 (degree of tokenism)	3	정보 제공(informing): 정보의 공유는 공공성이 중요하지만 이러한 쌍방향적 정보흐름보다 일방적 정보흐름이 주류를 이룸 예: 자료 제공, 문의에 대답
	4	상담(consultation): 조사, 대중조사, 집회, 공청회를 통한 방법으로 주민의 의견과 아이디어를 수렴하는 단계이며, 이에 대한 통제는 권력을 가진 자에게 있음
	5	회유(placation): 자문과 정책결정 또는 계획수립과정에서 주민의 참여를 허용하지만, 집행과 그 가능성의 판단은 여전히 권력을 가진 자에게 있음 예: 위원회를 통한 의견제시, 의견수렴
주민권력단계 (degree of citizen power)	6	협동(partnership): 주민과 정책결정자들의 협상을 통해 권력을 공유하면서 정책결정을 하며, 합동위원회를 통해 적극적인 주민의견을 투입할 수 있음
	7	권한위임(delegated power): 주민에게 일정한 정책대안이나 프로그램의 결정권을 이양함
	8	주민통제(citizen control): 참여의 최고단계로 주민이 기획, 정책입안, 프로그램관리 등 모든 업무를 관장함

【출처】Arnstein, sherry R. A Ladder of citizen Participation. JAIP. 1969; 35(4):216–224.

으로 포함시킬 경우 지역주민의 의견반영이 힘들 수 있다.

위원회의 활성화를 위해서는 초기단계에서 각 구성원이 위원회의 목적을 잘 이해하도록 하는 것이 중요하다. 위원회 구성원들은 다양한 배경, 처한 상황과 문제해결능력에 대한 정보를 상호 교환하며, 이때 지역사회간호사는 그들의 생각과 느낌을 지지하여 참여를 유도하고, 정보를 제공하며, 문제를 명료화시켜 위원회를 활성화하여야 한다. 위원회는 상호작용을 통한 활동을 평가하여 재계획 시에 반영해야 하며, 이러한 과정을 가시화하여 주민들에게 알려주어야 한다.

■ 자생적 주민조직의 활용과 조직

새로운 위원회를 조직하는 방법 외에도 이미 현존하는 조직을 파악하여 활용할 수 있다. 부녀회, 친목회, 봉사조직, 청년회, 공공조직, 민간조직 등이 해당한다.

■ 사회지도층의 적극적 참여

그 지역 지도층에 해당하는 지식인, 지역의 유지, 공식 지도자들이 항상 주민들과 협력관계를 유지할 수 있도록 적극적인 유도가 필요하다.

▪ 주민의식과 자질 고취

지역주민이 스스로 지역사회의 문제를 인식하고 해결방안을 제시할 수 있는 기회를 제공하여 주민의식을 고취한다.

▪ 다른 지역과 경쟁관계 유발

지역주민의 소속감을 활용하여 다른 지역과 선의의 경쟁을 통해 지역사회 참여를 확대할 수 있다.

c. 지역주민 참여에 대한 문제점과 장애요인

▪ 문제점

지역주민 참여의 문제점은 사업의 전문성과 능률성 저하, 시간과 비용의 소모, 지엽적 견해의 조장, 책임회피 또는 책임소재의 불분명, 주민의 참여회피 경향, 사용전략의 문제 등이 있다.

▪ 장애요인

지역주민 참여의 장애요인으로는 지역사회의 다양성과 집단의 대표성 부족, 관료주의, 보건행정가 · 보건의료인들의 동기화와 태도 부족, 제도적 장치의 부족, 주민 참여 역량 부족 등이 있다.

② 지역사회조직

지역사회조직의 활용은 발견된 지역사회문제를 해결하기 위해 지역주민의 협동, 협력의 실천과정을 통하여 주민 참여와 지역주민의 역량을 강화하고 지역사회 발전을 도모하기 위한 것이다. 기존 조직을 활용하거나 새로운 조직을 개발하여 활용할 수 있다.

특히, 지역사회간호사는 지역사회 간호사업을 수행할 때 지역주민이 자발적이고 적극적으로 참여하여 각종 조직을 개편 구성할 수 있도록 해야 한다. 지역사회간호사는 의사결정자의 역할이 아닌 촉진자로서의 역할을 해야 하며, 지역주민의 의사결정을 지지, 격려한다.

조직을 구성할 때는 다음 사항을 고려한다.

- 지역사회가 준비되었을 때 시작한다.
- 목적달성을 위한 능력과 자질이 있는 사람들로 단체를 구성한다.
- 민주적인 원칙에 따라 주민이 자발적으로 참여하도록 한다.
- 지역사회조직의 정책은 실질적이고 형식을 갖추어야 하며 합법적이어야 한다.
- 지역사회 주도권에 대한 충분한 이해와 신뢰가 있어야 하며 지역주민의 적극적인 참여를 유도할 수 있어야 한다.

a. 지역사회 조직화과정

- 보건위원회 등의 조직구성을 통하여 지역사회간호사업의 합법성 확보
- 지역주민의 요구도 사정을 위한 자료 수집과 분석
- 선정된 문제에 대한 정의와 관련된 주요 인물들의 인식과 반응 파악 및 문제 이슈화
- 지역사회의 실제적 자료 및 보건문제와 정치적 여건을 고려한 목표 설정

- 목표 실행을 위한 방법 계획
- 준비된 계획안 실행을 위한 관련 기관 승인, 홍보 마케팅 활동 전개
- 사업 결과에 대한 양적, 질적 평가자료 제시

b. **지역사회 조직화 활성화전략**

지역사회 조직화 활성화 방안은 다음과 같다.

- 주민 중심의 조직화: 지역주민의 요구에 즉각적으로 대응하여 문제를 해결하기 위해서는 지역주민 중심의 조직화를 전개해 나가야 한다. 주민이 리더가 될 수 있게 함은 물론, 문제 해결 전 과정에서 주민 참여가 보장된 의사결정과정이 마련되어야 한다.
- 단체의 특성과 규모에 맞는 조직화 전략 개발: 조직역량에 따라 조직화전략을 수립하여 사업 전개 시 힘이 분산되지 않게 한다.
- 인큐베이터로서의 역할 확대: 주민 스스로 문제를 해결할 수 있도록 교육, 훈련하여 독립성 등을 확보하는 조직으로 성장하도록 돕는다.
- 공익성을 가진 조직화: 조직의 공익성을 지향하여 지역주민이 지속적, 고정적으로 보다 많이 참여할 수 있도록 하여야 한다.
- 참여통로의 다양화: 지역주민이 다양한 단체활동에 적극적으로 참여할 수 있도록 참여통로의 다양화가 필요하다.

(8) 아웃리치 Outreach

아웃리치는 '지역주민에 대한 기관의 적극적인 봉사활동', '기관의 통상적인 중심 밖 커뮤니티에 있는 사람들에게 접촉하여 서비스나 조언을 제공하는 기관의 활동', '서비스가 필요한 곳으로 서비스를 가지고 나가는 것', '서비스에 접근할 수 없는 사람들에게 제공하는 활동'으로 비영리 활동이다. 즉 지역사회 아웃리치는 보건의료서비스에 대한 접근성이 낮은 위험군이나 관심 인구집단을 찾아내고, 건강문제의 원인과 문제 해결방법, 서비스 이용방법 등에 대한 정보를 제공하는 활동이다.

국내의 대표적인 지역사회 아웃리치 활동으로 민 · 관 · 학 · 경이 연합하여 위기청소년을 발굴하고 위기청소년에게 필요한 서비스와 정보를 제공하며 지역사회 내 유용한 자원 및 서비스를 연결하는 활동이 있다. 지역사회정신보건센터에서는 정신장애인의 사회적 적응을 위해 직업능력개발훈련기관과 협력하여 정신장애인의 직업훈련을 도모하고 있다. 국외의 대표적인 지역사회 아웃리치 활동으로 필리핀 등의 개발도상국에서 모자보건 수준을 향상시키기 위해 보건소에서 산모와 아이에게 다양한 보건의료서비스를 제공하고 있다.

(9) 위임 Delegation

위임은 관리자가 업무의 일부를 부하직원에게 분담하고, 분담한 업무의 성취를 위해 필요한 권한을 부하직원에게 주는 과정이다. 관리자가 조직을 능률적으로 운영하기 위해서는 업무 내용을 잘 파악한 후, 본인의 능력과 경험에 합당한 업무에만 전념하고 부하직원이 수행하여도 되는 업무는 과감하게 위임하는 것이 좋다. 지역사회간호사는 법에 보장된 간호사의 역할에 근거

하여 직접적인 보건업무를 수행하거나 다른 사람에게 수행하도록 한다. 올바른 위임을 위한 조건은 다음과 같다.

- 적합한 업무: 위임에 적합한 업무인지 고려한다.
- 적합한 환경: 사용 가능한 자원과 관련 요소를 고려한다.
- 적임자: 위임업무의 수행에 적합한 적임자인지 고려한다.
- 적절한 지시와 의사소통: 업무의 목적, 범위, 기대 정도를 포함하여 명확한 설명을 한다.
- 적절한 감독: 필요에 따라 적절한 모니터링, 평가, 중재, 피드백을 제공한다.

(10) 협력 Collaboration

협력이란 목표한 업무를 여러 사람이 소통하면서 서로의 부족한 부분을 충족시키거나 보완하며 동시에 추진해 나가는 의사결정과정이다. 즉 다른 역량을 보유한 전문가들이 가장 정확하고 효과적인 방법을 모색하고 적용하는 과정으로 구성원들 간 협력을 통한 팀워크 발휘가 중요하다.

지역사회간호사는 개인, 가족, 집단을 포함한 지역사회단위를 대상으로 다양하고 광범위한 역할을 수행해야 한다. 지역사회간호사의 실무현장은 정부의 중앙 부서에서부터 보건소, 보건지소, 보건진료소에 이르는 보건행정 분야와 학교, 산업장, 사회복지기관이나 각종 건강센터에 이르기까지 다양하다. 이러한 현장에서 지역사회간호사는 의사, 약사, 물리치료사, 사회복지사, 영양사, 다른 직종의 간호사 등의 보건의료 인력과 상호 유기적이면서 동반자적 관계를 구축하고 업무를 협력적으로 추진한다. 예를 들어 학교의 보건교사는 교의나 치과교의, 약사와 협력관계를 유지하면서 학교보건사업을 탄력적으로 추진하며, 산업장의 산업간호사는 위원회의 일원으로 산업보건의나 다른 요원들과 하나의 팀이 되어 역할을 수행한다.

3) 간호수행에 영향을 미치는 요소

지역사회간호사가 지역을 대상으로 중재를 시행하고자 할 때 여러 요소들이 수행단계에 영향을 미칠 수 있으므로 사전에 인지하여 사업을 진행하여야 할 것이다. 간호수행 시에는 관련된 지식과 기술 중에 가장 필수적인 것을 선정하여야 하며, 수행에 대한 책임을 규정하여야 한다. 또한 수행하는 데 있어서 장애요인을 확인하는 것뿐만 아니라 실제로 수행하는 데 필요한 환경이 제공되어야 한다. 이 외에도 계획단계에서 수립되었던 내용과 활동들을 실행하는 것 등이 포함된다.

(1) 필요한 지식 및 기술 선정

지역사회 간호수행을 할 때 영향요소에는 계획을 수행하는 데 필요한 지식과 기술을 선정하는 것이 포함되며, 이러한 전문적인 부분을 수행할 수 있는 적절한 인력이나 담당자를 선정해야 한다. 지역사회 특성에 맞추어 간호수행에 참여하는 간호사는 다른 중재자가 지니지 못한 지식과 기술을 갖추어야 한다.

예를 들면, 섭취가 제한된 당뇨식이 대상자를 돕기 위해 한정된 예산으로 식단을 개발하는 기술과 영양에 대한 지식이 필요하다. 성적으로 활발한 청소년들의 성교육을 위해서는 피임방법과 청소년의 발달에 대한 지식뿐만 아니라 훌륭한 대인관계기술 등이 필요하다.

(2) 책임규정

지역사회간호를 수행하기 위해 여러 인력의 활동영역과 책임 한계를 명확히 하며, 필요한 여러 책임을 규정하는 것이 필요하다. 간호계획의 수행에 대한 책임은 지역사회간호사에게 있다. 대상자를 도와줄 수 있는 다른 기관으로 의뢰하거나 다른 사람에게 임무를 위임할 때도 책임이 수반된다.

① 의뢰

다른 기관으로의 의뢰는 계획을 수행할 수 있는 또 다른 방안이다. 간호사는 의뢰에 영향을 주는 어떤 상황적인 제한이나 대상자의 서비스 적격성 또는 대상자의 의뢰 수용성 등을 고려해야 한다. 또한 대상자에게 필요한 정보 및 의뢰기관을 제공하고 의뢰의 효율성을 추구해야 한다.

② 위임

효과적으로 업무를 위임하기 위해 지역사회간호사는 정확하게 무엇이 필요한지 확인하고, 성취될 결과에 우선순위를 정해야 한다. 그 후 적절한 위임에 필요한 업무를 진행한다. 위임의 적합성에 대한 결정은 법률적인 면, 직무기술, 문화의 다양성, 위임을 받는 자의 능력 및 취약점 등을 고려하여야 한다.

(3) 장애요인 확인 및 수정

지역사회 간호수행에 방해가 될 수 있는 장애요인을 확인하고 장애요인을 수정 · 보완해야 한다. 수행에 적합하다고 선택한 중재방안이라도 간호문제를 해결하는 과정에서 장애요인이 확인될 수 있다. 그러므로 계획단계에서 예상치 못했거나 수행과정에서 발생한 장애가 있다면 다시 조사하는 것이 필요하다.

예를 들어, 간호계획 단계에서 대상자를 위하여 적절한 운송수단을 선정해 놓았지만 그 교통수단이 사고로 수리가 필요한 상황에 놓일 수 있다. 이러한 경우 수리를 하는 동안 그 교통수단을 이용할 수 없게 되므로 지역사회간호사는 계획이 수행될 수 있도록 다른 교통수단을 찾는 등 수정보완조치가 필요하다.

(4) 적절한 환경 제공

적절한 환경은 대상자의 안위나 안전을 유지하고 수행하는 데 필요한 시간, 인원, 도구 등을 포함한 자원들을 제고하는 것과 관련되며, 적절한 환경이 제공되는 수준이나 정도가 간호수행에 영향을 끼친다.

예를 들어, 병상에 누운 환자를 목욕시키는 경우 목욕 시간은 대상자의 스케줄을 고려하여 조정하고, 대상자의 안위를 유지하기 위해 체온을 유지해야 한다. 또한 목욕을 받는 대상자는 목욕 서비스와 함께 물리치료사의 서비스가 필요할 수 있다. 이와 같이 침상목욕을 수행하기 위하여 시간, 물리적인 환경, 인력 등이 갖추어진 적절한 환경이 제공되어야 한다. 또 다른 예로, 노인 대상자의 낙상을 예방하기 위해 보행기가 필요하다면 간호사는 가족에게 그것을 얻도록 도와주는 것이 적절한 환경을 제공하는 것이다.

(5) 계획된 활동 수행

간호문제에 근거한 간호진단을 내리고 그에 따라 계획된 활동을 수행하는 것은 지역사회 간호수행단계에 영향을 미친다. 수행단계에서 지역사회간호사는 지역사회가 업무와 관련된 목표를 선택하고 달성하도록 돕는 적합한 전문가로 활동할 수 있다. 이때 간호사는 건강문제의 종류와 그 지역사회의 결정능력, 그리고 전문가적 · 개인적 선호에 따라 간호중재자, 교육자, 촉진자, 옹호자, 분석자, 기술적인 전문가나 조언가로서의 역할이 필요하며, 분명하고 확실한 의사소통기술을 필요로 한다.

5. 지역사회 간호평가

평가란 사업에 관한 의사결정을 지원하기 위해 체계적으로 정보를 수집, 분석, 보고하는 과정이다. 의사결정을 지원한다는 것은 평가가 반드시 사업의 개선이라는 목적의식을 가지고 행해지는 것으로, 평가의 결과는 사업관계자들이 보다 효과적으로 행동하거나 의사결정하도록 활용되어야 한다는 것을 의미한다. 또한 체계적이라는 말은 평가가 일회적이거나 단편적인 행위가 아니라는 것을 뜻한다. 즉, 새로운 사업기획을 하는 데 있어 관습대로 사업을 준비할 것이 아니라 기존 사업의 평가 결과를 활용하여 새로운 사업계획의 의사결정을 하여야 한다. 건강 수준의 변화라는 목표를 달성할 수 있도록 사업의 과정 중에 주기적으로 성과를 분석하고, 전체 사업 목표달성에 각 부분의 활동이 어떻게 기여하고 있는지를 체계적으로 분석함으로써 효용가치가 높아진다.

평가의 목적은 일반적으로 다음과 같다.

- 목적달성의 정도를 알기 위해
- 사업의 효과나 효율을 판정하기 위해
- 사업의 개선방안을 찾기 위해
- 사업 책임을 명확히 하기 위해
- 건강, 건강결정요인, 보건사업에 대한 새로운 지식을 획득하기 위해

1) 평가 내용

평가 내용은 목적에 따라 상이하지만 일반적으로 다음의 5가지 영역을 평가한다.

- What: 사업활동의 기술
- So What: 사업 결과
- Why: 사업의 성공과 실패에 대한 이유
- Now What: 사업의 미래
- Then What: 평가 결과의 활용

2) 평가범주

평가 내용은 평가계획 시 명확하게 제시되어야 하며 그에 따라 다음과 같이 평가할 수 있다.

(1) 체계모형에 따른 평가

- **사업의 성취도**: 설정된 목표(하위목표)가 제한된 기간 동안 어느 정도 도달되었는지 목표달성 정도를 파악하는 것으로 측정 가능한 용어나 숫자로 제시하면 편리하다.
- **투입된 노력**: 투입된 인적 · 물적 자원의 소비량을 보는 것으로, 간호팀(지역사회간호사, 자원봉사자 등)이 사업을 위해 어느 정도 노력했는가를 측정하는 것이다. 간호사업을 위해 제공한 시간이나 가정방문 횟수, 자원동원 횟수 등을 말한다.
- **사업의 진행 정도**: 수행계획에 기준하여 내용 및 일정에 맞도록 수행되었는지 혹은 되고 있는지를 파악하는 것으로, 잘 수행되지 않았으면 원인을 분석하여 계획을 변경하거나 원인을 제거하도록 한다.
- **사업의 적합성**: 투입된 인적 · 물적자원의 충족 여부를 파악하는 것으로, 투입된 모든 사업의 실적을 산출하고 지역사회요구량과의 비율을 계산한다.
- **사업의 효율성**: 투입량에 대한 산출량을 보는 것으로, 인적 · 물적자원을 비용으로 환산하여 그 사업의 단위목표량에 대한 투입비용이 어느 정도인가를 산출한다. 즉, 투입된 노력에 대해 목표달성 정도를 대비하여 평가하는 것이다.

(2) 투입-산출모형에 따른 평가

① 구조평가

사업에 투입되는 자원의 적절성을 평가하는 것(input evaluation)으로, 사업인력의 양적 충분성과 사업 수행에 필요한 전문성의 확보, 시설 및 장비의 적절성, 사업정보의 적정성에 대하여 평가하는 것이다.

② 과정평가

과정평가(process evaluation)를 통하여 평가하는 내용은 다음과 같다.

- 첫째, 목표 대비 사업의 진행 정도
  - 사업일정표와 비교하여 사업이 계획한 대로 진행되고 있는가?
- 둘째, 사업자원의 적절성과 사업의 효율성
  - 자원(인력, 시설, 장비, 정보 등)과 예산은 제대로 지원되고 있는가, 효율적으로 진행되고 있는가(자원의 양적 충분성, 자원의 질적 수월성, 자원의 활용 정도, 지원관리체계의 적합성, 예산의 충분성, 집행시기의 적절성, 예산 사용지침의 준수 여부 등)
- 셋째, 사업 이용자의 특성
  - 이용자의 특성은 무엇인가?
  - 목표집단이 사업에 참여하는가?
  - 이용의 형평성이 보장되고 있는가?
- 넷째, 사업전략 및 활동의 적합성과 제공된 서비스의 질
  - 서비스의 질 수준이 확보되어 있는가?
  - 사업을 더 효율적 · 효과적으로 만들기 위해 변화해야 할 사업 내용이 확인되었는가?
  - 사업목표 수정과 필요성 여부가 확인되었는가?

③ 결과평가

결과평가(outcome evaluation)는 사업의 종료 시 사업효과를 측정하기 위한 것이며, 결과평가에서는 다음과 같은 내용에 관심을 갖고 평가한다.

- 사업의 목적과 목표를 달성하였는가?
- 사업에 의해 야기된 의도되지 않은 결과는 없는가?
- 사업이 사회적 형평성의 달성에 기여하고 있는가?
- 조직과 지역사회의 문제 해결역량이 강화되었는가?
- 사업의 전략이 얼마나 효과적인가?
- 사업의 가능한 대안은 무엇인가, 다른 대안과 비교할 때 사업이 얼마나 효과적인가?
- 다른 상황에서 사업이 얼마나 효과적일 것인가?
- 사업을 지속하거나 확대할 필요가 있는가?

즉, 결과평가는 건강 수준의 변화나 조직 및 지역사회의 변화 정도를 측정하는 것이다.

3) 평가절차

평가과정은 체계적인 절차로 이루어져야 한다. 평가과정은 계획단계에서 이미 평가계획을 수립하고 목표 설정에 근거한 평가기준이 마련되어야 하며, 평가단계에서는 계획단계에서 마련된 평가계획대로 평가기준을 가지고 시행하는 것이다.

이러한 평가절차를 구체적으로 설명하면 다음의 단계를 거친다.

(1) 평가 내용과 측정 기준의 설정

평가하고자 하는 내용(대상)과 측정기준을 설정하는 것으로 목표 수준과 일치하여야 한다. 이미 계획단계에서 마련된 평가 내용과 기준을 확인하는 것이다.

(2) 평가자료의 수집

평가에 필요한 관련 정보와 자료를 수집한다.

(3) 설정된 목표와 현재 상태의 비교

목표 수준과 현재 도달한 상태를 비교한다.

(4) 목표도달 정도의 가치판단과 분석

실제적으로 도달한 목표 수준의 성취 정도를 파악하고 성패에 대한 요인을 분석하는 것이다. 이와 함께 간호사는 평가의 충분성, 효율성, 적절성, 그리고 비용효과성을 확인하기 위하여 다음을 질문할 수 있다(Nies & McEwen, 2015).

- 간호사정이 충분했는가?
- 계획이 불충분한 사정에 근거를 두지는 않았는가?
- 계획은 대상자의 충분한 참여를 허락했는가?

- 중재는 이용 가능한 자원 측면에서 현실적이었는가 또는 비현실적이었는가?
- 계획은 예방의 모든 단계를 고려하였는가?
- 진술된 목적과 목표는 성취되었는가?
- 참여자는 중재에 만족하였는가?
- 계획은 전체 집단과 간호사의 지식 수준을 발전시켰는가?

(5) 재계획 수립

평가 결과에 따라 사업의 진행 여부, 개선사항을 반영하여 추후의 사업 진행 방향을 정하고 의사결정을 한다.

4) 평가 결과의 활용

지역사회 간호사업의 평가 내용이 평가 자체에 머물지 않고 실제로 활용될 수 있도록 지역사회간호사는 다음의 사항을 염두에 두고 평가를 진행한다.

- 이해 당사자의 참여: 평가 초기단계부터 주요 이해 당사자를 평가에 포함시킨다.
- 보고서 작성: 짜임새 있는 보고서 작성을 통해 사업의 성과를 간단명료하고 이해하기 쉽게 제시한다.
- 사업 성과의 확산: 사업을 통해 성취한 내용과 달성한 결과물을 여러 경로와 다양한 방식으로 많은 사람들에게 알린다.
- 사업 개선에 활용: 평가 결과가 다음 사업을 개선하거나 새로운 사업을 기획할 때 반드시 활용될 수 있도록 한다.

3절 오마하체계의 개요 및 적용

1. 오마하체계의 개요

오마하체계(Omaha System)는 문제분류틀, 중재틀, 결과에 대한 문제등급척도의 3가지 주요 요소로 구성되어 있고, 서로 연계성이 있으며 신뢰도, 타당도가 인정된 시스템이다. 오마하체계는 대상자의 간호요구와 강점을 사정하고, 중재 및 대상자의 간호결과를 측정할 수 있도록 간단하면서도 포괄적인 접근방법을 적용하고 있기 때문에 다학제적 현장의 실무자들이 공통된 용어로 사용하고 있다.

문제분류틀(problem classification scheme)은 대상자문제나 간호진단목록으로 지역사회 진단 시 활용되고, 중재틀(intervention scheme)은 간호사가 대상자에게 서비스를 제공할 수 있게 하는 간호활동목록이며, 결과에 대한 문제등급척도(problem rating scale for outcomes)는 특정 문제나 간호진단과 관련된 대상자의 경과를 측정하기 위한 평가도구이다.

1) 문제분류틀

문제분류틀은 대상자의 건강 관련 문제를 규명하기 위해 고안된 포괄적이고, 순서적이며, 상호 배타적인 분류법이다.

(1) 영역

첫 번째 수준은 환경, 심리사회, 생리 및 건강 관련 행위 등 4개의 영역으로 구분된다.

① 환경(environmental)영역: 대상자, 가정, 이웃 및 광범위한 지역사회의 물질적 자원과 물리적 환경을 말하며, 대상자의 건강상태, 건강행위, 생활 유형에 영향을 미치는 중요한 문제를 포함한다.

② 심리사회(psychosocial)영역: 행위, 감정, 의사소통, 관계, 발달의 양상을 말하며 개인, 가족, 지역사회 간 관계를 나타내는 문제를 포함한다.

③ 생리(physiological)영역: 생활을 유지하는 기능과 과정을 말하며, 일반적으로 가족보다는 개인의 신체건강상태에 초점을 둔 문제를 포함한다.

④ 건강 관련 행위(health related behaviors)영역: 안녕상태의 유지 · 증진, 회복 향상 및 질환의 위험요인을 감소시키는 행위를 포함한다.

(2) 대상자문제

두 번째 수준은 영역별로 환경영역 4개, 심리사회영역 12개, 생리영역 18개 및 건강 관련 행위영역 8개 등 총 42개의 대상자문제로 구성되어 있으며, 전체 목록은 부록 2를 참고한다.

(3) 문제별 수정인자

세 번째 수준은 문제별 수정인자로 대상자와 문제의 심각도로 구분한다. 대상자는 개인, 가족, 지역사회 3가지로 구분하고, 심각도는 건강증진, 실제적 결핍 또는 손상, 잠재적 결핍 또는 손상 3가지로 구분하며 각 수정인자 중 한 가지씩을 선택한다.

(4) 증상과 징후

네 번째 수준은 문제에 대한 구체적인 증상과 징후이다. 증상은 대상자나 가족, 친지 등에 의해 보고된 대상자 문제의 주관적 증거이고, 징후는 지역사회간호사나 가족, 이웃, 친지 등 기타 건강관리제공자에 의해 관찰되는 대상자문제의 객관적 증거이다. 한 문제의 증상/징후가 다른 문제의 증상/징후로 반복되는 것은 적절하지 않다. 표 6-23은 오마하체계의 문제분류틀을 적용한 예이다.

표 6-23 오마하체계의 문제분류틀 적용의 예

영역	문제	수정인자	증상과 징후
건강 관련 행위	신체활동	대상자-개인 심각도-잠재적 결핍/손상	좌식 생활 부적절한/비지속적인 운동 연령/신체적 상태에 대한 운동의 부적절한 형태/양
환경	위생	대상자-지역사회 심각도-잠재적 결핍/손상	더러운 주거공간 부적절한 식품보관/처리 곤충/설치류 악취 부적절한 식수 공급 부적절한 오물처리 알레르기요인 감염원/오염원 곰팡이 있음

2) 중재틀

중재틀은 실무자의 행위와 활동을 묘사하기 위해 사용된 포괄적이고 순서적이며 상호배타적인 분류틀로서, 세 가지 수준의 전문적인 활동 또는 행위로 구성된다.

(1) 범주

첫 번째 수준은 중재의 4가지 범주로 교육 · 안내 · 상담, 치료 및 절차, 사례관리, 감시이며, 구체적인 설명은 표 6-24와 같다. 같은 수준에서 설명되는 용어들은 위계적 순서를 의미하는 것이 아니며, 각각은 동등하게 중요하다. 42개의 문제 각각에 대한 대상자 중재로 4개의 범주를 모두 또는 선택하여 사용할 수 있으며, 각 중재에 항상 4가지 범주가 모두 포함되어야 하는 것은 아니다.

표 6-24 중재틀

범주	정의
교육 · 안내 · 상담	• 정보와 자료를 제공하는 활동과 자가간호 및 대응에 필요한 행동과 책임을 격려하고, 의사결정과 문제 해결을 돕기 위해 개인/가족/지역사회를 지지하는 활동
치료 및 절차	• 개인/가족/지역사회의 증상/징후를 예방, 감소, 완화하기 위한 상처간호, 검체수집, 저항운동, 약물처방과 같은 기술적인 활동
사례관리	• 조정, 옹호, 의뢰 등 서비스 제공을 원활하고 확실하게 하는 활동들, 자기주장 촉진, 개인 · 가족 또는 지역사회가 적절한 자원을 활용할 수 있게 안내하고, 보건의료제공자들 사이에 의사소통을 증진하는 활동
감시	• 주어진 상황이나 현상과 관련된 개인/가족/지역사회의 상태를 확인하기 위한 탐지, 측정, 분석 및 모니터링과 같은 활동

(2) 대상

두 번째 수준은 간호행위의 목표에 대한 내용으로 75개의 대상(targets)과 기타로 구성되어 있으며 표 6-25와 같다. 첫 번째 수준에서 선택한 범주에 따라 수행하고자 하는 간호행위에 대한 목표로서 대상을 선택하여 연계하는 것이 두 번째 단계이다. 대상은 4개 범주에서 각각 사용될 수 있다. 예로 '순환'의 문제에 대해 교육 · 안내 · 상담 범주에서 증상/징후-생리적 측면의 대상을 선택할 수 있는데, 증상/징후-생리적 대상은 치료 및 절차 범주와 감시의 범주에서도 자주 사용되는 대상이다.

표 6-25 중재틀의 대상

대상(targets)	
• 해부/생리(anatomy/physiology)	• 영양관리(nutritionist care)
• 분노관리(anger management)	• 작업치료(occupational therapy care)
• 행동수정(behavior modification)	• 장루관리(ostomy care)
• 방광간호(bladder care)	• 기타 지역사회자원(other community resources)
• 애착/결속(bonding/attachment)	• 준전문가/보조원의 돌봄(paraprofessional/aide care)
• 장간호(bowel care)	• 개인위생(personal hygiene)
• 심장간호(cardiac care)	• 물리치료(physical therapy care)
• 돌봄/양육기술(caretaking/parenting skills)	• 체위(positioning)
• 석고붕대간호(cast care)	• 식이관리(dietary management)
• 의사소통(communication)	• 훈련(discipline)
• 지역사회 근로자 방문서비스(community outreach worker services)	• 드레싱교환/상처간호(dressing change/wound care)
	• 내구성 있는 의료장비(durable medical equipment)
• 간호의 연속성(continuity of care)	• 교육(education)
• 대처기술(coping skills)	• 고용(employment)
• 주간보호/일시적 위탁(day care/respite)	• 생애말기간호(end-of-life care)
• 투약관리(medication administration)	• 환경(environment)
• 투약조정/지시(medication coordination/ordering)	• 운동(exercises)
• 투약처방(medication prescription)	• 가족계획(family planning care)
• 투약준비(medication set-up)	• 식이절차(feeding procedures)
• 운동성/이동(mobility/transfers)	• 재정(finances)
• 간호(nursing care)	• 보행훈련(gait training)

(계속)

표 6-25 중재틀의 대상 (계속)

대상(targets)	
• 유전(genetics) • 성장/발달간호(growth/development care) • 가정(home) • 집안일/가사돌봄(homemaking/housekeeping) • 감염 예방(infection precautions) • 상호작용(interaction) • 통역/번역서비스(interpreter/translator services) • 검사소견(laboratory findings) • 법체계(legal system) • 의료/치과간호(medical/dental care) • 약물의 작용/부작용(medication action/side effects) • 레크리에이션 치료(recreational therapy care) • 이완/호흡법(relaxation/breathing techniques) • 호흡기간호(respiratory care) • 호흡기 치료(respiratory therapy care) • 휴식/수면(rest/sleep) • 안전(safety) • 검진절차(screening procedures) • 질병/상처간호(sickness/injury care)	• 정신적/정서적 증상/징후(signs/symptoms–mental/emotional) • 신체적 증상/징후(signs/symptoms–physical) • 피부간호(skin care) • 사회복지/상담간호(social work/counseling care) • 검체수집(specimen collection) • 말하기와 언어치료(speech and language pathology care) • 영적간호(spiritual care) • 자극/양육(stimulation/nurturance) • 스트레스관리(stress management) • 물질남용 중단(substance use cessation) • 공급품(supplies) • 지지그룹(support group) • 지지체계(support system) • 교통수단(transportation) • 안녕(wellness) • 기타(other)

【출처】 Martin, KS. The Omaha System: A Key to Practice, Documentation and Information Management(2nd ed.). St. Louts: Elsevier; 2005.
박인혜 외. 오마하체계 입문. 현문사; 2018.

(3) 구체적 정보

세 번째 수준은 대상자에 대한 구체적인 정보로 실무자가 작성하는 계획 또는 중재의 세부적 진술이다. 이를 적절하게 사용함으로써 문서화하는 시간을 단축할 수 있으며, 중요한 문제와 중재를 확인하고 체계적인 중재를 제공할 수 있다.

환경영역의 수입문제에 대한 중재틀 중 교육 · 안내 · 상담 범주는 표 6-26과 같다.

표 6-26 환경영역의 수입문제에 대한 중재틀의 예

범주(category)	대상(targets)	대상자의 구체적 정보(client specific information)	
교육 · 안내 · 상담	행동수정	a. 중독행위 b. 도박	c. 충동적 소비 d. 기타
	재정	a. 위기중재/단기계획 b. 장기계획/의사결정 c. 예산	d. 지역사회자원 e. 가족 자원 f. 기타
	기타		

【출처】 Martin, KS. The Omaha System: A Key to Practice, Documentation and Information Management. 2nd ed. St. Louts: Elsevier; 2005.

3) 결과에 대한 문제등급척도

결과에 대한 문제등급척도는 3개의 개념 즉, 지식, 행위, 상태를 5점 Likert 척도로 측정한다(표 6-27). 척도는 대상자가 알아야 하는 것(지식), 대상자가 해야 하는 것(행위), 그리고 대상자가 어떠한지(상태)에 영향을 주는 특정한 문제와 관련된 대상자 및 실무자들의 상호작용에 기반을 두고 있다.

표 6-27 결과에 대한 문제등급척도

	개 념	1	2	3	4	5
지식	정보를 기억하고 해석하는 대상자 능력	지식 없음	최소한의 지식	기본 지식	적절한 지식	월등한 지식
행위	상황 혹은 목적에 맞는 관찰 가능한 반응, 활동, 행동	적절하지 않음	약간 적절	적절하나 일관성 없음	대체로 적절	일관성 있게 항상 적절
상태	객관적, 주관적 정의 특성과 관련된 대상자의 상태	극히 심한 증상/징후	심한 증상/징후	중등도의 증상/징후	최소한의 증상/징후	증상/징후 없음

① 지식: 지식 하위등급의 목적은 대상자가 얼마나 잘 이해하고 있느냐를 결정하는 것이다.
② 행위: 행위 하위등급의 목적은 대상자 행위, 성과, 그리고 기술을 평가하기 위한 것이다.
③ 상태: 상태 하위등급의 목적은 대상자의 상태 또는 환경이 향상되었는지, 안정되었는지 또는 더욱 악화되었는지를 결정하기 위한 것이다.

입원(등록) 시 지식, 행위, 상태의 심각도는 그 이후 또는 퇴원(종료) 시 대상자의 상태와 환경을 비교 대조하기 위해 사용할 수 있다.

2. 오마하체계 적용 사례

지역사회 내 질병전파를 감소하기 위하여 오마하체계를 적용한 간호과정 사례(표 6-28)와 방문간호대상자를 중심으로 오마하체계를 적용한 사례(표 6-29)는 다음과 같다.

표 6-28 오마하체계 적용 사례 1

코로나바이러스감염증 19 발생: 지역사회 내 질병전파 감소

인구 129,000명인 일 지역사회에서 코로나바이러스감염증 19가 유행하고 있는 상황으로 2021년 1~7월 사이 529명이 발생하였고 4명이 사망하였으며, 7월 현재 일 평균 941명이 PCR 검사를 받았고 이 중 확진자는 일 평균 4명임.

7월 26일 현재 871명이 PCR 검사를 받았고, 3명이 확진되어 확진율은 0.3%임. 확진자 동선이 있는 6개 업체에 대해 방역소독을 실시하였고, 역학조사 411명, 모니터링 396명, 의료용품 지원 37건, 이송 3건 및 3건에 대해 사례분석을 실시하고 있으며, 격리중인 대상자는 514명으로 국내 발생 445명, 해외입국자 69명임.

질병관리청에서는 모든 모임과 행사를 자제하고 밀폐 밀집 밀접 시설 이용을 삼가는 사회적 거리두기를 강조하고 있으며, 의심 증상이 있으면 신속히 검사하도록 하고, 손씻기, 기침예절 등 감염 예방을 위한 교육을 여러 미디어를 활용하여 홍보 및 주기적으로 시설을 소독하고 있음.

그러나 일부에서는 사회적 거리두기를 이행하지 않거나 자가격리를 하지 않는 등 방역지침이 충분히 이행되지 않는 상황으로 지속적인 홍보가 필요함. 현재 1차 예방접종자는 111,328명으로 86.04%, 2차 예방접종자는 30,159명으로 23.31%를 보이고 있음. 지속적인 사회적 거리두기로 많은 사람들이 우울감을 호소하고 있음.

<table>
<tr><th colspan="4">문제분류체계</th><th colspan="2">중재체계</th><th rowspan="2">결과에 대한 문제등급척도</th></tr>
<tr><th>영역</th><th>문제</th><th>수정인자</th><th>증상/징후</th><th>범주</th><th>대상(대상자의 구체적 정보)</th></tr>
<tr><td rowspan="4">생리적</td><td rowspan="4">전염성/감염성 상태(우선순위 높음)</td><td rowspan="4">지역사회/실제적</td><td rowspan="4">• 발열
• 만연(질병유행)
• 기침
• 선별검사 양성
• 감염관리법을 따르지 않음
• 불충분한 면역</td><td>교육, 안내, 상담</td><td>• 해부/생리(질병과정, 전파, 감염의 근거들)
• 행동수정(건강증진을 위한 선택, 개인생활양식 인식/변화, 전파 예방을 위한 좋은 방법 사용)
• 교육(학생, 직원을 위한 제한, 전파 위험 저하)
• 감염 예방(손씻기, 올바른 개인위생 기술, 청결한 환경, 마스크, 장갑 등과 같은 보호구 착용, 보고절차, 사회적 거리두기)
• 검사소견(검사 결과 해석)
• 신체적 증상/징후(발열, 기침, 두통, 근육통, 인후염, 마각 또는 후각상실, 코막힘 또는 콧물, 메스꺼움, 설사 등 질병/감염의 근거)</td><td rowspan="4">K: 5 – 월등한 지식(대부분의 주민들이 감염성 질병을 예방하기 위한 방법을 알고 있으며, 예방접종의 중요성을 인식하고 있음)

B: 4 – 대체로 적절한 행위(대체로 감염 예방대책을 준수하고 있으나 일부 주민들은 마스크를 올바르게 착용하지 않았고, 개인위생이 부적절함. 일부 주민들은 예방접종을 하지 않았고/일부 사람들이 검사는 받았으나 자발적인 격리 등 방역지침을 따르지 않았음)

S: 4–최소한의 증상/징후(심각한 증상/징후는 적었으나 지역사회 내 확산우려가 큰 상태임. 모니터링 결과 감염으로 인한 사망자가 7개월에 4명임)</td></tr>
<tr><td>치료 및 절차</td><td>• 검진절차(검진절차 수립)
• 검체수집(점막)
• 감염 예방(예방접종)</td></tr>
<tr><td>사례 관리</td><td>• 간호의 연속성(제공자들 간의 조정, 간호계획 준수, 절차보고, 정기검진환자와 접촉)
• 의학/치의학 간호(평가, 서비스계획 제공자들 간의 조정)
• 소모품(가운, 마스크, 장갑 등)
• 지지체계(가족, 친지, 학교, 이웃, 직장동료 등)</td></tr>
<tr><td>감시</td><td>• 감염 예방(손씻기, 쓰레기 처리, 청결한 환경, 마스크, 장갑 등 보호구 착용, 감염자 접촉 제한)
• 의학/치의학 간호(일정대로 치료받기, 치료계획 준수)
• 정신적/정서적 증상/징후(적응기술, 우울)
• 신체적 증상/징후(질병/감염의 근거. 동통 감시)</td></tr>
</table>

표 6-29 오마하체계 적용 사례 2

방문간호대상자 사례

김 씨(82세, 여)는 7년 전 협심증으로 심장동맥확장술을 받았으며, 5개월 전 인공관절수술을 받아 장애 5급 판정을 받았다. 현재 당뇨, 고혈압, 협심증 약을 매일 복용 중이다. 김 씨는 남편 최 씨(89세)가 고혈압, 당뇨, 뇌병변 2급, 혈관성 치매 등으로 요양병원에 입원한 후 혼자 지내고 있다. 자녀는 1남 3녀로 딸들은 타 지역에 거주해 전화로만 소통하고 있다. 아들은 같은 지역에 거주하며 요양병원에 있는 최 씨(89세)의 수발을 돕고 있고, 김 씨가 실질적으로 의지할 사람도 아들뿐이다. 김 씨는 인공관절수술로 거동이 불편하여 지팡이를 사용하고 있으며, 거의 매일 집 근처의 교회를 다니고 있다.

여가활동으로는 동네 주민과 모여 담소를 나누거나 TV 시청, 산책 등을 한다. 식사는 짜지 않게 하는데 하루에 2끼 정도를 불규칙하게 하고, 그러다보니 식후 약 복용 또한 자주 잊어버린다고 한다. 현재 BP 140/80 mmHg, BS 110 mg/dL이다.

문제분류체계				중재체계		결과에 대한 문제등급척도
영역	문제	수정인자	증상/징후	범주	대상(대상자의 구체적 정보)	
건강 관련 행위	약물 요법	개인/실제적	• 처방된 용량/일정(시간)을 따르지 않음 • 약물의 부적절한 보관 • BP: 140/80 mmHg	교육, 안내, 상담	• 검사소견(혈압측정 결과에 대한 교육) • 투약관리(정확한 일정에 맞게 투여하는 것의 중요성) • 약물의 작용/부작용(경구약물에 대한)	K(지식): 2 최소한의 지식(약물의 이름, 용량, 부작용은 알지 못하나 약물복용 일정은 알고 있음) B(행위): 3 적절하나 일관성 없음(자주 식후 약물복용을 잊음) S(상태): 3 중등도의 증상/징후(약물을 복용중이나 혈압은 140/80 mmHg를 보이고 가끔 속이 쓰리다고 함)
				치료 및 절차	• 투약처방(진단된 상태에 대한)	
				사례관리	• 간호의 연속성(간호계획 준수) • 지지그룹(전화로 정보 제공/안심시키기) • 지지체계(가족/친구, 이웃, 신앙공동체)	
				감시	• 내구성 있는 의료장비(알림/정리 케이스) • 의학/치의학 치료(일정대로 적절한 치료받기, 치료계획 준수) • 약물투여(처방대로 약물복용, 정확한 용량, 정확한 횟수) • 간호(일정대로 간호받기, 간호계획 준수) • 신체적 증상/징후(다른 질환/감염의 증거)	

참고문헌

김모임 외. 대상자 중심의 지역사회간호학. 현문사; 2004.
김선아. Neuman System Model. 간호학탐구. 2005; 14(2):106-121.
김의숙. 주민참여와 지역사회자원의 활용. 건강증진거점보건소 워크숍 자료집. 보건복지부 건강증진거점보건소 기술지원평가단; 2000.
김이순 외. 보건프로그램 개발 및 평가. 정담미디어; 2015.
김정남 외. 지역사회간호학. 수문사; 2011.
김춘미 외. 지역사회보건간호학(제9판). 수문사; 2017.
김화중 외. 지역사회간호학. 수문사; 2013.
박인혜 외. 오마하체계 입문. 현문사; 2018.
박현애 외. Nursing Intervention Classification의 한글 명명화에 대한 타당성의 연구. 성인간호학회지. 1999; 11(1):1-16.
박현애 외. 간호진단 · 중재 · 결과분류 체계. 서울대학교 출판부; 2000.
배상수. 보건사업기획(제3판). 계축문화사; 2016. pp.129-134.
배은석. 지역사회복지증진을 위한 시민단체의 주민 조직화 활성화 방안. 석사학위논문. 부산대학교; 2008.
보건복지부. 2023년 지역사회통합건강증진사업안내(방문건강관리); 2023.
소애영. 가정간호분야 간호진단분류체계 및 사정도구 분석. 지역사회간호학회지. 2001; 12(1):1-21.
안양희 외. 지역사회보건간호학(제2판). 현문사; 2019.
오미성 외. 성과기반 지역사회간호학(제3판). 퍼시픽북스; 2023.
유광수 외. 지역사회보건간호학. 학지사메디컬; 2016.
유호신 외. 지역사회간호학. 수문사; 2017.
윤순녕 외. ICNP의 후향적 개발방법에 의한 한국가족 현상. 지역사회간호학회지. 1999; 10(2):275-290.
이소우 외. 간호이론의 이해. 수문사; 2009.
이영란 외. 지역사회간호학. 신광출판사; 2021.
정면숙 외. 알기 쉽고 현장감 있는 간호관리학. 현문사; 2023.
정유찬, 신재완. 개발도상국 모자보건 수준 향상을 위한 국제보건사업: 베트남 KOICA CTS 사례를 중심으로. 적정기술학회지. 2020; 6(1):45-50.
지역사회보건간호학 편찬위원회. 지역사회보건간호학. 수문사; 2022.
차경미 외. 지역사회보건간호학. 정문각; 2017.
최순희 외. 간호과정. 현문사; 2013.
최연희 외. 최신지역사회보건간호학. 수문사; 2018.
최영희 외. 간호진단과 간호중재. 현문사; 1999.
한영란 외. 최신 지역사회보건간호학. 현문사; 2022.
Anderson ET, & McFarlane H. Community as Partner: Theory and Practice in Nursing(3rd ed.). Philadelphia: Lippincott Williams & Wilkins; 2000.
Anderson ET, & McFarlane, J. Community as Partner: Theory and Practice in Nursing. Philadelphia: Wolters Kluwer; 2014.
Arnstein, sherry R. A Ladder of citizen Participation. JAIP. 1969; 35(4):216-224.
Clark MJ. Nursing in the community. Stamford: Appleton & Lange; 1999.
Clemen SA. Comprehensive Family and Community Health Nursing; 1981.
ICN. The International Classification for Nursing Practice: A Unifying Framework-Alpha version; 1996.
Johnson SH. Nursing Assessment and Strategies for the Family at Risk: High-Risk Parenting. J.B. Lippincott; 1986.
Kerr MJ, et al. Feasibility of Using the Omaha System for Community-level Observations. Public Health Nursing. 2016; 33(3):256-263.
Martin, KS. The Omaha System: A Key to Practice, Documentation and Information Management(2nd ed.). St. Louts: Elsevier; 2005.
Neuman B. The Neuman System Model: Application to Nursing Education and Practice. 3rd ed. Norwalk: Appleton & Lange; 1995. p.17.

Nieger BL, et al. Basic priority rating model 2.0: current applications for priority setting in health promotion practice. Health Promotion Practice. 2011; 12(2):166-171.

Nies MA, & McEwen M. Community/Public Health Nursing. Promoting the Health of Populations. St. Louis: Saunders; 2015.

Orem DE. Nursing: Concepts of practive(2nd ed.). New York: McGraw-Hill; 1980.

Ovretveit J. Coordinating Community Care: Multidisciplinary Teams and Care Management in Health and Social Services. Milton Keynes: Open University Press; 1993.

Pruinelli L, et al. Comparison of Consumer Derived Evidence with an Omaha System Evidence-Based Practice Guideline for Community Dwelling Older Adults. Nursing Informatics. 2014; 18-24.

Saba VK. Nursing classifications: Home Health Care Classification System(HHCC): an overview. Online journal of issues in nursing [Internet]. 2002; 7(3):9. Available from http://search.ebscohost.com/login.aspx?direct=true&db=cmedm&AN=12410634&lang=ko&site=eds-live

Stanhope M, & Lancaster J. Foundations of Nursing in the Community: Community-Oriented Practice(4th ed.). St. Louis: Elsvier; 2014.

Stanhope M, & Lancaster J. Public Health Nursing: Population-Centered Health care in the community(7th ed). St. Louis: Mosby; 2008.

Tomey AM, & Alligood MR. Nursing Theorists and Their Work(6th ed.). St. Louis: Mosby; 2006.

Vollman AR, et al. Canadian Community as Partner: Theory & Multidisciplinary Practice. Philadelphia: Lippincott Williams & Wilkins; 2002.

Wang C, & Burris MA. Photovoice: Concept, Methodology, and use for participatory needs assessment. Health education & behavior. 1997; 24(3):369-387.

참고사이트

International Council of Nurses http://www.icn.ch/inp-Vibook.ch4.htm#3

7 CHAPTER

건강증진과 보건교육

학습목표

1. 건강증진의 개념(정의, 역사적 배경, 원칙)을 설명한다.
2. 건강증진의 이론적 모형(Pender, PRECEDE-PROCEED)을 설명한다.
3. 건강행위이론(건강신념, 사회인지, 합리적 행위, 계획된 행위, 범이론)을 설명한다.
4. 생애주기별 건강위험요인을 설명한다.
5. 건강증진 적용현장(학교, 산업장, 의료기관 등)을 설명한다.
6. 건강증진에서 간호사의 역할을 설명한다.
7. 보건교육의 개념(정의, 목적, 필요)을 설명한다.
8. 보건교육 대상별 특성을 구분한다.
9. 학습이론(행동주의, 인지주의, 인본주의)을 설명한다.
10. 학습자의 보건교육요구도(학습 준비도, 환경)를 확인한다.
11. 보건교육 프로그램을 개발한다(요구, 목표, 내용, 평가).
12. 보건교육계획안을 작성한다.
13. 보건교육을 수행한다.
14. 보건교육방법과 매체의 장・단점을 비교한다.
15. 보건교육을 평가한다.

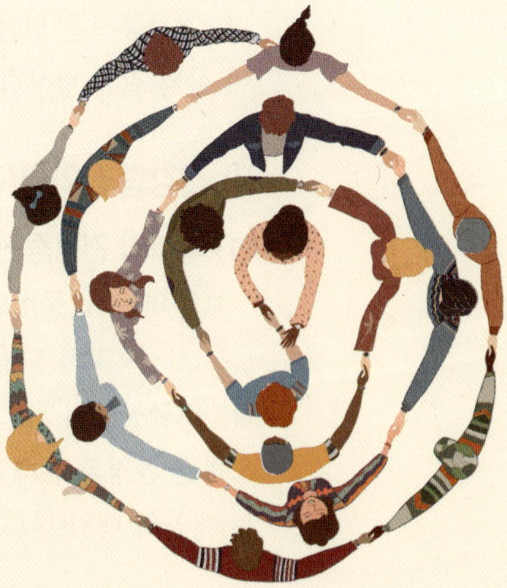

1절 건강증진

1. 건강증진의 이해

1) 건강증진의 개념

건강증진(health promotion)의 개념은 개인의 생활양식, 행동 등이 건강과 관련이 있다고 생각하면서부터 시작되었다. 1921년 Winslow의 공중보건에서 건강증진이 언급되었으나 현대적 개념의 건강증진은 〈캐나다 보건에 관한 새로운 조망, 1974〉이라는 Lalonde 보고서에서 출발되었다. 이 보고서는 건강결정요인을 생물학적 요인(human biology), 환경(environment), 생활양식(life style), 보건의료체계(health care system)로 분류하고, 각 요인의 건강기여에 대한 비중을 설명하였다. 그중에서 생활양식이 전체 요인의 50% 이상을 차지하므로 건강결정요인으로서 올바른 생활양식의 중요성을 강조하고 있다.

세계보건기구(WHO, 1998)는, "건강증진을 개인의 기술과 능력을 향상시키며 사회적 · 환경적 상태를 개선하는 활동을 포괄적으로 포함하는 사회적 · 정치적인 과정"이라고 정의하였다. 따라서 건강증진은 개인 및 지역사회 등 대상 집단의 건강역량을 향상시키는 것이며, 대상 집단은 건강증진사업의 주체로서 적극적으로 참여함으로써 건강문제 해결능력을 향상시키는 것이 중요하다 할 수 있다.

즉, 건강증진이란 높은 수준의 건강과 안녕을 달성하기 위한 활동과 과정으로서 건강을 더 좋은 상태로 향상시키는 개인 · 가족 · 집단 및 지역사회의 건강잠재력을 향상시키는 것이다.

우리나라는 1995년 국민건강증진법을 제정하였다. 이 법에서 건강증진은 단순한 질병의 치료나 예방이 아니라, 건강행위와 태도의 개선을 통하여 개인의 건강잠재력이 충분히 발휘되도록 보건교육적 · 예방의학적 · 사회제도적 · 환경보호적 수단을 강구하는 것을 의미한다.

또한, 건강증진과 다른 건강보호와 질병 예방의 개념을 명확히 구분해야 한다. 이 세 가지 개념의 중요한 차이점은 개인과 인구집단 행동의 내재된 동기에 있다. 건강보호와 질병 예방은 질병의 진행과정을 느리게 하거나 변화, 제거함으로써 질병 예방법을 찾는 소극적인 행동이다. 반면, 건강증진은 인간과 환경 간의 상호작용과정에서 건강잠재력을 기르고 건강을 유지 · 증진하여 삶의 질을 향상하기 위한 적극적인 건강행동이다.

2) 건강증진의 발전과정

(1) 국외의 건강증진 발전과정

보건의료의 중심을 치료 중심의 의학적 모형에서 예방 중심의 총체적 모형으로 전환한 Lalonde 보고서 다음으로 1979년 미국의 'Healthy People'에서 건강증진을 공식적으로 다루었다. 미국공중위생국보고서(Surgeon General's Report)에서도 인간의 부주의한 습관뿐 아니라 오염된 환경과 유해한 사회적 환경이 우리 스스로를 죽인다는 주장을 전개하였다. 이 두 보고서는 개인의 행위 변화와 스스로의 건강 수준 향상을 위한 필수적인 역할이 무엇인가에 대한 관심을 유도하였으며, 건강에 대한 시각을 질병 예방과 치료에서 건강증진으로 변화하는 계기가 되었다.

WHO(1977)는 2000년대까지 세계의 모든 인류가 건강하자는 'Health for All by the Year 2000'을 목표로, 구 소련의 알마아타(Alma Ata, 1978) 회의에서 그 목표를 실현하는 방법으로 '일차보건의료'를 제안하였다. WHO에서는 건강문제의 80% 이상이 일차보건의료를 통해 해결할 수 있는 문제이므로, 이를 해결할 수만 있다면 우리가 추구하는 목표도달은 가능할 것이라고 보았다.

WHO는 1984년 유럽지부에서 건강증진의 개념과 원칙에 관한 논의를 개최하였다. 5개의 건강증진의 주요 원칙을 발표하였고, 그 후 1986년 제1차 건강증진 국제회의(The First International Conference on Health Promotion)를 캐나다 오타와에서 개최하였다. 이후 총 8차례의 건강증진 국제회의를 개최하였으며, 제1차 회의에서 채택한 5개 기본 활동영역을 중심으로 순차적으로 구체화하고 있다.

① 제1차 오타와 국제회의 Ottawa, 1986

제1차 국제회의에서, 오타와헌장(Ottawa Charter)을 선포하고, 건강이란 삶의 목적이 아닌 일상생활을 위한 자원이며, 건강증진은 인간이 자신의 건강 및 건강결정요인에 대한 통제력을 증대시키고 건강을 향상시키는 능력을 갖도록 하는 과정이라고 하였다. 또한 건강증진의 3가지 접근전략과 다섯 수준의 주요 활동영역을 제시하였다.

a. 건강증진의 3가지 접근전략 Health Promotion Strategies

■ 옹호 Advocate

건강증진활동을 통해 건강의 중요성과 다양한 건강결정요인(정치적, 경제적, 사회적, 문화적, 환경적, 행태적 및 생물학적 요인)의 영향을 널리 알려서, 건강결정요인들을 건강에 이로운 방향으로 바꾸어가야 한다.

■ 가능화 Enable

건강증진활동을 통해 건강형평성을 달성해야 하며, 건강불평등 감소와 최대의 건강잠재력을 달성할 수 있도록 동등한 기회 및 자원 확보를 목표로 한다. 즉, 지원적인 환경, 정보접근성, 삶의 기술 습득과 건강한 선택을 위한 기회 제공 등을 위해 튼튼한 기반을 마련해야 한다. 또한 이런 전략을 통해 사람들이 스스로 건강결정요인들을 통제 또는 관리할 수 있게 되고, 최대 건강잠재력 달성이 가능해질 수 있다.

■ 통합 · 조정 Mediate

건강증진을 위해서는 모든 관련 분야, 즉 모든 수준의 정부, 건강과 사회경제 분야 등 타 분야와 비정부기관 및 자원봉사단체, 지방 행정당국과 기업 및 대중매체 등의 참여에 의한 활동들이 통합 · 조정되어야 함을 강조하고 있다. 또한 생애주기의 모든 단계에 있는 사람들이 개인 또는 가족, 지역사회로서 참여해야 하고, 보건의료인력 및 관련 전문 집단은 건강을 위해 사회 내 서로 다른 집단 간의 이해를 잘 조정 · 중재하는 중요한 책임을 가진다.

b. 건강증진의 주요 활동영역 Health Promotion Actions

■ 건강지향적인 공공정책 수립 Build Healthy Public Policy

건강증진은 보건의료서비스뿐만 아니라 모든 영역의 정책입안자가 정책결정의 결과가 건강에 미치는 영향을 인식하게 하여 국민건강에 대한 책임을 환기해야 한다. 따라서 건강증진정책은 입법, 재정, 조세 및 조직 개선 등 다양한 부분에서 상호보완적으로 접근해야 한다. 즉, 통합 정비된 활동에 따라 안전한 상품서비스 개발, 건강한 공공서비스, 그리고 청결하고 쾌적한 생활환경을 확보하는 데 기여하는 연대활동을 기반으로 계획되어야 한다.

■ 지원적인 환경 조성 Create Supportive Environment

일상생활, 일과 여가생활은 건강에 상당한 영향을 미치므로 관련 여건 및 환경이 안전하고 만족과 즐거움을 제공할 수 있도록 권장하고 있다. 또한 급변하는 환경으로 건강에 미치는 영향을 체계적으로 평가하여 건강에 이로운 방향으로 활동이 이루어지도록 하고, 자연환경 및 인위적 환경보호와 천연자원의 보존을 위한 노력이 모든 건강증진활동에서 다루어져야 한다.

■ 지역사회 활동 강화 Strengthen Community Action

건강증진사업의 목표달성은 우선순위와 활동범위의 결정, 전략적 계획과 실천방법의 모색 등 구체적이고 효과적인 지역사회활동을 통해 이루어진다. 또한 지역사회를 발전시키기 위해 지역사회의 인적 · 물적자원 개발과 공공의 협력을 강화하고, 건강문제에 주민의 참가와 지도를 강화하는 탄력적 체계를 개발하여야 한다.

■ 개인의 기술 개발 Develop Personal Skills

건강에 대한 교육과 정보 제공 및 삶의 방식에 대한 기술 향상을 통해 개인과 사회발전을 지원하는 활동이 필요하며, 이를 통해 사람들이 스스로 건강과 주위 환경에 대한 관리 및 통제할 수 있는 대안이 많아지고 건강에 유익한 선택들이 가능하게 할 수 있다. 사람들이 생애주기의 모든 단계에 대해 배우고 준비하게 하며, 만성질환 및 손상 등에 잘 대처할 수 있도록 하는 활동이 기본적으로 중요하며, 이러한 활동은 학교, 가정, 직장 및 지역사회 등 생활터(setting)에서 이루어져 하며, 교육기관, 전문직협회, 민간단체, 공공기관, 자원봉사단체 등을 통해서 이루어져야 한다.

■ 보건의료서비스의 방향 재정립 Reorient Health Services

보건의료서비스의 내용은 치료와 임상서비스에 대한 책임을 뛰어넘어 건강증진 방향으로 전환되어야 한다. 건강증진의 책임은 개인, 지역사회, 보건전문인, 보건의료기관, 정부 등 공동의 몫이므로 건강추구에 함께 기여하는 보건의료체계로 발전되어야 한다.

② 제2차 애들레이드 국제회의 Adelaide, 1988

제2차 국제회의는 건강이 '인간의 기본적인 권리인 동시에 건전한 사회적 투자'라는 전제에서 출발하였다. 제1차 회의에서 제시한 5대 활동전략 중 '건강한 공공정책의 수립'에 대해 집중 토의하였다. 경제 · 사회정책과 건강정책의 연계, 정부와 민간 그리고 지역사회 여러 집단의 연합을 통한 건강한 공공정책의 수립을 건강증진 수단으로 강조하였다. 공공정책에서 우선순위로 여성의 건강증진, 식품과 영양, 흡연과 음주, 지지적 환경의 조성 등 4가지 분야를 제시하였다.

③ 제3차 선즈볼 국제회의 Sundsvall, 1991

제3차 국제회의에서, 제1차 회의에서 제시한 5대 활동전략 중 '지지적 환경의 조성'에 대해 집중토의하였다. 건강과 물리적 환경 간의 필수적인 관계를 집중조명하였으며, 중점을 두어야 하는 환경으로 교육, 식품과 영양, 가정과 이웃, 업무, 운송, 사회적 지지와 돌봄 등 6개 분야를 제시하였다. 환경 변화전략으로 정책개발, 법 · 제도 · 조직 방향의 재설정, 옹호 · 인식의 제고, 능력 부여, 자원 동원, 지역사회역량 강화, 지속 가능한 개발, 주민이 참여하는 지역사회의 실천 등을 채택하였다.

④ 제4차 자카르타 국제회의 Jakarta, 1997

제4차 국제회의에서, '건강증진은 가치 있는 투자'라는 전제하에 건강증진을 보건사업의 중심으로 보았으며 오타와 선언의 5대 전략을 유지하였다. 한편, 21세기의 건강증진을 위한 다섯 가지 우선순위로 건강의 사회적 책임 강화, 건강증진사업을 위한 투자 증대, 건강을 위한 동반자적 관계 구축 및 확대, 지역사회의 능력증대와 개인역량의 강화, 건강증진을 위한 인프라 구축을 제시하였다.

⑤ 제5차 멕시코시티 국제회의 Mexico City, 2000

제5차 국제회의에서, 제4차 회의에서 제시한 기본전략 외에 건강에 관한 사회적 형평성 제고를 위한 계층 간 격차 해소에 대해 집중토의를 하였다. 사업목적은 건강증진을 위한 과학적 근거 확보와 파트너십 형성으로 하고, 사업의 우선순위는 건강을 위한 사회적 책임감의 증진, 건강증진 및 개발을 위한 투자의 증대, 지역사회의 역량과 개인의 능력 향상, 건강증진을 위한 과학적 근거의 강화, 보건조직과 서비스의 재구성 등으로 결정하였다.

⑥ 제6차 방콕 국제회의 Bangkok, 2005

제6차 국제회의에서, 방콕헌장이 채택되었다. 급속히 전개되는 세계화 속에서 새로이 직면하는 건강결정요인 및 건강과제를 파악하고, 효과적으로 대처하기 위한 새로운 건강증진전략과 서약을 제시하였다. 건강결정요인에 대한 관리능력의 강화전략으로 옹호, 투자, 역량 함양, 법 규제정 및 규제, 파트너십 형성 및 연대 구축 등 다섯 가지를 기본방향으로 제시하였다.

방콕헌장의 건강증진전략은 다음과 같다.

- 옹호(advocate): 인간의 기본권과 사회 연대 책임에 기초해서 건강의 중요성을 널리 알린다.
- 투자(invest): 건강결정요인에 적절하게 대처하기 위해 지속 가능한 정책 및 건강증진활동

과 하부구조 구축에 투자한다.

- 역량 함양(build capacity): 정책개발, 리더십, 건강증진사업 및 서비스 수행, 지식전달 및 연구 그리고 건강지식 습득능력 등을 위한 역량을 함양한다.
- 법규제정 및 규제(regulate and legislate): 건강위해요인으로부터 높은 수준의 보호를 보장하고, 모든 사람이 건강과 안녕을 위한 동등한 기회를 보장받도록 법규를 제정하고 규제활동을 강화한다.
- 파트너십 형성 및 연대 구축(partner and build alliances): 지속 가능한 활동을 만들기 위해 공공 및 민간부문, 비정부기관, 국제기구 및 시민사회와 함께 파트너십을 형성하고 연대를 구축한다.

⑦ 제7차 나이로비 국제회의 Nairobi, 2009

제7차 국제회의에서, "세계 경제위기는 보건의료사업의 실행을 어렵게 만들며, 지구온난화와 기후 변화는 인간생활에 해를 끼치고 있다"고 하였다. 또한 국가 또는 국가 간 일차보건의료의 재개와 함께 건강증진이 필수적이고 효과적인 접근이라고 강조하였다. 이 회의에서는 건강증진 수행역량 격차 해소, 지역사회역량 강화(community empowerment), 건강지식과 건강행동(health literacy and health behavior), 보건체계의 강화(strengthening health system), 파트너십과 부문 간 활동(partnerships and intersectoral action), 역량함양(building capacity) 등 다섯 가지를 제시하였다.

⑧ 제8차 헬싱키 국제회의 Helsinki, 2013

제8차 국제회의는 '모든 정책에 건강을(Health in All Policy)'이라는 주제로 개최되었다. 이 주제는 모든 공공정책의 의사결정 시 건강 향상을 위해 건강에 미치는 영향과 시너지효과를 고려하며 건강에 위해한 부분을 피하는 국가적 노력이 필요하다는 것이다. 제1차 오타와 국제회의 이후 2009년 나이로비 국제회의까지 건강증진에 대한 목표와 성과를 되돌아보고, 건강체계(health systems)의 지속 가능성, 건강의 사회적 결정요인에 관한 권고사항의 실시, 비감염성 질병의 예방과 관리, UN 밀레니엄 개발목표에 대한 검토 등에 대한 토의가 이루어졌다.

⑨ 제9차 상하이 국제회의 Shanghai, 2016

제9차 국제회의는 '지속가능발전목표에 있어서의 건강증진: 모든 사람에게 건강을, 모든 것은 건강을 위해(Health Promotion in the Sustainable Development Goals:Health for All and All for Health)'라는 주제로 개최되었다. 또한 UN의 지속가능발전목표(SDGs) 달성에 중요한 요소인 '건강증진정책' 추진과 건강과 지속가능발전목표는 불가분한 관계인만큼 건강증진에 대한 정치적 헌신과 재정적 투자 확대를 통해 지속가능발전목표의 이행을 가속화할 것을 서약했다.

이 회의에서 지역사회와 도시가 건강을 위해 구조화되는 것이 지속 가능한 사회개발의 가장 효과적 지표(most effective markers)라고 합의를 도출하였고 건강정보 이해(health literacy)는 건강증진을 위한 역량 강화와 형평성을 가능하게 한다고 제안하였다. 이 회의에서 지속 가능성의 필수 요건인 건강과 웰빙, 지속가능발전목표의 실행을 통한 건강증진, 건강에 필수적인 좋은

협치를 위한 조직(good governace), 도시와 지역이 건강을 위해 구조화 · 조직화해야 함에 대해 토의하였다.

⑩ 제10차 제네바 화상 국제회의 Jeneve, 2021

코로나19(COVID-19)상황으로 제10차 국제회의는 제네바에서 '웰빙(well-being)'이라는 주제로 화상회의로 진행하였으며, 세계 곳곳에 건강과 웰빙사회를 화두로 정신건강, 사회적 웰빙, 형평성에 대한 논의와 코로나19 엔데믹 이후 회복력 있는 사회의 중요성을 강조하였다. 또한 전 세계적으로 직면하고 있는 복합적인 건강문제와 생태위기를 예방하고 대응하기 위해서, 인간 개발에 기여하는 평등한 경제 설계, 공익을 위한 공공정책 수립, 보편적 건강보장 달성, 피해와 권한 박탈에 대응하고 이익을 강화하기 위한 디지털 혁신 처리, 지구를 소중히 여기고 보존할 것에 대한 전략을 제시하였다.

(2) 우리나라의 건강증진 발전과정

우리나라는 1995년에 '국민건강증진법'을 제정하여 건강증진사업을 위한 법적, 제도적 기반을 마련하였다. 1996년 운동, 금연을 포함한 10개 분야의 건강증진 목표와 전략 수립, 1997년 국민건강증진기금 조성, 1998년부터 2001년까지 건강증진 거점 보건소 중심으로 건강증진시범사업을 실시하였다. 2002년 최초로 '제1차 국민건강증진종합계획(Health Plan 2010)'을 수립하였다. 2005년 HP 2010에 대한 중간평가 후 '제2차 국민건강증진종합계획(New Health Plan 2010)'을 수립하고, 금연, 절주, 신체활동, 영양사업 등 4대 건강생활 실천사업이 전국 모든 보건소 중심으로 확산되었다. 2011년에는 '제3차 국민건강증진종합계획 2020(HP 2020)'을 수립하였다. 2013년 전국 지방자치단체에서 지역사회 통합건강증진사업이 시행되었으며, 제3차 국민건강증진종합계획 2020을 수정보완하여 2016년 '제4차 국민건강증진종합계획 2020(HP 2020)'을 수립하였다. 2021년에 '제5차 국민건강증진종합계획 2030(HP 2030)'이 수립되었다. HP 2030의 기본틀, 중점과제별 주요 목표와 사업 등은 제2장 보건의료체계와 보건정책을 참고한다.

(3) 지역사회 통합건강증진사업 특징

지역사회 통합건강증진사업은 국고보조예산이 각 시 · 도별 분리되어 관리하는 것이 비효율적이고, 국가 주도형 하향식 의사결정(top-down)에 의해 사업이 진행되었던 것의 한계를 해결하고자, 예산을 보다 유연하게 활용하는 한편 지역요구도에 맞는 사업을 각 지역이 스스로 결정하고 계획할 수 있도록 하는 특징을 가지고 있으며 다음과 같이 설명할 수 있다.

① 지역 중심 접근: 해당 사업은 지역사회를 중심으로 구성되며, 지역의 건강상태와 요구를 파악하여 맞춤형 건강증진활동을 개발하고 시행하고 있다.

② 다양한 건강증진활동: 해당 사업은 예방과 관리를 위해 다양한 활동을 포함하고 있어 교육, 스크리닝, 운동 프로그램, 식단관리, 건강검진 등으로 구성되어 있으며, 이는 지역사회 주민들의 건강한 삶의 질을 높일 수 있도록 하고 있다.

③ 다학제 접근: 해당 사업은 의사, 간호사뿐 아니라 영양사, 운동치료사, 사회복지사 등이 참여하는 다학제적 접근을 통해 건강증진활동을 하고 있다.

④ 사회참여 촉진: 지역사회 주민들이 스스로 사업의 계획과 운영, 평가에 참여함으로써 자신의 건강에 대한 책임감을 높이고 더 나은 건강을 추구할 수 있도록 한다.

⑤ 지속 가능한 접근: 해당 사업은 지속 가능한 건강증진활동을 목적으로 하고 있으며, 이를 위해 지역 내 자원을 효율적으로 활용할 수 있도록 지역 내 시설, 인력, 예산 등을 활용할 수 있도록 하고 있다.

2. 건강증진의 이론적 모형

건강행위를 설명하는 이론은 어떤 요인이 건강행위를 결정하는 데 영향을 미치고, 어떤 과정을 통해 건강행위가 이루어지는지를 설명하며, 변화해야 할 행위를 규명하고 그 방법을 확인하는 데 도움을 준다. 건강행위의 변화를 위해서는 각각의 건강행위에 영향을 미치는 요인을 분석하여, 관련 요인을 중재함으로써 건강행위의 변화를 가져올 수 있다. 건강행위를 체계적으로 설명하기 위해 개념이 일관성 있게 논리적으로 연결된 구조(문장)는 건강증진이론이며, 건강행위에 영향요인을 설명하는 데 사용되는 개념으로 구성된 것이 건강행위 예측모형이다. 여기에는 건강실무자가 건강행위를 설명하는 데 가장 보편적으로 사용되는 건강신념모형, 건강증진모형, 사회인지이론, 합리적 행동이론, 계획된 행위이론, 범이론적 모형, PRECEDE-PROCEDE 모형을 다루고자 한다.

1) 건강신념모형

건강신념모형(Health belief model, HBM)은 질병 예방 프로그램에 대상자가 많이 참가하지 않는 이유를 설명하기 위하여 미국의 사회심리학자 베커(Becker) 등이 개발하였다. 1950~60년대 미국의 많은 사람들이 무료나 유료로 제공되는 결핵검사, 자궁경부암검사, 예방접종 등을 꺼리는 경향이 있었다. 건강신념모형은 이러한 예방대책을 누가 사용하고, 사용하지 않을 것인지를 예측하여 예방적 행위를 하지 않은 사람이 질병 예방행위를 실천할 수 있도록 유도하는 중재를 제공하는 데 유용하다. 이후 개인의 건강행위를 설명하는 데 다른 요인을 추가하여 수정이 이루어졌다.

이 모형은 어떤 특정 목표달성 가능성은 개인이 생각하는 가치와 행위에 달려 있다고 가정한 Kurt Lewin의 '장이론(Field theory)'에 근거하였다. 장이론은 행위를 결정하는 것은 개인의 주관적인 지각세계에 의존한다고 가정한다.

이 모형은 연구를 통해 몇 가지 건강행위의 가능성을 제시하였다. ① 사람이 자신에게 어떤 건강문제가 발생할 가능성이 높다고 여길 때 ② 그 건강문제가 자신에게 심각한 결과를 가져올 수 있다고 믿을 때 ③ 자신이 하려는 행위가 그 건강문제의 발생 가능성이나 심각성을 감소시켜 줄 것이라고 믿을 때 ④ 예측되는 이익이 장애보다 크다고 믿을 때 ⑤ 행동을 자극하는 내적 혹은 외적인 경험을 하고 자신이 그 건강행위를 할 수 있다고 믿을 때 ⑥ 건강상태를 조절하기 위해 건강행위를 한다.

즉, 질병 예방행위는 장애가 적고, 자신이 특정 질병에 걸릴 가능성이 크다고 믿을 때 수행한

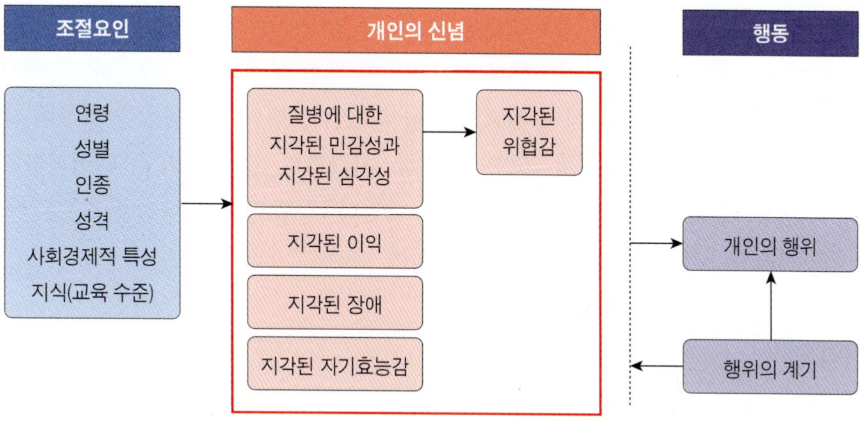

그림 7-1 건강신념모형

【출처】 Glanz K, et al. Health behavior and health education: Theory, research, and practice(5th ed.). california: Jossey-Bass; 2015.

다. 그리고 성, 연령, 수입, 교육 수준 등의 인구사회학적인 요인은 그 사람이 지각하는 위협 정도와 결과에 대한 기대감 및 자기효능감에 영향을 미친다. 건강신념모형은 그림 7-1과 같다.

(1) 지각된 민감성

지각된 민감성(perceived susceptibility)은 자신이 어떤 질병에 걸릴 위험이 있다는 가능성에 대한 인지 정도이다. 즉, 질병의 경우 진단받을 가능성, 재발 가능성, 질병에 걸릴 가능성 등에 대한 지각을 말한다. 이런 민감성은 사람마다 다른데, 그 이유는 사람은 인구학적 특성, 사회심리학적 특성, 환경 등에 의해 질병에 대한 민감성이 영향을 받기 때문이다. 사람이 특정 질병에 걸릴 가능성을 인지한 정도에 따라 특정 행위를 실천할 가능성이 달라진다.

(2) 지각된 심각성

지각된 심각성(perceived seriousness)은 질병에 걸렸을 경우나 치료를 하지 않았을 때 어느 정도 심각하게 될 것인가에 대한 지각으로 죽음, 불구, 통증 등과 같은 의학적 결과나 직장, 가족생활, 사회적인 관계에 미치는 영향과 같은 사회적 결과를 포함한다. 사람이 특정 질병을 어느 정도 심각하게 인지하느냐에 따라 특정 행위를 실천할 가능성이 달라진다. 지각된 민감성과 심각성을 합하여 지각된 위협감이라 한다.

(3) 지각된 이익

지각된 이익(perceived benefits)은 특정 행위를 함으로써 얻을 수 있는 혜택과 유익(이익)에 대한 인지 정도이다. 즉, 특정 행위를 함으로써 질병에 걸리지 않을 것이라든지, 혹 질병에 걸렸더라도 그 행위를 할만하고 효과가 있을 것이라고 인지하는 것이다. 사람은 어떤 특정 행위를 함으로써 오는 혜택이 많다고 생각할수록 그 행위를 실천할 가능성이 높다.

(4) 지각된 장애

지각된 장애(perceived barriers)는 특정 건강행위에 대한 부정적인 지각이다. 장애성의 지각 정도는 권장한 건강행위를 하는 데 방해요소가 될 수 있다. 행위의 효율성에 비하여 그 행위를 했을 때의 비용부담, 위험성, 부작용, 고통, 불편함, 시간소비, 습관 변화 등이 어떠한지를 판단하는 일종의 비용-효과분석이 무의식적으로 이루어진다. 사람은 어떤 행위를 함으로써 오는 장애가 많다고 지각할수록 그 행위를 실천할 가능성이 낮다.

(5) 행위의 계기

행위의 계기(cues to action)는 사람이 특정 행위를 수행하도록 자극을 줄 수 있는 중재로, 신체적 증상이 발현하는 내적 계기와 대중매체의 홍보, 건강전문가 등으로부터의 권고, 상담 등이 외적 계기에 포함된다. 이런 중재효과는 사람의 인지된 개인의 특정 질병에 대한 감수성, 질병의 심각성에 대한 인지 정도 등에 따라 달라질 수 있다. 인지된 감수성이 낮거나 질병을 그다지 심각하게 생각하지 않는 사람에게는 특히 강하고 효과적인 중재를 해야만 특정 행위에 참여할 가능성이 커진다.

(6) 지각된 자기효능감

지각된 자기효능감(perceived self-efficacy)은 행동을 성공적으로 할 수 있는 능력에 대한 확신으로 어떤 결과를 만들어 내는 데 필요한 행동을 자신이 잘 해낼 수 있다는 자신감을 의미한다. 건강행위의 변화가 일어나기 위해서는 행위에 대한 자기효능감이 필요하다.

(7) 기타

기타 조절요인으로 인구사회학적 요인인 연령, 성별, 인종, 성격, 사회경제적 특성, 지식(교육 수준) 등이 있다.

2) 건강증진모형

Pender의 건강증진모형(Health promotion model)은 건강행위에 영향을 미치는 요인에 대하여 건강신념모형과 사회인지이론 및 Feather의 기대-가치이론을 기초로 개발되었다. 초기 건강증진모형에서는 건강증진행위의 개념을 인지-지각요인과 조정요인이 직·간접적으로 건강증진행위에 영향을 미치는 것으로 설명하였다. 그 후 연구를 통해 건강의 중요성, 지각된 건강통제행위, 행동의 계기를 삭제하고, 건강의 정의, 지각된 건강상태, 인구학적·생물학적 특성 등을 재배치하여 건강증진모형을 개정하였다(Pender, 1996). 구조적으로 건강증진모형과 건강신념모형은 유사하나, 건강증진모형에서는 질병 예방행동에 그치지 않고 두려움이나 위협을 건강행위의 동기로 고려하지 않는 점이 다르다. 건강증진모형은 건강을 강화하는 행위까지 확장되고 전 생애에 걸쳐 적용할 수 있다. 개정된 건강증진모형은 그림 7-2와 같다.

(1) 개인적 특성과 경험

사람은 각자 고유한 개인적 특성과 경험이 있으며, 이는 개인의 행동에 영향을 미친다. 여기

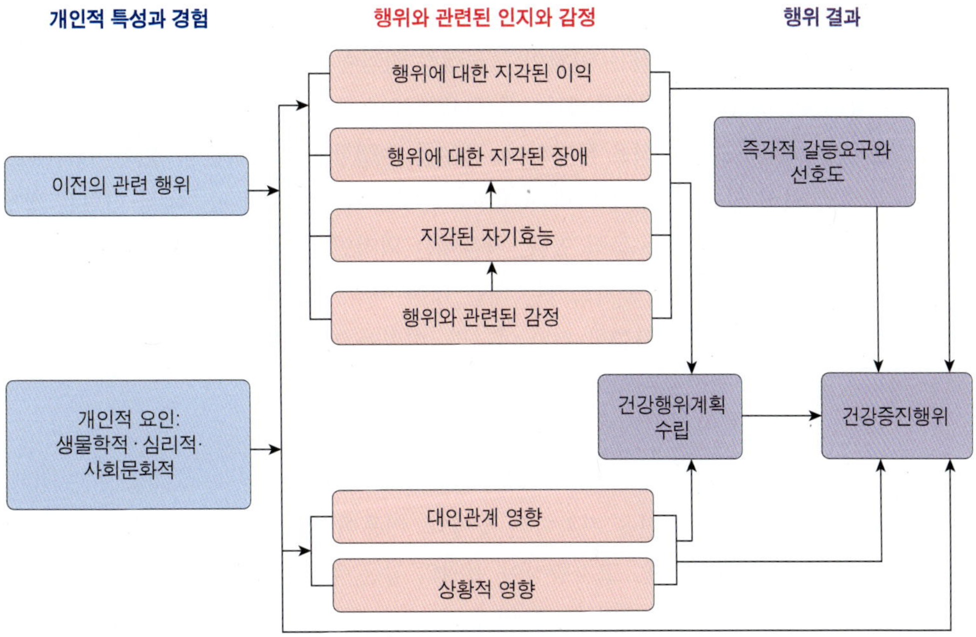

그림 7-2 건강증진모형

【출처】 Pender, NJ., et al. Health Promotion in Nursing Practice(4th ed.). Prentice-Hall Health, Inc. 2002; 140-145.

에 속하는 변수로 이전의 관련 행위와 개인적 요인이 있다.

① 이전의 관련 행위

현재와 비슷하거나 같은 행위를 과거에 얼마나 자주 했는지를 의미하는 것으로, 행위의 주요 예측요소가 된다. 이전의 행위는 현재의 건강증진행위에 직·간접적으로 영향을 미쳐 주의를 기울이지 않고 자동적으로 행위를 하게 하는 습관을 만든다. 또한 이전의 행위는 지각된 자기효능, 이익, 장애, 행위와 관련된 감정을 통해 건강증진행위에 간접적인 영향을 미친다.

② 개인적 요인

생물학적·심리적·사회문화적 요인으로 분류된다. 생물학적 요인에는 연령, 성, 비만도, 사춘기상태, 폐경상태, 폐활량, 힘, 균형성 등이 포함된다. 심리적 요인에는 자존감, 자기동기화, 개인능력, 지각된 건강상태, 건강의 정의 등이 포함된다. 사회문화적 요인에는 종족, 보건교육, 사회경제 수준 등이 포함된다. 이러한 개인적 요인은 건강증진행위뿐 아니라 행위에 따른 인지와 정서에 직접적인 영향을 미치는 요소이나, 변화가 어렵다는 이유로 건강증진행위를 변화시키기 위한 중재로 구체화하기는 어렵다.

(2) 행위와 관련된 인지와 감정

동기화의 중요한 요소로 간호행위를 통해 수정될 수 있는 변수로서 3가지 인지요소와 행위와 관련된 감정, 대인관계와 상황에 따른 영향요인이 있다.

① 행위에 대한 지각된 이익 Perceived Benefits of Action

특정 행위에 대한 개인이 기대하는 이익이나 긍정적 결과이다. 이익이나 긍정적인 결과가 올 것이라는 신념은 구체적인 건강행위를 하는 데 필요한 요소로, 사람은 긍정적인 결과가 나타날 가능성이 높은 활동에 시간과 자원을 투자한다. 행위를 수행함으로써 얻을 수 있는 이익에는 내적인 것과 외적인 것이 있는데, 내적 이익은 피로감 감소, 기민성 증가 등, 외적 이익은 경제적 보상이나 사회적 상호작용의 증가 등이 있다. 처음에는 외적인 이익이 높은 동기적 의미를 지니지만, 그 건강행위를 지속하도록 동기화하는 데는 내적 이익이 더 강력한 힘을 발휘한다. 지각된 이익은 행위를 직접적으로 동기화할 뿐만 아니라, 이익을 가져올 것이라 기대하는 행위를 하기 위한 계획에 몰입하게 함으로써 행위를 간접적으로 동기화한다.

② 행위에 대한 지각된 장애 Perceived Barriers of Action

특정 행위에 대한 부정적인 측면을 지각하는 것이다. 이용이 불가능한 것, 불편함, 값이 비쌈, 어려움, 시간 소비가 많거나 흡연, 고지방식이 섭취와 같은 행위를 포기함으로써 얻는 만족감 감소 등이 어떤 행위를 하는 데 장애가 될 수 있다. 여기서 장애는 상상적이거나 실제적일 수 있다. 장애는 행위를 피하도록 동기를 유발하므로 활동준비가 미흡하고 장애가 클 때는 활동이 거의 일어나지 않는다. 반면 활동준비가 잘 되어 있고 장애 정도가 낮으면 행위를 실천하는 확률은 높아진다. 장애는 건강증진행위에 직접적으로 영향을 미칠 뿐 아니라 건강행위를 계획하려는 의지를 감소시켜 간접적인 영향을 미친다.

③ 지각된 자기효능 Perceived Self-Efficacy

수행을 확실하게 성취할 수 있는 개인의 능력에 대한 판단이다. 자기효능감은 행위와 관련된 감정의 영향을 받아서 감정이 긍정적일수록 자기효능에 대한 지각은 커진다. 또한 자기효능감은 행동에 대한 지각된 장애에 영향을 미쳐, 자기효능감이 높을수록 지각된 장애 정도는 낮아진다.

④ 행위와 관련된 감정 Activity-Related Affect

행위에 대한 주관적 느낌으로 건강증진행위 시작 전 · 후 · 과정 중에 일어나며, 행위의 특성에 따라 다르다. 특정 행위에 대한 감정은 활동 자체와 관련된 감정, 활동하는 개인과 관련된 감정, 환경과 관련된 감정으로 구분할 수 있다. 긍정적인 감정을 동반한 행위는 반복될 가능성이 크지만, 부정적인 감정을 느끼게 하는 행위는 다음부터 피할 가능성이 크다.

⑤ 대인관계 영향 Interpersonal Influences

다른 사람의 태도 · 신념 · 행위에 영향을 받는 것을 의미한다. 대인관계 영향은 가족, 동료, 보건의료제공자 등과 규범(다른 사람의 기대치), 사회적 지지(수단과 정서적 격려), 모델링(다른 사람이 하는 행위를 관찰하는 대리학습) 등이 있다. 다른 사람의 칭찬이나 기대에 민감한 정도는 개인에 따라 다르고, 충분히 동기화되면 사람들은 존경 받고 사회적으로 강화된 행위를 하는 경향이 있다. 대인관계의 영향은 특히 청소년의 경우에 더욱 크다.

⑥ 상황적 영향 Situational Influences

건강증진행동을 촉진 또는 방해하는 상황에 대한 개인적 인지로 행위를 촉진하거나 방해할 수 있다. 사람은 안전하고 편안한 환경에서, 또한 환상적이고 흥미로운 환경에서 행위 수행을 더 잘할 수 있다. 건강증진모형에서는 상황적 영향이 건강행위에 직·간접적으로 영향을 미치는 것으로 본다.

(3) 행위 결과

활동계획에 몰입하고 건강행위가 이루어지는 단계이다.

① 건강행위계획 수립 Commitment to a Plan of Action

주어진 시간과 장소에서 특정한 사람과 함께 또는 혼자 구체적인 활동을 하거나 건강행위를 수행 또는 강화하기 위해 명확한 전략을 확인하는 것 등이 포함되는 과정으로 구체적으로 전략을 짜는 것이다.

② 즉각적 갈등요구와 선호도 Immediate Competing Demand and Preferences

건강증진행위에 앞서 선택해야만 하는 긴박하고 조절하기 어려운 요구사항과 비교적 조절이 가능한 개인의 선호도를 고려해야 한다. 즉각적 갈등이란 개인이 조절하기 어려운 것, 예를 들어 직장 일, 가족의 책임 같은 요구로, 이로 인해 건강증진행위가 어렵게 된다. 선호란 자신이 비교적 조절이 가능한 것으로, 열량이 많은 아이스크림 대신 사과로 간식을 대치하는 것과 같이 자신의 선호도에 따라 바꿀 수 있는 것이다. 이와 같이 경쟁요구와 선호는 대상자의 활동계획을 방해하므로 이를 억제하기 위해서는 자기조절 및 통제능력을 갖도록 훈련되어야 한다.

③ 건강증진행위 Health Promoting Behavior

건강증진행위는 건강증진모형의 최종목적이며, 개인 삶의 모든 측면에 건강생활양식으로 통합되면 생애 전 기간에 긍정적 건강증진 결과를 성취할 수 있다.

결론적으로 건강증진모형은, 개인의 건강증진행위 촉진을 위해 건강의 중요성과 자신의 건강상태를 올바르게 지각하고, 건강증진행위를 수행함으로써 얻게 되는 유익성을 경험하도록 한다. 따라서, 건강증진행위 수행 시 장애요인을 파악하여 이를 감소시킬 수 있도록 대상자를 돕는 프로그램을 개발·운영함이 바람직하다. 또한 자기효능감을 높일 수 있는 다양한 방법으로 보건교육을 실시하여 대상자 스스로 건강증진행위를 수행하는 데 자신감을 갖도록 도와주어야 한다.

3) 사회인지이론

Bandura에 의해 발전된 이론으로 개인의 행동과 개인이 속한 환경과의 상호작용에 초점을 둔 사회학습이론(1977)을 기초로 하였다.

사회인지이론(Social cognitire theory, SCT)의 전제가 되는 개념인 상호결정론을 개념틀로 제

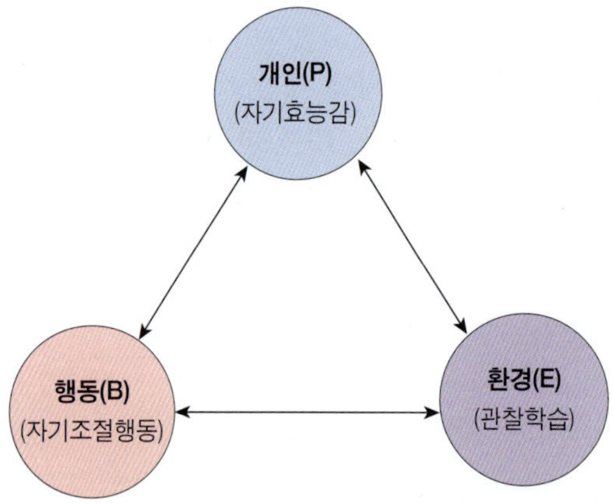

그림 7-3 사회인지이론의 개념틀

【출처】 지역사회보건간호학 편찬위원회. 최신 지역사회보건간호학2. 수문사; 2021.

시하였으며 개인, 환경, 행동의 세 가지 요인이 지속적인 상호작용에 의해 변화한다는 것이다(그림 7-3).

사회인지이론의 구성요소는 개인적 요소인 자기효능감(self-efficacy), 행동요소인 자기조절행동(self-regulated behavior), 환경요소인 관찰학습(observational learning)이 있다.

인간의 행동은 개인의 인지적 특성이 환경과의 역동적인 상호작용에 의해 결정되므로, 개인의 인지적 요인에 영향을 미치는 방법과 기술을 개발하고 행동 변화를 촉진하는 중재전략이 필요하다.

4) 합리적 행위이론

합리적 행위이론(Theory of reasoned action, TRA)은 기대가치이론에 기초하여 개발되었다. 이론의 구성개념은 행위, 행위의도, 행위에 대한 태도, 주관적 규범, 행위의 결과평가, 행위에 대한 주위의 태도이다. 이들 개념 간의 관계는 그림 7-4와 같다. 인간의 행위를 행위의도로 설명하며, 사람이 행동을 결정하고 환경에 적절히 대처하기 위해 합리적이고 체계적으로 정보를 사용한다고 가정하였다. 즉, 인간은 행위 수행의 바람직한 결과가 기대되고, 이러한 행위 결과에 개인이 긍정적인 가치를 부여할 때 행위를 수행한다는 것이다.

인간의 행위는 그 행위를 수행하고자 하는 의도에 의해 결정되고, 의도는 그 행위에 대한 개인의 태도와 주관적 규범에 의해 결정된다. 의도한 행위 수행에 장애가 없다고 가정할 때 사회적 행위나 건강 관련 행위를 예측할 수 있으며, 행위를 예측하기 위해서는 의도를 파악해야 한다. 행위의도를 파악하고 이해하기 위해서는 태도와 주관적 규범을 고려해야 한다. 태도는 신념에 따라 달라지며, 행동에 대한 태도는 행동이 초래할 결과의 가치와 그 결과가 발생할 가능성을 따져서 결정된다. 주관적 규범은 주위의 중요한 사람(예: 친구, 부모, 선생님, 연예인 등)이 그 행위와 관련되어 어떠한 기대를 하는지에 대한 개인의 판단과 그러한 기대에 부응하고자 하는 사회적 역할 수행에 대한 동기의 크기에 따라 결정된다. 그러므로 개인이 특정 행위의 결과에 만족하고 그 행위를 하도록 사회적 압력이 있다고 인식할 때 행위 수행이 일어난다고 설명하고 있다.

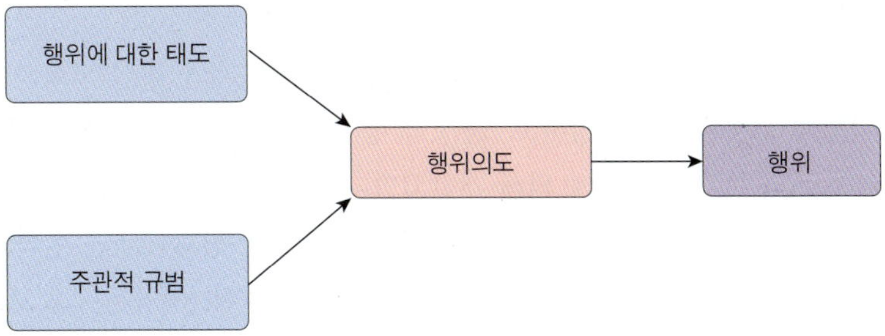

그림 7-4 합리적 행위이론

【출처】 Ajzen, I. Attitudes, personality and behavior(2nd ed.). England: Open University Press/McGraw-Hill; 2005.

5) 계획된 행위이론

계획된 행위이론(Theory of planned behavior)은 합리적 행위이론이 확대된 이론으로 행위에 대한 태도, 주관적 규범에 행위 수행과 관련된 지각된 행위통제(perceived behavioral control) 개념을 추가하였다. 이 이론의 중심요소는 주어진 행위를 수행하고자 하는 사람의 의도이며, 의도에는 개인의 지식, 기술, 능력 등의 내적 요인과 시간, 기회, 타인과의 협조 등과 같은 외적 요인이 있다. 행위에 대한 의도는 행위에 대한 태도, 주관적 규범, 지각된 행위통제에 의해 결정된다. 태도, 주관적 규범, 지각된 행위통제의 선행요인으로 신념이 있는데, 신념은 행위신념, 규범적 신념, 통제신념 등이 있다(그림 7-5).

계획된 행위이론의 주요 용어는 다음과 같다.

- 행위에 대한 태도: 행위 수행에 대한 개인의 긍정적 또는 부정적 평가 정도
- 주관적 규범: 제시된 행위를 선택하도록 만드는 사회적 기대감에 대한 개인의 지각 정도
- 지각된 행위통제: 특정 행위를 수행하는 데 어려움이나 용이함을 지각하는 정도
- 행위신념: 어떤 행위가 특정한 결과를 이끌어낼 것이라는 기대 혹은 대가에 대한 신념
- 규범적 신념: 주위의 의미 있는 사람이 행위실천에 대해 지지할지 반대할지에 대한 믿음
- 통제신념: 행위 수행에 필요한 자원, 기회 및 장애물의 유무 등에 대한 행위통제에 대한 신념

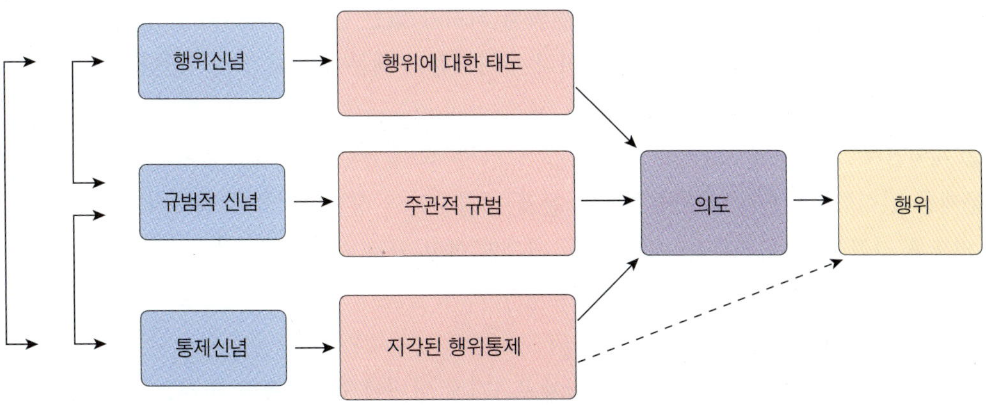

그림 7-5 계획된 행위이론

【출처】 Ajzen, I., & Madden, T.J. Prediction of goal directed behavior: attitudes, intentions, and perceived behavioral control; 1986.

6) 범이론적 모형

범이론적 모형(Transtheoretical model, TTM)은 행위 변화단계와 행위 변화과정을 핵심으로 개인 · 집단이 어떻게 문제행위를 수정하고, 긍정적 행위를 선택하는가의 행위 변화를 설명하는 이론이다. Prochaska와 Diclemente에 의해 개발되었다. 이 모형의 구성개념은 변화단계, 변화과정, 자기효능감, 의사결정균형으로, 특정 건강행위는 다양한 변화단계와 변화과정의 역동적 과정을 거치면서 의사결정균형과 자기효능감을 통하여 형성, 유지, 지속된다고 보았다.

(1) 변화단계

행위 변화는 계획이전단계(precontemplation stage), 계획단계(contemplation stage), 준비단계(preparation stage), 행동단계(action stage), 유지단계(maintenance stage)를 거치면서 이루어진다(그림 7-6).

변화단계	계획이전단계	계획단계	준비단계	행동단계	유지단계
변화과정	의식고취 극적안도 환경재평가	자기재평가		자기해방	지원관계 대응조건 강화관리 자극통제

그림 7-6 변화단계에 따른 변화과정

【출처】 Glanz K, et al. Health behavior and health education: Theory, research, and practice(5th ed.). california: Jossey-Bass; 2015.

① 계획이전단계

가까운 미래(보통 6개월 이내)에 행동 변화의 의지가 없는 단계로 자신의 문제를 인지하지 못하거나 과소평가하며, 성공할 자신이 없거나 무기력하기 때문에 회피가 나타난다.

② 계획단계

문제를 인식하고 6개월 이내에 문제와 문제 해결방안의 장 · 단점을 고려하여 변화하고자 하는 의도를 갖고 있으나 구체적인 계획없이 생각만 하고 있는 시기이다.

③ 준비단계

행위 변화의 의도와 행동을 결합시킨 단계로 1개월 이내에 건강행동을 하려는 의도로 작은 시도(예: 운동복 준비)를 하지만 효과적인 활동은 못하고 나름대로 행위를 시도하기 위한 정보를 얻고자 노력하는 시기이다.

④ 행동단계

행동시작 후 6개월 이내로 행동 변화가 실행되지만 행위 변화가 안정되어 있지 않고 되돌아가려는 성향이 작용하는 시기이다.

⑤ 유지단계

실행단계에서 시작한 행위 변화를 최소한 6개월 이상 지속하여 생활의 일부분으로 정착하는 시기이다. 행위 변화가 점점 습관화되고, 되돌아가려는 성향은 줄어드나 여전히 주의해야 한다.

(2) 변화과정

변화과정은 변화의 한 단계에서 다음 단계로 이동하기 위해 수행하는 활동으로, 다음 단계로 나가는 데 필요한 중재 프로그램을 안내하는 지침이 된다. 변화의 초기단계에서는 의도와 동기를 증가시키기 위해 경험적 과정을 더 많이 사용하고, 후기단계에서는 행위(동)적 과정을 자주 사용한다(그림 7-6).

① 경험적(인지적) 변화과정

a. **의식 고취** Consciousness Raising

문제행위에 대한 새로운 정보를 찾고, 타인과 관찰하고 자신의 상황에 비추어 정보를 해석하는(예: 미디어 활동, 피드백, 설명 등) 과정이다.

b. **극적 안도** Dramatic Relief

불건강한 행위의 위험요소와 함께하는 부정적인 감정(두려움, 불안, 걱정)을 경험하고 표출함으로써 변화에 대한 양가감정을 해소하는(예: 이완, 역할극, 사이코드라마, 심리극, 우울감 해결 등) 과정이다.

c. **환경재평가** Environmental Reevaluation

개인의 습관 존재 유무가 어떻게 사회적 환경에 영향을 미치는지를 정서적, 인지적으로 사정하여 고려하는(예: 불건강행위의 사회적 영향 인식, 감정이입훈련, 글쓰기) 과정이다.

d. **자기재평가** Self Evaluation

계획단계에서 준비단계로 이동할 때 자신의 가치관과 신념에 따라 자신의 행동을 정서적, 인지적으로 재평가한다. 이때 자기 기준이나 이미지와 맞지 않는 행동을 수정하려는 동기를 스스로 부여하는 일이 일어나는(예: 심상요법, 가치의 명료화, 교정감정의 경험) 과정이다.

e. **사회적 해방** Social Liberation

사회적으로 행동이행에 대한 대안이나 환경적 기회를 증가하고 행동을 하는 것이 바람직하다는 인식과 환영하는 분위기를 조성하는(예: 힘 북돋우기, 정책의 개입 등) 과정이다.

② 행위적 변화과정

a. **자기해방** Self Liberation

변화하겠다는 결심을 다른 사람에게 공개함으로써 의지를 더욱 강화하고 확실한 책임을 갖는(예: 의사결정 치료, 의미 치료, 결심 알리기) 과정이다.

b. **지원관계 형성** Helping Relationship

문제행위를 변화하려고 시도하는 동안에 타인의 도움을 신뢰하고 수용하여 사용하는 지지관계를 형성하는(예: 자조모임, 사회적 지지, 자유적 연대) 과정이다.

c. **대응조건 형성** Counter Conditioning

행동단계나 유지단계에서 문제행위를 긍정적 행위나 경험으로 대체할 수 있는 능력, 대처방법 및 기술[예: 이완요법, 둔감하게 하기(탈감작), 긍정적인 자기주장] 등을 형성하는 과정이다.

d. **강화관리** Reinforcement Management

긍정적인 행위 변화에 대한 보상을 늘리고, 불건강행동에 대한 보상을 감소하는(예: 조건부 계약, 공공연하거나 은밀하게 강화) 과정이다.

e. **자극 통제** Stimuli Control

행동을 방해하는 원인이 되는 사람이나 상황을 조절하고 이를 극복할 대안을 시도하여 행동을 일으키는 선행적 상황을 조정하는(예: 환경의 재구성, 고위험 신호 피하기) 과정이다.

(3) 자기효능감

자기효능감은 구체적 상황에서 목표달성을 위해 필요한 행동을 조직하고 수행하는 데 대한 개인능력의 판단 또는 기대이다. 개인이 긍정적인 행위를 지속하고자 하거나 또는 문제행위에서 벗어나고자 하는 신념에 영향을 미친다. 또한 유혹은 어려운 상황에 놓여 있을 때 부정적 행위에 충동적으로 열중할 수 있는 느낌으로 자기효능감과 대립되는 개념이다.

(4) 의사결정균형

의사결정균형은 어떤 행위를 변화시킬 때 자신과 중요한 타인에게 생기는 이득 및 손실(pros and cons)에 대한 균형과, 자신과 다른 사람에게 인정받는 유무에 대해서 비교평가하게 된다. 즉, 행위 변화에 대한 의사결정은 개인에게 변화가 가져다주는 이득과 손실을 비교하여 상대적으로 이득이 있거나, 손실이 적을 때 하게 된다.

범이론적 모형을 이용한 많은 연구에서 행동 변화를 위해 단계마다 적절한 보건교육을 제공하고, 자기효능감과 의사결정균형을 통해 변화된 행동을 지속 · 유지한다는 것이 나타났다.

7) PRECEDE-PROCEED 모형

PRECEDE-PROCEED(Predisposing, Reinforcing, and Enabling Causes in Educational Diagnosis and Evaluation-Policy, Regulatory, Organizational, Constructs in Educational and Environmental Development) 모형은 보건교육의 계획부터 수행평가과정의 연속적인 단계를 제공하여 포괄적인 건강증진계획이 가능한 모형으로 PRECEDE와 PROCEED의 두 과정으로 구성된다. PRECEDE 과정은 보건교육사업의 우선순위결정 및 목적 설정을 보여주는 진단단계이다. PROCEED 과정은 정책수립 및 보건교육사업 수행과 사업평가에서의 대상과 그 기준을 제시하는 건강증진계획의 개발단계이다. 이 모형의 특징은 여러 측면의 사정과정을 통해 건강과 건강행위에 영향을 미치는 다양한 요인을 복합적으로 분류하여 조직화할 수 있는 접근체계를 제시해준다. 특히 건강 및 건강행위에 사회적 · 생태학적 측면(가족, 지역사회, 문화, 신체적 · 사회적 환경) 등이 중요한 요인임을 강조하여 건강행위 변화에 대한 책임을 대상자 중심으로 보는 다른 건강행위 관련 모형과 구별된다.

PRECEDE-PROCEED 모형은 그림 7-7과 같다.

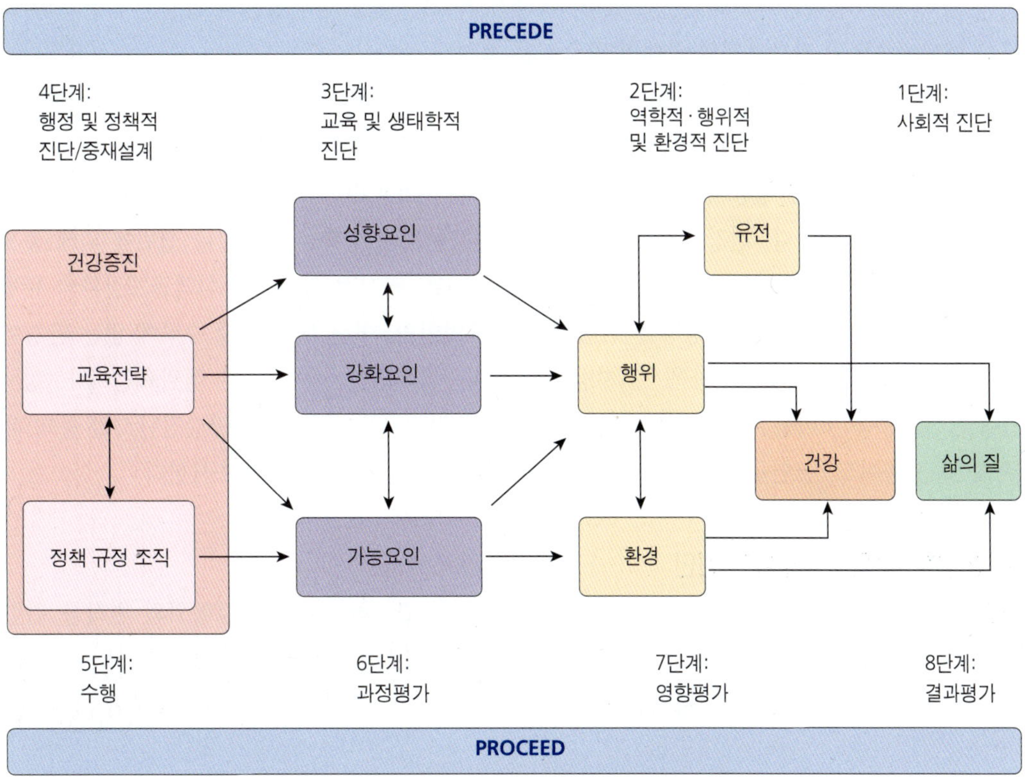

그림 7-7 수정된 PRECEDE-PROCEED 모형

【출처】 Glanz K, et al. Health behavior and health education: Theory, research, and practice(5th ed.). california: Jossey-Bass; 2015.

(1) 1단계: 사회적 진단

사회적 진단(social diagnosis)은 지역주민의 삶의 질에 영향을 미치는 요인을 규명하는 단계이다. 즉, 건강자료 이외에 대상자에게 무엇이 가치가 있는지를 파악하는 것으로, 사회문제에서 삶의 질을 증진시키거나 방해가 되는 요인을 객관적 · 주관적으로 사정한다. 객관적 사정은 실업률과 같은 사회적 지표와 주택밀도, 대기상태와 같은 환경적 지표가 포함되며, 지역사회와 관련된 신문, 방송매체, 각종 센서스자료, 생정기록자료 등을 이용하여 삶의 질과 관련된 주요 문제를 사정한다. 주관적 사정은 지역주민의 적응(스트레스 생활사건, 개인적 · 사회적 자원)과 삶의 만족도(긍정적 생활 경험, 개인적 · 사회적 자원) 등이 포함되며, 지역주민의 의견을 토대로 한 삶의 질과 관련된 문제를 사정하여 지역사회 주요 문제를 파악한다.

(2) 2단계: 역학적 · 행위적 · 환경적 진단

역학적 진단(epidemiological diagnosis)은 사회적 진단단계에서 규명된 삶의 질에 영향을 미치는 구체적인 건강문제를 규명하는 단계이다. 건강문제의 우선순위를 정하여 제한된 자원을 사용할 가치가 가장 큰 대상 집단의 건강문제의 범위 · 분포 · 원인을 기술한다. 건강문제를 나타내는 양적 지표로는 유병률 · 발생률 · 빈도율 · 사망률 · 이환율 · 장애율 등이 있다. 사망률(death) · 이환율(disease) · 장애율(disability) · 불편감(discomfort) · 불만족(dissatisfaction) 등은 삶의 질을 측정하는 '5D'라 할 수 있다. 역학적 자료는 대상 인구집단의 건강문제 분포와 크기를 나타냄으로써 건강문제의 상대적 중요성을 제시해 준다.

행위 · 환경적 진단(behavioral and environmental diagnosis)은 역학적 진단에서 확인한 건강문제와 원인적으로 연결된 것으로 보이는 건강 관련 행위와 환경요인을 규명하는 단계이다. PRECEDE 모형에서는 행동적 요인만을 고려하였으나 PROCEED 모형에서는 생활양식과 환경적 요인까지를 고려한다. 건강행위실천의 수준과 건강문제에 영향을 미치거나 행위에 의해 통제될 수 없는 비행위적 원인을 확인하는 것이다. 예를 들어, 역학적 진단에서 심맥관계질환의 유병률과 사망률이 높았다면 이에 영향을 주는 행위가 무엇인지, 이런 행위를 할 수밖에 없는 환경이 무엇인지를 분석한다. 흡연 · 과음 · 고지방음식 섭취 · 좌식생활 · 운동 등은 행위요인이나, 성 · 연령 · 가족력 등은 비행위요인에 해당된다. 환경적 요인으로는 운동시설, 건강진단시설 등의 유무 및 접근 용이도, 금연구역 설정 유무와 실천 정도, 스트레스 정도 등을 조사한다.

(3) 3단계: 교육 · 생태학적 진단

교육 · 생태학적 진단(educational and organizational diagnosis)은 건강행위의 변화를 위한 보건교육 프로그램을 설정하는 단계로, 이전 진단단계에서 규명된 건강행위에 영향을 주는 성향요인, 가능요인, 강화요인을 사정한다.

① 성향요인

성향요인(predisposing factors)은 행위의 근거나 동기를 제공하는 인지적, 정서적 요인으로 지식, 태도, 신념, 가치, 자기효능 등이 있다. 이러한 요인은 중재전략 또는 보건교육 계획 수립에 매우 유용하다.

② 가능요인

가능요인(enabling factors)은 개인이나 조직의 건강행위 수행을 가능하게 도와주는 요인으로, 보건의료 및 지역사회자원의 이용 가능성, 접근성, 시간적 여유 제공성과 개인의 기술, 개인의 자원 및 지역사회자원 등이 있다. 이 요인은 건강증진 프로그램에서 지역사회조직, 중재 훈련의 표적이 된다. 예를 들어, 흡연의 경우 담뱃값, 흡연 예방 프로그램의 저렴한 비용, 금연 관련 용품 제공 등이 해당된다.

③ 강화요인

강화요인(reinforcing factors)은 보상, 칭찬, 처벌 등과 같이 행위를 계속 유지하게 하거나 중단하게 하는 요인으로 사회적 · 신체적 유익성, 대리, 보상, 사회적 지지, 친구의 영향, 충고와 보건의료제공자에 의한 긍정적 혹은 부정적 반응 등이다. 예를 들면, 환자교육에서는 간호사 · 의사 · 동료환자 · 가족에 의해, 산업장의 보건교육에서는 동료 · 감독 · 부서장 · 가족에 의해 행위가 강화될 수 있다.

이 세 가지 요인의 범주는 상호배타적인 것이 아니므로 한 요소가 여러 요인에 속할 수도 있다. 어떤 단순한 행위라도 한 가지 원인으로 나타나는 행위는 거의 없고, 어떤 행위라도 복합적으로 상호영향을 미쳐 나타날 수 있다.

(4) 4단계: 행정 · 정책적 진단/중재설계

행정 · 정책적 진단(administration and policy diagnosis)은 이전 단계에서 세운 계획이 건강증진 프로그램으로 전환되기 위해서 필요한 단계이다. 즉, 건강증진 프로그램을 촉진하거나 방해하는 정책, 자원 및 조직의 환경을 분석하기 때문이다. 조직 및 행정상의 제한점이나 시간, 인력, 물자, 시설, 예산 등에 장애사항이 있는지를 사정하고 행정의 조직적인 능력을 개선시킬 수 있는 방안을 강구할 수 있다.

중재설계(intervention alignment)는 생태학적 자원으로 중재를 구분 및 조합하고, 중재의 논리 이론을 밝히며, 다차원, 다중 중재 프로그램을 통합하고, 중재에 이해관계자의 의견을 반영하는 과정이다.

(5) 5단계: 수행

계획한 사업의 성공적 수행은 구체적인 계획, 적절한 예산, 적합한 조직과 정책적 지지, 적절한 인력훈련과 감독, 과정평가단계에서의 지속적인 감시가 중요하다.

(6) 6단계: 과정평가

과정평가(process evaluation)는 프로그램의 수행이 정책, 이론적 근거, 프로토콜 등에 따라 잘 이루어졌는지 평가하는 것이다. 이 단계는 프로그램 진행과정의 첫 번째 평가로, 수행 중 문제점을 찾아냈을 때 프로그램 관리자는 그 문제가 표면화되기 전에 수정할 수 있다.

(7) 7단계: 영향평가

영향평가(impact evaluation)는 사업 수행 중, 즉시 효과를 기대하는 경우에 사용하며, 대상 행위와 성향요인, 가능요인, 강화요인, 행위에 영향을 미치는 환경요인이 목표행동의 단기효과를 평가한다.

(8) 8단계: 결과평가

결과평가(outcome evaluation)는 궁극적으로 성취하고자 하는 효과를 평가하는 것으로 진단의 초기단계에서 사정된 건강상태와 삶의 질 변화를 평가한다.

3. 지역사회 보건사업과 건강증진

1) 건강증진사업의 범위

건강증진 개념의 등장으로 건강관리에 대한 인식의 변화가 시작되었다. 이에 지역사회 보건사업은 개인이나 지역사회가 갖고 있는 건강잠재력을 최대한 발휘할 수 있도록 역량을 강화하는 방향으로 바뀌었다.

건강증진은 질병이 발생하기 이전에 질병발생의 위험요인을 감소시킴으로써 질병발생 감소와 더불어 육체적, 정신적, 사회적 상태를 최적의 상태로 유지하는 것을 말하지만, 질병이 진행되어 가는 시점에서뿐만 아니라 재활에도 적용될 수 있는 개념이다.

(1) 질병발생 이전과 질병발생 초기의 건강증진

이 단계에서는 지역사회 대상자를 중심으로 보건사업을 할 수 있다. 질병발생 초기의 건강증진은 증상을 가진 환자가 초기에 병원을 방문하도록 하는 것과 질병의 위험이 있는 대상자들이 조기검진을 받도록 유도하는 것이다.

(2) 질병치료시기와 회복시기의 건강증진

이 단계에서는 만성질환의 재발을 방지하기 위한 다양한 방법이 있을 수 있다. 심혈관질환자의 재활을 위해서는 식이요법, 금연, 운동, 스트레스관리 등 심장질환에 영향을 주는 요인들을 변화시키는 것이 필요하다. 재활단계에서는 환자의 삶의 방식을 변화시켜서 재발을 효율적으로 통제하여 재입원율을 낮추면서 의료비 절감을 기대할 수 있다.

(3) 건강상태에 따른 건강증진서비스 내용

건강증진사업의 목적은 건강상태별로 필요한 서비스를 제공하여 건강을 향상시키고 건강의 위험요인을 감소시켜 최적의 건강상태를 유지 · 증진시키는 것이다. 적극적 건강관리방법으로서 건강증진은 건강생활실천을 통하여 각 개인의 건강관리능력을 키우는 것이며, 의료의 영역으로 전문화되어 있는 건강관리방법을 일상적인 건강생활의 영역으로 바꾸는 것이다. 건강인은 보건교육, 건강검진 등의 사업과 연계하고, 환자는 치료, 간호, 재활서비스 등과 연계된 건강생활실천서비스를 제공해야 한다.

2) 건강증진사업의 특성

(1) 보건의료영역의 다양한 직종 참여

건강증진사업은 다양한 직종이 같은 목적을 향하여 노력하였을 때 사업의 결과는 효율적이고 효과적으로 성공시킬 수 있다.

(2) 다양한 기관의 참여

건강증진사업은 보건복지부가 주무부처이기는 하지만 행정안전부, 국방부, 법제처, 기획재정부, 교육부, 환경부, 국토교통부, 각종 시민단체가 모두 참여하여 사회의 환경 개선 및 변화에 각각의 목소리를 내고 또 동의를 얻어 비로소 가능하게 할 수 있다.

(3) 지역사회의 적극적인 참여를 위해 사회학적 접근방법요구

건강증진사업을 담당하고 있는 인력의 대부분은 간호학 및 보건학적 접근전략에 익숙하다. 또한, 이들의 재교육은 사회학적 접근방법이 강조되어야 한다. 예를 들면 규칙적인 운동을 지역주민 전체가 수행할 수 있도록 건강습관을 개선하려면 신체적 활동에 관한 보건교육의 접근방법으로는 많은 시간이 소요되어 지역사회 전체로 확산하는 데는 한계가 있다. 이에 지역사회 자원활용과 그 사회의 오피니언 리더(opinion leader) 등을 활용하는 사회학적 접근방법이 동시에 병행되어야 하기 때문이다.

(4) 사업결과가 단기간에 나타나지 않음

건강증진사업의 일환으로 금연 및 절주사업이 시작된지 오랜 세월이 지났으나 담배판매량과 주류판매량도 크게 줄어들지 않은 실정이다. 많은 부분에서 금연과 절주의 필요성 및 유익성에 대해 인식하는 수준은 증가하고 있는 것으로 나타나 어떠한 건강행위가 변하기 위하여는 먼저 건강신념이 변하여야 한다는 이론이 적용됨을 알 수 있다. 따라서 단기간에 결과를 얻을 수 없더라도 장기적인 결과나 효과를 얻기 위해 보건교육 등의 건강증진사업을 지속적으로 수행해 나가야 한다.

(5) 사업에 투입된 비용-효과분석의 어려움

보건소의 건강증진사업보고서를 보면 금연교육과 절주교육에 많은 인원이 참여한 것을 확인할 수 있다. 사업에 투입된 예산과 자원 대비 금연을 성공한 수와 절주를 실시한 수를 나누어 보면, 단위당 비용은 비효율적일 것이다. 그러나 이런 단순 비용-효과분석으로 금연교육이나 절주교육의 효과가 없다고 단정 지을 수는 없다. 즉, 보건교육으로 건강행태의 변화된 단계를 측정하기는 매우 어려움이 있다.

3) 건강증진사업에서의 간호사 역할

(1) 지역사회 건강증진요구 사정자

지역사회 건강증진사업과정의 첫 단계로, 지역주민의 건강결정요인에 영향을 미치는 요소를 수집하여 사정하는 것이다. 지역사회 건강증진사업의 사정은 사업에 필요한 인적, 물적 인프라와 관련된 자료를 수집하여 분석하고 문제를 확인하는 것이다. 지역사회를 구성하고 있는 지역사회주민 전체의 건강증진을 확보하기 위해서는 주민 개인보다는 주민 집단관리가 효율적이다.

반드시 지역주민의 건강증진 관련 문제를 진단해서 이에 기초한 사업계획을 수립하여야 한다. 건강증진 사업요구 진단은 생활습관병 영향요인이 우리 지역에 얼마나 있는지를 찾아내야 하며 이는 흡연률, 과음률, 잘못된 식습관 보유율. 비만율, 지역주민 중 운동인구 등에 대한 자료를 확보하여야 한다.

(2) 근거 중심 사업계획서 수립자

지역사회 건강증진요구 사정을 통해 문제점들이 분석되면 이를 기초로 사업계획을 수립하여야 한다. 사업계획서는 구체적이고 정량화된 도달목표가 기술되어야 하며, 목표달성을 위해 어떤 방법으로 도달하려고 하는지와 최종 산물이 무엇인지가 기술되어야 한다.

(3) 건강증진 관련 교육자 및 상담자

간호사는 대상자에게 교육과 상담을 일상적으로 수행하는 중요한 역할이다. 하지만 현실적으로 보건소의 경우 평균 한 사람의 보건간호사가 건강증진 관련 사업뿐만 아니라 방문건강관리, 예방접종, 감염병관리, 정신건강증진, 희귀난치성 질병관리 등 여러 가지 업무를 담당하고 있다. 그러므로 운동, 영양, 금연, 절주 등의 교육을 외부 전문가들에게 의뢰하는 경우가 많을 수 있다. 지역주민에 대한 이해와 지역주민들이 가지고 있는 생활습관 등의 문제를 잘 알고, 지역을 진단하고 사업을 계획한 당사자인 간호사들이 교육을 실시하는 것이 행위 변화 유도를 통한 최적 수준의 건강을 유지하는 데 필수적이다.

(4) 건강증진 관련 팀원과의 협조자

건강증진사업의 특징에서 제시되었듯이 여러 직종과 여러 부처가 참여하여 목표에 도달하는 사업이므로 행정, 보건 및 기타 전문직과의 협조체계를 잘 유지하지 않으면 계획이 아무리 우수하더라도 지역주민이 삶의 질 향상을 위한 최적 수준에 도달하기는 불가능하다. 보건간호사뿐만 아니라 전문직의 특성상 자기중심적이고 타 직종에 대한 배려가 다소 부족한 부분이 있으므로, 팀원과 협조체계를 유지하는 훈련이 강조되어야 한다.

(5) 건강증진을 위한 지역사회자원 개발자

건강증진사업은 지역사회가 적극적으로 참여해야 성공 가능성이 높아진다. 또한, 지역사회지도자가 사업의 목적과 취지를 이해하고 적극적으로 지원한다면 금연이나 절주 프로그램이 집단조직을 통해서 실현될 수 있다.

일부 보건소에서는 건강증진 자원봉사자를 지역신문을 통해 공개 모집하여 주 1회 2개월 교육 후 그들을 통해 지역주민교육 등을 수행하고 있다. 이 자원봉사자들은 보건소 건강증진뿐만 아니라 건강도우미 역할을 하고 있으며, 이들의 교육은 건강증진 담당간호사가 주도적으로 실시하고 있다.

(6) 건강증진사업 활성화를 위한 촉진자

건강증진사업을 시작한다고 해서 사업이 모두 성공적이지는 않다. 건강증진사업의 주체가가 계속적으로 진행상태를 점검하고 부족한 부분은 보완하고 긍정적인 요소는 강화시켜야만 계획한 목표에 도달할 수 있다. 지역사회간호사들은 개인, 가족, 지역사회가 건강문제에 대처하는 능력을 증진시키며 건강증진을 위해 적합한 의사결정을 내리도록 동기를 촉진시키고 보건의료를 위한 변화를 효과적으로 가져오도록 도와주는 중추적인 역할을 해야 한다.

(7) 건강증진사업 평가자

건강증진사업평가는 사업을 계획해서 실시하고 실시한 결과를 알아보고, 무엇이 잘못되었는지 알아보는 하나의 과정이다. 평가에는 투입된 노력 대비 나타나는 성과와 최종 결과 및 그 사업을 중단하여도 장기적으로 나타나는 영향평가 등이 있다. 특히 영향평가 분야에 관심을 두어 장기적인 건강증진사업의 효과를 얻을 수 있도록 노력하여야 한다.

(8) 건강증진사업 활성화 방안 도출을 위한 연구자

건강증진사업 활성화 방안 도출을 위한 연구는 연구자만 하는 것으로 생각하는 경우가 많으나 실제 실무에서 개선이나 활성화를 위한 연구에 실무를 담당하는 간호사들이 가장 적임자에 해당된다. 무엇을 개선하면 더 효과적이고 효율적인 사업을 할 수 있을 것인가에 대한 기술연구도 충분히 대안이 되며 새로운 정책개발에도 도움이 된다.

지역사회간호사는 건강증진 실무의 발전을 위해 실무에서 간호문제를 도출하고 연구하며 연구 결과를 간호실무에 적용할 수 있는 연구자로서의 역할을 수행해야 한다.

4. 건강증진사업 접근방법의 실제

건강증진사업은 보건교육, 질병 예방, 영양 개선, 신체활동 장려, 건강관리 및 건강생활의 실천 등을 통하여 국민건강을 증진하는 사업을 말한다. 건강증진사업은 기본적 생활양식 변화를 중심과제로 금연, 절주, 영양, 운동, 스트레스 등이 있다. 건강증진사업의 접근방법은 대상자마다 생애주기에 따라 건강에 대한 요구, 건강위험요인, 건강문제가 다르기 때문에 생애주기별로 접근하는 것이 효과적이다. 또한 사업대상별로 개인, 기관 및 조직, 지역사회로 구분하거나, 생활터별로 지역사회, 학교, 산업장, 보건의료기관 등으로 나누어 서비스를 제공할 수 있다.

1) 생애주기별 건강증진사업

개인의 건강은 출생 후 생애주기별 각 단계를 거치면서 사회 · 경제적 · 심리적 · 환경적 경험 축적으로 변화를 거듭한다. 이에 개인의 건강에 대한 부정적 효과는 최소화하고 긍정적 효과는 극대화하기 위해서, 생애주기별로 건강불평등정책과 적절한 조치가 절대적으로 필요하다.

제5차 국민건강증진종합계획(Health Plan 2030)에서 생애주기에 따른 인구집단별 집단건강관리에 대한 종합적 접근으로 중요도가 높은 보건사업은 다음과 같다.

- 영유아: 모든 아동의 안전한 출생과 정상적 성장 · 발달을 위해 고위험 산모신생아 의료체계 개선, 영유아 사망 · 장애 예방 검진 확대
- 아동 · 청소년: 발달단계별 맞춤형 건강증진교육 제공, 학교 주변 금연거리 지정, 고카페인

식품 판매 제한 등 건강유해요인 개선을 통한 건강한 교육환경 조성, 아동 · 청소년 검진체계 강화

- 여성: 취약 여성의 건강보호를 위해 방문건강관리사업 확대, 임신고민 여성의 의료 · 심리지원, 결혼이민자 · 청소년 산모 지원 강화
- 노인: 건강한 노년 지원을 위해 방문건강관리사업 정보통신기술 활용 고도화, 일차의료기관에서 노인성 질환관리 및 방문진료 활성화
- 장애인: 장애친화 건강검진기관 확대, 필수 의료서비스 접근성 강화, 장애인 건강통계 및 지식정보 산출, 장애친화 산부인과 지정
- 근로자: 근로자 건강을 위협하는 산재, 장시간 근로 방지를 위해 제도 개선 및 근로감독 강화, 과로사 고위험군 지원사업 추진
- 군인: 군별, 부대별 특성을 고려한 차별화된 건강서비스 제공, 군 내 감염병 대응 강화

인구집단별 주요 추진목표는 표 7-1과 같다.

표 7-1 국민건강증진종합계획 2030, 인구집단별 주요 추진목표

- 영유아, 청소년의 건강한 성장 지원으로 평생건강 토대 마련
- 여성, 노인, 장애인 건강을 위한 환경 구축
- 건강을 지킬 수 있는 근로환경 개선과 군 생활 보장

지표명	2018년 목표	2030년 목표
영아사망률(출생아 1천 명당)	2.8명	2.3명
고등학교 남학생 현재흡연율	14.1%	13.2%
고등학교 여학생 현재흡연율	5.1%	4.2%
모성사망비(출생아 10만 명당)	11.3명	7.0명
노인 남성의 주관적 건강인지율	28.7%	34.7%
노인 여성의 주관적 건강인지율	17.6%	23.6%
성인 장애인 건강검진 수검률	64.9%('17)	69.9%
연간 평균 노동시간	1,993시간	1,750시간
군장병 흡연율	40.7%('19)	33.0%

【출처】 보건복지부. 제5차 국민건강증진종합계획(Health Plan 2030, 2021~2030); 2021.

2) 생활터별 건강증진사업

건강의 지원적 환경 조성차원의 지역사회 내 생활터별 접근방법은 대상 집단을 국한하는 점은 있으나 대상 집단의 인구사회학적 및 사회심리적 특성에 따라 세분화됨으로써 보다 체계적이고 효과적인 접근을 가능하게 한다. 생활터(setting)는 사람이 일하고 살아가는 장소로서 물리적 · 지리적 경계가 있으며, 특정한 역할을 지닌 구성원이 조직구조를 형성하고 지역사회의 자원이 투입되는 물리적 · 사회적 환경단위이다. 생활터별 접근에서도 개인, 조직, 지역사회 등에

표 7-2 건강증진사업 개입모형의 예

	지역사회	학교	사업장	의료기관
개인	• 지역사회주민의 건강행태	• 학생의 건강행태	• 근로자의 건강행태	• 환자의 건강행태
조직	• 지역사회주민의 건강에 이로운 행태를 촉진시키기 위한 정책, 프로그램, 실천, 지역사회 시설 및 제도	• 학생의 건강에 이로운 형태를 촉진시키기 위한 학교 방침, 프로그램, 실천 및 시설	• 근로자의 건강에 이로운 행태를 촉진시키기 위한 작업장 방침, 프로그램, 실천 및 시설	• 환자의 건강에 이로운 행태를 촉진시키기 위한 기관 방침, 프로그램, 실천 및 시설
중앙 정부	• 지역사회주민의 건강에 이로운 행태를 촉진시키기 위해 지역사회에 영향을 주는 법률, 규칙, 서비스 및 자원	• 학생의 건강에 이로운 행태를 촉진시키기 위해 학교에 영향을 주는 법률, 규칙, 서비스 및 자원	• 근로자의 건강에 이로운 행태를 촉진시키기 위해 작업장에 영향을 주는 법률, 규칙, 서비스 및 자원	• 환자의 건강에 이로운 행태를 촉진시키기 위해 기관에 영향을 주는 법률, 규칙, 서비스 및 자원

【출처】 Green. L.W. & Kreuter. M.W. Health Promotion Planning: An Educational and Environmental Approach(3rd ed.); 1999. p.297.

서 다양한 개입을 고려해야 한다(표 7-2).

오타와헌장(WHO, 1986)에서 건강은 사람이 배우고, 일하고, 즐기고, 사랑하는 일상생활의 공간에서 사람에 의해 만들어지고, 지속되는 것이며, 방콕헌장(WHO, 2005)에서는 건강증진의 개발전략에서 각 생활터별 접근을 강조하고 있다.

(1) 지역사회 건강증진사업

지역사회 건강증진사업을 위하여 보건소는 2005년 건강생활실천사업을 시작으로 하여 2008년 지역특화건강행태개선사업과 2012년 건강생활실천통합서비스를 실시하였다. 2013년부터는 지역사회 통합건강증진사업을 실시하고 있다. 이는 지역사회주민을 대상으로 건강생활실천 및 만성질환 예방, 취약계층 건강관리를 목적으로 지역사회 특성과 주민의 요구가 반영된 프로그램 및 서비스 등을 기획 · 추진하는 사업이다. 사업영역은 음주폐해 예방(절주), 신체활동, 영양, 비만 예방관리, 구강보건, 심뇌혈관질환 예방관리, 한의약건강증진, 아토피 · 천식 예방관리, 여성 · 어린이특화, 지역사회중심재활, 금연, 방문건강관리 및 치매관리로 구성되었다.

2021년부터 시행하는 '제5차 국민건강증진종합계획(Health Plan 2030)'은 지역주민의 건강증진사업 체감도 및 건강행태 개선을 목적으로 지역사회주민의 건강 수준 향상을 위하여 지자체가 주도적으로 비전과 추진전략에 따라 운영하고 있다.

(2) 학교 건강증진사업

유럽을 중심으로 학교인구의 건강증진 필요성이 강조됨에 따라 건강증진학교로의 변화가 진행되고 있으며, 이러한 흐름에 따라 우리나라의 학교도 세계 수준의 안전하고 건강한 학교로 탈바꿈할 필요가 대두되었다.

이에, 우리나라는 제4차 국민건강증진종합계획(HP 2020), 제5차 국민건강증진종합계획(HP 2030)의 학교건강증진사업을 통하여 학생(초 · 중 · 고등학교)의 질병과 사고 예방, 건강에 대한 올바른 지식 습득, 건강한 태도 및 습관의 형성으로 평생건강의 기틀을 형성하고자 노력하고 있다. 학교건강증진사업 세부추진계획의 내용은 학생건강지원기구의 설립, 학생의 건강행태 및 건강상태의 개선, 개인위생 실천율 증가, 정신건강 수준 향상, 건강한 성태도 함양, 손상 예방 및 안전사고 발생 감소, 인터넷 중독 감소사업 및 건강한 학교 환경 조성 등이다. 즉, 학교 중심에서 학생 중심으로, 개별 학생의 학교건강문제를 해결하는 방향으로, 학교구성원의 의견이 반영된 민주적인 방식으로 변화하고 있다. 또한 학교보건의 범위가 학교 내에서 교내와 교외의 파트너십을 통한 지역사회 연계로, 보건교육의 목표가 건강행태 개선의 역량 강화로, 통합적 건강증진사업으로 변화하고 있다.

건강증진학교는 '살아가고, 배우고, 일하는 건강한 장(場, setting)으로서 학교구성원의 역량을 지속적으로 강화하는 학교(WHO, 1996)'를 의미한다. 유럽의 건강을 위한 학교(Schools for Health in Europe, SHE, 2016)인 건강증진학교는 "모든 학생과 교직원의 건강과 안녕을 위해 구조화되고 체계적인 계획을 적용하는 학교"로 정의하고 있으며, '전체로서의 학교' 차원으로 접근하고 있다.

건강증진학교의 목표는 학생과 교직원의 건강증진을 통해 교육의 목표를 효과적으로 달성하고, 학교에서 건강한 생활습관을 익히고 실천하게 함으로써 평생건강의 기틀을 마련하는 데 도움을 주는 것이다. 건강증진학교는 신체적 건강과 1~2개의 프로그램 접근이 아닌 포괄적인 개념으로, WHO에서는 건강증진학교의 평가지표를 기존의 6개에서 다음과 같이 8개 표준요소로 수정하였다. 정부정책 및 지원, 학교정책 및 자원, 학교 거버넌스 및 리더십, 학교와 지역사회의 파트너십, 건강과 웰빙을 위한 학교 커리큘럼, 학교의 사회 · 정서적 환경, 학교의 물리적 환경, 학교보건서비스 등, 8개의 표준요소와 선언 내용으로 구체화하여 제시하고 있다(표 7-3).

표 7-3 WHO 건강증진학교 글로벌 표준선언문

No	표준요소	선언 내용
1	정부정책 및 지원	모든 학교를 건강증진학교로 만들기 위한 범정부적 노력과 투자
2	학교 정책 및 자원	건강증진학교를 만들기 위한 포괄적 학교 접근의 노력
3	학교 거버넌스 및 리더십	건강증진학교를 만들기 위한 학교 거버넌스 및 리더십의 포괄적 학교모형
4	학교와 지역사회의 파트너십	건강증진학교를 만들기 위한 학생을 포함하여 학교와 지역사회 공동체의 참여와 협력
5	건강과 웰빙을 위한 학교 커리큘럼	학생의 건강과 웰빙의 신체적, 사회적 정서적 · 심리적 측면을 지원하는 학교 커리큘럼
6	학교의 사회 · 정서적 환경	학교는 안전하고 사회 · 정서적인 지원을 하는 환경 조성
7	학교의 물리적 환경	학교는 건강하고 안전하며 보안이 확보된 물리적 환경 조성
8	학교보건서비스	모든 학생들은 신체적, 정서적, 심리사회적, 교육적 의료요구를 해결하는 포괄적인 학교기반 또는 학교연계 보건서비스를 이용할 수 있음

【자료】 WHO Global standards and indicators for health promoting schools draft 3; 2020.

【출처】 김미진. 베트남 초등학교 학생건강검진 제도 현황 및 내실화 방안고찰-WHO 새로운 건강증진학교 모형 중심으로-. 연세대학교; 2021. p.10.

(3) 산업장 건강증진사업

1995년 국제노동기구(ILO)와 세계보건기구(WHO)에서 합동으로 구성한 직장건강위원회에서는 직장건강의 3대 목표 중 하나로 근로자의 건강 유지 및 증진을 제시하고 있다. 산업장 건강증진은 근로자의 삶의 질을 향상하고 건강한 환경 개선을 통하여 개인적으로 건강하도록 동기부여하는 계속적인 과정이다. 그러므로 산업장 건강증진 프로그램은 회사에서 근로자의 건강을 유지하고 증진하기 위해 계속적으로 제공해주는 프로그램으로서 의학적 상담, 보건교육 및 기술 지원과 산업장의 환경 유지 등을 포함한다.

산업장은 근로자가 하루 중 많은 시간을 지내는 곳이므로 건강한 직장환경은 오래 전부터 고용주와 피고용인 모두 중요하게 인식되어 왔다. 이에 산업장 근로자의 건강증진 프로그램이 다양하게 제공되고 있으나, 아직 산업장 보건관리가 업무상 건강장해 예방과 대책만을 강조하고 있어 작업환경 및 생활습관과 관련된 전반적인 건강문제를 고려한 종합적이고 체계적인 건강증진 프로그램이 더욱 요구된다. 제5차 국민건강증진 종합계획 2030(HP 2030)에서는 인구집단별 건강관리의 주요 내용으로 산재 다발 업종별 위험요인 집중관리를 통한 안전한 일터 조성, 주 52시간제 정착 및 장시간 노동이 빈번한 업종의 개선 추진, 근로자 건강관리 형평성 제고를 위한 지지적 환경 구축 및 고위험군 대상 정신건강서비스 제공으로 자살 예방 등을 포함하고 있다.

① 산업장 건강증진사업의 내용

산업장 건강증진사업의 내용 중 가장 흔한 것은 금연, 건강한 식사, 운동 프로그램, 중독성 약물이나 과음 방지 등이 있다(WHO 유럽지부, 2001). WHO가 제시한 사업장 건강증진모델의 구성요소는 표 7-4와 같다.

표 7-4 WHO의 사업장 건강증진모델 구성요소

영역	정의
물리적 작업환경	• 사업장 내에서 발생하거나 존재하는 구조물, 공기, 기계, 장비, 제품, 화학제품, 재료, 공정 등 사람이나 전자 감지장치를 통해 인식되는 사업장의 일부분을 나타낸다. • 정신적, 신체적으로 근로자의 안전, 건강 그리고 복지에 영향을 미칠 수 있다.
심리사회적 작업환경	• 기업 내 근로자의 신체적 · 정신적 행복에 영향을 주는 것으로 일상적으로 나타나는 관행, 신념, 가치, 태도 등 조직문화와 업무조직을 포함한다.
직장 내 개인의 건강 지원	• 직장 안에서 기업이 직원에게 정신적 · 신체적 건강 지원과 관리뿐만 아니라 건강한 개인의 생활습관을 유지하고 개선하도록 도움을 주는 건강서비스, 정보, 지원환경 등을 뜻한다.
기업의 지역사회 참여	• 기업이 사회적 · 물리적으로 지역사회에 참여하거나 제공하는 전문지식, 활동 등 여러 재원으로 구성된다. • 근로자와 그들의 가족에게 정신적 · 신체적 건강, 안전과 복지에 영향을 준다.

【출처】 박윤형 외. 건강도시 교육과정개발 및 적용방안 연구. 보건복지부, 순천향대학교; 2015. p.213.

최근 국내에서는 인구구조 및 산업구조의 변화에 따라 사업장 근로자의 구성이 변화하고 있으며 중 · 고령자와 여성근로자의 증가, 1 · 2차 산업 종사자의 감소와 3차 산업 종사자의 증가로 근로자의 건강요구가 변화하고 있다. 이에 따라 근로자의 건강 및 복지욕구는 직업재해 및

안전사고 등 건강보호적 측면에서 포괄적인 건강생활실천에 중심을 둔 건강증진 방향으로 변화되었다. 즉, 암, 심혈관질환, 당뇨병 등 만성퇴행성 질환의 위험요인인 흡연, 음주, 부적절한 식습관, 신체활동 부족, 스트레스로 유발되는 건강문제를 줄이고 건강한 생활양식을 유지하도록 근로자의 건강증진과 질병 예방전략이 마련되어야 한다.

② 산업장 건강증진사업 추진 방향

직위와 관계없이 모든 근로자 건강관리의 강력한 지지는 건강증진 프로그램 성공의 결정적 요소이다. 건강증진 프로그램 기획의 첫 단계는 건강증진요구 사정으로 근로자의 생활습관 평가와 더불어 질병상태, 증상호소 등을 조사하며, 건강과 건강 향상에 대한 관심도를 사정한다.

그 후 자료를 분석하여 사업의 우선순위를 정하고 목표를 설정하며, 사업계획을 수립하여 체계적으로 사업을 추진하고 그 성과를 평가해야 한다.

(4) 의료기관 건강증진사업

건강증진병원(health promoting hospitals)은 질 높은 의료 및 간호 서비스를 공급하는 것뿐 아니라, 건강증진의 목적으로 환자와 모든 직원이 적극적으로 건강증진에 참여할 수 있는 조직적 구조 및 문화를 발전시키고, 건강증진을 위한 환경에 맞춰 스스로 발전하며, 지역사회와 적극적으로 협력하는 병원으로(부다페스트 선언, WHO 유럽, 1991), 단순히 치료서비스의 확장이 아니라 건강증진을 중심으로 병원 기능의 전반적인 재설정이 이루어진 병원이다. 대상은 환자 및 보호자, 직원, 조직, 지역사회(환경)이다.

제1차 WHO 국제건강증진회의(오타와헌장, 1986)에서는 건강증진을 위한 국제적 협력 강화와 건강증진을 위한 전략 중 보건의료서비스의 개편이 언급되었으며, 의료기관의 목표는 건강의 사회적 결정요인이 변화되어야 함을 합의하였다. 이것이 건강증진병원 프로젝트의 기본적인 근거가 되었다.

WHO는 1991년 국제건강증진병원 네트워크(International Network of Health Promoting Hospitals)를 창립하고, WHO 부다페스트 선언(Budapest declaration, 헝가리)에서 건강증진병원의 포괄적인 비전과 17가지 건강증진병원 이행기준을 제시하였다. 1993년에서 1997년까지 유럽병원시범 프로젝트에 11개 국가 총 20개 병원이 참가하여 각기 다른 국가적 · 종교적 · 지역적 · 의료적 환경하에서 병원이 건강증진의 중심기관으로서 어떻게 서로 연계될 수 있는지 조사하였다. 1997년 WHO 비엔나 권고(Vienna Recommendation)에서 부다페스트 선언과 시범병원 프로젝트의 경험에 따른 새로운 건강증진병원 6개의 기본 원칙과 실행을 위한 4개의 일반적 전략을 발표하였다. 2001년 제9차 건강증진병원 회의에서 WHO 실행그룹을 결성하고 2003년에 5개 분야 총 24개 항목의 WHO 건강증진병원 표준을 마련하였으며, 2004년에 국제건강증진병원 네트워크 사무국을 덴마크 코펜하겐에 개설하였다.

우리나라는 2009년 안동의료원에서 건강증진병원 사업모델을 최초로 개발하였고, 2009년 보라매병원과 안동의료원이 최초로 국제건강증진병원(WHO-HPH)에 가입하였으며, 2023년 14개의 의료기관이 건강증진병원 네트워크에 가입한 상태이다.

WHO가 제시한 건강증진병원의 표준은 표 7-5와 같다.

표 7-5 WHO 건강증진병원 표준(standards)

분야	항목
1. 관리정책	1.1 정책 실행, 평가, 정기적 검토과정의 책임명시 1.2 정책 실행, 평가, 정기적 검토과정의 자원배분 1.3 직원의 정책 인지 및 신규직원 교육 1.4 건강증진활동 질 자료 수집, 평가과정 1.5 직원의 건강증진활동 수행능력 및 추가습득 1.6 건강증진활동기반: 자원, 장비, 공간 등 확보
2. 환자 사정	2.1 모든 환자의 일반적 건강증진요구도 사정 2.2 환자군별로 특이적 건강증진요구도 사정 2.3 최초 측정 후 환자상태, 요구에 따른 검토 조정 2.4 환자 인식도, 사회문화적 민감성 고려 2.5 타 보건의료인 정보 활용
3. 환자 정보 제고 및 건강증진 참여	3.1 건강영향인자(HD) 건강증진계획을 알림 3.2 진단, 치료, 간호 등 진료정보 명확히 제공 3.3 요구도에 근거한 체계적 개입조치 제공 3.4 정보조치의 문서화 및 평가 3.5 직원, 방문객에게도 일반적 건강정보 제공
4. 건강한 직장	4.1 직원 조정기술 및 개발훈련 실시 4.2 건강하고 안정한 직장정책 수립, 시행 4.3 작업환경관련 직원의 의사 결정 참여 4.4 건강문제에 대한 직원인식도 개발 유지절차
5. 지속성과 협력	5.1 병원 건강증진서비스와 현재 활동 계획의 통일성 5.2 기존의 보건복지 및 관련 단체 등과 협조 5.3 퇴원 후 활동 및 절차 마련 5.4 환자 정보와 기록의 요양 및 재활담당자와 소통

【자료】 WHO Europe. Standards for Health Promotion in Hospitals; 2004.
【출처】 한국건강증진재단, 연세대학교. 건강증진병원의 선진모형연구 및 한국 HPH에의 발전 방안 연구; 2012.

3) 건강증진에서의 간호사 역할

건강증진에서 간호사의 역할은 매우 중요하다. 간호사는 개인, 가족, 지역사회를 대상으로 건강을 총괄적으로 관리 및 평가를 위해 교육, 활동, 간호중재 등의 역할을 수행하고 있으며 구체적인 역할은 다음과 같다.

① 건강교육과 정보 제공: 간호사는 대상자들에게 건강과 질병 예방에 관한 정보를 제공한다. 올바른 생활습관, 영양, 운동, 예방접종 등에 대한 정보를 제공하여 개인, 가족, 지역사회가 건강을 위해 스스로 노력할 수 있도록 돕는다.

② 생활습관 개선 지원: 간호사는 대상자들의 건강한 생활습관을 개선하도록 돕기 위해 영양관리, 운동, 건강행태를 평가하고 개선을 위한 계획 수립 및 중재를 한다.

③ 예방적 간호: 간호사는 질병 예방과 질병 조기발견을 목적으로 백신접종, 스크리닝검사 등을 실시할 수 있다.

④ 치료 지원과 간호: 간호사는 만성질환을 가진 환자들을 지역사회 내에서 관리하며, 질병이

악화되지 않고 삶의 질을 높일 수 있도록 간호를 재공한다.

⑤ 다학제적 협력: 간호사는 다른 의료전문가들과 협력하여 대상자의 건강관리를 위한 정보를 공유, 의뢰 및 관리를 할 수 있도록 한다.

⑥ 환경적 영향 모니터링: 간호사는 환자의 생활환경과 사회적인 요소가 건강에 미치는 영향을 모니터링하며, 지역사회 내 자원을 활용할 수 있도록 한다.

2절 보건교육

1. 보건교육의 이해

1) 보건교육의 개념

(1) 보건교육의 정의

보건교육(health education)이란 건강(보건: health)과 교육(education)의 합성어이며 개인이나 집단의 건강과 관련된 행동의 변화가 나타나도록 계획적인 학습 경험을 제공하는 과정이다. 보건교육에서 행동의 변화란 외형적인 행동뿐 아니라 지식, 태도 및 가치관의 변화를 포함한다.

보건교육의 정의는 다음과 같다.

- 미국의 학교보건용어 제정위원회(Joint Committee on Terminology in School Health Education): 개인 또는 집단을 대상으로 건강에 관한 지식, 태도, 행위의 바람직한 변화를 유도하도록 영향을 주는 모든 학습 경험의 총합
- Griffuthis(1972): 최적의 건강행위에 대해서 알고 있는 것과 실제로 실행하는 것 사이의 차이를 줄이기 위해서 시도하는 활동
- Simonds(1976): 개인, 집단 및 지역사회에서 건강에 해로운 행위를 현재와 미래의 건강에 도움이 되는 행위
- Green 등(1980): 건강을 유도하는 행동을 자발적으로 촉진하도록 고안된 학습 경험의 결합
- 국민건강증진법 제2조제2항: 개인 또는 집단으로 하여금 건강에 유익한 행위를 자발적으로 수행하도록 하는 교육

즉, 보건교육은 개인, 집단, 지역사회를 대상으로 건강을 향상시키고, 유지하는 데 있어서 유익한 지식, 태도, 행동 등을 바람직한 방향으로 변화시키고자 하는 것으로, 대상자 스스로 자기 건강관리를 수행하고 촉진하도록 고안된 학습 경험이다. 그러므로 보건교육은 건강문제를 예방하고, 건강을 유지 · 증진하기 위해 자신의 행동이 건강에 어떠한 영향을 미치는가를 이해하고 건강한 삶을 선택하며, 보건서비스를 적절히 이용하도록 돕는 계획된 교수–학습과정의 적용이라 할 수 있다.

(2) 보건교육의 목표

첫째, 대상자가 최적의 건강을 유지 · 증진할 수 있는 자기건강관리능력을 함양하여 그들의 삶의 질을 향상하는 것이다.

WHO 제1차 보건교육전문위원회(1974)에 따르면 보건교육의 목표는 다음과 같다.

- 지역사회구성원의 건강은 지역사회 발전의 중요한 자산임을 인식한다.
- 개인이나 집단이 자신의 건강을 스스로 관리할 능력을 갖도록 한다.
- 보건사업의 발전을 도모하고 이를 활용하도록 한다.

둘째, 보건교육은 개인이나 가족, 지역사회가 질병 예방 및 최적의 건강을 유지하는 책임을 촉진하는 것이다.

셋째, 건강행위를 결정하고 선택할 수 있도록 도우며, 건강과 관련된 활동에 대한 지역사회가 관심을 갖도록 하는 것이다.

지역사회주민이 건강지식뿐만 아니라 자신의 문제와 원인을 알고 스스로 해결해야 한다는 책임감을 갖고, 건강 관련 활동에 적극적으로 참여할 때 지역사회의 건강은 향상될 것이다. 지역사회의 참여는 보건교육으로 가능하며, 이를 통해 궁극적 목표인 건강증진을 이룰 수 있다.

(3) 보건교육의 필요성

질병양상의 변화로 만성퇴행성 질환이 주된 건강문제가 되었고 이러한 만성질환은 생활습관과 관련된 요인이 주요 원인으로 작용함에 따라 현재 보건의료정책은 건강증진, 질병 예방, 조기발견 및 치료에 초점을 두게 되었다. 보건교육은 건강과 관련된 보건사업의 기초이며, 보건사업 중 비교적 적은 비용으로 지속적으로 양질의 결과를 가져다주는 주요 사업이다.

보건교육의 필요성은 다음과 같다.

- 개인, 집단, 지역사회마다 서로 다른 보건의료요구가 있으므로 보건교육을 통해 자신의 건강관리능력을 스스로 기를 필요가 있다.
- 자유기업형 보건의료체계에서의 보건의료는 개인의 책임이며, 치료 중심의 서비스를 받게 되고, 지역 · 계층 간 서비스 수준에 차이가 있으므로 보건교육을 통해 자신이 이용하는 서비스 수준을 판단할 수 있는 능력을 키워야 한다.
- 보건의료가 전문화되어 소비자는 보건의료요구에 대한 대처능력이 부족하므로 지속적인 보건교육과 관리로 건강관리역량을 강화해야 한다.
- 질병양상의 변화와 의학기술의 한계에 따른 보건교육의 상대적 가치를 들 수 있다. 만성질환은 건강행위의 변화로 예방이 가능하며, 발병 후 오랫동안 관리가 필요하므로 이에 대한 체계적인 교육을 통해 자기돌봄능력을 강화해야 한다.
- 의료비 상승으로 인한 조기퇴원으로 가정에서 환자와 가족이 건강관리를 해야 할 필요성이 증가하고 있다.
- 건강에 대한 인식 변화로 건강은 기본권이며, 보건교육을 통해 건강관리를 생활화하고 질병이 발생하기 전에 예방해야 할 필요성을 주지한다.
- 소비자의 건강문제 및 해결에 대한 알 권리와 관심이 증가하였으므로 보건교육을 통하여 건강 관련 결정에 참여하고자 하는 욕구를 충족시킬 수 있다.

2) 보건교육의 내용 및 범위

보건교육의 내용과 범위는 최적의 건강을 이루기 위한 건강증진에서부터 질병 예방, 치료, 재활 및 장기치료에 이르기까지 전반적인 건강 연속선상에서 다룰 수 있다.

보건교육활동은 올바른 지식을 바탕으로 사물을 인지하고 건강에 대한 호의적인 태도를 갖게 하며 건강행위를 실천하도록 유도하는 계획된 학습과정이다. 보건교육의 내용과 다양한 활동범위는 다음과 같다.

보건교육의 내용(국민건강증진법 시행령 제17조)

- 금연, 절주 등 건강생활의 실천에 관한 사항
- 만성퇴행성 질환 등 질병의 예방에 관한 사항
- 영양 및 식생활에 관한 사항
- 구강건강에 관한 사항
- 공중위생에 관한 사항
- 건강증진을 위한 체육활동에 관한 사항
- 그 밖에 건강증진사업에 관한 사항

(1) 건강문제의 분석

개인, 집단의 건강에 영향을 미치는 건강결정요인, 건강문제의 개인별 · 집단별 분포와 해결방법에 대한 연구와 분석을 말한다. 이러한 활동을 통한 분석 결과는 보건사업 및 보건교육사업 계획의 중요한 자료이다.

(2) 홍보

건강인식 고취 및 건강증진에 대한 지역사회의 분위기 조성을 위하여 언론매체(TV, 신문, 라디오), 옥외광고물(현수막, 전광판, 포스터 등), 사용자제작 컨텐츠(UCC), 소셜네트워크서비스(Social Network Service: 블로그, 트위터, 페이스북, 인스타그램) 등 다양한 매체를 통한 홍보전략을 추진하여 대상자들의 주의를 환기하는 활동을 말한다.

(3) 출판 및 홍보물 발행

홍보에서 제시된 내용에 대한 해결방법을 많은 사람이 구체적으로 알게 하는 과정으로 보건소, 건강 관련 기관의 보건교육 및 사업 내용을 책자나 팸플릿, 시청각자료로 인쇄 · 제작하여 보급하는 것이다.

(4) 건강상담 및 교육

건강에 대한 관심과 사회 · 경제적 수준이 높아지면서 건강상담이 중요한 보건교육활동으로 확대되고 있다. 개인면담, 전화상담, 편지상담, 집단상담 등의 형태가 있다. 또한 보건교육을 최일선에서 담당하는 보건간호사, 보건진료전담공무원, 조산사, 보건교사, 산업간호사, 보건교육사 및 모든 보건요원과 가장 밀접한 관련이 있는 활동으로 직접 대상자를 대하고 그들의 잘못된 건강에 관련된 지식, 태도, 습관을 변화하는 단계이다.

(5) 동기부여

동기는 행동을 활성화하고 목표를 향해 나아가며, 그 행동을 지속하는 욕구이다. 보건요원이 필요한 보건지식을 제공하고, 보건의료시설, 장비 그리고 인력 등 가용자원을 충분히 제공한다 할지라도 주민의 태도와 행위는 쉽게 변화되기 어렵다. 그러므로 새로 알게 된 지식이나 건강습관을 행동화하도록 하기 위해서는 지속적인 동기부여가 필요하다.

(6) 조직화

보건교육활동을 집단 또는 조직 중심으로 전개하는 것은 대상자에게 보다 쉽게 접근할 수 있고 지역사회 전체 보건사업의 내용을 신속하게 저변까지 확산하는 효과가 있다. 따라서 지역사회를 가능한 소집단이나 단체 등으로 조직화하는 작업은 보건교육사업의 기초가 되는 중요한 활동이다.

(7) 보건 관련 요원의 교육 및 지역사회자원관리

보건사업에 종사하는 보건전문요원뿐만 아니라 보건사업과 직 · 간접적으로 연계되어 있거나 협력관계를 유지할 필요가 있는 비전문요원까지 포함하여 그들의 자질을 향상시키고 새로운 전략을 도입하여 발전시키기 위해서는 기초교육과 훈련, 계속적인 보수교육과 훈련이 필요하다. 그리고 보건교육사업에 활용할 수 있는 많은 지역사회자원을 발굴하여 관리하여야 하며, 이들과 평소에 유기적인 인간관계와 협력관계를 유지하는 것은 보건교육사업 추진을 위해 매우 필요하다.

(8) 보건사업평가

보건사업의 평가는 사업 자체에 대한 평가를 제시할 뿐 아니라 새로운 보건교육사업의 요구도나 타당성을 제공하므로 향후 보건교육사업의 방향을 제시할 수 있다.

3) 보건교육전문가

(1) 보건교육전문가

보건교육전문가는 교육이라는 과정을 통하여 개인이나 집단의 건강에 영향을 미치는 문제에 관하여 올바른 결정을 내릴 수 있도록 하며, 대상자 스스로 보건교육에 참여하도록 동기를 유발하고, 지속적이고 효과적인 교육방법을 연구하여 적용하는 자로서 주민의 건강을 증진하는 데 이바지하는 보건전문가이다.

좋은 보건교육가가 되기 위해 필요한 자질은 다음과 같다.

- 좋은 대인관계를 유지하고 신뢰와 편안함을 주며 대상자를 인격적으로 대한다.
- 분명한 의사소통기술로 주의를 집중하여 경청하고, 간단명료하게 표현하며, 교육 내용에 대하여 토론하고 확인할 수 있어야 한다.
- 대상자의 연령, 성별, 생활터(학교, 산업장, 보건의료기관, 지역사회 등)에 따라 적절한 교육을 실시할 수 있어야 한다.
- 문제규명, 문제 해결 및 결과평가과정에 대상자가 적극 참여하도록 한다.
- 교육자의 편견을 배제하고 모든 대상자를 동등하게 대할 수 있어야 한다.

국제건강증진보건교육연합(The International Union for Health Promotion and Education, IUHPE)은 건강증진의 전문성 향상을 위해 '건강증진 인증제도(Health Promotion Accreditation System)'를 도입하여 운영하고 있다.

IUHPE는 건강증진 실무자인 보건교육자가 가져야 할 9가지 핵심역량을 다음과 같이 제안하고 있다.

건강증진 실무자인 보건교육자가 가져야 할 9가지 핵심역량(IUHPE, 2016)

- 변화 유도(가능화)(Enable change)
- 건강 옹호활동(Advocate for health)
- 파트너십을 통한 중재(Mediate thru partnership)
- 의사소통(Communication)
- 리더십(Leadership)
- 요구도 진단(Assessment)
- 기획(Planning)
- 실행(Implementation)
- 평가와 연구(Evaluation and Research)

(2) 보건교육 대상의 특성에 따른 보건교육전문가

체계적이고 효율적인 보건교육을 수행하기 위하여 실무현장별 특성에 맞는 보건교육전문가가 필요하다.

① 공공보건기관의 보건교육전문가

우리나라에서 지역사회를 기반으로 한 보건교육은 민간조직보다는 공공보건조직(보건소, 보건지소, 보건진료소 등)을 중심으로 이루어지고 있다.

지역보건법(제11조)에서 국민건강증진 · 구강건강 · 영양관리사업 및 보건교육 등을 보건소의 업무로 명시하고 있으며, 보건복지부는 일차보건의료의 최일선기관인 보건소(지소), 보건진료소 등을 중심으로 지역사회 보건교육을 주도적으로 추진하고 있다.

국민건강증진법(제12조)에서는 국가 및 지방자치단체는 모든 국민이 올바른 보건의료의 이용과 건강한 생활습관을 실천할 수 있도록 그 대상이 되는 개인 또는 집단의 특성, 건강상태, 건강의식 수준 등에 따라 적절한 보건교육을 실시해야 하며, 국민건강증진사업 관련 법인 또는 단체 등이 보건교육을 실시할 경우 이에 필요한 지원을 할 수 있다고 규정하고 있다.

공공보건기관의 보건교육 담당자는 보건소(지소), 보건진료소 내의 간호사, 의사, 외부기관의 보건의료전문가 그리고 보건사업 담당자 등이며, 보건교육 대상은 지역사회주민이다. 보건교육 내용은 지리적 환경과 지역문화적 여건에 따른 집단별 · 특성별 보건교육 그리고 생애주기별 평생건강관리 및 포괄적인 건강관리체계 속에서 예방 중심의 보건교육을 우선순위로 하며, 질병관리와 건강증진을 모두 포함한다. 구체적으로 고혈압, 당뇨, 암 등과 같은 만성질환관리, 모자보건, 구강보건, 영양, 성 건강, 생식보건, 노인보건, 금연, 운동 등을 들 수 있다. 성교육, 영양사업, 구강보건사업 등은 지역사회 내의 학교와 연계하여 실시하기도 한다. 공공보건기관의 보건교육은 지역방송을 이용한 보건교육 홍보, 건강교실 운영, 강연 등을 통하여 이루어지기도 한다.

지역사회의 보건교육자는 지역사회 전체 주민으로서 생애주기별로 영유아, 아동, 청소년, 여성, 성인 및 노인 등으로 구분하여 접근할 수 있으며, 보건교육, 금연, 절주, 영양관리사업 등의 건강증진사업으로 구분하여 접근할 수 있다.

생애주기별 접근 시 효과적인 보건교육전략에 다음을 반영할 수 있다.

- **어린이 및 청소년**: 호기심이 높고 배우는 능력이 있어, 시각적이고 참여적 활동을 활용하는 것이 효과적이다. 또한 게임, 그림, 동화 등을 활용하여 건강에 대한 개념을 쉽게 이해할 수 있도록 하는 것이 필요하며, 또래집단에 영향을 많이 받기 때문에 또래집단 간의 건강한 행동모델을 제시하고 사회적 관계를 고려하는 것이 필요하다.
- **성인**: 경험을 기반으로 학습하며, 자기관리능력을 가지고 있어서, 일상생활에 적용 가능한 실질적인 정보와 해결방법을 제공하는 것이 필요하다. 시각적 제약과 바쁜 일정을 고려하여 간편하고 짧은 교육형식이 효과적일 수 있다.
- **노인**: 신체적으로 다양한 변화가 있기 때문에 건강에 관심이 많은 시기이나, 기억력 저하, 운동능력 저하 등으로 보건교육의 접근성 및 반복적인 정보전달 등이 요구된다. 또한 대상자의 건강상태에 따라 맞춤형 정보를 제공하는 것도 필요하다.

② 학교의 보건교육전문가

학교보건교육은 학생과 교직원이 주 대상이며, 학교보건사업은 보건교육, 보건봉사, 건전한 학교생활, 환경조성, 학교와 지역사회의 관계이다. 특히, 보건교육은 건강관리책임자인 보건교사의 가장 기본적인 활동이다. 학생은 성장발달과정에서 건강에 좋은 습관을 형성하여 평생 건강에 영향을 미치는 시기이므로 학교는 매우 중요한 보건교육 실무현장이라 할 수 있다. 학교의 보건교육은 정규적인 교과를 통해 체계적으로 이루어져야 하며, 비정규적인 보건교육도 병행해서 실시하고 있다.

보건교사는 학생의 건강문제와 관련된 단계별 보건교육 프로그램 개발, 보건교육 프로그램 운영 및 지원, 교직원의 건강문제에 대한 상담 및 교육 등의 역할을 수행한다. 학교보건법(제9조의2, 보건교육 등)에 의거하여 학교에서 모든 학생을 대상으로 심폐소생술 등 응급처치에 관한 교육을 포함한 보건교육을 실시하여야 하며, 교직원을 대상으로 응급처치에 관한 교육을 실시하여야 한다고 규정하고 있다. 학교보건교육은 학생의 신체발달 및 체력증진, 질병의 치료와 예방, 음주 · 흡연과 마약류를 포함한 약물오 · 남용의 예방, 성교육, 이동통신 단말장치 등 전자기기의 과의존 예방, 도박중독 예방 및 정신건강증진 등을 위하여 실시되어야 한다.

학교보건교육의 목적은 학교환경에서 학생들이 자신의 건강을 스스로 관리할 수 있도록 하고, 올바른 건강행위를 수행할 수 있도록 하는 데 있다.

각 학교별로 보건교육 수행 시 성과를 높이기 위한 전략에 다음을 반영할 수 있다.

- **초등학교**: 호기심이 많고, 새로운 것을 빠르게 배우는 시기로서 재미있는 게임, 동화, 그림 등을 통해 건강에 대한 기초적 개념과 중요성을 이해할 수 있도록 한다.
- **중 · 고등학교**: 독립성과 자아정체성 강화가 중요한 시기로서 개인의 건강 책임을 이해하고 관리할 수 있도록 하는 것이 필요하며, 해당 연령에서는 성 건강, 정신건강, 음주 및 약물남용, 금연교육 등이 필요한 시기이다. 또한 보건교육 수행 시 진로선택과 미래계획에 건강이 미치는 영향에 대한 정보와 자료를 제공하였을 때 효과적으로 자신의 건강관리에 최선을 다할 수 있다.

③ 산업장의 보건교육전문가

산업장 근로자를 대상으로 사업주를 보좌하여 보건교육업무를 담당하는 사람은 안전관리자와 보건관리자이다. 산업안전보건법(제29조, 근로자에 대한 안전보건교육)에 따르면 사업주는 소속 근로자에 대하여 정기적으로 안전보건교육을 하여야 하며, 근로자를 채용할 때와 작업 내용을 변경할 때에는 그 근로자에 대하여 해당 작업에 필요한 안전보건교육을 하여야 하며, 유해하거나 위험한 작업에 근로자를 사용할 때에도 그 업무에 필요한 안전보건교육을 추가로 하여야 한다. 또한 보건관리자(시행령 제22조, 보건관리자의 업무 등)는 해당 사업장 보건교육계획의 수립 및 보건교육 실시에 관한 조언 · 지도와 해당 사업장의 근로자를 보호하기 위한 의료행위를, 안전보건관리자는 안전보건교육(시행령 제25조)을 수행하도록 명시하고 있다. 이때 보건교육의 목적은 근로자가 스스로 종사하는 현장에서 건강위해요인을 알게 함으로써, 사전에 건강문제를 예방하면서 일을 할 수 있도록 하는 데 있다.

산업장은 업종이나 작업 내용이 무엇이냐에 따라 환경 특성이 다르고 근로자의 교육요구가 다를 수 있다. 사업장 보건교육을 통해 근로자 스스로 건강위험요인을 통제하고 건강 수준을 향상시키면 유병률과 사망률이 감소한다. 이는 곧 건강증진활동으로 생산성 증가와 기업의 이윤 창출을 도모하는 의미가 되고, 사업장은 단순히 노동력을 투입하여 상품을 생산하는 곳이 아니라 근로자의 전인적인 관리가 이루어지는 곳이므로 보건교육이 매우 중요하다.

산업장 보건교육은 주로 정기검진을 통한 직업성 질병의 조기발견, 직업성 질병 및 성인병의 예방과 관리, 안전사고 예방, 작업환경관리, 음주와 약물오 · 남용 예방, 금연, 영양, 운동, 스트레스관리 등이 포함된다. 사업장의 업종별 · 규모별 근로자의 요구를 바탕으로 한 교육을 실시하는 것이 바람직하다.

산업장 보건관리자는 교육을 통해서 근로자에게 건강정보 및 건강 프로그램 제공, 건강문제에 대한 커뮤니케이션 활동, 건강 프로그램 기획 및 수행에 관한 역할을 수행한다. 아울러 사업주의 협조와 지원하에 포괄적인 건강증진 프로그램을 개발하여 운영한다면 근로자의 건강 수준을 보다 향상시킬 수 있다. 또한 인접된 지역 내 의료기관과 연계하여 필요시 가능한 한 교육적 지원과 협조를 받을 수 있도록 하며, 보건의료 관련 단체와 기관에서 개발된 보건교육매체를 활용할 수 있는 방법을 함께 모색해야 한다.

④ 의료기관의 보건교육전문가

의료기관은 환자의 전반적인 치료와 함께 통합된 보건교육이 제공되어야 할 대표적인 간호현장이며 당면한 급 · 만성 건강문제를 중심으로 보건교육이 이루어진다. 의료기관의 경우 조직 및 시설, 전문인력 등이 비교적 충분히 갖추어져 있어서 교육적 자원이 풍부하며, 기관의 정책 방향에 따라 보건교육 프로그램이 더 잘 개발될 수 있다는 특징이 있다. 의료기관은 주로 질병이 있는 대상자가 치료의 목적으로 일시적으로 머물게 되는 특성을 지니고 있다. 입원 시 환자와 가족들은 보건교육의 대상자가 될 수 있으며, 이들에게 현 질병상태, 예후, 치유 가능성, 재활 등에 대한 내용을 포함하여 교육하는 것이 필요하다.

간호사는 입원환자를 중심으로 주로 개별 보건교육을 실시하며 보건교육은 이차, 삼차 예방에 관한 내용이다. 입원에서 퇴원에 이르기까지 실제적인 건강문제를 해결할 수 있는 지식과 기술을 증진시키고, 퇴원 후에 발생할 수 있는 합병증 및 재발을 예방하며 지속적 건강관리를 할 수 있도록 도와주어야 한다. 무엇보다 의료기관의 전체적인 특성에 따라 환자 교육 내용에 맞는 일관성 있고 통합된 역할을 수행할 수 있는 간호사의 보건교육능력이 필요하다.

의료기관 내에서는 의사를 비롯한 다른 전문인력과 협력하여 환자교육에 필요한 통합된 보건교육 프로그램을 개발하고 제공하여 대상자의 교육적 요구를 충족해야 한다. 입원이나 외래를 통한 환자를 대상으로 자신의 건강문제, 치료방법의 선택, 자기관리에 대한 정보를 제공할 수 있다. 특수 클리닉을 중심으로 시행하는 당뇨교실이나 고혈압교실 등은 여러 분야의 전문가들이 공동으로 제공하는 체계적인 교육 프로그램의 좋은 실례이다.

의료기관 보건교육의 주요 내용은 각종 질환에 대한 소개 및 진단과 치료법, 약물관리, 영양, 응급처치 등 다양하다. 재원기간 중 환자교육은 체계적이고 계획적으로 이루어져 환자의 건강행위를 변화시킬 수 있어야 한다. 환자와 더불어 가족을 교육하는 것 역시 회복을 돕고 기능을 촉진시키며, 건강행위를 실천하고 적절히 의사결정을 할 수 있게 한다. 또한 퇴원 시 교육은 가정에서 일상생활을 할 때 요구되는 건강관리를 포함해야 하며, 가정간호사에 의한 재교육과 서로 연결되면 보다 효과적으로 교육할 수 있다.

⑤ 기타 보건교육현장의 보건교육전문가

의료기술의 발달과 평균수명의 연장으로 질병양상이 점차 만성질환과 노인성 질환으로 변화되면서 이들을 위한 장기요양시설 및 장기요양 방문간호기관이 늘어나고 있다. 이들의 기능에 따라 대상자의 건강문제는 대체로 장기적인 건강관리가 요구되는 공통점을 가지고 있으므로 일상생활 조절과 같은 자기간호능력 향상이 주로 요구되고, 건강문제에 따라 필요한 건강증진 프로그램이 실시될 수 있다.

이 외에도 보건교육을 직접 실시하거나, 보건교육을 위한 강사교육을 통하여 보건교육을 실시하고 있는 기관이나 단체가 있다. 인구보건복지협회, 한국건강관리협회, 대한보건협회, 국민건강보험공단, 대한적십자사, 의료인 단체, 한국금연운동협의회 등 민간비영리단체도 대민보건교육을 체계적으로 실시하고 있다. 또한 대중매체를 통한 보건교육도 있다. 대중매체의 특성상 빠르게 전달되고 동시에 많은 사람에게 교육할 수 있다는 장점이 있어서 각 지방자치단체별 유선방송을 통해 국민의 보건교육 활성화에 좋은 방법이 되고 있다.

(3) 보건교육사제도

보건교육사는 개인, 집단, 산업체 및 지역사회가 체계적이고 효율적인 보건교육을 통하여 건강상 바람직한 행동을 자발적으로 할 수 있도록 교육하고 환경을 조성하며 사전 예방적 건강관리사업을 수행함으로써 국민의 질병을 예방하고 건강을 증진하는 전문직업인이다. 보건교육은 일차보건의료의 가장 필수적인 요소 중 하나로, 건강과 관련된 행위를 변화시키는 일이다. 건강증진사업을 성공적으로 수행하고 그 성과를 높이기 위해 보다 체계적이고 효율적인 보건교육사업을 계획, 수행, 평가할 수 있는 보건교육 전문가의 역할이 중요하다. 이에 우리나라는 2003년 국민건강증진법이 개정되면서 국민건강증진사업 관련 법인 또는 단체 등은 보건교육사를 채용하도록 권장한다고 규정하였고, 2008년 전면 개정에서는 보건교육사 국가자격증화가 법률로 공표되었으며, 2009년 1월 이후 실시하도록 법률에 명시되었다. 이에 우리나라는 2010년부터 보건교육사 자격시험을 실시하여 자격을 취득할 수 있다(표 7-6). 보건교육사 관련 교과목은 표 7-7, 시험과목은 표 7-8과 같다.

표 7-6 보건교육사 자격기준

등급	자격기준	응시자격
보건교육사 1급	보건교육사 1급 시험에 합격한 자	1. 보건교육사 2급 자격을 취득한 자로서 시행일 현재 보건복지부장관이 정하여 고시하는 보건교육업무에 3년 이상 종사한 자 2. 고등교육법에 따른 대학원 또는 이와 동등 이상의 교육과정에서 보건복지부령으로 정하는 보건교육 관련 교과목을 이수하고 석사 또는 박사학위를 취득한 후 시험일 현재 보건복지부장관이 정하여 고시하는 보건교육업무에 2년 이상 종사한 자
보건교육사 2급	1. 보건교육사 2급 시험에 합격한 자 2. 보건교육사 3급 자격을 취득한 자로서 보건복지부장관이 정하여 고시하는 보건교육 업무에 3년 이상 종사한 자	고등교육법 제2조에 따른 학교 또는 이와 동등 이상의 교육과정에서 보건복지부령으로 정하는 보건교육 관련 교과목을 이수하고 전문학사 학위 이상을 취득한 자
보건교육사 3급	보건교육사 3급 시험에 합격한 자	1. 시험일 현재 보건복지부장관이 정하여 고시하는 보건교육업무에 3년 이상 종사한 자 2. 2009년 1월 1일 이전에 보건복지부장관이 정하여 고시하는 민간단체의 보건교육사 양성과정을 이수한 자 3. 「고등교육법」 제2조에 따른 학교 또는 이와 동등 이상의 교육과정에서 보건복지부령으로 정하는 보건교육 관련 교과목 중 필수과목 5과목 이상, 선택과목 2과목 이상을 이수하고 전문학사 학위 이상을 취득한 자

【출처】 법제처. 국민건강증진법 시행령 제18조제1항 관련 [별표 2]; 2023.
법제처. 국민건강증진법 시행령 제18조의3제1항 관련 [별표 4]; 2023.

표 7-7 보건교육사 관련 교과목

구분	과목명	최소 이수과목 및 학점
필수과목	보건교육학, 보건학, 보건프로그램 개발 및 평가, 보건교육방법론, 보건교육실습, 조사방법론, 보건사업관리, 보건의사소통, 보건의료법규	총 9과목 및 총 22학점 이수
선택과목	해부생리, 보건통계, 보건정보, 인간발달론, 사회심리학, 보건윤리, 환경보건, 역학, 질병관리, 안전교육, 생식보건, 재활보건, 식품위생, 정신보건, 보건영양, 건강과 운동, 구강보건, 아동보건, 노인보건, 학교보건, 산업보건, 지역사회보건	총 4과목 및 총 10학점 이수

【출처】 법제처. 국민건강증진법 시행규칙 제7조의2 관련 [별표 4]; 2023.

표 7-8 보건교육사 시험과목

구분	시험과목(문항 수)
보건교육사 1급	보건프로그램 개발 및 평가(20), 보건교육방법론(20), 보건사업관리(20)
보건교육사 2급	보건교육학(25), 보건학(20), 보건프로그램 개발 및 평가(25), 보건교육방법론(20), 조사방법론(25), 보건사업관리(20), 보건의사소통(25), 보건의료법규(20)
보건교육사 3급	보건교육학(30), 보건학(30), 보건프로그램 개발 및 평가(30), 보건의료법규(20)

【출처】 법제처. 국민건강증진법 시행령 제18조의2제4항 관련 [별표 3]; 2023.

한국보건의료인국가시험원에서 제시한 보건교육사의 수행직무는 다음과 같다.

- 개인, 집단, 산업체 및 지역사회의 건강증진환경 조성
- 사전예방적 건강관리사업의 정보 수집 및 분석
- 사전예방적 건강관리사업의 수행
- 보건교육의 전문성 개발
- 개인, 집단, 산업체 및 지역사회의 보건교육요구도 조사 및 진단
- 보건교육, 건강증진, 프로그램 기획
- 보건교육, 건강증진, 프로그램 실행
- 보건교육, 건강증진, 프로그램 평가 및 관리
- 보건교육방법 및 건강증진 교육자료 개발
- 보건교육, 건강증진서비스 연계 및 조정
- 보건교육 및 건강정보 제공
- 보건의료기관에서 일반 환자 및 가족의 보건교육
- 산업장에서 근로자 건강증진 및 보건관리사업 수행
- 학교보건교육의 실시와 지원
- 노인요양 및 수발서비스에서 교육 및 상담
- 건강정보의 생성과 확산
- 의사소통 및 옹호
- 보건교육, 건강증진에 관한 연구 수행

① 보건교육사의 역할

보건교육사 직무분석연구에서 보건교육사의 직무는 요구도 진단, 보건교육 프로그램 기획, 보건교육방법 및 자료 개발, 보건교육 프로그램 수행, 평가 및 관리, 건강증진환경 조성, 보건의사소통, 보건교육 정보관리, 연구 수행, 전문성 향상의 11개 임무(duty)와 이를 상세화한 일(task) 49개, 일의 요소(task element) 259개를 설명하고 있다(표 7-9).

표 7-9 보건교육사 임무 및 일

임무(duty)	일(task)
보건교육요구도 진단	요구도 진단과정 기획하기, 관련 자료 검색하기, 자료 수집하기, 자료분석하기, 분석 결과 해석하기
보건교육 프로그램 기획	관계자 참여시키기, 기획이론 활용하기, 목표 설정하기, 프로그램 설계하기, 중재전략 구성하기, 평가 계획하기, 수행 계획하기
보건교육방법 및 자료 개발	교수 설계하기, 교육방법 개발하기, 교육매체 개발하기, 교육자료 개발하기
보건교육 프로그램 수행	프로그램 채택하기, 세부계획 세우기, 관리체계 수립하기, 수행단계 적용하기, 계획 실행하기, 프로그램 지속하기
보건교육 프로그램 평가	평가 준비하기, 프로그램이론의 타당성 평가하기, 과정평가하기, 효과평가하기, 경제성 평가하기, 평가 결론 도출하기, 평가 결과 활용하기

(계속)

표 7-9 보건교육사 임무 및 일 (계속)

임무(duty)	일(task)
보건교육 프로그램관리	예산관리하기, 자원관리하기, 건강서비스 연계 · 조정하기, 모니터링하기, 리더십 발휘하기
건강증진 환경조성	정책 제안하기, 지역사회 수준의 건강환경 조성하기, 조직 수준의 건강환경 조성하기, 개인 간 수준의 건강환경 조성하기
보건의사소통	보건의사소통 개발하기, 건강메시지 개발하기, 의사소통하기, 보건의사소통을 전략적으로 활용하기
보건교육 정보관리	정보 생성하기, 정보관리 및 활용하기
연구 수행	과학적 연구 수행하기, 연구 결과 활용하기
전문성 향상	보건교육인력 지원하기, 전문역량 강화하기, 자기관리하기

【출처】 김명 외. 보건교육사 직무분석 연구. 한국보건의료인국가시험원; 2009.

4) 학습이론

학습이란 경험의 결과로 발생하는 행동 또는 행동잠재력의 비교적 영속적인 변화이다. 학습이론은 유기체가 어떤 과정을 통하여 행동에 변화를 일으키는지, 주어진 환경 내에서 어떻게 적응해 가며 인간의 행동, 태도, 습관, 의식, 신념, 가치관 등이 어떻게 형성되고 변화되는지에 관한 설명이다. 즉, 학습이론은 어떻게 학습이 일어나는지, 어떻게 학습을 촉진시키는지, 학습의 결과로 어떤 변화가 있는지를 설명한다. 그러므로 어떠한 요인이 학습을 가능하게 하는지 그 요인들을 고려하여 학습을 설계하고 학습환경을 고안할 수 있다.

학습이론은 인간의 본성에 대한 관점과 가치관에 따라 다양한 이론이 존재하므로 행동주의, 인지주의, 인본주의, 구성주의로 구분한다.

(1) 행동주의 Behaviorism

행동주의 학습이론은 인간의 학습현상을 행동과 그 행동의 발생 원인이 되는 외부 환경에 초점을 두고 설명한다. 바람직한 행동 변화를 가져올 수 있는 조건인 외적인 환경을 적절히 조성하여 학습자의 행동을 변화시키는 것으로, 목표한 행동의 변화가 일어나면 학습이 이루어졌다고 본다.

행동주의 학습이론의 기본 가정은 다음과 같다.

- 수동적으로 반응하는 기계적 인간관을 취한다.
- 외형적인 행동에 관심을 둔다.
- 학습의 단위를 '자극-반응의 연결'로 가정한다.
- 인간과 동물의 학습에 차이를 두지 않는다.
- 행동은 강화에 의해 증가된다.
- 반복되는 행동은 강화가 이루어진다.
- 불규칙적인 강화가 행동을 오래 지속하게 한다.
- 즉각적이고 일관성 있는 강화가 효과적이다.

- 처벌은 행동을 억제한다.
- 처벌이 제거되면 행동은 증가하는 경향이 있다.
- 행동은 이전의 경험에 의해 영향을 받으며, 다음에 올 결과에 의해 더 큰 영향을 받는다.
- 대상자가 원하는 보상일 때 행동이 증가한다.
- 명백하게 행동과 연결된 상벌이 행동을 강화한다.
- 욕구를 충족시키지 못하는 행위는 소멸된다.

① 주요 이론

a. Pavlov의 고전적 조건화

조건화는 특정한 조건에서 학습이 이루어진 것을 의미한다. Pavlov는 공복의 개에게 종소리를 들려주면서 고기를 주었는데, 나중에는 벨소리만 듣고서도 고기를 먹을 때와 같이 타액이 분비되는 것을 관찰하였다. 이를 '고전적 조건화'라 한다. 이 실험에서 개는 강화(음식)를 받고 싶을 때 받을 수 없다. 즉, 강화에 대하여 통제력을 갖고 있지 않으며, 오직 실험자가 강화를 원할 때 강화를 받을 수 있다. 그리고 조건화된 개에게 무조건자극(음식)을 주지 않으면서 조건자극(종소리)만 반복한다면 조건반사는 결국 사라지고 만다.

b. Thorndike의 시행착오이론

Thorndike는 굶은 고양이가 볼 수 있는 곳에 생선을 넣은 상자를 두고, 고리를 당기면 문이 열려 생선을 먹을 수 있도록 고안하였다. 고양이가 다양한 반응을 수없이 하다가 우연히 고리를 잡아당겨 문이 열리고 나가서 생선을 먹었다. Thorndike는 자극에 대한 반응을 반복하다가 학습이 이루어지는 과정을 시행착오(trial and error)라고 하였고, '시행착오설'이라 명명하였다.

c. Skinner의 조작적조건화

Skinner는 배고픈 쥐가 지렛대를 누르면 먹이가 나오도록 실험을 하였다. 이때 쥐가 지렛대를 누르는 행동으로 환경에 스스로 작용하여 어떤 결과를 만들어낸다고 하여 조작(operant)이라 하고, 이러한 절차로 학습되는 과정을 '조작적 조건화'[(operant conditioning) 또는 도구적 조건화]라고 하였다. 그러나 학습을 도구적 조건화와 고전적 조건화에 국한하면 인간 경험의 광범위한 영역을 무시하게 된다.

도구적 혹은 조작적 조건화의 핵심은 바람직한 반응을 나타냈을 때 강화를 주는 것이다. 행동이론의 핵심은 인간의 행동을 외적 환경의 통제에 두는 자극-반응-강화의 모형에 근거한다. 강화란 어떤 특수한 반응이 일어날 확률을 증가시키는 모든 사건을 말한다. 개에게 주어지는 먹이, 아동에게 하는 칭찬 등은 강화물로 작용한다. 가장 효과적인 강화는 반응 직후에 주어지는 강화이다. 지연된 강화는 행동수정에 좋은 효과를 내지 못한다.

강화물은 긍정적 강화물과 부정적 강화물로 나눌 수 있다. 반응을 증가시키는 상, 애정, 인정, 보살핌, 확인, 결과에 대한 지식 등은 긍정적 강화물이라 할 수 있으며, 반응 가능성을 감소시키는 위협이나 벌, 혐오자극 등은 부정적 강화물이다. 긍정적 강화 중에서 자신이 정확히 또는 적절하게 행동했다는 것을 아는 것과 자신의 환경을 스스로 조절할 수 있다는 조절감은 매우 높은 강화력을 지닌다. 부정적 강화인 처벌(punishment)은 그것이 적용되는 동안 단순히 행동을 억압할 뿐이다. 처벌이 제거되면 행동이 일어나는 비율이 원래의 수준으로 되돌아가는 경향이 있다. 심한 처벌은 즉각적인 효과가 있기 때문에 널리 쓰이고 있으나 사실은 아주 일시적인 효과를 낼 뿐이다.

Skinner는 학습할 정보를 작은 단계로 제시할 때, 학습자에게 그 학습의 정확성에 대한 회환을 빨리 줄 때, 학습자가 자신의 속도에 맞게 학습할 수 있도록 할 때 학습이 가장 효과적으로 진행된다고 말한다.

② 행동주의의 학습원리

- 학습자에게 기대되는 학습목표는 관찰할 수 있는 행동과 측정할 수 있는 학습 결과로 명확하게 기술되어야 한다.
- 학습자가 학습목표에 도달하도록 학습정보를 쉬운 것에서 어려운 것으로 순차적이고 체계적인 순서로 제공하고, 학습 초기에 단서(cue)를 사용하여 학습자의 올바른 반응을 유도하는 것이 바람직하다.
- 학습자의 올바른 반응으로 학습이 성공적으로 이루어졌을 때는 긍정적인 강화를 통하여 향후에 다시 행동할 수 있도록 하는 것이 중요하다.
- 학습 결과, 기대한 성취 수준에 도달하지 못한 경우에는 기대 수준에 도달할 때까지 동일한 또는 유사한 수업을 계속 실시하여 학습성취를 고무시켜야 한다.
- 학습목표에서 진술한 행동은 반복해서 학습할 수 있는 기회가 주어져야 하고, 성공의 기회를 준다.
- 학습목표 도달의 속도에 나타나는 개인차를 고려하여, 자신의 속도로 성취 가능하도록 조치하여야 한다.
- 학습 결과에 대한 피드백을 제공하여 학습자가 자신의 오류를 교정할 수 있도록 학습 결과와 관련된 정보를 활용하여 학생의 학습진도를 관찰하고 이를 관리 조정함으로써 학습성취를 진작할 수 있다.

그러나 행동주의 학습원리는 관찰 가능한 행동과 학습 결과에 대한 강조로 인하여 학습자의 내적 인지 변화와 학습과정을 간과하였고, 고등정신 학습영역이나 외적 강화에 큰 영향을 받지 않는 성인 학습자의 경우 그대로 적용하기에는 제한점이 있다고 지적을 받았다.

(2) 인지주의 Cognitivism

인지란 인간의 지각, 기억, 이해, 추론 등의 지적인 정신과정을 총칭한 개념이다. 인지주의에서는 인간을 문제 해결을 위한 정보를 적극적으로 탐색하며, 이미 알고 있는 것을 재배열하고 재구성함으로써 새로운 학습을 성취하는 능동적이고 적극적인 존재로 본다. 학습의 외적 요인도 중요시하지만 학습을 본질적으로 내적인 사고과정의 변화로 본다.

인지주의 학습이론의 기본 가정은 다음과 같다.

- 개인이 정보를 선택, 부호화하여 지식을 재구성하는 능동적 입장을 취한다.

- 환경과 인간행동의 중간과정이 되는 인간의 내적 과정에 관심을 둔다.
- 학습을 '요소들 간의 관계' 또는 '요소와 도식(스키마) 간의 관계'로 본다.
- 인간과 동물의 학습 간에는 질적 차이가 있다고 한다.

① 주요 이론

a. 형태심리학

형태(gestalt)심리학에서는 부분을 지각하는 데 전체가 영향을 주며, 전체는 부분의 합 그 이상임을 강조한다. Köhler의 통찰이론(Insight theory), Lewin의 장이론(Fried theory) 등이 있다. 장이론에 의하면 개인의 심리적 장에서 영향력을 행사하는 세력들을 알아야 개인의 행동을 이해할 수 있다. 따라서 대상자의 심리적 환경을 사정하여 관련 있는 교육을 할 필요가 있다.

b. Piaget의 인지발달이론

Piaget에 의하면 지적인 발달은 시간에 따라 발달하는 점진적인 과정이다. 그리고 학습이란 개인이 이해력을 얻고 새로운 통찰력 혹은 더 발달된 인지구조를 얻는 적극적인 과정(transactional process)이다. 이러한 학습은 동화(assimilation)와 조절(accomodation)을 통해 이루어진다. 동화란 이전에 알고 있던 아이디어나 개념에 새로운 아이디어를 관련시켜 통합하는 것이다. 개인은 자신의 인지구조와 일치하는 사건을 경험할 때는 끊임없이 동화되며 학습하지만 새로운 지식이나 사건이 그들이 이미 갖고 있는 인지구조와 매우 달라서 동화만으로 적응이 어려울 때는 조절을 통해 학습하고 적응한다. 조절은 새로운 관점으로 현상을 보는 것으로, 인지구조가 수정되는 과정을 의미한다. 따라서 대상자의 발달단계에 따라 그들의 인지구조에 적합한 교육이 필요하다.

c. 정보처리이론

정보처리이론에서 정보를 습득하고 저장하고 인출하여 사용하는 데 여러 독립적인 단계들(감각저장고, 형태재인, 여과 및 선택, 단기기억, 장기기억)이 포함된다. 순간적으로 저장된 감각을 인식하여 제한된 양을 단기기억으로 보존한다. 단기기억은 기억할 수 있는 정보의 양이 제한적이며, 단기기억에서 장기기억으로 이동하는 데는 시간이 필요하다는 것과 정보를 조직화하면 잘 기억된다는 특징이 있다. 단기기억에는 한 번에 5~9개(7±2의 법칙)의 정보가 20~30초간 저장될 수 있으며, 반복하여 연습하지 않는 한 재빨리 잊어버리게 된다. 단기기억에서 장기기억으로 이동하는 데는 5~6시간이 걸린다. 따라서 새로운 기술을 익히려면 충분한 시간이 필요하다. 즉, 학습이란 단기기억의 정보가 장기기억으로 전이해 가는 것이라고 할 수 있다. 단기기억에서는 정보가 빨리 붕괴되나 장기기억에서는 붕괴속도가 느리고 보유용량의 제한도 없다.

② 인지주의의 학습원리

- 주의집중은 학습을 증가시킨다.

  먼저 주의집중이 이루어져야 다음 단계인 파지(retention), 재생, 동기유발로 진행될 수 있다. 주의를 집중함으로써 행동이나 정보의 사실적 또는 분석적 표상이 형성되고 기억의 단계로 갈 수가 있다.

- 정보자료를 조직화하면 학습을 증진시킨다.
  사람은 정보를 조직화하여 장기기억에 저장한다. 교사는 조직화된 정보를 주고 이런 정보가 다른 것과 어떻게 연결되는지를 제시하여야 한다. 정보를 연대순으로 배열하거나 쉽고 단순한 것에서 어렵고 복잡한 것으로 조직한다.
- 정보를 연결하여 학습을 증가시킨다.
  학습자가 새로 제시된 정보를 기존의 지식이나 경험과 연결하는 것은 학습을 용이하게 한다.
- 신기함이나 새로움은 파지에 영향을 준다.
  파지는 정보나 기술을 저장하는 것이다. 특별한 자극은 주의를 집중하도록 만들고, 주의집중은 정보의 파지를 증가시킨다.
- 우선적인 것은 파지에 영향을 준다.
  학습자는 학습 초기에 많은 에너지와 주의를 투입하기 때문에 학습활동의 처음과 마지막 몇 가지를 더 잘 기억하는 경향이 있다.
- 학습 유형은 다양하다.
  사람에 따라 쉽게 이해하는 방법이 인쇄된 매체를 읽거나 들을 경우, 시각적 단서를 볼 경우, 경험을 할 경우 등 다양하다. 그러나 대부분의 경우 언어, 시각, 청각과 같은 근육운동 경험이 동시에 이루어질 때 가장 효과적이다.
- 새로 학습한 내용을 다양한 상황에 적용한다.
  그 학습의 일반화를 도움으로써 일반화의 원리나 규칙을 발견하고, 이후 비슷한 상황에서 용이하게 대처하는 데 도움이 된다.
- 모방은 하나의 학습방법이다.
  학습자가 가치 있다고 여기는 모델을 관찰함으로써 학습이 이루어질 수 있다.

(3) 인본주의 Humanism

인본주의란 인간과 그의 잠재력, 인간의 성취와 흥미에 관심을 갖는 철학이나 태도를 의미한다. 인본주의 학습이론은 인간이 자신의 삶을 주도하고, 잠재력을 발달시킬 수 있는 자아실현적인 존재라는 인본주의 심리학에 토대를 두고 있으므로, 학습은 개인이 주위 환경과의 능동적인 상호작용을 통하여 자아성장과 자아실현을 이루는 과정이라고 하였다.

① 주요 이론

a. Maslow의 욕구계층이론

Maslow는 인간이란 자아실현을 위해 노력하는 존재로 개인의 기본 생물학적 요구가 충족되어야 가장 높은 수준인 자아실현의 요구도 이루어질 수 있다고 하였다. Maslow는 학습을 최대한의 자발적인 자기실현을 위한 경험으로 보았으며, 이 경험을 촉진시키는 것이 교사의 역할이다. 학습 경험은 즐겁고 친근하고 개방적이어야 한다.

b. Rogers의 학습이론

Rogers는 인간은 본성적으로 성장과 성취를 추구하는 경향이 있으며, 이상적인 상태는 충분히 기능하는 인간(full functioning person)이다. 충분히 · 완전하게 기능한다는 것은 모든 유기체적 방식으로 통합적이고 종합적으로 기능한다는 것으로, 가장 중요한 요인은 인생 초기에 중요한 타인으로부터 받는 긍정적인 존경이다. 더욱 완전한 기능을 하기 위해서는 특정한 감정과 사고 및 행동 등에 관계없는 무조건적인 사랑과 수용을 경험하는 것이 필요하다고 하였다.

특히, 유의미학습(significant learning)은 인지적 측면과 정의적 측면이 통합되어 자아실현을 위해 자기주도적으로 일어나는 학습으로 개인적 몰두와 자기주도적 태도, 행동뿐만 아니라 학습자 자신에 의한 평가 등의 특징을 가지고 있으며, 개인적 요구의 만족과 의미를 중요시하는 학습이다.

② 인본주의의 학습원리

- 인간은 자연적인 학습요구, 세상에 대한 호기심, 그리고 새로운 경험을 탐색 · 동화하려는 열망을 갖고 있으므로 이를 만족시켜야 한다.
- 학습은 교육 내용이 학습자에게 관련성이 깊을 때 유의미하며, 더 빠르게 이루어진다.
- 학습은 외적 위협이나 지시가 감소될 때 촉진된다. 즉, 학습환경은 편안하고 개방적이며, 수용적이고 신뢰가 바탕이 되어야 한다.
- 능동적인 참여에 의한 학습은 수동적인 학습보다 효과적이며, 자기주도적이고 자기지도적일 때 더 많이 학습한다.
- 학습은 학습자의 전인적인 측면에 관련될 때, 즉 지적인 측면과 정의적 측면이 통합될 때 가장 지속적이다.
- 학습은 학습자의 자기책임이 강조되고 자기평가가 이루어질 때 더 고양된다.

인본주의 입장에서 학습이란 자기실현을 할 수 있도록 개인의 잠재력을 발달시키는 것으로, 학습자가 무엇을 어떻게 누구에게서 배울 것인가를 선택하고, 스스로 학습하며, 학습이 유용했는지를 스스로 평가하도록 한다. 학습에서 필수적인 것은 학습자가 경험에서 의미를 이끌어내는 것이다. 학습자가 자발적인 사람이기 때문에 교육자의 역할은 학습자의 조력자이며 촉진자이다.

(4) 구성주의 Constructivism

구성주의는 지식이 인식의 주체인 인간의 경험과는 별도로 외부에 존재한다는 객관주의와 상반되는 이론으로, 지식은 인간이 처한 상황의 맥락 안에서 사전 경험에 의해 개개인의 마음에 재구성되는 것이라 주장한다. 구성주의의 학습은 주어진 상황에서 학습자가 자신의 주관적 경험과 사회적 상호작용을 통해 지식이 갖는 내적인 의미를 구성하는 과정, 즉 자신의 개인적인 경험에 근거해서 독특하게 개인적인 해석을 내리는 능동적이며 개인적인 과정이다.

구성주의는 문제중심학습(problem based learning)방법의 철학적 배경이 되며, '의미 만들기', '알아가기' 이론이라고도 한다. 구성주의의 교육목적은 학습자가 환경의 맥락에서 자신이 구성한 의미를 사용함으로서 실생활에서 부딪치는 실제 문제에 지식을 적용할 수 있는 능력을 기르는 것이다. 교육자는 보조자, 촉진자, 코치로서 학습자 자신이 경험하는 세계에 대하여 스스로 해석하는 방법을 함께 개발하여야 하므로, 교수설계는 학습이 필요한 아이디어가 포함되어 있는 경험을 실세계의 맥락을 반영하는 풍부한 환경 안에서 이루어져야 한다.

① 구성주의의 학습원리

- 학습자는 학습의 주체이며, 능동적으로 학습과정에 참여하여 자신의 경험이 의미를 구성할 때 학습이 일어난다. 이때 교육자는 실제와 같은 복잡하고 역동적인 상황이나 문제를 제시하고 다양한 관점을 개발할 수 있는 기회와 학습에 대한 안내를 줄 수 있는 학습환경을 제공해야 한다.
- 학습이 유의미하기 위해서는 학습한 지식이 실제로 사용될 수 있는 맥락과 함께 제공되어야 한다. 맥락은 실제 상황과 유사한 것이어야 한다.
- 학습자는 문제상황에서 관련 정보를 회상하고, 문제 해결과정에 집중하며 전문가가 실제의 문제 해결과정에서 경험하는 사고력을 촉진하고자 문제상황을 제공한다. 문제상황은 학습자의 학습동기를 유발하고, 관련 지식을 점검하거나 습득하게 하며, 지식을 문제 해결에 적용하도록 유도한다.
- 교육자는 학습자의 흥미를 유발하고, 지속적인 피드백과 지지를 통해서 학습자의 의미구성 과정을 촉진한다.
- 학습자는 사회공동체 내에서 다른 사람과 아이디어를 공유하고 다양한 관점을 접하며, 이때 모순되거나 불일치함을 경험하면서 반성적인 사고를 통해서 자신의 관점을 재해석하거나 변형하는 등 조정이 가능하고, 공동체와 공유된 의미를 갖는다.
- 평가는 학습과정에서 이루어져야 한다고 본다. 평가는 학습자가 문제를 해결하는 과정에서 지식과 기능을 새로운 상황에 전이할 수 있는 능력에 초점을 두고 이루어져야 한다.

2. 보건교육 계획

보건교육 계획의 6가지 핵심요소는 목적, 목표, 방법 및 활동, 자원과 장애요소, 수행계획, 평가계획이다.

보건교육 계획은 상호작용하면서 순환적으로 기획하는데 첫째, 과제를 수행하기 위한 기획집단 구성, 둘째, 지역사회분석 결과를 토대로 목적 설정, 셋째, 구체적인 프로그램의 목표 수립, 넷째, 자원과 장애요소 파악, 다섯째, 프로그램 목적을 달성하기 위하여 이용되는 방법과 활동 선정, 여섯째, 수행계획 수립, 일곱째, 평가계획 수립 순으로 구성된다.

1) 보건교육요구도 사정

Witkin 등(1995)은 요구란 현재 상태와 원하는 바람직한 상태의 차이라고 하였으며, 이 차이는 문제, 관심사, 차이 등을 보완하기 위한 해결책을 의미한다. 대상 집단의 요구도는 프로그램의 목적과 목표를 설정하는 근거이며, 프로그램 종료 시 변화를 측정, 평가할 수 있는 기준이므로 요구도조사는 프로그램 개발에서 가장 중요한 부분이다.

(1) 보건교육요구 유형

Bradshow가 제시한 요구의 4가지 유형은 다음과 같다.

- 규범적 요구(normative needs): 보건의료전문가의 전문적인 판단에 의해 규정되는 요구이다. 표준이나 준거에 의해 설정되고 제시되며, 교육 대상자의 주관적 느낌이나 생각에 따라 차이가 발생할 수 있다.
- 내면적 요구(perceived needs, felt needs): 학습자의 개인적인 생각이나 느낌에 의하여 인식되는 요구에 따라 규정된다.
- 외향적 요구(expressed needs): 타인은 어떠한 방법으로 문제를 해결하는가 등과 같이 학습자가 언행으로 표현하는 요구로 내면적 요구가 행위로 전환된 것이다.
- 상대적 요구(comparative needs): 다른 집단과 달리 특정 집단만이 가지는 고유한 문제로 각기 다른 집단의 특성에서 비롯되는 요구이다.

위 4가지 요구 중 필요에 따라 한 가지 이상의 요구 사정을 수행하여 보건교육계획에 반영하는 것이 바람직하다.

(2) 보건교육요구 사정 내용

학습자의 관심과 흥미를 유발할 수 있는 주제, 학습요구 사정, 학습자의 특성과 준비상태, 학습자의 건강문제 등이 있다.

학습자의 학습능력과 준비성 확인을 위해 검토해야 할 내용은 다음과 같다.

- 신체적 준비 정도: '학습자의 신체적 기능 정도가 건강행위를 수행할 수 있는가' 또는 '학습자의 건강 수준이 복잡한 건강행위 시범을 따라할 수 있는가'에 대한 준비로, 학습자의 성별, 기능 정도, 건강상태, 신체상태, 신체에 직접 영향을 주는 환경 등이 해당한다.
- 정서적 준비 정도: 건강행위에 필요한 노력을 최대한 투입하려는 학습자의 동기로, 불안 수준, 지지체계, 동기화 정도, 마음상태, 발달단계 등이 해당한다.
- 경험적 준비 정도: 새로운 학습과 관련된 교육 이전의 경험이나 훈련으로서, 학습자가 가지고 있는 배경, 성공 경험, 과거의 대처기전, 내적 · 외적 통제위, 지향점 등이 해당된다.
- 지식적 준비 정도: 학습자의 지식기반, 학습능력 정도, 선호하는 학습 유형을 의미하는 것으로, 지식 정도, 인지적 능력, 학습장애, 학습 유형 등이 포함된다.

(3) 보건교육요구도조사

① 자료수집

자료수집은 1차 자료수집과 2차 자료수집으로 구분한다.

- 1차 자료수집방법은 설문지, 면담조사, 전화면담조사, 전자우편조사, 집단면담조사, 공청회, 초점집단면담, 명목집단기법, 델파이기법, 지역사회 공청회, 관찰, 자가진단 등이 있다.

• 2차 자료수집방법은 정부기관이나 대학연구소 등 다양한 자료원에서 자료를 수집하는 방법이다.

② 자료분석

건강문제와 관련된 유전적, 환경적, 행위적 요인을 파악하고 건강행동에 영향을 미치는 요인을 확인하며 최종 중재 프로그램의 핵심요소를 규명한다.

③ 요구도 조사분석자료의 종합

건강문제와 관련된 위험요인을 확인하고 분석된 요구의 우선순위를 정한다. 보건교육 우선순위 설정 시 고려할 사항에는 문제의 크기, 문제의 심각성, 중재방안의 효과성, 경제성, 학습자의 수용 가능성, 자원, 법적인 합법성 등이 포함된다.

Pickett와 Hanlon(1990)의 우선순위 등급화(basic priority rating, BPR)는 요구의 우선순위를 양적으로 분석하여 우선순위화된 요구의 타당성을 검증하는 방법이다. 그 외에 델파이기법, 명목집단기법을 사용할 수 있으며, 시간과 예산을 고려하여 실천 가능한 범위 내에서 우선순위를 설정한다.

2) 보건교육의 목표 설정 및 기술

보건교육에 있어서 학습목표란 학습과정의 결과로서 기대되는 행동을 말한다. 학습목표를 설정하는 것은 바람직한 학습 경험을 계획하고, 수행하고, 평가하도록 안내하는 지침으로 사용하기 위함이다.

목표를 기술하는 것은 학습자가 학습과제에 접근하고 집중하며, 학습해야 할 필요성이 있음을 인식하게 하기 위함이다. 따라서 학습목표는 대상자와 보건교육자가 함께 계획하며, 구체적이고 달성 가능하도록 설정하여야 한다.

학습목표는 일반적 목표와 구체적 목표로 나누어 기술한다. 일반적 목표는 학습과정을 통하여 대상자가 전반적으로 갖추어야 할 기능과 역할에 대한 기술로, 추상적이며 학습의 전반적인 방향을 제시한다. 구체적 목표는 학습과정을 마친 후 수행할 수 있는 과제나 임무에 해당하며 그 결과는 관찰 가능하고 측정할 수 있는 행동지침으로 제공한다.

심장질환 예방을 위한 보건교육 프로그램의 일반적 목표와 구체적 목표의 예

• 일반적 목표

심장질환의 위험요인을 알고 건강행위를 함으로써 심장질환을 예방한다.

• 구체적 목표

향후 2년간 지역사회의 건강생활양식 실천율 중 흡연율을 58%에서 50%로 낮춘다.

향후 2년간 건강생활양식 실천율 중 운동실천율을 17%에서 35%로 증가시킨다.

학습목표 기술 시 '상위체계와의 관련성', '논리성', '실현 가능성', '관찰 가능성', '측정 가능성' 등을 고려해야 한다. 또한 목표를 기술하는 구체적인 방법은 "무엇을, 누가, 어디서, 언제, 어느 만큼 성취한다."와 같이 목표의 구성요소 5가지 내용을 한 문장 내에 포함해야 한다.

학습목표 기술 시 고려사항은 다음과 같다.

- 학습과정을 목표로 서술하지 않는다.
- 학습 결과로 변하게 될 행동을 목표로 기술한다.
- 세부 학습목표를 지나치게 세분화하지 않는다(1시간 교육: 1~3개의 학습목표).
- 1개의 목표에 두 가지 이상의 학습 결과를 포함하지 않는다.
- 학습목표는 구체적이고 명료한 행동 언어로 기술한다.
- 학습환경은 학습자와 교육 내용에 적합하게 조성한다.
- 학습자의 행동 변화를 학습목표로 설정한다.
- 학습목표 간에 일관성이 있어야 한다.

(1) 목표의 구성요소

목표는 분명한 의사소통을 하기 위해 변화의 내용, 행위, 조건, 기준의 네 부분으로 구성되어야 한다. 변화의 내용은 학습자가 변화하고자 하는 내용을 제시하고, 행위는 학습자가 해야 할 활동이며, 교육 후 기대되는 최종행동을 구체적인 행위로 나타내기 위해 행위동사를 써야 한다. 조건은 학습자가 해야 할 활동이 특정한 조건에서 행해질 때 기술하게 된다. '~도구가 주어진다면', '~까지' 등으로 조건을 기술할 수 있다. 기준은 학습자가 도달할 최종목표를 판정한 기준으로, 어느 정도를 수행해야 학습이 성공적이라고 할 것인가를 명시하는 것이다.

예를 들면, "대상자는 5가지 기초식품군(변화 내용)의 1일 섭취량(기준)을 도움 없이(조건) 계량할 수 있다(행동)."

(2) 학습목표의 분류

Bloom(1956)은 학습목표영역을 인지적(cognitive), 정의적(affective) 및 심리운동(psycho-motor)영역으로 구분하였고, 각 영역의 복합성에 따라 세분하였다.

① 인지적 영역

인지적 영역은 지식의 증가와 이를 활용하는 능력을 나타내는 지적 영역으로, 행동의 복합성에 따라 가장 낮은 수준의 지식습득부터 가장 높은 수준의 평가까지 지식(암기), 이해, 적용, 분석, 합성, 평가의 6가지 수준으로 분류하였다.

- 지식(knowledge, 암기): 정보를 회상하거나 기억하는 것을 의미한다.
- 이해(comprehension): 무엇이 의사소통되고 있는지를 알며, 의사소통되고 있는 물질이나 아이디어를 다른 것과 관련시키지 않고 사용할 수 있다.
- 적용(application): 구체적이고 특수한 상황에 일반적인 아이디어나 규칙, 이론, 기술적인 원리 혹은 일반화된 방법의 추상성을 사용하는 수준이다.
- 분석(analysis): 표현된 아이디어의 위계와 관계가 분명해지도록 의사소통을 부분으로 나누는 것을 의미한다. 이는 의사소통을 분명히, 조직적이고 효과적으로 하기 위함이다.
- 합성(synthesis, 종합): 부분이나 요소를 조합하여 이전에는 분명하게 보이지 않던 양상이나

구조로 구성하는 것이다.

- 평가(evaluation): 주어진 목표에 대하여 자료나 방법의 가치에 관해 판단하는 것으로, 자료와 방법이 범주를 충족시키는 정도에 관해 질적 · 양적으로 판단한다.

인지영역 학습목표 설정의 예

- 지식(암기): 대상자는 흡연의 피해를 열거한다.
- 이해: 대상자는 니코틴의 작용을 말한다.
- 적용: 대상자는 심장질환과 니코틴의 작용을 관련지어 설명한다.
- 분석: 대상자는 흡연으로 인한 증상과 자신에게서 나타나는 증상을 비교한다.
- 합성(종합): 대상자는 금연방법을 참고하여 자신의 금연계획을 작성한다.
- 평가: 대상자는 자신이 계획한 금연계획을 실천 가능성에 따라 평가한다.

② 정의적 영역

정의적 영역은 느낌이나 정서의 내면화가 깊어짐에 따라, 그리고 대상자의 성격과 가치체계에 통합되어 가는 과정을 나타낸다. 내면화 정도에 따라 감수, 반응, 가치화, 조직화, 성격화의 5단계로 분류한다.

- 감수(receiving 혹은 attending): 단순히 의식적이거나 선호하는 어떤 자극에 주의를 기울인다.
- 반응(responding): 학습자는 반응을 보인다.
- 가치화(valuing): 자의적으로 헌신몰입하며 가치가 있음을 타인이 확인할 수 있다.
- 조직화(organization): 복합적 가치를 적절히 분류하고 순서적으로 체계화하며, 이들 가치의 관계가 조화로우며 내적 일관성이 있다.
- 성격화(characterization by a value system): 일반화된 태세로 일관성 있고, 효과적으로 행동하도록 한다.

정의적 영역 학습목표 설정의 예

- 감수: 대상자는 담배연기로 죽어가는 쥐를 들여다본다.
- 반응: 대상자는 담배가 자신이나 가족에게 매우 해롭다고 말한다.
- 가치화: 대상자는 금연계획을 세우고, 자신이 볼 수 있는 곳에 금연스티커를 붙여놓는다.
- 조직화: 대상자는 흡연의 유혹을 피하기 위해 기상과 함께 조깅을 하고, 아침식사 후 커피 대신 과일을 먹는 등의 생활양식을 체계적으로 실행한다.
- 성격화: 대상자는 지역사회 금연운동 프로그램에서 자원봉사자로 활동한다.

③ 심리운동영역

심리운동영역은 관찰이 가능하기 때문에 확인하고 측정하기 쉽다. 복합성의 수준이 증가하면 심리운동영역의 수준도 따라서 증가한다. 행동을 다루는 영역을 근신경의 협조 · 신체 기능으로, 건강생활실천에 관계되는 영역을 수준에 따라 지각, 태세, 지시에 따른 반응, 기계화, 복합외적 반응, 적응, 창조로 구분하였다. 수준이 올라갈수록 신체적 기술을 수행할 수 있는 능력이 증가한다.

- 지각(perception): 감각기관을 통해 대상, 질 혹은 관계를 알게 되는 과정이다.
- 태세(set): 특정한 종류의 활동이나 경험을 위한 준비이다.
- 지시에 따른 반응(guided response): 교육자의 안내에 따라 학습자가 외형적인 행위를 하는 것으로, 활동에 앞서 반응할 준비성과 적절한 반응을 선택한다.
- 기계화(mechanism): 학습된 반응이 습관화되어 학습자는 행동 수행에 자신감이 있으며, 상황에 따라 습관적으로 행동한다.
- 복합 외적 반응(complex overt response): 복합적이라고 여겨지는 운동활동의 수행을 뜻하며, 고도의 기술이 습득되고 최소한의 시간과 에너지로 활동을 수행한다.
- 적응(adaptation): 신체적 반응이 새로운 문제상황에 대처하기 위해 운동활동을 변경하는 것이다.
- 창조(origination): 심리운동영역에서 발달한 이해, 능력, 기술로 새로운 운동활동이나 자료를 다루는 방법을 창안한다.

심리운동영역 학습목표 설정의 예

- 지각: 대상자는 운동시범자가 보이는 근력운동을 관찰한다.
- 태세: 대상자는 운동을 하기 위해 필요한 탄력밴드를 하나씩 집어든다.
- 지시에 따른 반응: 대상자는 운동시범자의 지시에 따라 탄력밴드를 이용한 운동을 따라한다.
- 기계화: 대상자는 음악을 들으며 스스로 운동을 한다.
- 복합 외적 반응: 대상자는 텔레비전을 보면서 탄력밴드를 이용한 운동을 능숙하게 실행한다.
- 적응: 대상자는 탄력밴드가 없는 상황에서 탄력밴드 대신 긴 타월을 이용하여 운동한다.
- 창조: 대상자는 새로운 근력운동방법을 창안한다.

3) 보건교육 내용

(1) 학습 내용의 선정

학습 내용은 학습목표를 행동으로 이루어지게 하기 위한 것이다. 학습 내용을 평가하는 준거로는 타당성, 영속성, 깊이와 넓이의 균형, 학습목표와의 관련성, 참신성, 유용성, 사회적 현실의 적절성 등이 있다.

학습 내용 구성 시 고려사항은 다음과 같다.

- 학습목표를 달성하기 위한 내용이어야 한다.
- 건강 향상에 필요하고 중요한 내용으로 다양한 상황에 활용될 수 있어야 한다.
- 너무 광범위하거나 피상적이기보다 내용의 범위, 깊이, 균형이 적절해야 한다.
- 진부하게 되풀이하지 않는 새롭고 참신한 내용이어야 한다.
- 최신의 이론, 지식, 기술을 활용해야 한다.
- 지속적으로 참고자료를 비판적으로 활용한다.
- 대상자 건강관리를 위해 현재와 미래에 기여하여야 한다.
- 대상자의 가정과 지역사회의 여건에서 허용되어야 한다.

(2) 학습 내용의 조직화

학습 내용이 선정되었더라도 아이디어나 혹은 아이디어에 대한 내용을 체계적으로 조직화하는 과정이 필요하다.

학습 내용 조직화의 일반적 원리로는 이미 알고 있는 것에서 모르는 것으로, 직접적인 것에서 거리가 먼 것으로, 구체적인 것에서 추상적인 것으로, 쉬운 것에서 어려운 것으로 이행되도록 체계적으로 배열할 필요가 있다. 이렇게 함으로써 앞 단계에서 분리되어 보이던 각각의 아이디어를 하나의 묶음으로 결합하고 계열로 조직화하며, 이러한 계열은 학습을 용이하게 한다. 또한 교육과정의 내용을 얼마만큼 폭넓고, 깊이 있게 포함시킬 수 있는지 그 범위를 고려할 필요가 있다.

3. 보건교육 수행

1) 보건교육계획안

보건교육 계획안은 교육자의 자질과 교육의 효과를 높이는 매우 중요한 수단으로, 보건교육의 주제, 교육 대상, 교육일시와 장소, 교육시간, 학습목표, 교육 내용, 교수학습활동/방법, 교육매체, 평가계획이 포함되어야 한다.

보건교육계획안 작성 시 유의할 사항은 반드시 교육자가 직접 작성하여야 하며, 학습자의 수준에 맞추어 이해하기 쉽게 내용을 구성하여야 한다. 체계적, 객관적, 보편적인 타당성을 내포한 논리적 내용이어야 효과적으로 전달할 수 있다.

보건소 방문 산부 및 가족 대상으로 한 보건교육계획안의 예는 표 7-10과 같다.

2) 보건교육방법

보건교육방법에는 상담, 강의, 토의, 시범, 역할극, 프로젝트 등이 있으며, 대상자가 달성해야 할 학습목표, 대상자의 성숙 정도, 대상 집단의 크기, 교육이 이루어질 학습환경을 고려하여 적절한 교육방법을 선택하여야 한다. 교육방법은 크게 개별교육과 집단교육으로 구분하며, 장단점은 표 7-11과 같다.

(1) 개별교육

개별교육은 지역사회간호사가 다양한 간호현장에서 가장 많이 활용하는 방법으로, 가정방문, 클리닉, 전화를 통한 접촉 시에 이루어진다. 개별교육은 교육자가 대상자와 상호작용하면서 개인의 건강문제나 개인적인 문제를 해결하기 위해 사용하는 방법이다. 개별교육은 효과가 높지만 경제성이 낮으므로 특별한 건강문제, 예를 들면 성병, AIDS, 미혼모, 유산문제 등의 경우 적용하는 것이 바람직하며, 대상 집단의 개인차가 클 때에도 개별적인 교육이 효과적이다(표 7-11).

표 7-10 보건교육계획안의 예

- 교육 대상: 보건소 방문 산부 및 가족 30명
- 교육장소: 보건소 회의실
- 교육일시: 20○○년 ○○월 ○○일(○요일) ○○시
- 일반적 학습목표: 산후우울의 발생원인을 인식하고, 대처방법을 올바르게 실천한다.
- 구체적 학습목표 및 교육진행안

단계	구체적 학습목표	학습 내용	교수학습활동/방법	교육매체	시간	평가방법
도입		• 인사, 학습주제와 목표 소개	• 산후우울 관련 동영상시청 • 학습목표 제시	컴퓨터 빔프로젝트	5분	
전개	• 산후우울이 무엇인지 말할 수 있다.	• 산후우울	• 산후우울의 정의, 빈도, 발생시기, 증상을 설명한다. • 동영상을 보여준다.	PPT 슬라이드 VCR	10분	질의평가
	• 산후우울의 발생원인과 영향에 대해 설명할 수 있다.	• 산후우울의 발생원인과 영향	• 산후우울의 발생원인을 설명한다. • 산후우울이 아이와 가족에게 미치는 영향을 설명한다.		10분	질의평가
	• 산후우울 발생 시 대처방법을 실천할 수 있다.	• 산후우울 시 대처방법	• 산후우울의 대처방법에 대해 설명한다. • 산후우울의 대처방법을 역할극으로 보여준다. • 대처방법을 실천할 수 있는 방안에 대해 토론한다.		20분	O, X 퀴즈
정리		• 요약 및 결론	• 강의 및 질의응답		5분	질의평가 설문지

① 면담 Interview

- 두 사람 사이에서 목표를 가지고 언어를 도구로 하여 기술적으로 진행되는 전문직업적 대면관계에서 이루어진다.
- 상호 이해하려는 목표를 가진 두 사람 사이의 의사소통으로 비밀보장이 유지된다.

② 상담 Counselling

- 직접 대화를 통하여 태도와 행위가 바람직한 방향으로 변화되도록 촉진하는 것으로, 피상담자의 자기이해, 의사결정 및 문제가 해결되도록 상담자가 전문적으로 도와주는 과정이다.
- 상담자가 충고나 권고를 하기보다 대상자 스스로 해결책을 선택할 수 있도록 기회를 제공하는 것이다.

a. 개별상담 시 주의점

- 신뢰관계 형성: 대상자를 존중하며, 상담자는 말과 행동이 일치하는 신중한 태도를 갖는다.
- 긍정적인 태도: 대상자가 어떤 문제를 가졌든 어떤 상황이든 긍정적으로 받아들이도록 노

력해야 한다.

- 현재의 문제에 초점: 현재의 문제로 상담을 실시하여야 공감대 형성이 쉽다. 현재의 상황과 문제 이외의 다른 대화로 빗나가지 않는 태도가 중요하다.
- 상담 분위기 조성: 개인의 비밀에 속하는 문제를 이야기할 때는 다른 사람이 드나들지 않는 조용하고 아담한 장소에서 자유롭게 이야기할 수 있도록 한다. 둥근 탁자가 부드러운 느낌을 주며, 마주앉는 것보다 바로 옆에 앉는 것이 더 친밀감을 준다.
- 대답을 강요하지 않음: 대상자가 스스로 말할 수 있을 때까지 서두르지 않는다. 대상자가 마음을 열지 못하면 다음 기회로 미루고 부드럽고 여유 있는 태도를 보인다.
- 부정적 감정 수용: 대상자가 상담 도중 격렬하게 화를 내거나 부정적인 감정을 표현하는 경우, 이를 잘 수용하는 태도를 보인다. 이런 경우에는 "마음이 많이 상했군요.", "화가 많이 났군요."라는 말로 공감하며 대상자의 감정이 누그러지도록 한다.
- 대상자 중심 해결방안 선택: 상담자의 지시, 명령, 훈계, 충고, 설득, 권고는 대상자 중심의 해결방안이 될 수 없다. 대상자가 변화의 주체가 되어 문제를 해결하도록 상담자는 도와주는 역할을 수행한다.
- 비밀 엄수: 상담 중 알게 된 정보에 대해서는 반드시 비밀을 지켜야 한다. 필요한 경우에는 반드시 대상자의 동의를 얻도록 한다.

b. **상담단계**

- 제1단계: 대상자가 자신의 문제를 확인하도록 돕는다(상담자는 대상자의 문제, 대상자는 자신의 문제를 이해한다).
- 제2단계: 대상자가 자신의 문제가 왜 문제인가를 깨닫도록 돕는다.
- 제3단계: 대상자가 가능한 한 많은 해결책을 찾도록 돕는다.
- 제4단계: 대상자가 가장 적절한 해결책을 선택하도록 돕는다.

③ 프로그램 학습법 Programmed Lecture **과 컴퓨터 보조학습** Computer Aided Lecture

- 대상자가 스스로 학습할 수 있도록, 전문가와 상호작용이 가능하게 개발된 교수자료를 활용하여 대상자 스스로 학습하는 방법이다.
- 책, 소책자, 컴퓨터를 매체로 이용하는 학습법이다.
- 시간제약이 없거나 각 단계를 여러 번 반복해야 안심하는 대상자에게 유용한 방법이다.
- 인지적 영역과 특정 심리운동영역에 사용할 수 있다(예: 호흡음의 청취, 혈압을 정확하게 측정하는 법, 상처부위의 감염상태 확인 등).

④ e-러닝 Electronic Learning

- 네트워크 중심으로 학습 내용을 전달하고, 학습자와 상호작용하며 학습을 촉진시키는 일련의 과정을 의미한다.
- 시간과 장소에 구애받지 않고 학습자의 수준별 교육이 가능하다.
- 학습자가 원하는 시간과 장소에서 학습할 수 있고, 여러 학습자원 등을 통합적으로 활용할

수 있으며, 개인별 학습능력에 따라 진행할 수 있다.
- 컴퓨터 중심으로 CD-ROM, 인트라넷, 인터넷 등과 같은 네트워크를 통해 교육이 제공된다.

(2) 집단교육

2명 이상의 대상자에게 이루어지며, 인지적 영역, 정의적 영역, 심동적 영역에 따라 다양한 방법을 교육에 적용할 수 있다(표 7-11).

① 강의 Lecture

- 교육자가 학습자에게 학습 내용을 직접 언어로 전달하는 가장 보편적인 교육방법이다.
- 대상자가 교육주제에 대해 기본 지식이 없을 때 지식을 전달하기 위해 많이 이용되는 교수 주도의 교육방법이다.

② 토의 Discussion

- 공동학습의 한 형태로, 대상자가 서로 의견을 교환하고 함께 생각하여 문제를 해결할 수 있도록 도와주는 방법이다.
- 대상자는 자유롭게 의견을 발표하고, 타인의 의견을 받아들여 문제를 해결해 나가는 능력을 향상시킨다.
- 정의적 영역인 태도학습에 효과적인 방법으로, 토의과정을 통해 대상자는 반성적 사고와 의사소통기술을 향상시킨다.
- 토의를 순조롭게 진행하기 위해 토의주제가 구체적이고 대상자에게 의미 있는 문제나 과제여야 하며, 모든 대상자가 토의에 참여할 수 있도록 기회를 주어야 한다.
- 대상자의 규모나 토의 진행방식에 따라 분단토의, 집단토의, 브레인스토밍, 포럼, 세미나 등으로 구분한다.

a. 배심토의 Panel Discussion

- 어떤 주제에 상반되는 견해를 가진 전문가 4~7명이 사회자의 안내에 따라 토의를 진행하는 방법이다.
- 전문가가 정해진 시간 동안 발표한 후 청중과의 질의응답을 통해 전체토의가 진행된다.

b. 심포지엄 Symposium

- 동일한 주제에 대해 전문적인 지식을 가진 연사 2~5명을 초청하여 각자 10~15분씩 의견을 발표하도록 한 후, 발표 내용을 중심으로 사회자가 청중을 공개토론 형식으로 참여시키는 교육방법이다.
- 사회자는 연사의 발표 내용을 짧게 요약해서 질문, 답변, 토론이 적당히 진행되도록 한다.
- 배심토의와의 차이는 심포지엄에서는 발표자(연사)나 사회자, 청중 모두 주제에 대한 전문지식이나 직업이 있는 전문가로 구성된다.

c. **분단토의** Buzz Session

- '와글와글 학습법(buzz session)'이라고도 하며, 대상자 전체의 의견을 반영하거나 분위기가 침체되었을 때 실시하는 방법이다.
- 전체를 몇 개의 분단으로 나누어 토의하고, 다시 전체 회의에서 종합하여 진행한다.
- 각 분단은 6~8명이 적당하다. 각 분단에 의장과 서기를 두고 회의를 진행하는 것이 효과적이다.

d. **집단토론** Group Discussion

- 참가자가 특정 주제에 대하여 자유롭게 상호의견을 교환하고 결론을 내리는 방법이다. 효과적인 토론을 위해서는 참가자 모두 토론의 목적을 이해하고 참여해야 하고, 참가자 수가 많을수록 토론의 참여 기회가 적어지므로 참가자는 10명 내외가 적당하다.

e. **브레인스토밍** Brainstorming

- 묘안착상법 혹은 팝콘회의라고 하며, 번개처럼 떠오르는 기발한 생각을 잘 포착해낸다는 의미이다.
- 특정 문제를 해결하기 위해 다양한 구성원이 토론 없이 가능한 많은 아이디어를 종이에 기록하여 목록화하고, 그중 가장 최상의 아이디어를 선택하는 방법이다.
- 12~15명이 한 그룹이 되어 10~15분의 단기토의를 진행한다. 모든 구성원이 자유로운 분위기에서 우수하고 다양한 의견이 나올 수 있도록 유도할 수 있는 사회자와 서기를 정하는 것이 중요하다.

f. **포럼** Forum

- 포럼은 토론자의 의견 발표 후 질문이 이어진다는 점에서 심포지엄과 비슷하다고 할 수 있으나, 토론자 간 혹은 청중과 토론자 간 활발하게 참여하는 토론이 이루어져 합의가 형성된다는 점에서 다소 차이가 있다.
- 1~3인 정도의 전문가가 간략하게 발표한 후 발표 내용을 중심으로 청중과 질의응답하는 방식으로 토론을 진행한다.

g. **세미나** Seminar

- 토론구성원이 해당 주제에 관한 전문가나 연구자로 이루어졌을 때 주제발표자가 먼저 발표를 하고, 토론참가자가 이에 대한 토론을 하는 방법이다.
- 사전에 철저한 연구와 토론준비를 전제로 하여 토론자가 해당 주제에 대한 지식이나 정보를 많이 가지고 있어야 체계적이고 심도 있는 토론을 진행할 수 있다.

③ 시범 Demonstration

- 실제 적용해보거나 나타내 보이는 활동으로 대상자가 기술을 습득하는 심리운동영역에 적합한 방법이다.

• 시범 내용을 비디오로 먼저 보여주고, 교육자가 시범을 보이면 더 쉽게 학습목표에 도달할 수 있다.
• 시범 후에 학습자가 실습할 수 있는 기회를 주고 교육자는 실습장면을 관찰하면서 즉시 피드백을 주어 잘못된 점을 시정할 수 있도록 한다.

시범교육 시 유의사항

• 모든 대상자가 잘 볼 수 있는 장소를 준비한다.
• 시범 전에 전체 절차를 숙지한다.
• 시범 전에 물품을 준비하고, 기구가 잘 작동하는지 시험해본다.
• 시범 보이는 동작과 절차는 정확하고 가장 진보적인 방법을 선택하여야 한다.
• 대상자가 오류를 범하기 쉬운 어려운 동작이나 기술을 반복해서 보여준다.
• 모든 대상자가 실습할 수 있는 시간을 갖도록 해주고 미숙한 부분을 교정해준다.

④ 역할극 Role Play

• 대상자가 실제상황 중의 한 인물로 등장하여 연극을 하면서 건강문제나 어떤 상황을 분석하고 해결방안을 모색하며, 이를 통해 학습목표에 흥미 있게 도달하는 교육방법이다.
• 역할극에 참여하는 출연자는 대본에 따라 행동과 대화를 한다. 경우에 따라서는 교육자가 전체 상황만 제시하고 출연하는 대상자에게 대본 없이 자연스럽게 대화나 행동을 표현하게 할 수 있다.
• 역할극이 끝나면 교육자는 설정된 상황에서 바람직한 결과를 가져오기 위하여 어떻게 하는 것이 좋은가를 질문하고 출연자와 관중이 함께 참여하는 전체토의를 진행하면서 이를 통해 결론을 내린다.
• 직접 참여하는 사람이나 객관적으로 보는 사람 모두에게 학습기회가 되며, 가치나 태도의 이해증진에 효과가 있다.

⑤ 프로젝트 Project Method

• 실제상황 속에서 목적을 달성하기 위하여 전심을 다하여 수행하는 활동으로, 대상자에게 학습목표를 제시하고 목표를 달성하기 위해 대상자 스스로 계획하고, 자료를 수집하고, 수행하게 함으로써 지식 · 태도 · 기술을 포괄적으로 습득하게 하는 방법이다.
• 대상자 중심의 자발적 · 능동적인 학습활동을 강화하고, 대상자 스스로 계획하고 실제상황에서 학습함으로써 교육 후 즉시 활용할 수 있는 능력을 향상시킨다.
• 현장실습으로 학습목적을 달성할 수 있거나 심층적인 연구가 필요한 과제에 적용하면 효과가 있다.

⑥ 문제 해결방법 Problem Solving Method

• 대상자에게 문제를 제시하고 스스로 해결하면서 학습이 이루어진다.
• 문제의 인식, 문제와 관련된 자료수집, 해결방안 계획, 실행, 평가의 과정으로 진행된다.

• 개인을 대상으로 수행하기도 하지만 대개의 경우 소집단 구성원이 협력하여 수행함으로써 상호 간 각각의 관점을 이해하여 반성적 사고에 도움을 준다.

⑦ 플립러닝 Flipped Learning

• 블렌디드러닝(blended learning)의 한 형태
• 학습자가 수업 내용을 온라인으로 먼저 학습한 뒤 수업을 진행하는 학습방식으로 '거꾸로 학습', '역전학습', '역진행 수업방식' 등으로 해석된다.

⑧ 액션러닝 Action Learning

• 교수자 중심의 교육에서 벗어나 학습자가 팀을 구성하여 실제 상황의 과제에 대한 해결방안을 모색하면서 질문과 성찰, 피드백 등을 통해 학습하는 과정에서 자연스럽게 학습이 이루어진다.

⑨ 사례연구 Case Study

• 특정 학습주제를 가르치기 위해 기존의 여러 사례를 이용하는 방법이다.
• 학습자는 사례를 수집, 비교, 분석하여 해결방안을 모색하거나 일반적인 원리를 파악하는 과정에서 새로운 지식을 습득하게 된다.

⑩ 견학 Field Trip

• 현장을 직접 방문하여 관찰을 통해 대상자의 학습을 유도하는 방법이다.
• 견학장소에 대한 사전답사와 방문일정의 사전 조율이 필요하다.
• 견학의 목적을 전달하고, 견학 후에는 학습자가 상호 느낌에 대한 토의 등으로 학습목표를 달성했는지 평가하도록 한다.

⑪ 모의실험 Simulation

• 학습자에게 실제와 유사한 상황이나 중요한 요소만을 선별, 제공하여 활동을 재현함으로써 쉽게 기억하게 하며, 실제 상황에서 적용할 수 있는 능력을 길러주는 방법이다.
• 모의실험 후 경험에 대하여 학습자와 함께 분석하고 토론하는 것이 필요하다.
• 현실적인 학습 경험이 학습자의 적극적인 참여로 이루어지게 되어 학습자의 능동적 참여를 촉진하고, 다양한 상황 안에서 인지적, 정의적, 심동적 영역에 대한 학습이 동시에 진행될 수 있다.

⑫ 캠페인 Campaign

• 건강관리에 필요한 지식과 기술을 향상시키기 위해 매우 집중적이고 반복적인 과정을 통해 사람들이 올바른 교육내용을 습득하도록 널리 알리는 교육방법이다.
• 수행하는 기간은 수일에서 1개월까지 다양하며 팸플릿, 포스터, TV, 라디오, 인쇄물 배포 등을 활용할 수 있다.

표 7-11 보건교육방법의 종류와 장·단점

분류/종류	장점	단점
개별교육		
1. 면담	• 시간과 장소의 제약이 없음 • 피면접자에게 심리적 부담감이나 준비물품 없이도 가능	• 많은 인원과 시간이 소요됨
2. 상담	• 개별로 진행되어 교육효과가 높음 • 교육자와 대상자 간에 많은 상호작용 • 대상자의 내밀(內密)한 건강문제 해결에 도움이 됨 • 협소한 공간에서 이루어져 집단교육에 비해 별도의 행정적 노력이 줄어듦	• 개인이 대상이므로 시간, 인력, 비용면에서 비경제적임
3. 프로그램 학습법과 컴퓨터 보조학습	• 학습자의 능력에 따라 학습함 • 반복학습이 가능함 • 학습자의 수준과 속도에 따라 학습자료의 양을 조절할 수 있음	• 학습자가 컴퓨터를 다루는 기술이 있어야 함 • 컴퓨터를 통해 이용 가능한 교육 내용이 제한적일 수 있음
4. e-러닝	• 최신의 정보를 갖춘 맞춤형 교육을 학습자별로 실시할 수 있음	• 교육자와 학습자 모두 관련 기기를 조작할 수 있어야 함 • 프로그램 개발 등의 준비로 비용이 많이 듦 • 교육자가 운영 및 관리에 대해 많은 준비 필요
집단교육		
1. 강의	• 짧은 시간에 많은 양의 지식이나 정보를 다중에게 전달 가능 • 학습 내용을 학습자 수준에 적절하게 조절하여 전달 가능 • 대상자의 적극적인 참여 없이도 이루어지며, 긴장감이 비교적 적음 • 대상자가 많을 경우에도 적용 가능	• 많은 양의 지식이나 정보가 전달되므로 학습자가 모두 기억하기 어렵고 쉽게 잊어버림 • 교육자가 일방적으로 전달하므로 학습자가 수동적이 됨 • 학습자 간의 개인차를 고려하기 어려움
2. 토의		
a. 배심토의	• 전문가와 청중이 함께 토의함으로써 문제 해결 방안 제시 • 청중이 어떤 주제에 대해 비교적 높은 수준의 토론을 경험하고, 타인의 의견을 듣고 비판하는 능력이 배양됨	• 전문가의 위촉에 따르는 부담이 있음 • 청중이 기존 지식이 없을 때는 토론 내용을 이해하기 어려움
b. 심포지엄	• 특별한 주제에 대한 밀도 있는 접근 가능 • 의사전달의 능력 여하에 따라 강의가 다채롭고 창조적이고 변화 있게 진행될 수 있음 • 청중이 알고자 하는 문제의 전체적인 파악은 물론 부분적인 이해가 가능	• 연사의 발표 내용에 중복이 있을 수 있음 • 청중이 주제를 정확하게 이해하지 못했을 때는 비효과적임
c. 분단토의	• 참석인원이 많아도 진행 가능 • 전체가 의견을 제시할 수 있음	• 참가자의 준비가 부족하면 효과를 거두기가 어려움

(계속)

표 7-11 보건교육방법의 종류와 장 · 단점 (계속)

분류/종류	장점	단점
d. 집단토론	• 대상자의 능동적인 참여를 통해 상호 협동적, 민주적 회의능력이 길러짐 • 각자의 의견을 표현하므로 자신의 의사를 올바로 전달하는 능력이 배양됨	• 많은 대상자가 참여하기 어려움 • 교육자의 토론유도기술이 부족하면 효과를 거두기가 어려움
e. 브레인스토밍	• 어떤 문제든지 토론의 주제로 삼을 수 있음 • 별도의 장비가 필요 없음 • 기대하지 않았던 의미있는 결과를 얻을 수 있음 • 협력적인 분위기 조성에 유용함	• 토론이 제대로 유도되지 않으면 시간이 낭비됨 • 대상자가 즉흥적이고 계속적으로 아이디어를 제시해야 하는 부담감이 있음
f. 포럼	• 청중이 직접 토의에 참가하여 공식적으로 연설자와 질의응답할 수 있음	• 청중의 질문이 없는 경우 원활한 토론진행이 어려움
g. 세미나	• 토의주제에 대해 심층적, 전문적 연구의 기회를 제공하며 전문적인 정보교류가 가능함 • 높은 전문성과 다양한 발표와 토의를 통해 흥미유발과 전문성을 높이는 효과가 있음 • 능동적 참여가 가능함 • 비판적 사고력이 증진됨	• 사전에 철저한 토론준비가 이루어져야 함 • 참가자가 해당 주제에 대한 충분한 지식과 정보를 가져야 함 • 토의주제와 관련하여 전문적인 식견과 정보가 없을 경우에는 효과가 없을 수 있음
3. 시범	• 직접 상황을 관찰하고 해볼 수 있으므로 학습자의 흥미와 동기유발이 용이함 • 배운 내용을 실제에서 쉽게 적용할 수 있음 • 학습자의 수준에 따라 다양하게 적용할 수 있음	• 소수일 때 효과가 높음 • 교육자가 숙달되기 위해 많은 준비와 시간이 필요함 • 특정 장비가 준비되어야 함 • 교육자의 준비 정도에 따라 학습자의 기술습득 정도가 달라짐
4. 역할극	• 흥미와 동기유발이 용이 • 대상자 수가 많아도 적용 가능함 • 대상자의 태도와 가치관을 재고할 기회를 제공 • 의사소통 및 의사결정에 대한 경험을 제공	• 준비하는 데 시간이 많이 소요됨 • 대상자가 역할을 맡는 것에 대하여 부담감이 클 수 있음
5. 프로젝트	• 대상자 자신이 계획하고 실시하므로 학습에 대한 동기유발이 용이하고, 자주성과 책임감이 개발됨 • 의사결정능력과 문제 해결 방안을 모색하는 능력, 인내심, 창의력, 탐구능력이 개발되고, 협동정신과 지도력, 희생정신이 길러짐 • 문제 해결과정에 영향을 주는 여러 변수에 대한 이해증진	• 의존적이고 수동적인 학습에 익숙해진 학습자나 의욕이 부족한 대상자인 경우에 시간과 노력만 낭비하고, 목표를 제대로 달성하기 어려움
6. 문제 해결방법	• 자율성과 적극성이 증진됨 • 협동학습을 통해 민주적인 생활태도를 기를 수 있음 • 실제적인 문제 해결의 기회 제공	• 시간이 많이 들고 노력에 비해 능률이 낮음 • 체계적인 기초학력을 기르기 어려움 • 일관성 있는 수업진행이 어려울 수 있음
7. 플립러닝	• 교수자와 학습자 간의 소통을 강화할 수 있음 • 동영상 강의로 반복학습이 가능하며, 수준별 학습이 가능 • 강의 중심의 수동적 수업에서 학습자가 수업의 주체가 될 수 있음	• 교수자가 플립러닝 수업준비를 위한 경험과 노하우가 요구됨 • 학습자의 수업준비에 대한 부담이 있을 수 있음

(계속)

표 7-11 보건교육방법의 종류와 장 · 단점 (계속)

분류/종류	장점	단점
	• 학업성취도가 낮은 학습자를 집중적으로 도와 심화 학습활동을 할 수 있음	
8. 액션러닝	• 의사소통능력 향상에 도움을 줌 • 팀활동으로 인해 협동심을 기름 • 상대방의 관점에 대해 인식을 하게 됨 • 전문직관이 정립되고, 전문능력이 향상될 수 있음	• 교육훈련시간이 많이 소요됨 • 교육 프로그램 및 학습지원환경 구축 노력이 필요함
9. 사례연구	• 대상자 중심의 활동 • 문제 해결에 필요한 분석적 사고력이 향상됨 • 특정 문제에 대해 다양한 해결방법을 터득할 수 있음	• 교수의 지도 경험이 부족한 경우 예기치 않은 결과를 초래할 수 있음
10. 견학	• 실물이나 실제 상황을 직접 관찰할 수 있음 • 관찰한 내용을 실제 상황에 적용할 수 있는 능력증진	• 시간과 경비가 많이 소요됨 • 견학장소 선택의 어려움이 있음 • 사전계획이 미비하면 들인 비용만큼의 효과를 얻기 어려움 • 예측이 어려운 사고 가능성이 있음
11. 모의실험	• 실제와 유사한 조건에서 연습할 수 있음 • 위험한 활동을 비교적 안전하게 수행할 수 있음 • 의사결정기술이 향상됨 • 행동이나 결정에 대한 즉각적인 피드백이 가능함	• 시행착오를 경험하는 학습자의 경우 문제점을 해결하기 위해 많은 시간이 필요함 • 현실을 단순하게 묘사한 시뮬레이션일 경우 실제 상황을 제대로 이해하지 못할 우려도 있음
12. 캠페인	• 지역사회 어디서나 활용 가능함 • 비교적 단기간 동안 건강지식과 기술이 증진됨	• 종료 후 관심이 감소하여 지속적인 관리가 필요함

3) 보건교육매체

보건교육매체는 교수활동을 효과적으로 하기 위하여 교육자와 학습자 간 사용하는 모든 교육자료를 의미한다. 교육매체를 이용하는 목적은 대상자의 감각적 경험을 확대하고, 흥미와 동기를 유발하며, 추상적인 내용에 구체적인 의미를 더해주고, 복잡하고 어려운 내용을 이해하기 쉽게 전달하기 위함이다. 교육매체를 선택할 때는 학습목표와 내용, 학습자 특성, 학습환경, 매체의 특성과 이용 가능성 등을 고려해야 한다. 교육매체의 종류와 특성은 표 7-12와 같다.

4) 보건교육 실시

보건교육의 목표를 달성하기 위하여 계획된 교육을 수행한다. 교육 수행은 교육활동, 교육활동 지원, 그리고 발생한 문제 해결 등이 포함된다. 교육활동은 도입단계, 전개단계, 정리단계의 순으로 진행된다.

보건교육을 효과적으로 수행하기 위해서는 전략적으로 소규모의 대상자에게 예비조사를 실시하여 그 결과를 검토한 후 단계별로 대규모 집단에 확대 적용하는 것이 좋다. 아울러 바람직한 교육자의 태도와 행동이 요구되고, 적절한 교육매체를 활용하여야 한다.

표 7-12 보건교육매체의 종류와 장·단점

분류/종류	내용	장점	단점
비투사매체			
융판	융 위에 고정할 도구, 그림과 사포 등	• 복잡한 이야기나 내용을 간단히 묘사할 수 있음 • 자료를 붙였다 뗐다 함으로써 흥미와 동기유발이 용이함 • 경제적이며 반복학습이 가능함 • 휴대하기 편리함 • 다양한 색과 모양의 그림을 단계적으로 제시할 수 있음	• 대상자가 많을 때는 적용하기 어려움 • 기술과 시간이 필요함 • 섬세한 설명은 불가능함
괘도	복잡한 내용의 요점이나 개념을 이해시키기 위해 도표, 그래프, 그림, 지도 등을 종이 위에 그리거나 인쇄하여 시각화한 교재	• 내용이 복잡한 것이나 크기가 작아 잘 볼 수 없는 것을 간단하게 요약하고 확대하여 제시함으로써 학습자의 이해를 도움 • 제작비용이 저렴하여 필요할 때마다 만들어 쓸 수 있음 • 다양한 기법을 사용하여 제작하면 대상자의 주의집중에 효과가 있으며, 흥미유발이 용이함	• 평면적, 정적인 자료이므로 장시간 사용하면 지루함 • 많은 내용을 한꺼번에 다룰 수 없음 • 대상자가 많을 때는 적용하기 어려움
그림·사진	신문, 책 등의 자료	• 어떤 상황이나 모양을 압축하여 간결하게 표현 가능 • 구하기 쉽고 경제적임 • 필요시 복사하여 학습자에게 배부 • 휴대가 간편하고 어떤 장소에서나 활용할 수 있음	• 평면적이라 움직임을 묘사하기 어려움 • 큰 집단에는 사용하는 데 제한이 있음
실물	실제 물건	• 모든 감각기관을 동원하여 입체적인 학습이 가능하므로 흥미를 갖고 학습목표에 도달하기 용이함 • 교육자와 학습자 간 의사소통이 잘됨 • 교육 후 실생활에 즉시 활용 가능함	• 구입이나 활용이 용이하지 않은 경우가 많음 • 대상자 수가 많을 때는 활용이 어려움 • 시간, 계절, 비용 등의 제한이 있음 • 쉽게 손상될 수 있고 보관이 어려움
모형(유사물)	실물과 닮은 모형 실물처럼 움직이거나 기능할 수 있는 모형	• 실물이나 실제 상황을 활용할 때와 비슷한 효과를 얻을 수 있음 • 여러 번 반복해서 사용할 수 있음 • 확대 또는 축소하거나 단면화시킴으로써 세부적인 부분까지 볼 수 있음 • 눈, 귀, 손의 사용이 가능하며 개념 습득이 용이함 • 기술을 배울 수 있는 방법	• 값이 비싸고 파손되기 쉬움 • 대상자가 많으면 부적절함 • 보관과 운반이 불편함
팸플릿	알리고자 하는 정보를 짤막하고 명확하게 요약해 그림과 함께 인쇄하여 중요한 내용을 이해하게 함	• 관련 있는 그림을 효과적으로 사용할 때 이해가 빠르며, 쉽게 기억할 수 있음 • 쉽게 제작할 수 있으며 사용이 용이	• 기존에 만들어진 자료는 학습목표와 동일하지 않은 경우가 많아 정보 제공에 제한이 있음 • 자세한 내용을 다루는 데 제한이 있음

(계속)

표 7-12 보건교육매체의 종류와 장 · 단점 (계속)

분류/종류	내용	장점	단점
게시판	전달하고자 하는 메시지를 명확하고 간결하게 시각화하고 게시하여 관심을 유발할 수 있음	• 지속적인 공지방법임 • 특정한 지시내용에 대해 흥미유발 • 교육자 없이 학습자에게 내용이 전달될 수 있어 경제적임	• 게시한 내용의 전달 여부를 확인할 수 없음 • 전달하고자 하는 내용이 길거나 복잡한 경우는 적합하지 않음 • 장기간 게시할 경우 효과가 떨어짐
실물환등기	불투명한 자료를 스크린에 투사해 인쇄물, 도표, 그림 등을 확대하여 보여줌	• 자료를 특별히 제작할 필요가 없음 • 실제 자료를 확대할 수 있음 • 집단에서 사용 가능	• 자료가 너무 크면 투영할 수 없음 • 암막을 사용해야 선명하게 보임
빔프로젝트	일반 TV와 달리 빛을 스크린에 투사하여 시청하는 방식으로 대형 화면을 구현하여 사용할 수 있음	• 추가적인 다른 매체를 사용하지 않고 사용 가능 • 그림, 도표 등 다양한 자료 사용 가능 • 캠코더와 연결하면 실제 상황을 그대로 볼 수 있음	• 값이 비쌈 • 스크린과 전기시설이 필요함 • 교육자의 사전준비와 활용능력이 요구됨
상호작용매체			
컴퓨터	즉각적인 반응, 수많은 정보의 저장과 응용, 학습자 특성에 따른 처방 등으로 수업의 장면에 다각적으로 활용 가능함	• 일반수업보다 시간을 절약할 수 있음 • 학습자의 요구나 반응에 따라 적절한 피드백을 제공하여 학습의 개별화 효과를 높임 • 다양한 음향, 영상 등을 사용할 수 있어 학습의 흥미를 끌고 새로운 경험 제공 • 학습자가 원하는 부분의 반복학습 가능함	• 정의적, 심리운동적, 대인관계 기술과 같은 영역 교육에는 효과적이지 못함 • 컴퓨터시스템의 구축 및 유지 비용이 많이 듦 • 컴퓨터화된 수업으로 창의성이 무시되기 쉽고 사회적 관계가 결여될 수 있음 • 자료 제작을 위한 전문적인 지식과 기술이 요구됨
인터넷	전 세계의 정보자원 탐색, 가상공간에서의 협력, 원격교육, 원거리 시뮬레이션교육 등이 가능함	• 학습자가 원하는 시간과 장소에서 교육을 받을 수 있음 • 풍부한 정보와 다양한 지식을 무제한으로 제공 • 정보탐색과정에서 창의성과 종합적 판단력 배양	• 기술과 시설이 필요함 • 컴퓨터 해킹, 바이러스, 음란물, 폭력물 등에 노출될 수 있음 • 컴퓨터 사용이 익숙하지 않은 대상자에게는 부적절함
모바일 및 스마트기기	이동성에 초점을 둔 휴대전화, 스마트폰, 태블릿 PC, 휴대용 무선기기 등	• 원하는 시간과 장소에서 접근 가능 • 학습자 중심의 개별학습 • 즉각적인 학습과 복습이 간편함	• 모니터가 작고 저장용량에 한계가 있음 • 운영시스템과 하드웨어 플랫폼이 상이해 컨텐츠 개발에 한계가 있음 • 무선 인터넷을 활용하지 못하는 지역의 정보 접근에 한계가 있음

(계속)

표 7-12 보건교육매체의 종류와 장·단점 (계속)

분류/종류	내용	장점	단점
파워포인트	프리젠테이션 작성용 소프트웨어 프로그램. 애니메이션, 동영상 등을 포함할 수 있음	• 다양한 사진과 삽화, 동영상 등을 삽입하여 흥미유발이 용이하고 학습효과를 높일 수 있음 • 자료파일을 웹페이지에 링크해 공유할 수 있고 내레이션 포함 가능 • 각 주제별 특징에 따라 다양한 슬라이드 제작 가능 • 폭넓게 사용되고 있음	• 자료파일을 제작하기 위한 기본적인 지식과 기술, 시간과 노력이 필요함
시청각매체			
녹음기	학습해야 할 기술이 청각적인 것일 때 활용	• 반복하여 여러 번 들을 수 있음 • 녹음테이프의 비용이 저렴하며, 보관도 간편함 • 특수한 기술이 필요하지 않아 누구나 사용 가능 • 글을 모르는 사람에게도 적용 가능 • 시·공간을 초월하여 학습 가능함	• 다른 자극 없이 청각자극만으로는 집중하기 어려워 교육효과를 떨어뜨릴 수 있음
비디오 테이프	시각과 청각을 동시에 자극하여 실제 경험을 그대로 묘사	• 움직이는 과정을 소리와 함께 보여주므로 사실과 가깝게 접근할 수 있음 • 시공을 초월하여 학습 가능함 • 필요한 장면을 정지해서 보거나 재구성하여 사용 가능함	• 자료가 너무 크면 투영하기 어려움 • 실내조명을 끄고 암막을 사용해야 선명하게 볼 수 있음

(1) 교육활동

① 도입단계

도입단계는 학습의욕을 환기시켜 학습의 진행을 효과적으로 이끌어가도록 하는 준비단계로 전체 학습과정에서 중요한 단계이다. 학습자와 긍정적인 관계 형성을 하고, 대상자에게 학습목표를 알리고 주의를 집중시키고, 학습동기를 유발하도록 하여 전개단계로 이행될 수 있도록 해야 한다. 흥미유발과 동기부여를 위해 설명이나 해석 혹은 제시를 한다. 이때 이전 시간에 배운 것과 앞으로 배울 내용의 관계를 지적해줌으로써 대상자는 이미 알고 있는 내용과 미지의 내용을 연결시켜 심리적으로 안정감을 느끼게 된다. 대상자의 관심과 주의집중을 위하여 주제에 관한 질문을 하거나, 실제 예를 들면서 설명하고, 관련 있는 유머를 사용하는 등 대상자를 적극적으로 학습과정에 참여하도록 이끈다.

도입단계의 활동으로 교육 목적과 목표의 제시, 사전 테스트 혹은 조사, 영화나 슬라이드 보기, 녹음테이프 듣기, 전시하기, 그래프나 도표로 현황 알려주기, 실물 등을 활용할 수 있다.

도입단계에서 활용하는 일반적 방법은 다음과 같다.

- 학습자를 존중하는 마음이 전달되도록 호의와 관심을 보인다.
- 교육자에 대한 신뢰감을 갖게 한다.
- 학습 내용과 관련되는 대상자의 과거 경험을 상기시키는 질문과 설명을 하여, 학습목표를 확인한다.

- 학습목표의 중요성을 설명한다. 이때 대상자의 흥미 · 관심 · 요구와 결부할 수 있는 시각적 자료를 사용할 수 있다.
- 학습 내용과 관련된 지식의 정도를 질문하고, 그 대답에 따라 문제점을 이해시킨다.
- 연속적인 교육의 경우 이전 교육과 관련된 주제와 앞으로 학습할 주제와의 연관성을 설명한다.
- 본 교육이 실생활에 어떤 의의가 있는지를 구체적인 예화를 통해 설득력 있게 제시한다.

② 전개단계

전개단계는 계획에 따라 학습을 전개시켜 나가는 학습의 중심부분으로 학습활동의 대부분을 이루는 단계이다. 전개단계에서 교육자의 임무는 학습 내용이나 특성에 따라 학습활동을 결정하며, 학습자의 지식 · 이해 · 기능 등을 습득하도록 폭넓고 다양한 활동을 활용하여 주의를 기울여 구성한다.

이 단계의 학습활동은 집단이나 개별활동으로 구성하며, 정보를 얻기 위해서는 책 읽기나 문헌검색, 강의나 회의 참석, 체계적 관찰 등을 하도록 한다. 심리운동영역의 기능을 습득하도록 하기 위해서는 체험에 참여 · 실습 · 시범 등을, 태도를 변화시키기 위해서는 토의 · 상담 · 역할극 · 예술품의 감상 · 녹음 · 녹화 내용을 시청한다.

전개단계의 유의사항은 다음과 같다.

- 자신감을 가지고 설명한다.
- 학습자 수준에 맞는 용어를 사용한다.
- 소리의 크기, 말의 속도 등을 고려하여 정확히 전달되도록 한다.
- 학습자의 경험과 관련된 사건 등 적절한 예를 들어 설명한다.
- 한 번에 많은 내용을 제시하지 않으며, 중요한 내용은 반복하여 강조한다.
- 내용을 완전히 이해시키기 위해 다양한 교육방법과 매체를 활용한다.
- 학습자가 자유롭게 질문하고 토론할 수 있는 분위기를 만든다.
- 결론을 내리기보다는 결론에 이르는 안내자 역할을 한다.

③ 요약 및 정리단계

요약 및 정리단계는 전개단계에서 수행한 활동을 종합하여 설정된 목표를 성취해 나아가는 단계이다. 학습한 전체 내용을 총괄하여 요약하거나 중요한 부분을 학습자에게 질문하고 토의함으로써 정리하고 결론을 내린다. 학습자와의 질의응답시간을 가질 수 있도록 시간을 배분한다. 이 단계에서는 교육자가 요약해주는 방법과 학습자에게 요약해서 설명하게 하는 방법이 있다. 실기나 실습의 경우에는 소요시간이 약간 더 필요하다.

(2) 대상자별 교육전략

① 영 · 유아기 및 학령기

영아기의 보건교육 대상자는 영아를 돌보는 사람, 즉 부모, 조부모, 친척, 유치원(어린이집) 교사 등이다. 보건교육 시 돌보는 사람의 건강정보를 얻고자 하는 준비성, 아기의 발달 수준과 건강상태를 파악해야 한다. 유아기의 아동은 놀이를 통해 주로 학습하며, 부모교실을 운영함으로써 부모의 자녀 건강관리능력을 향상시킬 수 있다. 학령전기 아동의 최고 집중시간은 5~15분 정도이므로, 짧은 시간 동안 아동이 직접 참여하도록 한다. 노래, 인형극, 그림을 활용한 프로그램이 효과적이다.

학령기 아동은 30~40분까지 집중이 가능하므로 놀이학습뿐만 아니라 정규 보건교육기관에서 학습도 가능해진다. 보건교육 시 다양한 경험을 하게 하고, 구체적인 교육자료를 제시해 줌으로써 교육의 효과를 높일 수 있다.

영 · 유아 및 학령기의 보건교육기법은 다음과 같다.

- 그림책이나 비디오테이프, 인형극 등을 이용하여 집중을 돕는다.
- 장난감을 이용하여 역할놀이를 하면서 교육한다.
- 설명이 필요한 경우 매우 간단하고 구체적으로 설명한다.
- 기본적이고 사실적인 정보를 그림을 그려 설명한다.
- 피드백을 바로 주며, 칭찬을 자주 한다.
- 스스로 무엇을 해야 하는지를 설명한다.
- 아동을 돌보는 보호자에게도 교육을 실시한다.

② 청소년기

청소년기의 보건교육은 청소년에게 다양한 생활양식에 관한 정보와 그 결과를 알려 주고, 현재의 건강행위를 강화시켜 주며, 자가간호행위에 관한 의사결정에 적극적으로 참여함으로써 그 효과가 증가된다. 보건교육 시 집단 토의방법을 활용하거나 건강관리의 행동이나 가치관을 명확히 하기 위한 문제 해결기법과 역할놀이가 효과적이다.

청소년기의 보건교육기법은 다음과 같다.

- 청소년을 존중하고 신뢰하며 자존감을 갖게 한다.
- 청소년이 즐겨 사용하는 은어의 뜻을 이해하여, 교육 시 유머스럽게 적절히 사용한다.
- 청소년의 기분 변화를 예측하고, 하고자 하는 말과 싫어하는 말을 파악한다.
- 대상자가 성취한 것에 대하여 칭찬하여 학습을 촉진시킨다.

③ 성인기

성인기의 보건교육은 이미 많은 경험과 정보를 가진 대상자이므로 성인은 가지고 있는 사고와 기술을 재편성하여 자기주도적 학습으로 이행한다. 교육자는 조력자나 촉진자의 역할을 한다. 또한 현재의 사회적 역할과 발달과제를 중요시 여기므로 현실적으로 즉각적 적용을 원하며, 교과 중심의 학습보다 문제 중심의 학습으로 이행된다.

성인기의 보건교육기법은 다음과 같다.

- 학습자의 경험을 중시하고, 학습자 중심의 교육을 한다.
- 교육적인 태도를 버리고 교육자도 함께 학습하는 자세를 갖는다.
- 사실을 간단명료하게 전달하여 현 상황에서 스스로 해결하도록 한다.
- 의견교환을 위해 질문을 하고, 학습자가 질문하도록 유도한다.
- 학습자와 논쟁하지 않으며, 스스로 학습하도록 유도한다.

④ 노년기

노년기의 보건교육은 노화로 인한 신체적 변화, 인지 · 감각 · 운동 수준이 저하되면서 나타나는 학습과 지적능력의 저하, 근력의 감소, 기억력의 저하 등을 충분히 고려하여야 한다. 이런 점을 고려하여 이 시기에는 게임, 역할극, 시범, 재시범 등의 교육방법이 효과적이다.

노년기의 보건교육기법은 다음과 같다.

- 학습자의 경험을 존중하고, 따뜻하고 친절하게 대한다.
- 긍정적인 내용부터 시작하며, 무조건 가르치려고 하지 않는다.
- 시각, 청각 등의 신체적 변화를 고려하여 큰 글자, 복잡하지 않은 그림, 분명한 발음으로 천천히 교육한다.
- 새로운 개념 전달 시 충분한 시간을 갖고, 시청각자료를 부가적으로 활용한다.
- 가족구성원 중 이용 가능한 구성원은 참여를 격려하며, 개인적 능력과 수준에 맞도록 교육한다.
- 대상자 수준에 맞게 학습속도를 조절하고, 휴식, 이완요법, 자극부담 경감방법 등을 시도한다.
- 기억증강을 위해 반복적으로 생각과 행동의 단서를 제공한다.

4. 보건교육평가

교육평가는 교육과정의 전 과정을 통하여 학습목표를 기준으로 학습자가 얼마나 배웠는지, 학습자의 행동에 변화가 있었는지를 판단하는 것으로, 교수-학습과정에서 중요한 요소이다. 평가대상은 교육을 받는 학습자뿐만 아니라 교육과정에 관련된 모든 요인이 다 포함된다. 따라서 학습자, 교육자, 교육과정, 학습환경 등 모두가 평가 대상이 된다. 평가과정을 통하여 학습자는 자신의 성취 정도를 객관적으로 확인할 수 있는 기회를 갖게 되고, 교육자는 교육의 효과를 증대시키는 방법을 배운다. 평가를 위한 측정은 평가에 필요한 자료를 제시하는 것이며, 평가는 이 자료를 학습목표에 근거하여 판단하는 것이다.

평가계획은 교육 내용에 따라 인지적, 정의적 및 심리운동영역 중 어느 영역을 평가할 것인지 고려하며 학습목표의 달성 여부를 파악하기 위한 활동으로 구성한다. 평가계획 작성 시 평가시기는 언제로 할 것인지, 평가도구는 무엇으로 할 것인지, 평가자는 누가 할 것인지, 평가방법은 어떤 방법을 사용할 것인지를 계획에 포함시킨다.

1) 평가 목적

보건교육의 평가 목적은 다음과 같다.

- 학습자가 그동안 배운 것을 수행할 수 있는지를 확인하기 위함이다.
- 학습에 대한 동기를 부여하고 학습자가 더 열심히 학습하도록 격려하기 위함이다.
- 교육과정의 강점과 약점을 파악하여 개선하기 위함이다.
- 교육자가 평가를 통해 학습자의 요구를 올바르게 이해하기 위함이다.
- 평가과정이나 결과가 학습을 촉진하고, 교육방법이나 매체를 개선하기 위함이다.

위의 평가 목적을 달성하기 위한 평가 실시 이유는 다음과 같다.

① 교육 프로그램의 가치 증명

평가를 통해서 교육이 올바른 방향으로 전개되었는지, 상태나 행위가 긍정적으로 변화되었는지, 지출된 비용이나 노력이 정당한지, 비용이 효과적이었는지를 확인한다. 평가는 대상자의 건강요구가 충족되었는지 증명하여, 그 프로그램을 중단할 것인지 계속할 것인지를 결정한다.

② 다른 유형의 교육 프로그램과 비교

유형, 방법, 접근법의 교육효과에 대하여 다른 프로그램과 비교할 수 있다. 또한 비용-효과나 비용-효율 분석을 통해 유형이 서로 다른 프로그램의 경제성을 비교한다.

③ 교육 프로그램에 대한 정보 제공

평가 결과가 대중매체를 통해 전달되면 프로그램의 가시성(visuality)과 공공의 지지(public support)를 높일 수 있다. 교육자에게 정보를 제공하여 지식체를 향상시킬 수 있고, 미래의 교육 프로그램계획의 중복을 피한다.

2) 평가 기능

- 학습진단과 해결
- 학습자의 학업성취도 확인
- 학습자의 동기유발
- 교수 · 학습과정 개선
- 생활지도 및 상담

3) 평가단계

교육의 평가단계는 평가 대상과 기준을 설정하고, 관련 자료를 수집하여 분석한 후 평가 결과를 확인하여 앞으로의 교육계획에 반영하는 순서로 진행한다.

(1) 평가 대상과 기준 설정

무엇을 평가할 것인지 평가 대상을 결정하고, 보건교육의 목표달성 여부를 어떤 기준으로 평가할 것인지 결정하는 과정이다.

(2) 자료수집

가장 적절한 자료수집방법을 결정하여 평가 대상과 관련된 다양한 자료를 수집하는 과정이다.

(3) 자료분석 및 결과 해석

수집된 자료의 분석 결과를 설정된 목표와 비교하여 그 도달 여부를 확인한 후, 이러한 결과에 영향을 미친 요인과 직접 · 간접적인 원인 등을 분석하여 명확히 하는 과정이다.

(4) 평가 결과의 활용

평가 결과분석을 통해 얻어진 영향요인과 원인을 해결하기 위한 방법을 모색하며, 그 결과를 향후 보건교육계획 시 반영한다.

4) 평가 유형

평가 유형은 다양한 영역, 기준, 시점, 성과에 따라 분류할 수 있다. 평가영역은 Bloom의 학습목표 분류를 기초로 인지적 영역, 정의적 영역, 심동적 영역의 평가로 나눌 수 있다. 또한 평가기준에 따라 절대평가(목표지향평가)와 상대평가로, 평가시점에 따라 진단평가, 형성평가, 총괄평가로 구분하며, 평가 결과를 통해 얻은 정보를 어떻게 사용할 것인가에 따라 결정할 수 있다. 과정평가는 교육자가 교육하는 과정 중에 교육을 개선하기 위한 정보를 얻기 위하여, 영향평가(impact evaluation)는 지식이나 태도 · 기술 · 행위가 변화되었는지 확인하기 위하여, 성과평가는 교육 후 장기적 목적과 목표가 도달되었는지를 확인하기 위하여 실시한다.

(1) 평가영역에 따른 분류

① 인지적 영역평가

인지적 영역의 평가는 보건교육을 통해 대상자의 지식 정도를 평가하는 것으로 지식, 이해력, 적용력, 분석력, 합성(종합)력, 평가력과 같은 학습자의 인지적 사고능력을 평가하는 것이다.

② 정의적 영역평가

정의적 영역의 평가는 보건교육을 통해 자신의 건강을 유지증진하는 데 필요한 태도나 가치관 등을 평가하는 것이다.

③ 심동적 영역평가

심동적 영역의 평가는 의사소통기술, 의사결정기술, 문제 해결기술 등 결정이 필요한 경우 올바른 대처와 판단을 할 수 있는 기술에 대해 평가하는 것이다.

(2) 평가기준에 따른 분류

① 절대평가 Criterion Referenced Evaluation

기준에 따른 평가로 보건교육계획 시 목표를 설정해 놓고, 교육을 실시한 후 목표도달 여부를 확인하는 방법으로 이 평가는 무엇을 할 수 있는지를 알려고 하는 데 목적을 두고 있기 때문에 학습자의 점수를 비교하지 않는다.

② 상대평가 Norm Referenced Evaluation

다른 학습자에 비해 어느 정도 하고 있는지를 평가하는 것으로, 학습자 개인의 상대적인 위치와 우열의 파악이 가능하며 경쟁을 통해 학습동기를 유발하는 방법이다. 평가의 주된 대상은 학습자로 교육자가 아닌 다른 사람이 평가자가 될 수도 있다.

(3) 평가 시점에 따른 분류

① 진단평가 Pretest Evaluation

사전평가이다. 교육 전에 대상자가 교육주제에 대해서 갖고 있는 지식, 태도 및 행동의 수준을 파악하면서 학습자의 요구를 확인하는 방법이다. 이 평가를 통해 대상자의 지식, 태도, 동기, 준비도, 흥미 등 어떤 주제의 교육이 필요한지 확인할 수 있다.

② 형성평가 Formative Evaluation

교육 중 교육 내용, 교육방법, 교육효과를 향상시키기 위하여 무엇을 조정 또는 추가해야 하는지 확인하는 방법이다. 교육 중 학습자에게 형성되는 교육 결과를 알려주고 학습의 영향요인을 찾아 개선함으로써 학습목표에 도달하게 된다.

③ 총괄평가 Summative Evaluation

교육 후 학습자가 교육주제에 대한 지식, 태도의 변화가 있는지, 행동에 대한 동기부여가 생겼는지를 확인하는 방법이다. 또한 교육방법, 학습자의 욕구충족, 장점과 단점 등 교육과정에 대한 전반적인 평가를 통해 다음 교육에 재반영하게 되며, 이런 평가과정에 학습자의 참여도 중요하다.

(4) 평가 성과에 초점을 둔 분류

① 과정평가 Process Evaluation

과정평가는 교육 프로그램이 어떻게 시행되었는가를 평가하는 것이다. 과정평가의 대상에는 교육 프로그램에 사용된 여러 자료, 제반 교육과정의 적절성과 난이도, 과정의 수, 각 과정의 시간적 길이, 참석자의 수, 대상자의 참여율 등이 포함된다. 또한 프로그램의 계획과 개발에 참여한 사람이 누구이며, 몇 명이 얼마 동안 개입하였는지, 프로그램계획 시 주민의 의사는 어떻게, 어느 정도 반영하였는지 등도 포함된다.

이처럼 과정평가는 프로그램이 계획한 대로 시행되었는지를 사정하여 프로그램을 관리하는 데 필요한 기초정보와 평가의 영향 또는 성과적 결과를 해석하는 기초자료가 된다. 또한, 시행된 프로그램이 다른 환경에서도 실현될 가능성(feasibility)과 일반화, 그리고 프로그램 확산 여부를 판단하는 데 근거가 된다.

② 영향평가 Impact Evaluation

영향평가는 프로그램을 투입한 결과로 단기적으로 나타난 바람직한 변화를 평가한다. 즉, 대상자의 지식, 태도, 신념의 변화, 기술 또는 행동의 변화, 기관의 프로그램, 자원의 변화, 사업의 수용도 등을 측정한다.

③ 성과평가 Outcome Evaluation

성과평가는 교육을 통해 나타난 바람직한 변화로 인해 시간이 흐름에 따라 긍정적으로 나타난 효과를 평가한다. 프로그램을 시행한 결과로 얻어진 건강 또는 사회적 요인의 개선점, 이환율이나 사망률의 감소, 삶의 질 향상 등을 평가하는 것이다. 그러나 보건교육의 결과로 감소된 이환율이나 사망률을 알아내기는 쉽지 않다. 프로그램 실시 후 상당한 기간이 경과되어야만 각 지표의 결과가 나오기 때문이다. 하지만 이러한 성과평가는 그 프로그램의 당위성과 필요성을 설명하는 중요한 기준이 되므로 성과평가를 반드시 실시하여야 한다.

5) 평가방법

평가방법은 평가 내용에 따라 달라질 수 있다. 인지적 영역인 지식을 평가하고자 할 때는 질문지법이나 구두질문법, 정의적 영역인 태도를 측정할 때는 질문지법과 관찰법, 자가보고서 및 자기감시법, 심동적 영역인 기술에 대한 평가는 관찰법, 시범 등을 이용하여 측정할 수 있다.

(1) 질문지법

질문지를 이용한 평가는 최소한 읽을 수 있고, 질문을 이해할 수 있는 대상자에게 사용할 수 있는 간접적인 방법이다. 이 방법은 지적 영역의 학습을 평가하는 데 보다 적합하다.

질문지 문항을 작성하는 데 시간과 노력이 필요하지만, 타당도와 신뢰도가 높은 문항이 개발되면 교육시간을 절약할 수 있고, 평가 목적을 달성하기 용이해진다. 따라서 질문지 개발에서의 타당도와 신뢰도를 검증하여야 한다. 타당도는 측정도구가 측정하려는 내용을 빠짐없이 포함하고 있는지를 신뢰도는 반복 측정하여도 같은 결과가 나오는지를 의미한다. 교육자는 타당도와 신뢰도가 높은 측정도구를 만들어 사용하거나 기존에 개발한 표준화된 도구를 사용할 수도 있다.

문항의 유형에는 선택형과 서답형이 있다. 선택형에는 진위형(true-false), 배합형(matching type), 선다형(multiple choice type) 등이, 서답형에는 단답형(short answer type), 완결형(completion type), 논문형(essay type) 등이 있다.

(2) 구두질문법

구두질문은 관찰과 함께 사용할 수 있는 융통성 있는 평가방법으로, 쉽게 관찰되지 않는 행동을 평가할 수 있다. 구두질문은 시간이 많이 걸리지만 질문에 대한 대상자의 이해 정도와 대답이 맞았는지를 즉각적으로 알 수 있다는 장점이 있다. 그러나 언어를 사용하는 질문방법은 자신을 표현하기 어려운 대상자에게는 적용하기 어렵고, 또한 말을 유창하게 잘하는 대상자는 마치 더 많이 알고 있는 것처럼 보일 수 있다. 따라서 관찰방법과 구두질문을 함께 조합하여 사용하는 것이 한 가지 방법만 사용하는 것보다 정확하게 평가할 수 있다.

(3) 관찰법

관찰법은 행동측정에 유용한 방법이지만, 객관적으로 관찰을 해야만 여러 가지 오류를 줄일 수 있다.

① 직접 관찰

직접 관찰은 대상자가 관찰되고 있음을 알지 못할 때 정확하게 측정할 수 있고, 관찰자가 관찰 방법과 결과의 분석 및 해석에서 객관성을 유지할 수 있어야 한다. 관찰자는 언제 어디서 무엇을 관찰할 것인지를 사전에 계획을 세워야 하고, 관찰한 것을 사실 그대로 즉시 기록해야 한다.

② 도구 사용 관찰

응급상황에 대한 반응행동은 관찰자가 없을 때 일어날 수 있기에 도구를 사용하여 간접적으로 측정할 수밖에 없다. 간접측정의 전략으로 모의상황에서 말이나 글 또는 행동으로 표현하도록 유도하는 것이다.

(4) 자가보고서 및 자기감시법

척도법 설문지, 개방식 질문지, 진술식의 자가보고서는 대상자의 태도, 가치, 흥미, 선호, 불안, 자존감 등 정의적 영역을 평가할 때 유용하다. 자기감시법은 대상자가 내면적 행위나 외향적 행위를 한 후 자신의 행위를 기록하는 방법으로 외부에서 관찰한 자료와는 다를 수도 있다.

6) 평가도구

(1) 행동목록표

행동목록표(checklist)는 대상자의 행동을 관찰할 때 사용한다. 행동목록표의 각 문항은 단계마다 행동을 하였는지 여부와 만족스럽게 수행하였는지에 대하여 작성해야 한다. 행동목록표는 심동적 영역의 기술뿐 아니라 정의적 영역의 태도평가에도 활용된다. 기술을 학습하는 과정에서는 주기적으로 행동목록표를 사용하는데, 학습자와 교육자는 잘못 수행하는 과정을 행동목록표를 통해 알 수 있다.

(2) 평정척도

평정척도(rating scales)는 평가자가 평가 내용을 숫자나 내용으로 연속선 위에 분류하는 측정도구이다. 이 방법은 평가자의 주관이나 편견, 가치관 때문에 발생하는 오류를 배제하기 위해 복잡한 내용을 세분화하여 평가하는 것을 목표로 한다. 평정척도를 구성할 때는 말을 정확하게 표현하여 오해를 피하고, 3~5항목을 제시할 수 있다.

평정척도는 목표에 진술된 중요한 행동이 기술되어야 하므로 척도를 만들기 위해서는 먼저 구체적이고 측정할 수 있는 용어로 목표를 설정해야 한다.

평정척도의 종류에는 여러 가지가 있으나 보건교육에서 활용할 수 있는 종류에는 기술평정척도, 숫자평정척도, 기술도표척도 등이 있다. 기술평정척도는 평가하려는 척도의 내용이나 단계를 간단한 단어 · 구 · 문장으로 표시하는 방법이고, 숫자평정척도는 평정하려는 특성의 단계를 숫자로 표시하는 방법이며, 기술도표척도는 기술척도와 도표척도를 합쳐서 나타내는 것을 말한다.

참고문헌

건강증진사업단. 여러 생활터를 통합하는 건강증진 전략 및 사업개발: 지역사회 및 학교를 중심으로. 보건복지부; 2008.
공은숙 외. 보건교육학. 학지사메디컬; 2021.
김명 외. 보건교육사 직무분석 연구. 한국보건의료인국가시험원; 2009.
김묘경. 액션러닝 기반 건강사정 수업 운영의 간호대학생의 건강사정에 대한 자신감, 건강사정 지식, 비판적 사고 능력, 수업 만족도에 대한 효과. 기본간호학회지. 2018; 25(4).
김미진. 베트남 초등학교 학생건강검진 제도 현황 및 내실화 방안고찰-WHO 새로운 건강증진학교 모형 중심으로-. 연세대학교; 2021. p.10.
김봉임 외. 보건교육학. 고문사; 2016.
김영혜 외. 최신 인간성장발달과 건강증진. 수문사; 2013.
김윤민. 간호대학생을 위한 액션러닝 기반간호전문직 수업설계 및 운영평가. 박사학위 논문. 전남대학교; 2012.
김춘미 외. 지역사회보건간호학. 수문사; 2017.
박남수 외. 보건교육사 국가자격제도 활성화 방안 연구. 보건복지부; 2019.
박윤형 외. 건강도시 교육과정개발 및 적용방안 연구. 보건복지부, 순천향대학교; 2015. p.213.
박지현, 한태인. 플립러닝과 학습태도에 관한 연구. 이러닝학회학술발표논문집. 2017; 8(1).
보건복지부, 한국건강증진개발원. 21년 지역사회 통합건강증진사업 안내; 2021.
보건복지부. 제5차 국민건강증진종합계획(Health Plan 2030, 2021~2030); 2021.
안양희 외. 보건교육학. 현문사; 2017.
안양희. 지역사회/공공보건간호학. 현문사; 2014.
안옥희 외. 보건교육학. 니드엠케이; 2016.
안옥희 외. 보건교육학. 메디컬사이언스; 2018.
유승현, 김혜경. 건강증진 기획 모형의 중재기획 단계 비교: PRECEDE-PROCEED와 In-tervention; 2010.
유호신 외. 지역사회간호학. 수문사; 2017.
이경희 외. 보건교육학. 수문사; 2017.
이명순. 건강증진이 기반한 주요 원칙과 가치: 오타와 헌장 및 세계보건기구 관련 문헌 등을 중심으로. 보건교육건강증진학회지. 2015; 32(4):1-11.
이영란 외. 보건교육학. 수문사; 2017.
이정렬 외. 역학과 건강증진. 수문사; 2017.
이정열 외. 지역사회간호학 이론과 실제. 현문사; 2017.
지역사회보건간호학 편찬위원회. 최신 지역사회보건간호학2. 수문사; 2021.
차경미 외. 지역사회간호학. JMK; 2017.
한국건강증진재단, 연세대학교. 건강증진병원의 선진모형연구 및 한국 HPH에의 발전 방안 연구; 2012.
한국교육개발원. 건강증진학교 운영 매뉴얼; 2016.
한국보건행정학회. 제9차 건강증진 국제회의와 상하이 선언. 보건행정학회지. 2016; 26(4):243-245.
Ajzen, I. Attitudes, personality and behavior(2nd ed.). England: Open University Press/McGraw-Hill; 2005.
Ajzen, I., & Madden, T.J. Prediction of goal directed behavior: attitudes, intentions, and perceived behavioral control; 1986.
Bandura, A. self-efficacy: Toward a Unifying Theory of Behavioral Change, Psychological Review. 1977; 84(20):193.
Breckon, D.J., et al. Community Health Education. Aspen Publishers Inc; 1998.
Dean, Whitehead. The European Health Promoting Hospitals(HPH) project: how far on? Health Promotion International. 2004; 19(2):259-267.
Edelman, C.L. & Mandle, C.L. Health promotion throughout the lifespan(4th ed.). Mosby; 1998.
Glanz K, et al. Health behavior and health education: Theory, research, and practice(5th ed.). california: Jossey-Bass; 2015.
Green L.W. & Kreuter M.W. Health Program Planning: An educational approach(4th ed.). New York: McGraw-Hill; 2005.
Green, L.W. & Kreuter, M.W. Health Promotion Planning: An Educational and Environmental Approach(3rd

ed.); 1999. p.297.
IUHPE: CompHP, health promotion accreditation system/Health promotion practitioner.
Karen, et al. Health Behavior: Theory, Research, and Practice(5th ed.). Jossey-Bass; 2015.
LanLonde, M. A new perspective on the health of Canadians. Ottawa: Information Canada; 1974.
Marmot MG. In: Fair society, healthy lives: the Marmot review. London: The Marmot Review; 2010.
O'onell, MP. Definition of health promotion 2.0: embracing passion, enhancing, motivation, recognizing dynamic balance, and creating opportunities. American Journal of Health Promotion. 2009; 24(1):iv.
Pender, N.J. Health Promotion in Nursing Practice(3rd ed.). Appleton & Lange; 1996.
Pender, NJ., et al. Health Promotion in Nursing Practice(4th ed.). Prentice-Hall Health, Inc. 2002; 140-145.
Redman, B.K. The Process of Patient Education(6th ed.). St. Louis MI: The C.V. Mosby Co; 1988.
WHO Global standards and indicators for health promoting schools draft 3; 2020.
World Health Organization. Health promoting. scool; 2000.
World Health Organization. Ottawa charter for health promotion. International con-ference on health promotion. Ottawa, Canada; 1986.
World Health Organization. The 8th global conference on health promotion Helsinki 2013; 2014.

참고사이트

국가법령정보센터 http://www.law.go.kr
대한병원협회 https://www.kha.or.kr
법제처 http://www.moleg.go.kr
산업재해예방 안전보건공단 https://www.kosha.or.kr
한국보건의료인국가시험원 https://www.kuksiwon.or.kr
한국생활과학회 http://www.kahe.or.kr
International Union for Health Promotion and Education https://www.iuhpe.org/index.php/en/links-and-resources
International Union for Health Promotion and Education https://www.iuhpe.org/index.php/en/the-accreditation-system

APPENDIX 부록

부록 1. 지역사회간호학 학습목표
부록 2. 오마하 문제분류체계

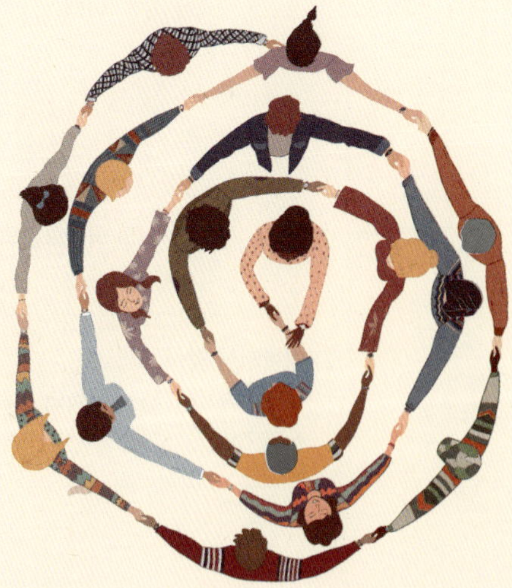

부록 1. 지역사회간호학 학습목표

대분류	중분류	소분류	학습목표
1. 지역사회 간호 요구사정	1) 국내외 보건정책 이해	(1) 지역사회간호와 보건정책	보건정책 결정과정을 설명한다.
			보건의료관련 법과 지역사회간호 실무의 관련성을 설명한다.
			건강증진종합계획의 목표를 설명한다.
			건강증진종합계획의 중점분야별 추진전략을 열거한다.
		(2) 지역사회간호의 정의	공중보건을 정의한다.
			공중보건의 기능과 필수서비스를 설명한다.
			지역사회 보건의 개념을 정의한다.
			보건간호를 정의한다.
			보건간호와 지역사회간호의 차이를 비교한다.
			지역사회간호를 정의한다.
			지역사회간호사의 역할을 열거한다.
		(3) 지역사회간호의 역사	서양 근대 공중보건의 발전이 간호에 미친 영향을 설명한다.
			영국 방문간호의 발전과 나이팅게일이 이에 미친 영향을 설명한다.
			미국 방문간호사업의 발전을 설명한다.
			20세기 이후 보건의료 환경의 변화가 지역사회간호의 발전에 미친 영향을 설명한다.
			일차보건의료와 건강증진 개념이 지역사회간호에 미친 영향을 설명한다.
			일제강점기 주요 보건간호사업에 관하여 설명한다.
			우리나라 현대 보건의료환경의 변화가 지역사회간호에 미친 영향을 설명한다.
			우리나라 현대 보건의료 제도의 주요 변화가 지역사회간호에 미친 영향을 설명한다.
			우리나라 지역사회간호의 중요 이정표가 된 사건들을 통해 지역사회간호의 발전을 설명한다.
		(4) 보건의료체계의 이해	보건의료체계의 구성요소를 설명한다.
			보건의료 자원의 종류를 열거한다.
			보건의료 조직의 주체를 열거한다.
			보건의료 재원조달 유형별 특성을 설명한다.
			진료비 지불보상제도를 비교한다.
			주요 국가별 보건의료체계 특성을 비교한다.
		(5) 국제보건의 이해	국제보건의 맥락에서 지역사회/보건간호를 기획할 때 질병의 전파, 건강 유해요인, 보건정책, 일차보건의료의 지식을 활용한다.
			국제 환경의 상황에서 간호 및 보건의료서비스를 제공한다.
	2) 역학지식 및 통계기술 실무 적용	(1) 역학의 이해	역학의 정의와 목적을 설명한다.
			역학의 역사적 배경을 설명한다.
			질병의 역학모형을 설명한다.

(계속)

대분류	중분류	소분류	학습목표
1. 지역사회 간호 요구사정	2) 역학지식 및 통계기술 실무 적용	(2) 질병의 자연사와 예방수준	질병의 자연사를 설명한다.
			질병의 자연사와 예방수준과의 연관성을 규명한다.
			풍토병, 유행병 및 세계대유행을 설명한다.
			감염성질환 발생에서 집단면역을 설명한다.
			감염성질환에서 잠복기를 설명한다.
			질병발현의 탐색을 위한 기술적 역학요인인 사람, 시간, 장소를 설명한다.
		(3) 역학적 측정지표	유병률(morbidity) 관련 역학적 측정지표를 활용한다.
			사망률(mortality) 관련 역학적 측정지표들을 활용한다.
		(4) 건강검진의 진단 검사	진단검사의 타당도와 신뢰도를 설명한다.
		(5) 역학적 연구	원인결과 관계(causal relationships)를 설명한다.
			인구집단의 건강을 탐구하기 위해 유용한 역학연구의 종류와 특성을 설명할 수 있고 적용한다.
		(6) 보건통계 활용	인구집단 수준의 건강관련 데이터를 확인한다.
			데이터 출처의 질을 평가한다.
			기초적인 건강관련 데이터를 해석한다.
			건강관련 데이터를 사업 계획에 활용한다.
		(7) 인구현상의 이해	인구통계자료들을 기술한다.
			생정통계를 산출한다.
			인구구조의 유형별 특징을 설명한다.
			우리나라 인구구조의 변화를 설명한다.
			우리나라 인구정책을 설명한다.
	3) 지역사회 간호사정	(1) 지역사회의 이해	지역사회를 정의한다.
			지역사회의 기능을 진술한다.
			지역사회의 특성을 비교한다.
			건강한 지역사회의 특성을 설명한다.
			건강도시의 개념을 설명한다.
		(2) 지역사회간호 과정(사정)	지역사회 집단과 협력하여 사정계획을 수립한다.
			이용 가능한 지역사회 예산과 자원을 조사한다.
			지역사회와 인구집단의 건강요구 및 강점을 사정한다.
			건강요구도가 높은 개인, 집단, 지역사회를 규명한다.
			수집된 지역사회 사정자료를 분석한다.
			간호진단을 도출한다.
		(1) 지역사회와 건강	건강개념의 유형을 비교한다.
			건강의 결정요인을 설명한다.

(계속)

대분류	중분류	소분류	학습목표
1. 지역사회 간호 요구사정	4) 건강형평성 이해 및 문화적 다양성의 실무적용	(1) 지역사회와 건강	건강의 연속성과 질병예방수준의 관계를 확인한다.
			건강형평성의 개념을 설명한다.
			건강권 보장의 의미를 설명한다.
		(2) 지역사회간호와 문화적 다양성	다문화 사회의 배경을 설명한다.
			차별이 건강에 미치는 영향을 인식한다.
			대상자의 문화적 특성에 따른 건강이나 질병에 대한 반응의 차이를 비교한다.
			다양한 가치, 행동, 생활양식을 지닌 사람들에 대해 존중하는 태도를 보인다.
			대상자의 문화적 다양성을 지역사회간호 실무에 적용한다.
		(3) 취약가족과 간호	취약가족간호의 중요성 및 특성을 이해한다.
			취약가족별 주요관점을 설명한다.
			취약가족에 필요한 지역사회 자원을 확인한다.
			취약가족을 대상으로 간호를 수행한다.
2. 보건사업 기획 및 자원 활용	1) 보건사업기획	(1) 지역사회 간호이론	체계이론의 주요개념을 설명한다.
			기획이론의 주요개념을 설명한다.
			뉴만이론을 지역사회간호에 적용한 사례를 제시한다.
			오렘이론을 지역사회간호에 적용한 사례를 제시한다.
		(2) 보건사업기획	사정과 업무수행 기록을 위해 컴퓨터를 활용한다.
			지역사회 보건사업에 참여하는 인력들과 협력한다.
			지역주민 및 지도자와 함께 보건사업의 계획, 수행, 평가에 참여한다.
			계획수립 및 프로그램, 정책, 서비스 제공 시 자원과 예산을 고려한다.
			프로그램, 정책, 서비스에 대한 과정 평가 및 결과 평가를 계획한다.
		(3) 보건정보 및 기술 활용	사정데이터와 중재 자원에 접근하기 위해 인터넷을 활용한다.
			지역사회 보건사업에 정보기술을 활용한다.
			지역사회 사정의 한 부분으로 특정 집단의 분포, 보건의료서비스의 제공 및 접근성을 보여주는 지리정보시스템(GIS)을 활용한 사례를 제시한다.
			지역사회/보건간호에서 Electronic Data Interchange(EDI)의 역할을 설명한다.
		(4) 지역사회 간호과정(계획, 수행, 평가)	관련있는 보건의료인력 및 지역사회 구성원들과 함께 계획을 수립한다.
			간호수행 및 평가에 필요한 자원과 예산을 계획한다.
			간호사업의 법적 기준 및 지침을 확인한다.
			간호진단의 우선순위를 설정한다.
			간호사업의 목표를 수립한다.
			간호중재에 관한 과정 및 결과 평가를 계획한다.
			간호대상에 적합한 다양한 자원 및 매체를 선택한다.
			간호사업 수행을 위한 시간, 인력, 기기 등의 활용 가능성을 조사한다.
			간호사업 수행에 필요한 기술, 방법, 매체에 대한 간호대상자의 수용성 수준을 평가한다.

(계속)

대분류	중분류	소분류	학습목표
2. 보건사업 기획 및 자원 활용	1) 보건사업기획	(4) 지역사회 간호 과정(계획, 수행, 평가)	간호수행 과정을 지속적으로 관찰한다.
			간호사업 활동과 기술된 목표와의 관련성을 조사한다.
			필요한 경우에는 수행 목표 또는 활동을 조정한다.
			평가계획에 의거하여 평가자료를 수집한다.
			수집된 지역사회 평가자료를 분석한다.
			평가결과에 근거하여 간호사업 목표 달성 수준을 조사한다.
			간호사업 평가결과를 유사한 종류의 간호사업 결과와 비교한다.
			평가결과에 근거하여 개선점을 제시한다.
			평가결과를 향후 간호사업의 유지 및 개선에 적용한다.
		(5) 보건간호사업 질관리	질관리 전략을 열거한다.
			질관리 수행절차를 설명한다.
			질관리 평가기준과 평가도구를 비교한다.
	2) 자원활용	(1) 지역사회 간호 활동	건강관리실의 운영방법을 구별한다.
			가정방문 활동원리를 설명한다.
			자원활용을 계획한다.
			상담의 원리를 설명한다.
			매체의 종류별 장, 단점을 비교한다.
			지역사회조직을 활용한다.
			상황에 따른 지역사회 간호수단을 선택한다.
		(2) 사례관리	사례관리의 정의와 원칙을 설명한다.
			건강문제 유형별 사례관리 모델을 설명한다.
			사례관리 흐름 및 절차를 설명한다.
			사례관리 프로그램 운영 사례를 예시한다.
3. 인구집단별 건강증진 및 유지	1) 건강증진사업 운영	(1) 보건교육의 이해	보건교육의 개념(정의, 목적, 필요성)을 설명한다.
			보건교육자의 역할을 설명한다.
			보건교육 현장을 설명한다.
			보건교육 대상별 특성을 구분한다.
			학습이론(행동주의, 인지주의, 인본주의)을 설명한다.
			건강행위이론(건강신념, 사회인지, 계획적 행위, 합리적 행위, 범이론)을 설명한다.
			보건교육 관련이론을 적용한다.
		(2) 보건교육 프로그램 개발	학습자의 보건교육 요구(학습 준비도, 환경 등)를 확인한다.
			학습목표를 진술한다.
			보건교육내용을 선정한다.
			보건교육내용을 조직한다.
			보건교육 방법의 장, 단점을 비교한다.

(계속)

대분류	중분류	소분류	학습목표
3. 인구집단별 건강증진 및 유지	1) 건강증진사업 운영	(2) 보건교육 프로그램 개발	보건교육 매체별 장, 단점을 비교한다.
			보건교육 평가를 계획한다.
		(3) 보건교육 수행	대상자별 보건교육 계획안을 작성한다.
			보건교육 방법을 적용한다.
			보건교육 매체를 선정한다.
			학습지도 원칙을 적용한다.
			의사소통 기술을 적용한다.
			상담기술을 적용한다.
			대상자별 보건교육을 실시한다.
		(4) 보건교육 평가	평가도구를 개발한다.
			대상자별 실시된 보건교육을 평가한다.
			평가결과를 재 계획에 반영한다.
		(5) 건강증진 개념의 이해	건강증진의 개념(정의, 역사적 배경, 원칙)을 설명한다.
			생애주기별 건강위험 요인을 설명한다.
			건강증진 적용 현장을 확인한다(학교, 산업장, 병원 등).
			건강증진 모형을 설명한다(Pender, PRECEDE–PROCEED).
			건강증진에서 간호사의 역할을 설명한다.
		(6) 건강증진 프로그램의 개발	건강 행태와 신념에 대한 문화적 영향을 확인한다.
			개인, 가족, 지역사회, 인구집단의 건강 위험을 사정한다.
			목표설정, 계획수립, 수행, 평가를 위해 지역사회와의 파트너쉽을 시도한다.
			개인, 가족, 지역사회, 인구집단을 대상으로 건강에 관한 주제에 대해 교육한다.
			건강증진 및 위험요인 감소를 위해 다차원적 접근을 실시한다.
			건강수준을 향상시킬 수 있도록 대상자의 역량을 강화한다.
		(7) 학교보건교육 및 건강증진	학교보건교육을 계획한다.
			학교보건교육을 수행한다.
			학교보건교육을 평가한다.
			학교건강증진 원칙을 기술한다.
			건강증진 프로그램을 운영한다.
	2) 일차보건의료 제공	(1) 일차보건의료	일차보건의료의 철학과 전략을 설명한다.
			일차보건의료에서의 필수서비스를 열거한다.
			우리나라의 일차보건의료 발전과정을 설명한다.
			국제보건기구의 역할을 설명한다.
		(2) 보건소의 기능	보건소, 보건지소, 보건진료소의 기능을 비교한다.
			지역보건법에 의한 지역보건의료계획의 내용을 기술한다.
			지역보건에 제시된 보건소의 업무를 열거한다.
			보건전문간호사의 역할을 설명한다.

(계속)

대분류	중분류	소분류	학습목표
3. 인구집단별 건강증진 및 유지	2) 일차보건의료 제공	(2) 보건소의 기능	보건진료전담공무원의 역할을 설명한다.
		(3) 영유아보건	영유아보건사업의 중요성을 설명한다.
			지역사회 영유아집단의 특성을 이해한다.
			영유아 보건사업 지표를 열거한다.
			영유아 대상 지역사회 보건·복지서비스의 종류를 비교한다.
			영유아집단을 대상으로 간호사업을 기획한다.
		(4) 여성보건	여성보건사업의 중요성을 설명한다.
			여성보건사업 지표를 열거한다.
			여성인구집단의 특성을 이해한다.
			여성 대상 지역사회 보건·복지서비스의 종류를 비교한다.
			여성인구집단을 대상으로 간호사업을 기획한다.
		(5) 노인보건	노인인구의 특성을 이해한다.
			노인의 보건의료요구를 확인한다.
			노인장기요양보험제도의 특성을 설명한다.
			노인 대상 지역사회 보건·복지기관의 종류를 열거한다.
			노인 대상 지역사회 보건·복지서비스의 종류를 열거한다.
			노인 대상 지역사회 보건·복지서비스 인력의 역할을 비교한다.
			노인보건사업을 기획한다.
		(6) 가족의 이해	가족을 정의한다.
			가족의 기능을 설명한다.
			가족의 유형을 설명한다.
			가족생활주기의 단계별 특성을 설명한다.
			가족생활주기의 단계별 과업을 설명한다.
			가족간호에 유용한 발달단계별 주요관점을 설명한다.
			가족간호에서 간호사의 역할을 설명한다.
		(7) 가족관련 이론	체계론적 관점에서 가족건강의 주요개념을 설명한다.
			상호작용적 관점에서 가족건강의 주요개념을 설명한다.
			발달이론적 관점에서 가족건강의 주요개념을 설명한다.
			구조기능주의적 관점에서 가족건강의 주요개념을 설명한다.
		(8) 가족 간호과정	가족건강사정도구를 활용한다.
			가족간호문제를 규명한다.
			가족간호진단을 도출한다.
			가족간호진단의 목표를 기술한다.
			가족간호 방법 및 수단을 선택한다.
			수행계획에 따라 가족간호를 수행한다.
			평가계획에 따라 가족간호 결과를 평가한다.

(계속)

대분류	중분류	소분류	학습목표
3. 인구집단별 건강증진 및 유지	2) 일차보건 의료 제공	(9) 우리나라 가족	우리나라 가족의 발달 및 특성을 설명한다.
			우리나라의 가족정책을 설명한다.
			다문화 가족의 특성을 설명한다.
			다문화 가족을 대상으로 간호를 수행한다.
		(10) 학교보건의 이해	학교보건의 정의와 학교간호의 정의를 비교한다.
			학교보건의 필요성을 기술한다.
			학교보건의 역사를 기술한다.
			보건교사를 포함한 학교보건 인력의 역할을 설명한다.
			학교보건법을 적용한다.
		(11) 학생건강관리	학교건강검사 목적을 설명한다.
			학교건강검사의 내용을 확인한다.
			학교건강검사 결과를 관리한다.
			흔히 호소하는 건강문제별 직접간호서비스를 제공한다.
			성건강과 학교폭력 문제 학생을 관리한다.
		(12) 학교보건실 운영	학교보건조직을 운영한다.
			보건실 물적자원을 관리한다.
			약품을 안전하게 관리한다.
			예산을 관리한다.
			학교보건 관련기록지를 작성한다(기안, 공문서 등).
		(13) 산업간호의 이해	산업보건 및 산업간호의 개념을 이해한다.
			산업보건체계 및 산업보건관련 인력에 대하여 설명한다.
			보건관리자의 역할 및 업무를 설명한다.
			산업전문간호사의 자격과 역할을 설명한다.
		(14) 근로자 건강관리	근로자 건강진단의 종류와 내용을 열거한다.
			근로자 건강진단 사후관리를 설명한다.
			작업관련성 질환의 예방과 관리에 대해 설명한다.
			주요 유해인자별 직업병의 예방과 관리에 대해 설명한다.
			생활습관 개선을 위한 건강증진사업을 기획하고 수행한다.
	3) 감염성 질환과 만성 질환 관리	(1) 방문보건사업	맞춤형 방문간호사업을 정의한다.
			맞춤형 방문간호사업의 목적을 기술한다.
			맞춤형 방문간호사업의 대상자 기준을 기술한다.
			맞춤형 방문간호사업팀의 역할을 설명한다.
			맞춤형 방문간호사업을 수행한다.
		(2) 감염성질환 관리사업	법정전염병을 정의한다.
			법정전염병의 종류를 나열한다.

(계속)

대분류	중분류	소분류	학습목표
3. 인구집단별 건강증진 및 유지	3) 감염성 질환과 만성 질환 관리	(2) 감염성질환 관리사업	법정전염병의 관리방법을 적용한다.
		(3) 만성질환 관리사업	만성질환의 특성을 설명한다.
			만성질환의 관리방법을 적용한다.
		(4) 재활간호사업	재활간호사업을 정의한다.
			재활간호사업의 필요성을 기술한다.
			재활간호사업의 목적을 기술한다.
			재활간호사업팀의 역할을 설명한다.
			재활간호사업을 수행한다.
4. 안전과 환경관리	1) 환경보건 관리	(1) 사고예방	산업재해의 원인과 종류를 설명한다.
			산업재해통계지수를 설명한다.
			산업재해 예방대책에 대해 설명한다.
		(2) 작업환경관리	작업환경의 화학적 유해인자를 확인한다.
			작업환경의 물리적 유해인자를 확인한다.
			작업환경의 생물학적 유해인자를 확인한다.
			작업환경관리의 기본원칙을 설명한다.
			유해인자별 작업환경관리방법을 설명한다.
		(3) 환경과 건강의 이해	환경보건의 개념을 이해한다.
			환경보건 정책을 열거한다.
			환경보건관련 기관의 역할 및 법적 규제를 확인한다.
		(4) 환경이 건강에 미치는 영향	공기오염이 건강에 미치는 영향을 설명한다.
			기후변화가 건강에 미치는 영향을 설명한다.
			수질오염이 인체에 미치는 영향을 설명한다.
			식품에 의한 건강장애를 설명한다.
			주거환경이 인체에 미치는 영향을 설명한다.
			폐기물 처리 및 토양오염이 인체에 미치는 영향을 설명한다.
			방사능이 인체에 미치는 영향을 설명한다.
		(5) 환경보건과 간호사의 역할	환경유해 요인에 노출될 위험이 높은 인구집단을 확인한다.
			지역사회, 산업장, 가정에서 환경에 대한 사정을 한다.
			환경보건에 적용되는 risk communication의 원칙을 설명한다.
			개인이나 가족의 건강력 조사시 환경위험에 대한 질문을 포함시킨다.
			누구나 환경유해요인으로부터 보호를 보장받을 수 있는 환경정의에 대해 인식한다.
			환경상의 화학물질 노출에 대한 모니터링 결과 등 환경 건강정보를 지역사회/인구집단 사정에 포함시킨다.
			환경상의 화학물질 노출에 대한 모니터링 결과를 찾는다.

(계속)

<table>
<tr><th>대분류</th><th>중분류</th><th>소분류</th><th>학습목표</th></tr>
<tr><td rowspan="17">4. 안전과 환경관리</td><td rowspan="3">1) 환경보건 관리</td><td rowspan="3">(5) 환경보건과 간호사의 역할</td><td>공기, 물, 식품, 화학/제품 등 환경 노출과 증상 및 질병의 관계를 연관지어 인식한다.</td></tr>
<tr><td>지역사회 내 적절한 환경보건 자원에 의뢰를 한다.</td></tr>
<tr><td>환경보건에 관한 주제로 개인, 가족, 지역사회, 인구집단을 교육한다.</td></tr>
<tr><td rowspan="14">2) 재난관리</td><td rowspan="5">(1) 재난예방</td><td>공중보건 측면의 재난에 대한 기본적인 법체계를 설명한다.</td></tr>
<tr><td>재난 유형별 대응체계를 설명한다.</td></tr>
<tr><td>대상자에게 재난 예방을 교육한다.</td></tr>
<tr><td>취약인구집단의 요구를 고려하여 재난 예방, 대응, 복구 단계를 계획하는데 협력한다.</td></tr>
<tr><td>윤리적 원칙을 공중보건 관련 법률의 제정, 해석, 강화에 적용한다.</td></tr>
<tr><td rowspan="6">(2) 재난대응 및 복구</td><td>공중보건 상의 재난 시 자료의 수집, 보존, 공개와 관련하여 비밀보장의 원칙을 지킨다.</td></tr>
<tr><td>공중보건 상의 재난 시 법률에 따른 검역, 격리 지시, 명령, 규제 등의 활용에 대해 설명한다.</td></tr>
<tr><td>재난이 심리사회적 건강에 미치는 영향을 설명한다.</td></tr>
<tr><td>재난 유형별 이재민의 우선순위를 구별한다.</td></tr>
<tr><td>수용시설의 보건서비스 요구를 파악하고 건강관리 계획을 수립한다.</td></tr>
<tr><td>위기 상황 및 재난발생 시 의사소통 체계에 대해 확인한다.</td></tr>
<tr><td rowspan="3">(3) 국제재난구호 활동</td><td>재난발생시 국제적 협조의 필요성을 설명한다.</td></tr>
<tr><td>국제재난구호단체의 활동을 확인한다.</td></tr>
<tr><td>국제재난구호 활동에 참여하는 간호사의 역할을 확인한다.</td></tr>
</table>

부록 2. 오마하 문제분류체계

영역	문제	수정인자	실제적 증상/징후
I. 환경 주거 공간, 이웃, 지역사회 내부 및 외부의 물리적 주변 환경들과 물질적 자원들	1. 수입 ■ 정의 생계 유지와 건강관리비용으로 사용 가능한 임금, 연금, 보조금, 이자, 배당금 또는 다른 자원으로 들어오는 돈	■ 대상자 개인 가족 지역사회 ■ 심각도 건강증진 잠재적 실제적	낮은 수입/수입 없음 보험에 들지 않은 의료비 부적절한 금전관리 생필품만 구입 가능 생필품 구입 곤란 기타
	2. 위생 ■ 정의 환경 청결과 감염과 질병의 예방조치	■ 대상자 개인 가족 지역사회 ■ 심각도 건강증진 잠재적 실제적	더러운 주거 공간 부적절한 식품보관/처리 곤충/설치류 악취 부적절한 식수 공급 부적절한 오물처리 부적절한 세탁시설 알레르기 요인 감염원/오염원 곰팡이가 존재 과도한 애완동물 기타
	3. 주거 ■ 정의 주거 공간	■ 대상자 개인 가족 지역사회 ■ 심각도 건강증진 잠재적 실제적	구조적으로 불량 부적절한 냉/난방 가파르고 안전하지 못한 계단 부적절한/차단된 출구/입구 혼잡한 주거 공간 안전하지 않게 보관된 위험한 물체/물질 안전하지 않은 매트/발판 부적절한 안전장치 납 성분 페인트 부적절한 가정용 기기/장비 부적절한/혼잡한 주거 공간 노출된 배선 구조적 장애물 집 없음 기타
	4. 이웃/직장의 안전 ■ 정의 작업장이나 지역사회에 손실, 상해, 질병 등이 없는 상태	■ 대상자 개인 가족 지역사회	높은 범죄율 높은 오염 수준 방치된/위험한/감염된 동물들 부적절한/불안전한 놀이/운동 공간

(계속)

영역	문제	수정인자	실제적 증상/징후
Ⅰ. 환경 주거 공간, 이웃, 지역 사회 내부 및 외부의 물리적 주변 환경들과 물질적 자원들		▪ 심각도 건강증진 잠재적 실제적	건강을 증진하기에 부적절한 공간/자원 폭력의 위협/보도 물리적 위험 운송수단/교통 위험 화학적 위험 방사성 위험 기타
Ⅱ. 심리사회 성장발달, 대인관계, 의사소통, 정서, 행위 등의 양상	5. 지역사회 자원과의 의사소통 ▪ 정의 용품들/물품들, 정보, 서비스에 관한 일을 하는 사업체, 학교, 사회복지조직 등과 개인/가족/지역사회와의 상호작용	▪ 대상자 개인 가족 지역사회 ▪ 심각도 건강증진 잠재적 실제적	서비스를 얻기 위한 선택/절차에 익숙하지 않음 서비스 제공자의 역할/규정을 이해하기 어려움 제공자에게 관심사를 전달하지 못함 서비스에 대한 불만 부적절한/이용할 수 없는 자원 언어장벽 문화장벽 교육장벽 운송장애 치료/서비스/재화에 대한 제한적 접근 부적절한 통신 장치/장비로 사용/소유 불가능 기타
	6. 사회적 접촉 ▪ 정의 개인/가족/지역사회와 직접적인 생활공간 이외에 다른 것들과의 상호작용	▪ 대상자 개인 가족 지역사회 ▪ 심각도 건강증진 잠재적 실제적	제한된 사회적 접촉 사회 접촉을 위한 건강간호제공자의 이용 최소의 외부 자극/최소의 여가시간 활동 기타
	7. 역할변화 ▪ 정의 기대되는 행동 특성이 사라지거나 추가됨	▪ 대상자 개인 가족 지역사회 ▪ 심각도 건강증진 잠재적 실제적	비자발적 역할 전도 새로운 역할의 가정(assumes) 이전 역할의 상실 기타
	8. 대인관계 ▪ 정의 개인/가족/지역사회와 외부 간의 결속이나 연합	▪ 대상자 개인 가족 지역사회	관계 형성/유지의 어려움 최소의 역할 분담 일치하지 않는 가치/목표/기대/수행계획 불충분한 대인 의사소통기술 지속적인, 누그러지지 않는 긴장

(계속)

영역	문제	수정인자	실제적 증상/징후
		■ 심각도 건강증진 잠재적 실제적	부적절한 의심/조작/통제 배우자에 대한 신체적/정서적 학대 갈등 없이 문제를 해결하는 데 어려움 기타
	9. 영성 ■ 정의 신앙, 종교, 가치관, 정신, 영적인 것을 포함한 신념과 실천	■ 대상자 개인 가족 지역사회 ■ 심각도 건강증진 잠재적 실제적	영적 문제점을 표현 붕괴된 영적 의식 붕괴된 영적 믿음 영적인 신념과 의학적/보건의료처방의 갈등 기타
II. 심리사회 성장발달, 대인관계, 의사소통, 정서, 행위 등의 양상	10. 슬픔 ■ 정의 상실과 관련된 고통과 괴로움	■ 대상자 개인 가족 지역사회 ■ 심각도 건강증진 잠재적 실제적	슬픔단계/치유과정을 인식하는 데 실패함 손실반응에 적응하기 어려움 손실반응을 표현하기 어려움 개인/가족 간 손실단계에서 충돌함 기타
	11. 정신건강 ■ 정의 일상적인 상황에 적응하고 다른 사람들과 상호작용하고 활동에 참여하기 위한 정신적/정서적 능력의 사용과 개발	■ 대상자 개인 가족 지역사회 ■ 심각도 건강증진 잠재적 실제적	슬픔/희망 없음/자존감 저하 불안/막연한 두려움 관심/활동참여/자가간호의 감소 분산된 관심/집중으로 향함 변화 없는 감정 화를 잘 내는/선동하는/공격적인 목적 없는/강박적인 활동 스트레스관리의 어려움 분노관리의 어려움 신체적 불편감/피로 망상 환각/착각 자살/살인에 대한 생각 표현 자살/살인 시도 자해 기분의 두드러진 변화 회상 기타

(계속)

영역	문제	수정인자	실제적 증상/징후
II. 심리 사회 성장발달, 대인관계, 의사소통, 정서, 행위 등의 양상	12. 성생활 ■ 정의 친밀감과 성행위와 관련된 태도, 감정과 행위	■ 대상자 개인 가족 지역사회 ■ 심각도 건강증진 잠재적 실제적	성행위 결과 인식곤란 친밀감 표현곤란 성적 정체성 혼돈 성적 가치 혼돈 성관계 불만족 불안전한 성적 습관 성적 acting out/도발적 행위/희롱 성범죄/성폭행 기타
	13. 돌봄/양육 ■ 정의 의존적인 아동이나 성인을 위한 지지, 양육, 자극, 신체적 간호를 제공하는 것	■ 대상자 개인 가족 지역사회 ■ 심각도 건강증진 잠재적 실제적	신체적 간호/안전 제공곤란 정서적 지지 제공곤란 인지적 학습 경험과 활동 제공곤란 예방적, 치료적 건강관리 제공곤란 성장과 발달단계에 부적합한 기대감 책임에 불만족/어려움 언어적/비언어적 의사소통에 반응/해석곤란 방치 학대 기타
	14. 아동/성인방치 ■ 정의 음식, 주거, 옷, 돌봄 등이 최소로 제공되거나 박탈당한 아동이나 성인	■ 대상자 개인 가족 지역사회 ■ 심각도 건강증진 잠재적 실제적	충분한 신체적 돌봄 부족 정서적 양육/지지 부족 적절한 자극/인지적 경험 부족 부적당하게 혼자 방치됨 필요한 감독 부족 부적합한/지연된 의료 기타
	15. 아동/성인 학대 ■ 정의 우연이 아닌 신체적, 정서적, 성적 폭력이나 부상을 당하는, 아동이나 성인	■ 대상자 개인 가족 지역사회 ■ 심각도 건강증진 잠재적 실제적	호된/과도한 훈련 채찍 자국/타박상/화상/기타 상처 상처에 대한 의심스런 설명 언어적 공격 두렵고/과도하게 경계하는 행위 폭력적 환경 지속되는 부정적인 메시지 성적 폭행 기타
	16. 성장과 발달 ■ 정의 출생에서 사망에 이르는 동안 연령별로 진행되는 신체적, 정서적, 사회적 성숙	■ 대상자 개인 가족 지역사회 ■ 심각도 건강증진 잠재적 실제적	성장발달 선별검사의 비정상 결과 성장/연령 표준에 비하여 비정상 체중/신장/두위 연령에 적절치 않은 행동 발달 과제의 부적절한 성취/유지 기타

(계속)

영역	문제	수정인자	실제적 증상/징후
III. 생리적 생명을 유지하는 기능과 과정들	17. 청각 ■ 정의 귀로 들을 수 있는 소리 인지	■ 대상자 개인 가족 지역사회 ■ 심각도 건강증진 잠재적 실제적	정상적인 말소리를 듣는 데 어려움이 있음 집단 크기가 클 때 말을 듣는 데 어려움이 있음 높은 주파수 소리 듣는 데 어려움이 있음 소리에 대한 반응이 없거나/비정상 청력 선별검사 결과 비정상 기타
	18. 시각 ■ 정의 눈 활동 또는 감각 능력	■ 대상자 개인 가족 지역사회 ■ 심각도 건강증진 잠재적 실제적	작은 글씨/눈금을 보는 데 어려움이 있음 멀리 있는 사물을 보는 데 어려움이 있음 가까이 있는 사물을 보는 데 어려움이 있음 시각적 자극에 대한 반응 결핍/비정상 사시/눈 깜박임/눈물/흐림 부유물/섬광 색 구분에 어려움(색맹) 기타
	19. 말하기와 언어 ■ 정의 의사소통을 위해 명확한 발음, 상징, 손짓이나 기호, 몸짓 등을 사용하기	■ 대상자 개인 가족 지역사회 ■ 심각도 건강증진 잠재적 실제적	말하거나/소리 내는 능력 없거나/비정상 이해능력 없거나/비정상 의사소통기술/몸짓 부족 부적절한 문장구조 사용 제한된 발음/명료성 제한 부적절 단어 사용 기타
	20. 구강건강 ■ 정의 구강과 잇몸의 상태, 치아의 수·형태·배열	■ 대상자 개인 가족 지역사회 ■ 심각도 건강증진 잠재적 실제적	없어진/부러진/기형의 치아 충치 과도한 치석 아픈/부은/출혈이 있는 잇몸 부정교합 맞지 않는/없어진 의치(틀니) 열 또는 차가움에 민감함 기타
	21. 인지 ■ 정의 사고능력과 정보 사용능력	■ 대상자 개인 가족	판단력 저하 시간/장소/사람에 대한 지남력장애 최근 사건에 대한 기억력 저하

(계속)

영역	문제	수정인자	실제적 증상/징후
		지역사회 ■ 심각도 건강증진 잠재적 실제적	오래된 과거 사건에 대한 기억 저하 계산/순서 매김 능력 저하 집중력 저하 추론/추상적 사고력 저하 충동적 반복적 언어/행동 배회 기타
	22. 통증 ■ 정의 실제적 혹은 잠재적 조직손상과 관련된 불쾌한 지각 및 정서적 경험	■ 대상자 개인 가족 지역사회 ■ 심각도 건강증진 잠재적 실제적	불편감/통증을 표현 맥박/호흡/혈압 증가 보상적 움직임/방어자세 안절부절못하는 행동 얼굴을 찡그림 창백/발한 기타
Ⅲ. 생리적 생명을 유지하는 기능과 과정들	23. 의식 ■ 정의 자극과 주위 상황을 알고 반응함	■ 대상자 개인 가족 지역사회 ■ 심각도 건강증진 잠재적 실제적	기면상태 혼미 무반응 혼수 기타
	24. 피부 ■ 정의 신체의 자연 보호막	■ 대상자 개인 가족 지역사회 ■ 심각도 건강증진 잠재적 실제적	병변/욕창 발진 과도한 건조 과도한 지성 염증 소양증 배액 반상출혈 손톱의 과다증식 절개부위의 치유 지연 기타
	25. 신경-근육-골격 기능 ■ 정의 특정한 움직임, 감각 혹은 조절을 수행하거나 조정하려는 신경, 근육 및 골격의 능력	■ 대상자 개인 가족 지역사회	운동범위(ROM)의 제한 근력 저하 조정력 감소 근 긴장도 감소

(계속)

영역	문제	수정인자	실제적 증상/징후
		▪ 심각도 건강증진 잠재적 실제적	근 긴장도 증가 감각 저하 감각 증가 균형감 저하 걸음걸이/보행장애 이동곤란 골절 진전/발작 체온조절의 어려움 기타
Ⅲ. 생리적 생명을 유지하는 기능과 과정들	26. 호흡 ▪ 정의 체내로 공기를 들이마시고 내쉬어 산소를 교환	▪ 대상자 개인 가족 지역사회 ▪ 심각도 건강증진 잠재적 실제적	비정상적 호흡양상 독자적으로 호흡할 수 없음 기침 독자적으로 기침/객담 배출할 수 없음 청색증 비정상적 객담 시끄러운 호흡음 콧물 비충혈 비정상적 호흡음 비정상적 호흡검사 결과 기타
	27. 순환 ▪ 정의 적절한 양과 압력으로 혈액을 전신으로 박출하는 것	▪ 대상자 개인 가족 지역사회 ▪ 심각도 건강증진 잠재적 실제적	부종 사지의 경련/통증 맥박 수 감소 피부색 변화/청색화 환부에 온도 변화 정맥류 실신/어지럼증 혈압 측정치 이상 맥박 결손 불규칙한 심박동 심박동이 너무 빠름 심박동이 너무 느림 협심증 흉통 심장 소리 이상/잡음 비정상적인 응혈 비정상적인 심혈관계 검사 결과 기타
	28. 소화-수분 ▪ 정의 음식을 흡수 소화될 수 있는 형태로 변화시키고 체액균형을 맞추는 과정	▪ 대상자 개인 가족 지역사회	오심/구토 씹기/삼키기/소화가 어렵거나 불가능함 소화불량 역류

(계속)

영역	문제	수정인자	실제적 증상/징후
III. 생리적 생명을 유지하는 기능과 과정들		■ 심각도 건강증진 잠재적 실제적	식욕부진 빈혈 복수 황달/간 비대 피부탄력 감소 입술 갈라짐/마름 전해질 불균형 기타
	29. 배변 기능 ■ 정의 부산물을 체외로 배출하기 위하여 위장관계를 통해 음식을 운반하는 것	■ 대상자 개인 가족 지역사회 ■ 심각도 건강증진 잠재적 실제적	비정상적 빈도/점도의 대변 배변 시 통증 장음 감소 대변에 혈액 섞임(혈변) 비정상적 대변색 복부통증/불편감 대변실금 기타
	30. 배뇨 기능 ■ 정의 소변의 생산과 배설	■ 대상자 개인 가족 지역사회 ■ 심각도 건강증진 잠재적 실제적	배뇨 시 타는 듯한 느낌/통증 소변실금 긴박뇨/빈뇨 배뇨곤란 방광비우기 곤란 소변량 비정상적임 혈뇨/비정상적인 색깔 야뇨 비정상적인 소변검사 결과 기타
	31. 생식 기능 ■ 정의 생식기와 유방과 생식능력의 상태	■ 대상자 개인 가족 지역사회 ■ 심각도 건강증진 잠재적 실제적	비정상적 분비물 비정상적 월경양상 폐경/남성갱년기의 어려운 관리 생식기나 유방의 비정상적 응어리/부종/압통 성관계 중/직후 동통 불임 발기부전 기타
	32. 임신 ■ 정의 임신에서 분만까지 시기	■ 대상자 개인 가족 지역사회	태아와 유대감 형성이 어려움 신체 변화에 대한 적응이 어려움 산전 운동/휴식/식이/행위 등의 어려움 분만과정에 대한 두려움

(계속)

영역	문제	수정인자	실제적 증상/징후
		■ 심각도 건강증진 잠재적 실제적	산전합병증/조산 부적절한 사회적 지지 기타
Ⅲ. 생리적 생명을 유지하는 기능과 과정들	33. 산욕 ■ 정의 출산 후 6주	■ 대상자 개인 가족 지역사회 ■ 심각도 건강증진 잠재적 실제적	모유수유의 어려움 산후 변화들에 적응하기 어려움 산후 운동/휴식/식이/행위 어려움 비정상적 출혈/질분비물 산후합병증 비정상적 우울한 기분 기타
	34. 전염성/감염성 상태 ■ 정의 유기체가 침투/번식하여 확산 또는 전파의 가능성을 가진 표재성 또는 전신적 질병이 나타난 상태	■ 대상자 개인 가족 지역사회 ■ 심각도 건강증진 잠재적 실제적	감염 만연(질병이 횡행함) 발열 생물학적 위험들 양성 선별검사/배양/실험실 결과들 전파를 예방하기에 부적절한 공급품/장비/정책들 감염통제 식이요법에 따르지 않는 것 불충분한 면역 기타
Ⅳ. 건강 관련 행위 질병 위험 감소나 회복 증진, 건강 유지, 안녕 증진을 위한 활동양상들	35. 영양 ■ 정의 에너지, 유지, 성장과 건강을 위해 음식과 수분을 섭취하고, 소비하고 선택하는 것	■ 대상자 개인 가족 지역사회 ■ 심각도 건강증진 잠재적 실제적	과체중: 성인 BMI 25.0 이상 어린이 BMI 95% 이상 저체중: 성인 BMI 18.5 이하 어린이 BMI 5% 이하 1일 칼로리/수분섭취량의 부족 1일 칼로리/수분섭취량의 초과 불균형적인 식이 부적절한 연령별 식이 일정표 처방된 식이 불이행 설명되지 않은/점진적인 체중 감소 음식을 사거나 준비할 수 없음 저혈당 고혈당 기타
	36. 수면과 휴식양상 ■ 정의 운동과 감각능력이 저하되고 정지, 휴식, 정신적 안정의 시기	■ 대상자 개인 가족 지역사회	가족을 방해하는 수면/휴식양상 밤에 자주 깸 몽유병 불면 악몽

(계속)

영역	문제	수정인자	실제적 증상/징후
		■ 심각도 건강증진 잠재적 실제적	연령/신체적 상태에 비해 불충분한 수면/휴식 수면 중 무호흡 코 골기 기타
	37. 신체활동 ■ 정의 일상생활 중 신체움직임의 질 또는 상태	■ 대상자 개인 가족 지역사회 ■ 심각도 건강증진 잠재적 실제적	좌식 생활양식 불충분한/비지속적인 운동 연령/신체적 상태에 비해 부적절한 운동형태/양 기타
Ⅳ. 건강 관련 행위 질병 위험 감소나 회복 증진, 건강 유지, 안녕 증진을 위한 활동양상들	38. 개인위생 ■ 정의 개인의 청결과 의복관리	■ 대상자 개인 가족 지역사회 ■ 심각도 건강증진 잠재적 실제적	의복 세탁곤란 목욕곤란 배변행위곤란 하의 입기곤란 상의 입기곤란 체취 머리감기/머리빗기곤란 칫솔질/치실 사용하기/구강관리곤란 개인위행 행위를 마지못해 하는/할 수 없는/잊어버리는 기타
	39. 약물 사용 ■ 정의 감정 변화나, 심리적/신체적 의존성, 질환과 질병 등을 유발시킬 수 있는 약물, 기분전환약제, 기타 물질의 사용	■ 대상자 개인 가족 지역사회 ■ 심각도 건강증진 잠재적 실제적	처방되지 않은 약/쉽게 구입할 수 있는 약 남용 기분전환 약물을 "거리"에서 사용 알코올남용 흡연/담배 사용 정상적인 일상생활곤란 반응장애 행위 변화 담배/시가에 노출 불법 물질 구매/판매 기타
	40. 가족계획 ■ 정의 임신에 대한 가치관, 태도, 신념을 갖고 임신 시기와 간격을 계획하고 실천하는 것	■ 대상자 개인 가족 지역사회 ■ 심각도 건강증진 잠재적 실제적	가족계획방법에 대한 부적절한/불충분한 지식 임신 전 건강관리행위의 관행에 대한 부적절한/불충분한 지식 가족계획방법의 사용이 부적절한/불충분한 현재의 가족계획방법에 불만 가족계획방법 선택 시 다른 사람의 반응에 대한 두려움 가족계획방법을 얻는 데 어려움 기타

(계속)

<table>
<tr><th>영역</th><th>문제</th><th>수정인자</th><th>실제적 증상/징후</th></tr>
<tr><td rowspan="2">Ⅳ. 건강 관련 행위
질병 위험 감소나 회복 증진, 건강 유지, 안녕 증진을 위한 활동양상들</td><td>41. 건강관리 감시
■ 정의
건강관리제공자에 의한 보건의료 치료계획의 관리</td><td>■ 대상자
개인
가족
지역사회

■ 심각도
건강증진
잠재적
실제적</td><td>일상적인 예방/건강관리를 받는 것을 실패
증상에 대한 치료를 위해 평가/치료하는 것 실패
건강관리서비스제공자 요구 실패
여러 약속/치료 계획을 조정할 능력 없음
건강관리의 일관성 없음
건강관리 자원의 부적당
불충분한 치료계획
기타</td></tr>
<tr><td>42. 약물요법
■ 정의
치료적 활동, 안전, 처방된 일정의 가이드라인을 수행하는데 필요한 일반의약품(OTC), 처방약, 기타 약물, 수액제제 등의 적용이나 사용</td><td>■ 대상자
개인
가족
지역사회

■ 심각도
건강증진
잠재적
실제적</td><td>처방된 용량/일정(시간)을 따르지 않음
부작용/이상반응 증거
약물복용을 위해 부적절체계
약물의 부적절한 보관
적절한 약물보충 실패
예방접종 실패
부적절한 약물 처방
도움 없이 약을 복용할 수 없음
기타</td></tr>
</table>

INDEX

찾아보기

한글

영문

S

T

U

V

W

제4판

지역사회간호학 I

인 쇄 | 2024년 2월 20일
발 행 | 2024년 3월 5일

공 저 | 최인희 차남현 박선욱 임미림 도은영
안지숙 문영희 김희걸 양숙자 심문숙 외

발행인 | 유 해 영
발행처 | **현 문 사**

주소 | 서울시 송파구 송파대로 201 테라타워2차 A동 1401호(문정동)
우) 05854
전화 | 02-511-5394~5 Fax | 02-517-4462
출판등록 | 1989년 3월 10일 제2017-000062호

E-mail | hyunmoon@hyunmoon.co.kr
http://www.hyunmoon.co.kr

정가 40,000원

ISBN 979-11-6948-913-3 (I권)

ISBN 979-11-6948-912-6 (Set)